全国高职高专院校药学类专业核心教材

方剂与中成药

（供药学、中药学、药品经营与管理、中药制药等专业用）

主　编　路立峰　林海燕

副主编　李　梅　曲晓妮　孙艳峰　曹婷婷

编　者（以姓氏笔画为序）

王育虎（山东医药技师学院）

曲晓妮（山东药品食品职业学院）

刘社钰（辽宁医药职业学院）

关庆云（长春医学高等专科学校）

孙艳峰（山东医药技师学院）

李　林（湖南食品药品职业学院）

李　梅（山东医药技师学院）

余华彬（福建生物工程职业技术学院）

张　晶（江苏医药职业学院）

林海燕（滨州医学院）

钱旭武（浙江医药高等专科学校）

姬洁莹（山西药科职业学院）

黄俗常（福建生物工程职业技术学院）

曹婷婷（江苏食品药品职业技术学院）

梁丽萍（广东茂名健康职业学院）

韩　莉（江苏省连云港中医药高等职业技术学校）

路立峰（山东药品食品职业学院）

褚晓晴（山东协和学院）

魏晓露（滨州医学院）

中国健康传媒集团

中国医药科技出版社

内容提要

本教材是“全国高职高专院校药学类专业核心教材”之一。本课程对接岗位能力要求，以培养高职高专学生的问病荐药能力为核心。本教材注重整体优化，既有较强的理论性，又有较强的实用性；不仅知识体系完备、够用，而且技能操作实际、可行。在内容组织上，按照模块—项目—任务三层递进，进行教学内容序化，条理清晰、纲目明确；在内容设计上，引入现代信息技术，增加二维码链接资源，扩展课堂、丰富内容；在内容选取上，打破传统方药分类体系，坚持疾病用药导向，实用性强、体系完整。

本教材为书网融合教材，即纸质教材有机融合电子教材、教学配套资源（PPT、微课、视频、图片等）、题库系统、数字化教学服务（在线教学、在线作业、在线考试），使教学资源更加多样化、立体化。

本教材供高职高专院校药学、中药学、药品经营与管理、中药制药等专业使用。

图书在版编目（CIP）数据

方剂与中成药/路立峰，林海燕主编．—北京：中国医药科技出版社，2021.12（2024.9 重印）

全国高职高专院校药学类专业核心教材

ISBN 978－7－5214－2889－6

Ⅰ.①方…　Ⅱ.①路…　②林…　Ⅲ.①方剂学－高等职业教育－教材　②中成药－高等职业教育－教材　Ⅳ.①R28

中国版本图书馆 CIP 数据核字（2021）第 253574 号

美术编辑　陈君杞

版式设计　友全图文

出版　**中国健康传媒集团**｜中国医药科技出版社

地址　北京市海淀区文慧园北路甲 22 号

邮编　100082

电话　发行：010－62227427　邮购：010－62236938

网址　www.cmstp.com

规格　889mm × 1194mm $^{1}/_{16}$

印张　24 $^{1}/_{2}$

字数　774 千字

版次　2021 年 12 月第 1 版

印次　2024 年 9 月第 4 次印刷

印刷　北京印刷集团有限责任公司

经销　全国各地新华书店

书号　ISBN 978－7－5214－2889－6

定价　68.00 元

出版说明

为了贯彻党的十九大精神，落实国务院《国家职业教育改革实施方案》文件精神，将“落实立德树人根本任务，发展素质教育”的战略部署要求贯穿教材编写全过程，充分体现教材育人功能，深入推动教学教材改革，中国医药科技出版社在院校调研的基础上，于2020年启动“全国高职高专院校护理类、药学类专业核心教材”的编写工作。

党的二十大报告指出，要办好人民满意的教育，全面贯彻党的教育方针，落实立德树人根本任务，培养德智体美劳全面发展的社会主义建设者和接班人。教材是教学的载体，高质量教材在传播知识和技能的同时，对于践行社会主义核心价值观，深化爱国主义、集体主义、社会主义教育，着力培养担当民族复兴大任的时代新人发挥巨大作用。在教育部、国家药品监督管理局的领导和指导下，在本套教材建设指导委员会和评审委员会等专家的指导和顶层设计下，根据教育部《职业教育专业目录（2021年）》要求，中国医药科技出版社组织全国高职高专院校及其附属机构历时1年精心编撰，现该套教材即将付梓出版。

本套教材包括护理类专业教材共计32门，主要供全国高职高专院校护理、助产专业教学使用；药学类专业教材33门，主要供药学类、中药学类、药品与医疗器械类专业师生教学使用。其中，为适应教学改革需要，部分教材建设为活页式教材。本套教材定位清晰、特色鲜明，主要体现在以下几个方面。

1. 体现职业核心能力培养，落实立德树人

教材应将价值塑造、知识传授和能力培养三者融为一体，融入思想道德教育、文化知识教育、社会实践教育，落实思想政治工作贯穿教育教学全过程。通过优化模块，精选内容，着力培养学生职业核心能力，同时融入企业忠诚度、责任心、执行力、积极适应、主动学习、创新能力、沟通交流、团队合作能力等方面的理念，培养具有职业核心能力的高素质技能型人才。

2. 体现高职教育核心特点，明确教材定位

坚持“以就业为导向，以全面素质为基础，以能力为本位”的现代职业教育教学改革方向，体现高职教育的核心特点，根据《高等职业学校专业教学标准》要求，培养满足岗位需求、教学需求和社会需求的高素质技术技能型人才，同时做到有序衔接中职、高职、高职本科，对接产业体系，服务产业基础高级化、产业链现代化。

3. 体现核心课程核心内容，突出必需够用

教材编写应能促进职业教育教学的科学化、标准化、规范化，以满足经济社会发展、产业升级对职业人才培养的需求，做到科学规划教材标准体系、准确定位教材核心内容，精炼基础理论知识，内容适度；突出技术应用能力，体现岗位需求；紧密结合各类职业资格认证要求。

4. 体现数字资源核心价值，丰富教学资源

提倡校企“双元”合作开发教材，积极吸纳企业、行业人员加入编写团队，引入一些岗位微课或者视频，实现岗位情景再现；提升知识性内容数字资源的含金量，激发学生学习兴趣。免费配套的“医药大学堂”数字平台，可展现数字教材、教学课件、视频、动画及习题库等丰富多样、立体化的教学资源，帮助老师提升教学手段，促进师生互动，满足教学管理需要，为提高教育教学水平和质量提供支撑。

编写出版本套高质量教材，得到了全国知名专家的精心指导和各有关院校领导与编者的大力支持，在此一并表示衷心感谢。出版发行本套教材，希望得到广大师生的欢迎，对促进我国高等职业教育护理类和药学类相关专业教学改革和人才培养做出积极贡献。希望广大师生在教学中积极使用本套教材并提出宝贵意见，以便修订完善，共同打造精品教材。

数字化教材编委会

主　编　路立峰

副主编　张媛媛

编　者　（以姓氏笔画为序）

王育虎（山东医药技师学院）

曲晓妮（山东药品食品职业学院）

刘祉钰（辽宁医药职业学院）

关庆云（长春医学高等专科学校）

孙艳峰（山东医药技师学院）

李　林（湖南食品药品职业学院）

李　梅（山东医药技师学院）

余华彬（福建生物工程职业技术学院）

张　晶（江苏医药职业学院）

张媛媛（山东药品食品职业学院）

林海燕（滨州医学院）

钱旭武（浙江医药高等专科学校）

姬洁莹（山西药科职业学院）

梁丽萍（广东茂名健康职业学院）

韩　莉（江苏省连云港中医药高等职业技术学校）

路立峰（山东药品食品职业学院）

褚晓晴（山东协和学院）

魏晓露（滨州医学院）

前言

教材建设是落实《国家职业教育改革实施方案》三教改革的重要举措，也是推进高等职业教育高质量发展的重要组成部分，更是实现立德树人根本任务的基本载体。本教材的编写，在打破学科体系和知识本位的束缚，突出应用性与实践性的同时，关注新时代背景下学习内容与学习方式的变化，进行纸质教材与数字化教学资源建设，满足高等职业教育的新需求，提升服务国家医药产业发展的能力。

本课程是药学、中药学等专业的核心课程，主要培养问病荐药的药学服务技能，为药品经营企业、医疗卫生机构等培养高素质技能型人才。

本教材的编写原则是坚持疾病用药导向，打破传统方药的分类体系，进行模块—项目—任务三层递进式的内容序化，兼顾理论与实践，注重整体优化与技能培养。本教材设有 8 个模块 33 个项目 122 个任务及 9 个实训项目，其中 8 个模块依次是方剂与中成药基本知识，中成药问病荐药，内科用方药，外科、皮肤科用方药，妇科用方药，五官科用方药，儿科用方药和中成药的合理使用。除将中成药问病荐药模块和中成药的合理使用模块分别单列外，还对常见的 27 种疾病 100 种病证进行介绍。本教材在增强问病荐药知识与能力培养的同时，融合了课程思政，丰富了知识的趣味性，提高了教材的可读性，体现了教材的时代性，并具有实用性强、体系完整的特点。本教材可为全国高职高专药学、中药学、药品经营与管理、中药制药等专业使用，也可作为执业药师资格考试辅导用书。

本教材模块一中，方剂基本知识项目由褚晓晴编写，中成药基本知识项目由张晶编写；模块二由林海燕编写；模块三中，感冒用方药项目和头痛用方药项目由曲晓妮编写，咳嗽用方药项目由孙艳峰编写，热证用方药项目由李梅编写，便秘用方药项目由韩莉编写，泄泻用方药项目由梁丽萍编写，胃痛用方药项目由钱旭武编写，虚劳用方药项目由刘祉钰编写，失眠用方药项目由王育虎编写，胸痹用方药项目由关庆云编写，风湿痹用方药项目由李林编写；模块四由李林编写；模块五由余华彬编写；模块六由姬洁莹编写；模块七由黄俗常编写；模块八由魏晓露编写；实训由路立峰编写。

本教材得到了中国健康传媒集团、中国医药科技出版社以及各参编单位的大力支持，在此表示衷心感谢！同时，在编写过程中，我们翻阅了医药典籍，参阅了相关著作，查阅了文献资料，但由于水平和实践经验不足，难免有疏漏和不足，敬请各高职高专院校师生提出宝贵意见和建议，以帮助我们不断修正和完善教材，再次深表谢意。

编　者

2021 年 10 月

目 录

模块一 方剂与中成药基本知识

模块二 中成药问病荐药

模块三 内科用方药

模块五　妇科用方药

模块六　五官科用方药

模块七 儿科用方药

模块八 中成药的合理使用

模块一

1 方剂与中成药基本知识

方剂，是在辨清证候、审明病因、确定治法的基础上，选择合适的药物，按照一定的组方原则组合配伍，酌定用量，规范用法，用于预防疾病、治疗疾病和养生保健的工具。

中成药，是在中医理论指导下，以中药材或饮片为原料，按照法定的处方或工艺，加工成的具有一定质量标准的成方制剂。

方剂是中成药制作的依据，而中成药是方剂的主要体现。如清肺排毒汤由麻杏甘石汤、五苓散、小柴胡汤以及射干麻黄汤等四首方剂化裁而成，在2020年抗击新型冠状病毒肺炎疫情中，由国家卫生健康委员会、国家中医药管理局推荐使用；并以清肺排毒颗粒制剂形式，在2021年由国家药品监督管理局批准上市。从清肺排毒汤到清肺排毒颗粒，是中医药传承精华、守正创新的生动实践。

项目一　方剂基本知识

学习目标

知识目标：

1. 掌握　方剂与治法之间的关系；汗吐下和温清消补的概念；方剂配伍的目的；君臣佐使的作用；方剂的组成变化。

2. 熟悉　常用治法的概念；剂型对药效的影响。

3. 了解　方剂与中成药在不同发展时期的成就；常用剂型的特点。

技能目标：

能熟练完成汗吐下和温清消补八法的选用；能准确分析方剂中君臣佐使药的作用。

素质目标：

树立中医药的文化自信，养成爱岗敬业的职业精神，形成诚信友善的价值追求，争做守正创新的时代新人。

导学情景

情景描述：方剂与中成药是我国历代医家思想智慧与临床实践的结晶，是运用中医辨证理论指导临床防病、治病的主要手段。在漫长的历史发展过程中，方剂与中成药经历了从无到有、从粗到精、从零散到系统的过程。

情景分析：遣方用药犹如用兵遣将。若想达到预期疗效，则需要正确的方剂与中成药。在此，让我们开启一段关于方剂与中成药的学习旅程。

讨论：为什么要深入学习方剂与中成药的发展简史？如何将方剂与中成药发扬光大？

学前导语：方剂与中成药的发展经历了几个历史时期？各历史时期都有哪些特点和成就？

任务一　方剂与中成药发展简史

PPT

方剂与中成药在我国历史悠久，至今已有2000余年的历史。早在原始社会，我们的祖先就开始了认识药物、发现药物和使用药物的历程，并将这些药物运用到疾病的预防与治疗过程中。

一、先秦时期

随着人类社会和生产力的发展的与进步，先民们在同自然的斗争中、在长期的生活和生产实践中，经过世代积累的口尝身受，对药物的认识不断深入，医学知识日益丰富，逐步掌握了应用药物治疗疾病的技能，也逐步积累了日渐丰富的药物知识。随着药物利用的不断发展，由单味药物的使用到多味药物的组合，由简单加工到产品制作，有意或无意间发现药物同用可提高疗效，并减轻不良反应和毒性，也开始逐渐有意识地选择药物，进行药物加工、配伍、调剂或制作成各种应用载体，用于预防、治疗疾病和养生保健。于是产生了最初的方剂和中成药。此时期为中成药最早的孕育阶段。夏商周时期，产生了较原始社会更发达的农业，先祖们开始将剩余的农产品制成各种产品，如用剩余产品来酿酒，用酒制药，用于疾病的治疗。

《五十二病方》为我国现存最早的一部方书，成书于战国晚期，原书未见书名。《五十二病方》是整理者对1973年在湖南长沙马王堆3号汉墓中发现的一批帛书和竹木简进行整理，依据其内容分52题而命名的。该书卷帙大、内容多、保存较好。全书共有医方283个，用药242种，涉及临床各科病证100余种。药方的用法，既有内服也有外用。内服的有丸、汤、饮、散等，外用的有敷、浴、蒸、熨等。书中有丸、散、酒、丹、油膏等十余种剂型，剂型制作精细，方法较多。除丸剂剂型外，只有制备之法，而无剂型之名；此外，还有炮制和用量方面的若干要求和规定。《五十二病方》充分说明了在战国晚期方剂在临床上的运用就已初具规模。

《黄帝内经》为我国现存最早的医学著作，对成书时期有不同看法，多数学者认为成书于春秋战国时期，为中医理论的经典著作。全书载有生铁落饮、半夏汤、泽泻饮、小金丹、蜀椒桂酒等13首方剂，其中汤剂4首，成药9首，含酒、丹、丸、膏、散等多种剂型。13首方剂数目虽少，但剂型丰富，给药途径特色鲜明，药物炮制讲究，制剂用法古朴。全书总结性提出“君臣佐使”的方剂配伍原则，阐释药物气味的配伍原理，阐明大小缓急奇偶重的方剂分类方法。《黄帝内经》为方剂与中成药的形成和发展奠定了理论基础。

二、两汉时期

《伤寒杂病论》是方剂与中成药发展成熟的标志，为东汉末年著名医家张仲景所著。该书创造性地融理、法、方、药于一体，被后世医家称为“方书之祖”。张仲景勤求古训，博采众方，以《内经》理论为基础，参考《八十一难》等著作，结合自己的临床实践，完成了临床巨著《伤寒杂病论》。由于战乱等原因，经晋代王叔和及宋代林亿等先后整理，将《伤寒杂病论》编辑为《伤寒论》和《金匮要略》，并流传至今。全书载方323首，其中《伤寒论》载方113首，以六经辨证为主；《金匮要略》载方245首，以脏腑辨证为主。书中系统论述了外感、内伤的病因、病机、诊法和方药。所载方剂有理有法，组方谨严，选药精当，药味不多，主次分明，变化巧妙，为古今中外医家所推崇，被尊为“经方”。《伤寒杂病论》记载成药六十余种，有丸、散、膏、丹、洗、浴、栓、熏、滴耳、灌鼻等十余种剂型，记载了方药的制作方法和使用方法并首创炼蜜、动物胶汁作丸剂赋形剂。《伤寒杂病论》系统地总结了我国古代药品制备成就，奠定了中药制剂的基础。

三、魏晋南北朝时期

魏晋南北朝时期是中国历史上政权更迭最频繁的时期。医家在临床遣方用药上，多注重实用，略于理论探讨。提倡用药简捷，价格便宜，注重疗效，形成了简、便、廉、验的中医药用药特色。代表著作有《肘后备急方》《本草经集注》和《刘涓子鬼遗方》。

《肘后备急方》是中国第一部临床急救手册，为东晋著名医家葛洪所著。该书共收单方510首、复方494首，论述文字十分简要，并载录药方用法。所载药方及用法，为葛氏亲身实践后所收录，最能体现简、便、廉、验的用药特色。所载之方为治疗各种急性病症如中风、昏厥、外伤、中毒等突发疾病的有效方剂，亦是治疗某些慢性病如水肿、黄疸、腹痛等急性发作的有效方药。如用“青蒿一握，以水二升渍，绞取汁，尽服之。”以治疟疾，为现代青蒿素的研制提供了宝贵的经验。后世葱豉汤、黄连解毒汤等，皆为此书首见。书中首次使用了“成药剂”之名，并专章论述中成药，进一步丰富了中成药剂型内容，增加了浓缩丸、蜡丸、尿道栓、硬膏等剂型。葛洪主张将药物加工为一定的剂型，方便贮藏、携带，以备急用，这又推进了中成药进一步向前发展。

《本草经集注》为南北朝梁代陶弘景所著，载药730种。该书详尽论述药物的形态、产地、采制和剂量，指出药材产地和采制方法与临床疗效关系密切，并考定了古今用药的度量衡，规定了汤、酒、膏、丸的制作规范。

《刘涓子鬼遗方》为现存最早的外科方书。受当时战事影响，外伤疾病增多，该书由晋人刘涓子初辑，后经南齐龚庆宣整理而成，主要收录和论述金疮、痈疽、疹癣、火烫伤等外科所用方剂。《刘涓子鬼遗方》反映了魏晋南北朝时期外科的用药成就，为儿科、妇科、喉科、眼科等方书的产生起到了启蒙作用。

四、隋唐时期

隋唐时期是我国古代文明史上的鼎盛时期，政权统一，经济发达，产生了内容丰富的综合性方书和临床医学著作。代表著作有《备急千金要方》《千金翼方》和《外台秘要》等。

《备急千金要方》和《千金翼方》均为唐代孙思邈所著，被誉为中国最早的临床百科全书。两书各30卷，前者载方5300余首，为唐代以前诊治经验之大成；后者载方2200余首，以补《备急千金要方》之不足。前者提倡内科病以“五脏六腑为纲，寒热虚实为目”，开创了脏腑分类方剂的先河；后者系统论述了六经辨证、内科杂病、外科疮肿、阴阳表里虚实等。书中所载方剂，如独活寄生汤、磁朱丸、紫雪丹、温胆汤等，至今沿用不衰；并首次提出采用蜡密封包裹丸剂可防潮。此外，还收录了具有保健、美容功能的方剂，为后世养生保健和美容学科的发展提供了宝贵的经验。

看一看

“大医精诚”，出自唐代孙思邈所著《备急千金要方》第一卷，论述了有关医德中精与诚两个问题。精，是至精至微，要求医药工作者要有精湛的医术，必须精勤不倦钻研业务；诚，是若己有之，亦要求医药工作者更要有高尚的品德修养，必须发大慈恻隐之心。医药工作者用大医精诚来要求自己，不可自虑吉凶、护惜身命，而当舍身忘己。在新冠肺炎疫情发生后，医药工作者响应党和国家的号召，逆行而上，进入疫区防疫、战疫和抗疫，为新冠肺炎疫情的防控做出了突出贡献，谱写了大医精诚的华章。

《外台秘要》为唐代王焘辑录，全书40卷，载方近7000首。该书整理并保存了一大批唐代及唐代以前的名方和海外传来的方剂，使用了苏合香、丁香、槟榔、麝香、荜茇等进口药材。如以苏合香为原料的苏合香丸，为冠心苏合香丸、苏冰滴丸等现代制剂的开发提供了组方。

此外，《备急千金要方》《千金翼方》和《外台秘要》还进一步完善了中成药的生产加工工艺，进一步推动了中成药的发展。

五、宋金元时期

宋金元时期方剂和中成药进入高峰发展时期，影响较大的有《太平惠民和剂局方》《太平圣惠方》《圣济总录》和《伤寒明理论》等集大成著作。

这一时期，中成药制备官方化，售制分工更加明确，产生了中成药发展史上里程碑式的标志《太平惠民和剂局方》。该书是我国历史上第一部由政府编制颁行的成药药典，也是世界上第一部由官方主持编撰的成药标准。该书由太平惠民和剂局编制，将中成药的规范化生产推向了高潮。全书载方788首，由北宋大观年间陈师文加以刊定，经160余年多次修订而成。书中每方除列主证和药物外，还详细描述药物的炮制和制剂方法，作为修制成药的依据。现代常用的至宝丹、藿香正气散、牛黄清心丸等著名临床成方制剂均源于此书。

《太平圣惠方》为北宋王怀隐、王祐等奉敕编写，是我国历史上由政府组织编写的第一部大型综合类方书。全书载方16834首，是宋以前医方集成之鸿著，按证列方，内容丰富，条理清楚，主治详明，先列诊法，次述处方用药，后述病证及治方，是继《备急千金要方》和《外台秘要》之后由政府颁行的又一部临床实用方书。

《圣济总录》又名《政和圣济总录》，在宋徽宗时期由政府组织编写，全书200卷，载方约2万首，内容极为丰富。该书既有理论又有经验，在理论方面，既引据经典医籍，又注意结合各家论说；在方药方面，以经验良方、医家秘方为主，疗效比较可靠。该书较全面地反映了北宋时期医学发展的水平和成就。

同一时期，产生了严用和《济生方》、许叔微《普济本事方》、陈言《三因极一病证方论》、钱乙《小儿药证直诀》（现存最早的儿科专书）与陈自明的《妇人大全良方》（现存最早的妇科专书）等众多各具特色的个人著述120余种。《济生方》的归脾丸、济生肾气丸（原名加味肾气丸）、《普济本事方》的四神丸、《小儿药证直诀》的六味地黄丸、《妇人大全良方》的温经汤等沿用至今，经久不衰。这些来自于临床实践的医药著作，不仅反映了宋代的医学成就，而且极大地推动了方剂和中成药的发展。

金元时期，医学流派百家争鸣，医学思想熠熠生辉。张元素著《医学启源》化裁古方，自制新方，自成学派。刘完素著《宣明论方》，提"六气皆从火化"之说，其长于清凉解毒，创防风通圣散、六一散等，被后世称为"寒凉派"。张从正著《儒门事亲》，提"病由邪生，攻邪已病"之说，长于偏攻慎补，创木香槟榔丸、禹功散等，被后世称为"攻下派"。李东垣著《脾胃论》，提"脾胃内伤，百病由生"之说，长于补土扶正，创补中益气汤、朱砂安神丸等，被后世称为"补土派"。朱震亨著《丹溪心法》，提"阳常有余，阴常不足"之说，长于滋阴泻火，创大补阴丸、越鞠丸等，被后世称为"滋阴派"。各家学说各有所长，其学术成就及处方用药都有各自的创新和发展，对方剂学的发展起到了非常重要的推动作用。

《伤寒明理论》为金代医家成无己所著，从症状学及方剂学的角度研究《伤寒论》，是第一部剖析方剂理论的专著。首次运用君臣佐使理论，对《伤寒论》中的20首方剂进行组方分析，研究组方原理和方药配伍，以经注论，以论证经，开创方论研究的先河，使方剂研究从经验上升为理论，使后世医家明辨伤寒之理，体会伤寒之用。该书推动了方剂的流传与发展。

六、明清时期

明代侧重方药共同发展，方书众多、内容丰富，方剂理论日趋完善，中成药剂型发展较为全面。《普济方》为明代朱橚等编撰，是我国现存规模最大的一部方书。全书426卷，载方61739首，是明以前医疗经验的总结，集15世纪以前方书之大成。书中多为成药，将膏药、丹药、药酒等制剂专篇介绍。李时珍所著《本草纲目》在收药1892种的同时，附方11096首，其中不乏简便而灵验的单方；此外，还收载四十余种中成药剂型。王肯堂的《证治准绳》，广收灵验之方，为医界所称道。张介宾著《景岳全书》，创制新方八阵，详述其自创186首新方，主张善补阴者必于阳中求阴、善补阳者必于阴中求阳，创设左归丸、右归丸等，制方通灵活变，有规可循，立论和治法为后世所推崇。自宋代陈自明《外科精要》后至明代，精通中医外科学的医家及著作增多。如陈实功所著《外科正宗》，收载211首中成药，为明代最具代表性的外科学著作，书中不仅收录治疗瘾疹风疹的消风散、治疗破伤风的玉真散，还收录了冰硼散、如意金黄散等成药。

清代方书虽未能留下鸿篇巨制，但方剂学的发展特色鲜明、成就突出。清代方书，言简意赅，由博返约，各种验方、单方辑本不断增多。方书以入门方歌形式大量出现，深受医药学徒和临床医生欢迎，流传至今盛行不衰。如陈修园《时方歌括》、张秉成《成方便读》等便于诵读和记忆的方书，作为初学入门读物，推动了方剂知识的普及。汪昂《医方集解》收录正方370余首，附方490余首，全书先释受病之由，次说用药之意，再说分别宜忌；选药精当，药效突出，使用方法翔实，促进了方剂释义的深入。清代方书的书写格式，出现了先言功用、后列主治的变化；方书的分类也引入了按功用和治法分类的方法。清代起，温病学派开始兴起，继明末清初吴有性《温疫论》后，叶天士著《温热论》，分析了温邪传变的规律，首创温病卫气营血辨证大纲。吴鞠通著《温病条辨》，创立了三焦辨证纲领，为清代温病学说标志性著作，创制了辛凉平剂银翘散、辛凉轻剂桑菊饮、清热开窍安宫牛黄丸等一系列温热急症的救急成药，促进了中成药的发展。

七、近现代时期

民国以来，方剂与中成药的发展进入了新时期，主要表现在方剂与中成药的研究主动吸收西方医学的思想和方法，用西医药理学研究方剂和中成药。以中西医汇通派张锡纯为代表，其著有《医学衷中参西录》，主张师古而不泥古，参西而不背中，可结合西医诊断，运用方剂，创制石膏阿司匹林汤治疗关节肿痛而有实热者，开中西药合用创新方之先河。

新中国成立以来，秉承精华、守正创新，中医药迎来了发展振兴的战略机遇期，得到了蓬勃发展。70多年来，对一大批古代的重要方书进行了系统的挖掘和保护，对《肘后备急方》《备急千金要方》《外台秘要》《太平惠民和剂局方》《圣济总录》《普济方》等进行了校刊出版、影印或辑复，极大地保护了古方古籍，也为方剂学的研究提供了极大的便利。对古今医方、验方、方书辞典或其他方剂工具书进行了重新编辑，尤以南京中医药大学主编的《中医方剂大辞典》最具代表性。此书内容浩瀚，考订严谨，汇集了古今方剂学研究的成果，共约1800万字，分11个分册，收录方剂96592首，填补了《普济方》问世以来缺少大型方书的空白，达到了较高的水平。国家设立了各级药品监督管理部门及检验机构，先后颁布或修订了《中华人民共和国药典》《药品生产质量管理规范》《中华人民共和国药品管理法》《药品注册管理办法》等，以加强中成药的生产、销售管理。先后颁布或修订了《中成药临床应用指导原则》《国家基本药物临床应用指南》《药品不良反应报告和监测管理办法》等，以规范中成药使用，提高中成药的临床疗效，减少不良反应发生，保障患者用药安全。

当前方剂的理论研究更加深入，方剂的应用范围也更加广泛。对方剂组方、治则、治法、组方原理、配伍规律和复方效用的研究，既有文献整理又有临床观察；既有本草考证又有大量现代实验研究，传统方剂正在发挥防病治病的独特优势。随着中药制剂学的细化，中成药在生产工艺、剂型改进、药效、药理、毒理、质量标准和临床应用等方面，都取得了长足的进步。随着生产设备的更新、制剂技术的提高和检测手段的提升，中成药新产品的研制蓬勃发展，培育中成药大品种，对中成药进行二次开发，将优质的中医药资源更好地服务于人民群众日益增长的健康需求，是中医药现代化的根本任务。

任务二　方剂与治法

PPT

一、方剂与治法的关系

方剂是在辨证立法的基础上，选择合适的药物，按照一定的组方原则，酌定用量，确定用法配伍而成的治疗疾病的工具。治法是在辨清证候、审明病因、辨清病机的基础上，有针对性地采取的治疗方法。方剂与治法，是中医学理、法、方、药体系的重要组成部分，两者关系密切，是辩证统一、相辅相成的。

治法是在长期医疗实践的基础上发展形成的，它经历了实践—理论—实践的认知过程。治法是在方药形成的理论之后，首先由实践总结而来，再由经验总结上升为理论后，又用于指导临床，成为遣药组方和运用成药的指导原则。

治法可以归纳为两个层次，一是治疗大法，一是具体治法。针对某一类病机共性确定的治法，称为治疗大法，它具有高度的概括性。针对具体证候所确定的治疗方法，称为具体治法，它具有高度的针对性。如表证用汗法、热证用清法、寒证用温法、虚证用补法、实证用泻法等，均属治疗大法；而外感风寒表实证，用辛温解表法治疗，则属具体治法。再如一名感冒患者，经过四诊合参，审证求因，确定其为风热所致的表热证后，根据表证当用汗法、治热以凉的治疗大法，决定用辛凉解表法治疗，选用相应的有效成方加减，或自行选药组成辛凉解表剂，如法煎服，汗出表解，邪去人安。

由此可见，在临床辨证论治的过程中，辨证的目的在于确定病机，论治的关键在于确立治法；治法是针对病机产生，方剂必须相应地体现治法。治法和方剂的关系归纳起来就是：治法是指导遣药组方的原则，而方剂是体现和完成治法的主要手段，即“方从法出，法随证立”。治法与方剂二者之间的关系，是相互为用、辩证统一、密不可分的。

二、常用治法

随着对疾病认识的不断深入和对病因病机的不断探求，历代医家在治疗疾病的过程中根据前人的经验与自己的心得，总结出了一系列的治法，用于不同疾病以及同一疾病不同发展阶段的治疗。在这一过程中，对治法的形成和总结做出突出贡献的，当属清代医家程钟龄。他将众多的治法进行了归纳、划分和总结，最终概括为“八法”，并在其著作《医学心悟》中提出“论治病之方，则又以汗、和、下、消、吐、清、温、补，八法尽之。盖一法之中，八法备焉。八法之中，百法备焉”。后世医家遵从简明扼要的“八法”理论，并将其应用于疾病的治疗。

（一）汗法

汗者，散也。汗法，是通过开泄腠理、调畅营卫、宣发肺气等作用，使在表的外感六淫之邪随汗而解的一种治疗方法，又称为解表法。主要以《内经》“邪在皮毛者，汗而发之”为理论依据。出汗，不是汗法的目的，而是手段。通过出汗，使腠理开、营卫和、肺气畅、血脉通，从而能祛邪外出，正气调和。适用于外感表证、麻疹初期疹出未透、疮疡初起以及水肿、泄泻、痢疾而有恶寒发热、头身痛者。因病情有寒热之分，体质有强弱之别，邪气有兼夹之异，故汗法有辛温和辛凉两种。

（二）吐法

吐者，治上焦也。吐法，是通过诱发呕吐的方法，使停留在咽喉、胸膈、胃脘等部位的痰饮、宿食、毒物从口中排除的一种治疗方法。主要以《内经》“其高者，因而越之”为理论依据。适用于痰涎壅盛咽喉、顽痰停滞胸膈、宿食壅阻胃脘、毒物尚在胃中，亦适用于中风痰壅、痰涎壅盛之癫狂、喉痹等。吐法虽适用于病位居上、病势急暴、内蓄实邪、体质壮实之证，但极易伤人胃气，故体虚气弱、妇人新产、孕妇等均应慎用。

（三）下法

下者，攻也。下法，是通过泻下、荡涤、攻逐等作用，使停留于胃肠的宿食、燥屎、冷积、瘀血、结痰、停水等从下窍而出的一种治疗方法。主要以《内经》“其下者，引而竭之”和“中满者，泻之于内”为理论依据。适用于饮食积滞、大便秘结、瘀血内阻、虫积、水饮内停等胃肠积滞形症俱实之证。由于积滞有寒热之别，正气有虚实之分，病邪有兼夹不同，所以下法又分寒下、温下、润下、逐水、攻补兼施。下法以攻逐为特点，力大势猛，易耗伤正气，孕妇、年老体弱者、失血者及产后妇女、经期妇女均应慎用。下法以治形实停留胃肠的里实证为宜，也可与其他治法结合运用。

（四）和法

和者，和其不合也。和法，是通过和解或调和的方法，使半表半里之邪，或脏腑、阴阳、表里失和之证得以解除的一种治疗方法。主要以《伤寒论》“消息和解其外”“和营卫”“和胃气”为理论依据。适用于邪犯少阳、肝脾不和、寒热错杂、肠胃不和、表里同病等。和法既不同于汗法、吐法、下法的攻邪，也不同于补法的扶正，而是通过和解和调和的方式，解除病邪、恢复脏腑阴阳平衡。对病情比较复杂的证候，和法具有作用和缓、应用广泛的特点。

（五）温法

温者，温其中也。温法，是通过温里、祛寒、回阳、通脉等作用，使里寒祛、阳气复、经脉通的一种治疗方法。主要以《内经》“寒者热之”为理论依据。适用于中焦虚寒、亡阳厥逆、寒凝经脉等里寒证。里寒证的形成，有外感内伤的不同，或由寒邪直中于里，或因失治误治而损伤人体阳气，或因素体阳气虚弱，以致寒从中生。同时，里寒证发生的病位可在中、在下，亦可在脏、在腑、在经络骨节，部位有浅有深，程度有轻有重，故温法又分为温中祛寒、回阳救逆和温经散寒。里寒证的发生，往往为阳虚与寒邪并存，故温法又常与补法配合运用。但寒邪伤人肌表的表寒证，当在汗法之列，当用辛温解表法治疗。

（六）清法

清者，清其热也。清法，是通过清热、泻火、解毒、凉血、清虚热等作用，以清除里热之邪的一种治疗方法。主要以《内经》“热者寒之”“温者清之”为理论依据。适用于里热证、火证、热毒证以及虚热证等里热病证。里热的产生，或因外邪入里化热，或因五志过极化火所致，又与温热、火毒、湿热、暑热、虚热等病证相关。由于里热证之热，可在气分、营分、血分，亦可在某一脏腑或热壅成毒，因此在清法之中，又分清气分热、清营凉血、清热解毒、清脏腑热、解毒消癥等。但热证最易伤阴，又易耗气，故清热剂中常配伍生津、益气之品。若温病后期，热灼阴伤，或久病阴虚致热伏于里者，当以清热与滋阴并用，切不可纯用苦寒直折之法。至于外感六淫之邪所致的表热证，当在汗法之列，当用辛凉解表法治疗。

（七）消法

消者，去其壅也。消法，是通过消食导滞、行气活血、化痰利水、驱虫等方法，使气、血、痰、食、水、虫等渐积形成的有形之邪渐消缓散的一种治疗方法。主要以《内经》“坚者削之”“结者散之”为理论依据。适用于饮食停滞、气滞血瘀、癥瘕积聚、水湿内停、痰饮不化、疳积虫积以及疮疡痈肿等形成的有形实邪。消法与下法虽同是治疗内蓄有形实邪之法，但在适应病证上有所不同。消法所治，病位在脏腑、经络、肌肉之间，邪坚病固而病势较缓，为渐积而成，多属虚实夹杂。诸如气血积聚而成的癥瘕痞块、痰核瘰疬，当渐消缓散，不可迅速消除。可根据实际病情，将消法与补法、下法、温法、清法等治法配合运用，但仍以消散为主要目的。

（八）补法

补者，补其虚也。补法，是通过补益人体气血阴阳，纠正人体各种虚弱证候的一种治疗方法。主要以《内经》“虚则补之”“损则益之”为理论依据。适用于各种虚证。补法既有补益气、血、阴、阳的不同，又有气血双补、阴阳并补等；既有分补肝、心、脾、肺、肾的侧重，又有脏腑同调、母子同补，但较常用的补法仍以补气、补血、补阴、补阳为主。补法的目的，在于纠正人体气血阴阳虚弱或脏腑之间的失调状态，恢复其相对平衡。此外，在正虚不能祛邪外出时，可配合其他治法，以补法扶助正气、他法祛邪外出，达到扶正祛邪的目的。虽然补法有时可收到间接祛邪的效果，但一般是在无外邪时使用，以避免“闭门留寇”之弊。

八法是对具体治疗方法的高度概括，并不能代表临床所有的治疗大法。如内治法中的开窍法、固涩法、安神法、息风法，外治法中的敷、贴、熏、洗、喷等，均从不同角度对八法予以补充，不断完善八法的内涵。由于疾病发展方向变化多端，致病因素交错复杂，单一的治疗方法很难完全起到治愈作用，往往需要不同治法相互配合，正如程钟龄《医学心悟》中说：“一法之中，八法备焉，八法之中，百法备焉”。临证处方，必须针对具体病证，灵活运用，体现法中有法，方能收到满意的疗效。

想一想

八法是清代医家程钟龄总结诸多治法后概括而出的，基本涵盖了当前中医治病的所有治法。结合中医基础理论和中医诊断学中所学习的内容，尝试描述在工作过程中，如何灵活运用八法。

答案解析

任务三　方剂的组成与变化

PPT

一、组方配伍目的

药味功用各有所长，亦各有所短，只有通过合理的配伍，使各具特性的药味组成一个新的有机整体，符合辨证论治的要求，方能纠其偏性，制其毒性，改变或增强原有功能，消除或缓解其副作用，使其相辅相成或相反相成。根据辨证论治的要求，进行药物有机组合的过程，称为“组方配伍”。

组方配伍是中医临床用药的主要形式，也是方剂组成的基础。如徐灵胎云：“药有个性之专长，方有合群之妙用。”运用配伍方法进行遣方用药，不外乎增效、减毒两个方面。“用药有利有弊，用方有利无弊”，如何充分发挥药物对治疗疾病有“利”的一面，同时又能控制、减少甚至消除药物对人体有“弊”的一面，这就是方剂学在运用配伍手段时最根本的目的。一般来说，药物组方配伍目的主要有以下四个方面。

（一）增强药效

功用相近的药物配伍使用能增强治疗作用。这种配伍方法在组方运用中较为普遍，如麻黄与桂枝配伍，能增强发汗散寒之功；荆芥与防风配伍，能增强疏风解表之功；薄荷与茶叶配伍，能增强清利头目之功；党参与黄芪配伍，能增强健脾益气之功；桃仁与红花配伍，能增强活血祛瘀之功；“守而不走”的附子与“走而不守”的干姜配伍，能增强温阳散寒之功，体现同温脾肾阳气。

（二）控制多功用单味中药的发挥方向

大多数方剂由多味药物组成，每一药味又具有多种功能，通过配伍，组建配伍药对，构建新的配伍环境，可以控制药物功用的发挥方向，从而减少临床运用方药的随意性。桂枝具有解表散寒、调和营卫、温经止痛、温经活血、温阳化气、平冲降逆等多种功用，如与麻黄相配，可发挥发汗解表之功；与细辛相配，可发挥温经止痛之功；与芍药相配，可发挥调和营卫、调和阴阳之功；与茯苓、甘草相配，可发挥平冲降逆之功；与丹皮、赤芍相配，可发挥温经活血之功；与茯苓、白术相配，可发挥温阳化气之功。又如川芎具有祛风止痛、活血行气的作用，与羌活、细辛、白芷等引经药相配，可发挥祛风止痛之功；与当归、芍药相配，可发挥活血调经之功；而与香附、苍术相配，可发挥行气解郁功能。再如柴胡有疏散退热、疏肝解郁、升举阳气的作用，如与白芍相配，可发挥调肝之效；与升麻相配，可行升阳之功；而与黄芩相配，则和解少阳。

（三）扩大治疗范围，适应复杂病情

在长期的医疗实践中，经历代医家反复实践、总结，形成了针对基础病机行之有效的基础方剂，如四君子汤、四物汤、二陈汤、平胃散、四逆散等。在临床上可根据病情的变化，通过随证配伍，扩大这些基础方剂的治疗范围，以满足复杂病情的需要。如主治食少便溏、面色萎黄、声低息短、倦怠乏力、脉来虚软的四君子汤，具有益气健脾的功用，是脾胃气虚证的基础方。若脾虚而生湿，湿邪阻滞气机，出现致胸脘痞闷不舒等脾胃气虚兼气滞证，则可在四君子汤基础上配伍陈皮，即异功散，功能益气健脾、行气化滞；若脾虚生痰湿，痰湿内阻，而出现恶心呕吐、胸脘痞闷、咳嗽痰多稀白等脾胃气虚兼痰湿证，则再配半夏，即六君子汤，功能健脾益气、燥湿化痰；若病情进一步发展，出现纳呆、嗳气、脘腹胀满或疼痛、呕吐泄泻等脾胃气虚兼痰阻气滞证，则可配伍木香、砂仁，即香砂六君子汤，功能益气健脾、行气化痰。由此可见，通过随证配伍，可达到不断扩大治疗范围、适应复杂病情的目的。

（四）控制药物的不良反应

通过配伍控制药物的不良反应（包括副作用、毒性反应、变态反应等），主要反映在两个方面。一方面，利用七情中的相杀和相畏。如生姜配伍半夏，则是利用生姜能减轻和消除半夏的毒性，属配伍七情中的相杀；半夏配伍生姜，则是利用半夏的毒性能被生姜减轻和消除，属配伍七情中的相畏。另一方面，利用多味功用相近毒性药物的配伍，能有效减轻不良反应的发生。当同用功用相近的多味药物时，可以减少单味药物的用量；根据同性毒力共振、异性毒力相制的原理，多味药物之间的副作用发挥方向不尽一致，这就可以在保障治疗效果的基础上最大限度地控制和减轻不良反应。如十枣汤中的甘遂、芫花、大戟，泻下逐水功用相近，三药习惯用量亦大致相似，在组成十枣汤时，以三味等份为末，枣汤调服。其三味药合用总量相当于单味药的常用量。现代动物实验和临床观察表明，这样的配伍方法具有缓和或减轻不良反应的效果。多味功用相近药物的配伍，既可利用药物间的协同增效作用，又能有效减少不良反应的发生。

控制不良反应的方法，除了上述两个方面外，还可在道地药材的选择、药物的加工炮制、药物的用量控制、剂型选择和煎药服药方法等方面进行全面控制。

可见，通过药物配伍，可使各具特性的药物最大程度发挥纠其偏性，制其毒性，改变或增强原有功能，消除或缓解其副作用，使其相辅相成或相反相成融为一体，满足临床需要。

二、组方原则

方剂在组方时，是根据病情的需要，在辨证立法的基础上，选择合适的药物，按照一定的组方原则妥善配伍而成的。但在组织不同作用和地位的药物时，还应符合严密的“君、臣、佐、使”的组方基本结构。这样才能做到主次分明，全面兼顾，扬长避短，提高疗效。

把“君、臣、佐、使”作为组方基本结构的理论，最早见于《黄帝内经》。《素问·至真要大论》曰：“主病之为君，佐君之为臣，应臣之为使”。其后，金人张元素有“力大者为君”之说。明代何柏斋提出：“主治者，君也。辅治者，臣也。与君药相反而相助者，佐也。引经及引治病之药至病所者，使也”。历代医家虽对“君、臣、佐、使”的涵义作了一定的阐发，但还不够系统和全面。今据各家论述及历代名方的组成规律，分析、归纳如下。

（一）君药

君药的作用是针对主病或主证起主要治疗作用。君药是为病证的主要病因、病机或主要症状而设的，是方剂的核心，在方中是不可缺少的。其特点是药味少、药力强、用量大。

（二）臣药

臣药的作用有二：一是辅助君药加强治疗主病或主证的作用；二是针对主要的兼病或兼证起主要治疗作用。其特点为臣药药味多于君药，但药力、药量次于君药。

（三）佐药

佐药的作用有三：一是佐助，二是佐制，三是反佐。佐助者，即助君药、臣药加强治疗作用，或直接治疗次要的兼病或兼证。佐制者，即用以消除或减弱君药、臣药的毒性，或制约君药、臣药峻烈之性。反佐者，即病重邪甚，患者拒不受药时，配用与君药药性相反而与病性相同，又能在治疗中起相成作用的药物，以防止药病格拒。其特点为佐药药味多于臣药，但药力、药量次于臣药；佐助、佐制使用频次较多，而反佐使用较少。

（四）使药

使药作用亦有二：一是引经，二是调和。引经者，即能引领方中诸药直至特定病所。调和者，即具有调和方中诸药性能、协调诸药相互作用或起到矫味作用。其特点为使药药味较少，用量较小。

除君药外，臣药、佐药、使药都具两种以上的意义和作用。方剂中君、臣、佐、使的确定，主要是以药物在方中所起作用的主次地位决定的。遣药组方时无固定模式可循，既不是每一种意义的臣、佐、使药都必须具备，也不是每味药只任一职。每一方剂君、臣、佐、使药是否齐备，具体药味药量多少，当由具体病情、治疗要求和所选药物的功能来决定。

为进一步说明君、臣、佐、使理论的具体运用，以麻黄汤为例进行组方分析。麻黄汤出自《伤寒论》，主治外感风寒表实证，症见恶寒发热、头痛身疼、无汗而喘、舌苔薄白、脉象浮紧等。其病机为外感风寒，卫阳被遏，营阴郁滞，肺气不宣。治法为辛温发汗，宣肺平喘。其方义分析如下。

麻黄为君药，性温味辛，发汗解表以散风寒；宣发肺气以平喘逆。

桂枝为臣药，性味辛甘温，解肌发表，助麻黄发汗散寒；温通经脉，解头身之疼痛。

杏仁为佐药，性平味苦，降肺气助麻黄平喘（佐助药）。

炙甘草为使药，性温味甘，调和诸药。

通过对麻黄汤的分析，可知遣药组方时既要针对病机考虑配伍用药的合理性，又要按照组方的基本结构要求，将方药组合成为一个主次分明、全面兼顾的有机整体，使之更好地发挥整体效果。这需要充分运用中医药理论为指导，进行周密设计。

值得注意的是，任何方剂组成中君药不可缺少。一般来说，君药的药味较少，而且不论何药在作为君药时其用量比作为臣、佐、使药应用时要大。这是一般情况下对组方基本结构的要求。至于有些药味繁多的“大方”，或多个基础方剂组合而成的“复方”，分析时只需按其组成方药的功用归类，分清主次即可。

三、组成变化

方剂是针对某些特定的病证制定的，它的组成不是一成不变的，而是有很大的灵活性。由于患者体质、年龄、性别、生活习惯不同，所处的生活环境、季节、气候因素有差异，加之病情的复杂变化，故在遣药组方时，应做到“师其法而不泥其方，师其方而不泥其药”。临证不依病机、治法选用成方，谓之“有方无法”；不据病情加减而墨守成方，又谓“有方无药”。因此在临证运用成方时，不可囿于成方，应当通过灵活变化来适应具体病情的需要。方剂的运用变化主要有以下三种形式。

（一）药味增减的变化

药味增减的变化，是指在主病、主证、基本病机以及君药不变的前提下，改变方中的次要药物，以适应病情变化的需要，又称“随症加减”。它包括佐使药味增减和臣药增减两种形式。如桂枝汤，由桂枝、芍药、生姜、大枣、甘草等五味药组成，具有解肌发表、调和营卫之功，主治外感风寒表虚证，用于头痛发热、汗出恶风、脉浮缓或浮弱、舌苔薄白等症。若在此证候基础上，兼有宿疾喘息，则可加入厚朴以下气除满、杏仁降逆平喘，而为桂枝加厚朴杏子汤。若在桂枝汤证基础上，或因风邪阻滞太阳经脉，以致津液不能输布，经脉失去濡养，而见项背强痛者，则可加入葛根以解肌舒筋，而为桂枝加葛根汤。又如桂枝汤证因误下而兼见胸满，但桂枝汤证仍在者，可减芍药，去其酸性，以专于解肌散邪，而为桂枝去芍药汤。此三例是在主病、主证、君药不变的前提下，改变方中的臣药、佐药，以适合兼证变化的需要。由此可见，在选用成方加减时，不仅君药不可减去，而且应注意所治病证的病机、主证都与原方基本相符。

（二）药量增减的变化

药量增减的变化，是指方剂中的组成不变，因病情需要，将方中的药量进行增减，改变方剂的配伍关系，从而改变该方功用和主治证候，以适应病情变化的需要。药量增减的变化会产生两种影响：一是药量的增减使得原方的药力增强或减弱；二是药量的增减改变了原方君药，使其主要功用发生了变化。如四逆汤与通脉四逆汤，两方均由附子、干姜、炙甘草三药组成。四逆汤方中姜、附用量比较小，主治阳微寒盛所致的四肢厥逆、恶寒蜷卧、下利、脉微细或沉迟细弱，有回阳救逆之功；而通脉四逆汤方中姜、附用量较大，主治阴寒极盛格阳于外所致的四肢厥逆、身反不恶寒、下利清谷、脉微欲绝，有回阳通脉之功。四逆汤与通脉四逆汤药物组成、主治证候、功用比较见表 1－1。再如小承气汤与厚朴三物汤，两方都由大黄、枳实、厚朴三味组成。小承气汤用大黄四两为君、枳实三枚为臣、厚朴二两为佐，主治阳明腑实轻证，用于热实互结在胃肠，治当轻下热结；厚朴三物汤用厚朴八两为君、枳实五枚为臣、大黄四两为佐，主治大便秘结、腹满而痛，用于气闭不通，治当下气通便。小承气汤与厚朴三物汤药物组成、主治证候、功用比较见表 1－2。

表 1－1　四逆汤与通脉四逆汤比较表

方剂名称	药物组成			主治证候	功用
	君	臣	佐使		
四逆汤	生附子一枚	干姜一两五钱	炙甘草二两	阳微寒盛所致的四肢厥逆、恶寒蜷卧、下利、脉微细或沉迟细弱	回阳救逆
通脉四逆汤	生附子一枚（大者）	干姜三两	炙甘草二两	阴寒极盛格阳于外所致的四肢厥逆、身反不恶寒、下利清谷、脉微欲绝	回阳通脉

表 1－2　小承气汤与厚朴三物汤比较表

方剂名称	药物组成			主治证候	功用
	君	臣	佐使		
小承气汤	大黄四两	枳实三枚	厚朴二两	阳明腑实证（热秘）所致的潮热谵语，大便秘结，腹痛拒按	泻热通便
厚朴三物汤	厚朴八两	枳实五枚	大黄四两	气滞便秘（气秘）所致的脘腹满痛不减，大便秘结	行气通便

从以上举例来看，四逆汤和通脉四逆汤的主治证候和病机虽基本相同，但是病情轻重明显不同，所以只是药量大小有异，配伍关系基本不变。小承气汤和厚朴三物汤的主治证候和病机都有不同，所以方药组成的配伍关系上有了改变，药量也随之改变。由此可知，药量增加或减少，可以引起单纯药力的改变，也可以随着组成配伍关系的改变而功用、主治发生改变。

（三）剂型更换的变化

剂型更换的变化，是指同一方剂的药物、药量不变，将应用的剂型加以改变，改变其药效快慢和药力大小峻缓，以适应病情变化的需要。“汤者荡也，去大病用之。散者散也，去急病用之。丸者缓也，不能速去之。”剂型的选择常决定于病情的需要和药物的特点。病情不同，选择的剂型也应有所不同。若病情重、病势急，可采用汤剂速治；若病情轻、病势缓，宜采用丸剂缓治。如理中丸是治脾胃虚寒的方剂，若由丸剂改为汤剂内服，则作用快而力峻，适用于证情较急重者；若证情轻缓者，不能急于求效，则可以改汤剂为丸剂，取丸剂作用慢而力缓。又如九味羌活汤为治疗外感风寒湿邪兼有里热所致感冒的常用方，但王好古在《此事难知》中说本方“治杂病如神”，并指出“炼蜜作丸尤效”。再如《金匮要略》所载桂枝茯苓丸原为治疗瘀阻胞宫证而设，功能活血祛瘀，缓消癥块，但《济阴纲目》将本方改为汤剂，易名催生汤，用于产妇临产，见腹痛、腰痛而胞浆已下时服，有催生之功。

上述药味增减变化、药量增减变化、剂型变换等变化形式，可单独应用，也可相互结合使用，但有时却难截然分开。通过这些变化，领悟方剂组方变化的精髓，理解方剂在临床中的具体运用特点，把握方剂的组成变化内涵，方能制裁随心，以应万变之病情，达到预期的治疗目的。

任务四　中药剂型简介

PPT

方剂组成以后，根据病情与药物的特点而制备的药物应用形式，称为药物剂型，简称剂型。早在殷商时期就已出现了酒剂、汤剂。《黄帝内经》记载了汤、丸、散、膏、丹、酒六种剂型及其制法、用法。汉代《伤寒论》收载了煎剂、浸剂、酒剂、浸膏剂、糖浆剂、软膏剂、栓剂、熏洗剂等多种剂型，为中药制剂学的发展奠定了基础。晋代《肘后方》中增载了铅硬膏、干浸膏、蜡丸、浓缩丸、锭丸、条剂、饼剂和尿道栓剂等十余种剂型。唐宋两代医药典籍中所载的很多方剂、剂型和制法流传至今。明代《本草纲目》中，各种传统剂型达40种左右。现代则出现了颗粒剂、片剂、胶囊剂、滴丸剂、注射剂等新型制剂。

一、剂型对药效的影响

每种剂型都有其自身的优势和特点，若处方相同而剂型不同，使用后药效产生和持续的时间可能会出现较大的差异。剂型对药效的影响主要有以下三个方面。

（一）剂型能改变中成药的功能主治

同一中成药处方可以制备成多种剂型，但不同剂型可能产生不同的治疗效果。改变剂型，可以使药物药效作用性质发生改变，其功能主治亦发生改变。如枳实煎剂具行气宽中、消食化痰的作用，用于胃下垂之肝胃不和证；若将其改制成枳实注射液，则具有升压、抗休克的作用，用于四肢厥冷，面色苍白，汗出，心悸，脉微细欲绝等。

（二）剂型能改变中成药的作用速度

对于起全身作用的药物来说，只有药物被吸收之后才能发挥药效。剂型不同，药物在机体内被吸收的速度也不同，发挥药效的时间亦有差异。一般来说，各种剂型吸收速率由慢到快的顺序为：丸剂 < 片剂 < 散剂 < 栓剂 < 汤剂 < 酒剂 < 皮下注射剂 < 肌内注射剂、气雾剂 < 静脉注射剂。其中不同丸剂因所用赋形剂不同，其溶散速度亦有差异，各种丸剂的溶散速度由快到慢的顺序为：水丸 > 蜜丸 > 糊丸 > 蜡丸。

（三）剂型影响中成药的血药浓度

由于各种剂型物质结构、载药形式、释药方式和释药速度不同，导致它们在体内运转过程及其血药浓度明显不同。如汤剂、散剂、丸剂、片剂、胶囊剂、口服液、合剂等口服制剂，口服后经胃、肠黏膜吸收后，有效成分经过肝脏首过效应进行代谢，将使进入血液中的药物减少，血药浓度降低；而栓剂、灌肠剂等，可从直肠下静脉进入血液，不经过肝脏，避免了肝脏首过效应对药物的代谢，保持了较高的血药浓度。此外，外用膏剂经透皮吸收，有效成分进入组织；而静脉注射给药则直接进入血液，均能保持较高的血药浓度。

二、常见剂型简介

（一）汤剂

汤剂是指煎煮或浸泡药材饮片后，去渣取汁制成的液体剂型。主要供内服使用，少数外用作洗浴、熏蒸、含漱用。汤剂是我国应用最早、最广泛的一种剂型。汤剂的优点有可根据病情变化，适当随症加减，灵活应用，满足辨证论治的需要；以水为溶剂，有利于充分发挥药物成分的多效性，无刺激性；制备简单易行，适用于病情较重或不稳定的患者；吸收快，药效发挥迅速。缺点是煎液味苦量大，服用不便；不宜大量制备，不适宜有效成分不易检出或者易挥发散失的药物；易发霉变质，不利久贮。因制法不同，可分为煮剂、煎剂、饮剂和煮散剂。

1. 煮剂　煮剂是用一般的温度和加热时间，将药物煎煮去渣所得的液体剂型。煮剂具有浓度适中、吸收快、奏效迅速、作用强的优势。

2. 煎剂　煎剂是将对煎煮去渣的药液，再进行热浓缩所得的液体剂型。煎剂具有药液浓度高、能减弱药物毒性的优势，但是加热浓缩时间较长。

3. 饮剂　饮剂又称为沸水泡药，是用沸水多次浸泡药物，去渣取汁而制成的液体剂型。饮剂具有加热时间短、浸泡温度低的优势，适用于味薄气清的药材，擅于清泄上焦热邪。

4. 煮散剂　煮散剂是将药材粗颗粒与水共煮，去渣取汁而制成的液体剂型。煮散剂具有简便快捷、节省药材、计量准确、药效确定、可规范化、可个性化等优势。

练一练

汤剂的优点不包括

A. 吸收快，药效发挥迅速　　B. 便于随症加减

C. 便于服用或携带　　D. 适用于病情较重或不稳定的患者

答案解析

（二）丸剂

丸剂是指药材细粉或药材提取物与适宜的黏合剂制成的球形或类球形的固体制剂。丸剂溶散慢、释药缓，具有可延长药效、降低毒性或刺激性、减少不良反应的优势，适用于慢性病或病后调和气血。但也存在着服用剂量大、儿童服用不便、微生物易超标的不足。中药丸剂包括蜜丸、水蜜丸、水丸、糊丸、蜡丸、浓缩丸和滴丸等。

1. 蜜丸　蜜丸是指药物细粉以炼蜜为黏合剂制成的丸剂，分为大蜜丸和小蜜丸两类。适用于慢性病和虚弱性疾病。具有滋补力强、作用缓和持久、可塑性较大的优势。

2. 水蜜丸　水蜜丸是指药材细粉以蜂蜜和水为黏合剂制成的丸剂。一般适用于补益类中成药的制备，作用特点与蜜丸相似。

3. 水丸　水丸又称为水泛丸，是指药材细粉以水或黄酒、醋、药汁等为黏合剂制成的丸剂。适用于解表、清热、消导等中成药的制备。与蜜丸相比，具有丸粒小、易溶散、吸收好、显效快的优势，但易引起微生物污染、药物的均匀性及溶散时间较难控制。

4. 糊丸　糊丸是指药物细粉用米粉、米糊或面糊为黏合剂制成的丸剂。适用于一些刺激性的药物

或毒性较大的药物。内服后，具有延长药效、减少胃肠道刺激的优势，但有质地坚硬、崩解溶散迟缓的不足。

5. 蜡丸 蜡丸是指药物细粉以蜂蜡为黏合剂制成的丸剂。与糊丸相比，具有在体内释药更为缓慢、发挥缓释长效的作用，并可减少毒剧药物或刺激性药物不良反应的优势。蜡丸存在制作较难、释放药物过缓的缺点。

6. 浓缩丸 浓缩丸是指饮片或部分饮片提取浓缩后，与适宜的辅料或其余饮片细粉，以水、炼蜜或炼蜜和水为黏合剂制成的丸剂。根据所用黏合剂的不同，分为浓缩水丸、浓缩蜜丸和浓缩水蜜丸等。具有体积小、便于服用、药效发挥好、保存长久、不易霉变的优势。存在受热时间长、热敏成分易耗散、药效降低的不足。

（三）散剂

散剂是指饮片或与适宜的辅料，经粉碎、均匀混合制成的干燥粉末状制剂。散剂是中药传统剂型之一，其制备工艺简单，剂量易于控制。散剂具有易分散、起效快、覆盖面积大的优势，同时，可发挥保护和收敛作用。刺激性强、易吸潮变质的药物不宜制成散剂。散剂按用途不同，可分为内服散剂和外用散剂两类。内服散剂，一般溶于或分散于水、稀释液或其他液体中服用，也可直接用水送服；内服散剂可发挥全身或局部治疗作用，如七厘散、蒙脱石散等。外用散剂，一般通过撒布、外敷、吹喉、点眼等形式，供皮肤、口腔、咽喉、腔道等处疾病应用，发挥局部治疗作用，如生肌散、口腔溃疡散等。

（四）煎膏剂

煎膏剂又称膏滋，是指饮片用水煎煮，取煎煮液浓缩，加炼蜜或糖（或转化糖）制成的半流体制剂。因所加辅料不同，分为糖膏和蜜膏。煎膏剂多以滋补为主，常用于慢性疾病的治疗。由于煎膏剂经浓缩并含有较多的糖或蜜等辅料，故具有药物浓度高、体积小、稳定性好、口感好、服用方便、微生物不易生长等优点。含热敏性及挥发性成分的中药不宜制成煎膏剂。

（五）酒剂与酊剂

酒剂与酊剂是选用酒（乙醇）作溶剂的液体制剂。酒味辛性温，气味醇香特异，能通血脉、行药势、散寒，是一种良好的浸提溶剂。常用于活血散瘀、温肾助阳、祛风寒湿等中成药的制备。儿童、孕妇、心脏病及高血压患者不宜使用。

酒剂是指饮片用蒸馏酒提取制成的澄清液体制剂。酒剂多供内服，也可外用，必要时加糖或蜂蜜矫味、着色。酒剂具有制备简便、内服剂量较小、使用方便、不易霉变、易于保存的优势。

酊剂是指饮片用规定浓度的乙醇提取制成的澄清液体制剂。多供内服，少数外用，可用流浸膏稀释制成，但是不加糖或蜂蜜矫味、着色。酊剂具有浸出杂质较少、有效成分含量高、内服剂量小、使用方便、不易生霉的优势。

药爱生命

双硫仑样反应，是指双硫仑抑制乙醛脱氢酶，阻挠乙醇的正常代谢，致使饮用少量乙醇也可引起乙醛中毒的反应。双硫仑，又名戒酒硫，用此药后再饮酒即出现软弱、眩晕、嗜睡、幻觉、全身潮红、头痛、恶心、呕吐、血压下降，甚至休克等反应。可引起双硫仑反应的药物除双硫仑外，还有甲硝唑、呋喃唑酮及一些头孢菌素类药物，因此在临床应用添加有辅料乙醇的藿香正气水、十滴水等时，必须提醒患者避免与这些药物同时服用，若不慎服用，要及时前往医院就医。

（六）锭剂

锭剂是指药物细粉与适量黏合剂制成不同形状的固体制剂。常用的黏合剂有糯米糊、蜂蜜或处方中具有黏性的药物如蟾酥、胆汁等。锭剂外观形态有长方形、纺锤形、圆柱形、圆锥形、圆片形等。内用时，可吞服或研细后用水、黄酒化服；外用时，多研细用醋调敷；少数为内外兼用。

（七）颗粒剂

颗粒剂是指饮片提取物与适宜的辅料或饮片细粉制成的颗粒状制剂。按溶解性能和溶解状态不同，可分为可溶性颗粒剂、混悬性颗粒剂及泡腾性颗粒剂；根据辅料不同，可分为无糖颗粒剂和有糖颗粒剂。颗粒剂具有起效快、口感好、服用体积小的优势，但其分散性、附着性均较散剂差。

（八）合剂

合剂是指饮片用水或其他溶剂，采用适宜方法提取制成的口服液体制剂。单剂量灌装者，称为口服液。合剂是在汤剂的基础上改进和发展起来的剂型，与汤剂相比，合剂在避免汤剂临用煎煮缺点的同时，具有吸收快、奏效迅速、体积小、便于携带、服用方便和利于保存的优点，但合剂不能随症加减。

（九）胶囊剂

胶囊剂是指药材用适宜方法加工后，加入适宜辅料填充于空心胶囊或密封于软质囊材中的制剂。分为硬胶囊、软胶囊（胶丸）、缓释胶囊、控释胶囊和肠溶胶囊，主要供口服用。胶囊剂除具有掩味，改善药物稳定性，起效迅速，服用、携带方便的优势，还可实现定时定位释放。易风化、易潮解的药物一般不宜制成胶囊剂。

1. 硬胶囊　硬胶囊是指采用适宜的制剂技术，将中药细粉或提取物与适宜辅料制成的均匀粉末、颗粒、小片、小丸、半固体或液体等，充填于空心胶囊中的胶囊剂。

2. 软胶囊　软胶囊是指将中药提取物溶解或分散在适宜的辅料中制备成的溶液、混悬液、乳状液或半固体，密封于软质囊材中的胶囊剂。

（十）片剂

中药片剂是指中药提取物、提取物加饮片细粉或饮片细粉与适宜辅料混匀压制成的圆片状或异形片状的固体制剂。主要供内服，也有外用或其他特殊用途者。按药材的处理方法不同，可分为全粉末片、半浸膏片、浸膏片、提纯片；按使用方式可分为口服普通片、含片、咀嚼片、泡腾片等。片剂具有剂量准确，质量稳定，溶出度好，生物利用度高，服用、携带、运输方便的优势，但不适用于儿童及昏迷患者吞服。

（十一）糖浆剂

糖浆剂是指含有药物、药材提取物或芳香物质的口服浓蔗糖水溶液。根据所含成分和用途不同，可分为单糖浆、药用糖浆、芳香糖浆。糖浆剂中的糖和芳香物质可掩盖某些药物的不良气味，改善口感，易于服用，受儿童欢迎。

（十二）栓剂

栓剂是指饮片提取物或饮片细粉与适宜基质制成供腔道给药的制剂。按施用腔道不同，分为直肠栓、阴道栓和尿道栓。形状有鱼雷形、圆锥形、圆柱形、鸭嘴形、球形、棒状等。栓剂在常温下为固体，塞入人体腔道后，在体温下能融化、软化或溶化，逐渐释放药物而产生局部或全身作用。由于直肠吸收生物利用度优于口服，对胃的刺激性和肝的副作用小。栓剂适宜于不能或不愿口服给药的患者，具有可避免药物对胃黏膜的刺激性、可避免肝脏首过效应等优势。

（十三）贴膏剂

贴膏剂是指将中药提取物与适宜的基质和基材制成的膏状物，涂布于背衬材料上供皮肤贴敷，可产生全身性或局部作用的一种薄片状制剂。贴膏剂具有无肝脏首过效应、避免胃肠道破坏、减少不良反应、药效持久、使用方便等优点，缺点是需克服皮肤的屏障作用。贴膏剂使用简便，兼有外治和内治的功能，常分为橡胶膏剂、凝胶膏剂和贴剂等。凝胶膏剂，是以水溶性高分子材料为主要基质，加入药物制成的外用制剂。与传统贴膏剂相比，凝胶膏剂具有透皮释药快速持久、给药剂量准确、血药浓度稳定、透气性好、使用舒适方便等优点。

（十四）气雾剂

气雾剂是指提取物、药材细粉与适宜的抛射剂共同封装在具有特制阀门装置的耐压容器中，使用时借助抛射剂的压力将内容物喷出呈雾状、泡沫状或其他形态的制剂。可用于呼吸道吸入、皮肤、黏膜或腔道给药。气雾剂具有起效快、定位准、制剂稳定性好、使用方便等优点。

（十五）膜剂

膜剂是指由中药提取物或药物细粉与适宜的成膜材料经加工制成的膜状制剂。按结构类型，膜剂可分为单层、多层和夹心膜剂；按给药途径，膜剂可分为口服膜剂、口腔用膜剂、眼用膜剂、鼻用膜剂、阴道用膜剂和皮肤外用膜剂等。膜剂具有体小质轻、药物分布均匀、含量准确、稳定性好、溶出快、吸收好的优势，不足之处是载药量小。

（十六）注射剂

中药注射剂是指饮片经提取、纯化后制成的供注入体内的溶液、乳状液及供临用前配制成溶液的粉末或浓溶液的无菌制剂。适用于不能口服给药的患者。中药注射剂具有起效迅速、作用可靠、可以产生局部定位或延长药效的优势。缺点为使用不便且注射时疼痛，使用不当有一定危险性。中药注射剂的原液成分复杂，杂质难以除尽，质量较难控制。应改进注射剂的制备工艺，提高其质量及标准，以确保中药注射剂的安全、有效、稳定、质量可控。

其他固体剂型还有茶剂、糕剂、熨剂、条剂、钉剂、线剂、曲剂、棒剂、灸剂、烟剂等；液体剂型还有乳剂、露剂、搽剂、洗剂、油剂等。

综上所述，一种中成药剂型的确定，既需要适合药物的特性，又要适应所治病证的需要。近年来，中成药剂型有了很大的改进和创新，在保持中成药传统疗效的基础上，使剂量更小，疗效更高，使用更为方便，已成为中成药新剂型发展的方向。不论选用何种剂型，均要重视剂型对药效的影响，应通过恰当的剂型，凝聚中药精华，使中药的治疗效应充分发挥出来，更好地为人民群众的健康保驾护航。

目标检测

答案解析

一、单项选择题

1. 我国现存最早的方书是

A.《黄帝内经》　　B.《五十二病方》

C.《伤寒杂病论》　　D.《备急千金要方》

2. 被誉为“方书之祖”的方书是

A.《伤寒杂病论》　　B.《黄帝内经》

C.《五十二病方》　　D.《外台秘要》

3. 第一次用“成药剂”这一术语的医家是
A. 张仲景　B. 孙思邈
C. 王焘　D. 葛洪
4. 中成药的制备官方化首推是在
A. 汉代　B. 宋代
C. 唐代　D. 明代
5. 开方论之先河的方书是
A.《五十二病方》　B.《伤寒明理论》
C.《伤寒杂病论》　D.《肘后备急方》
6. 将治法概括为“八法”的是哪位医家
A. 张仲景　B. 成无己
C. 程钟龄　D. 汪昂
7. 首先提出“君、臣、佐、使”组方理论的方书是
A.《医学心悟》　B.《黄帝内经》
C.《伤寒论》　D.《医林改错》
8. 下列何法不属于“八法”的内容
A. 汗法　B. 固法
C. 消法　D. 下法
9. 和法适用范围不包括
A. 和解少阳　B. 调和肝脾
C. 调和肠胃　D. 峻剂小量分服
10. 以简便廉验为显著特点的方书是
A.《五十二病方》　B.《医学心悟》
C.《肘后备急方》　D.《伤寒明理论》

二、配伍选择题

A. 君药　B. 臣药
C. 佐药　D. 使药
E. 反佐药
1. 对主病主证起到主要治疗作用的是
2. 与君药性味相反而在治疗中起相成作用的是
3. 具有引经作用和矫味作用的是
4. 具有调和方中诸药作用的是

三、多项选择题

1. 由宋代政府组织编写的方书有
A.《普济方》　B.《太平圣惠方》
C.《太平惠民和剂局方》　D.《急备千金要方》
E.《圣济总录》
2. 方剂配伍的目的有
A. 控制多功用单味中药的发挥方向　B. 扩大治疗范围
C. 控制药物的毒副作用　D. 增强药效
E. 药效相加

四、案例分析

1. 处方分析

四君子汤可用于治疗脾胃气虚引起的饮食减少，大便溏稀，小便清长，腹胀，面色苍白或萎黄，语言低弱细微，四肢软弱无力，脉细或沉细等。是由人参、白术、茯苓、甘草四味中药组成。

请分析四君子汤中的君、臣、佐、使，并简要说明理由。

2. 问病荐药

患者，男，5 岁。淋雨受凉后出现鼻塞、咽痛、咳嗽、咯痰。

请根据所学知识，从中药剂型的角度出发，推荐该患者适合选用的药物剂型，并说明原因。

书网融合……

重点回顾　　微课

项目二　中成药基本知识

学习目标

知识目标：

1. **掌握**　中成药常见的命名方式；中成药的批准文号；甲类非处方药和乙类非处方药的区别；中成药辨证应用和辨病用药的原则；药品 GSP 陈列原则；中成药储存与养护注意事项。

2. **熟悉**　中成药的分类依据；中成药说明书的内容；中成药应用的方法。

3. **了解**　中成药处方来源；中成药生产批号；处方药和非处方药的特点；中成药联合应用的原则；中成药陈列注意事项；中成药变质的原因。

技能目标：

会运用中成药的名称分析中成药的功用；会运用中成药说明书，并能够指导患者用药；会采取正确的方法购买处方药及非处方药；会规范陈列中成药；会正确储存与养护中成药。

素质目标：

树立中医药的文化自信，养成爱岗敬业的职业精神，形成诚信友善的价值追求，争做守正创新的时代新人。

导学情景

情景描述：患者王某，男，48 岁。头痛、口苦半月余。患者平素急躁易怒，半月前因情志不遂，暴怒后出现头痛，口苦，耳鸣剧烈，两胁胀痛，便秘，舌红苔黄，脉弦数有力。诊断为肝胆实火上炎，处方予以龙胆泻肝丸，服用十余天诸症俱除。

情景分析：平素急躁易怒，肝火偏盛，遇情志不遂后出现肝胆实火上炎。医生予以龙胆泻肝丸清泻肝胆实火，使诸症俱除。

讨论：龙胆泻肝丸是中成药的哪种命名方法？中成药命名与化学药品命名有哪些区别？

学前导语：中成药是选用疗效确切的方剂，按规定处方加工标准制成的成药。它具有特定的名称、适当的包装，并标明功能、主治、用法、用量、禁忌和注意事项。中成药有特定的质量标准和检验方法，必须经药品监督管理部门批准方可生产。

任务一　中成药处方来源、命名与分类

PPT

一、中成药处方来源

中成药有悠久的历史、丰富的文化内涵和多样化的处方来源。中成药的处方主要来源于传统古方、民间验方和新研方三个方面。

（一）传统古方

传统古方，是指从历代医药典籍文献中选录的处方。其特点是多为中医药学家对自己或前人长期用药经验的总结，并经临床实践证明的著名方剂。具有组成严谨、方证明确、药效确切等优点。传统古方多以汤剂形式存在，后经改变剂型而成为成药，如九味羌活汤、八珍汤等；也有以丸、散、膏、丹等成药形式存在的中成药，如六味地黄丸、理中丸、六一散、至宝丹等。

（二）民间验方

民间验方，是指在民间广为流传且行之有效，而未在历代医药典籍文献收载的处方。其特点是民间流传广。具有药味精专、实用有效、简便易行等优点。民间验方不仅包括民间流传广的有效经验方，还包括著名医师的临床经验方和由权威专家集体拟定的处方。如鸡骨草胶囊、白带丸、牛黄解毒片等。

（三）新研方

新研方，是指在中医药理论或现代医学理论指导下，运用现代科学方法，经过药理、毒理、药化、临床等研究试制，获得国家或省级药品监督管理部门批准的中成药处方。其特点是有合理的科研、先进的科研试验和较高的科技含量。如连花清瘟胶囊、抗病毒口服液、复方丹参滴丸等。

二、中成药命名

一般来说，中成药的名称可分为方名和剂型两部分；其前面部分为方名，后面部分为剂型名称。中成药的命名有传统命名原则和《中国药品通用名称命名原则》规定的命名原则。

（一）传统命名

传统命名是在长期医疗实践中形成的。由于中成药的历史悠久、品种繁多，且方药特征多种多样，命名人受所处的历史时期、所接受的文化熏陶和所形成的思维思想的不同，中成药的命名方式多样、名称各异。

1. 以方剂来源命名 是根据处方的来源、产地、出处为命名依据，以来源、出处加剂型命名。如金匮肾气丸源于《金匮要略》，千金止带丸源于《千金方》。

2. 以成方功用命名 是以成方的主要功用为命名依据，以成方功用加剂型命名。如逍遥散、活络丹、补中益气丸。

3. 以成方主药或全部药味命名 是以成方的全部药味或主药为命名依据，以成方的主药或全部药味加剂型命名。主药是方中起主要治疗作用的药物，表达了该方的主要功能和主治，以便临床选用。以成方主药命名，多见于复方制剂，如参苓白术散、葛根芩连片、麻子仁丸等。以处方全部药味命名，仅见于单方制剂或药味数较少的小复方，如益母草膏、穿心莲片、香连丸、良附丸等。

4. 以成方主药和功用命名 是以成方主药和功用两者的结合为命名依据，以成方的主药和功用加剂型命名。如沉香化滞丸、藿香正气水、艾附暖宫丸等。

5. 以中医术语和病证命名 是以传统中医理论如阴阳五行、脏腑和中药归经等为命名依据，以传统中医理论或主治病证加剂型命名。如治疗肝火犯胃证的左金丸、治疗肺热咳喘的泻白散、治疗心脾气血两虚的归脾丸、治疗阴虚火旺的大补阴丸等。

6. 以历史典故、人名和传说命名 是以历史典故、人名和传说为命名依据，以历史典故、人名和传说加剂型命名。可寓意药物神奇或独特，如华佗膏、史国公酒、天王补心丹、青娥丸等。

7. 以成药外观、性状命名 是以成药外观、性状为命名依据，以成药外观、性状加剂型命名。如紫雪丹、碧玉散、桃花散。

8. 以使用剂量、使用方法命名 是以使用剂量、使用方法为命名依据，以使用剂量、使用方法加剂型命名。如九分散、七厘散、川芎茶调散、小儿敷脐止泻散。

9. 以人名姓氏或地名命名 是以人名姓氏或地名为命名依据，以人名姓氏或地名加剂型命名。如黄氏响声丸、季德胜蛇药片、云南白药等。

看一看

相传，康熙年间有个叫雷允上的郎中，从江西来到苏州，在观前街摆了个草药摊。此时，恰逢江苏一带生疮的人很多，并有传染蔓延之势。雷允上凭着自己多年行医经验，用蟾蜍、麝香等药制成药丸，并称是靠神仙指点制成的。因天神有六路，故取名“六神丸”。这药丸形如菜籽，疗效神速，只要是热毒疔疮，一吃就好。顿时名扬四方，各地商人纷纷前来进货，雷允上就此发了财。后来他的子孙又在上海开设雷允上南号、北号、支店等中药铺，药品甚至远销东南亚。

10. 以儒家思想命名 是以儒家思想为命名依据，以儒家思想加剂型命名。可突出尊古色彩，增强对药物的信赖。如至圣丹、孔圣枕中丸等。

（二）现代命名

国家药典委员会负责组织制定的《中国药品通用名称命名原则》中明确要求：中成药命名应科学、明确、简短。具体规定如下。

1. 中成药中文名 剂型应放在名称之后；不应采用人名、地名、企业名称和固有特定含义名词的谐音；不应采用夸大、自诩、不切实际的用语；不应采用具有封建迷信色彩及不健康内容的用语；在名称中一般不采用“复方”字样；一般字数不超过8个字。

2. 单味制剂命名 一般应采用中药材、中药饮片或中药提取物加剂型命名。

3. 复方制剂命名 根据处方组成的不同情况，可酌情采用下列方法命名。

（1）由中药材、中药饮片及中药提取物制成的复方制剂的命名，可采用处方中的药味数、中药材名称、药性、功能等并加剂型命名。

（2）鼓励在遵照命名原则条件下采用具有中医文化内涵的名称。

（3）源自古方的品种，如不违反命名原则，可采用古方名称。

（4）某一类成分或单一成分的复方制剂的命名，应采用成分加剂型命名。

（5）采用处方主要药材名称的缩写并结合剂型命名。

（6）注意药材名称的缩写应选主要药材，其缩写不能组合成违反其他命名要求的含义。

（7）采用主要功能加剂型命名。

（8）采用主要药材名和功能结合并加剂型命名。

（9）采用药味数与主要药材名或药味数与功能并结合剂型命名。

（10）由两味药材组方者，可采用方内药物剂量比例加剂型命名。

（11）采用象形比喻结合剂型命名。

（12）采用主药药材和药引结合并加剂型命名。

（13）必要时可加该药临床所用的科名。

（14）必要时可在命名中加该药的用法。

4. 中药与其他药物组成的复方制剂的命名 应符合中药复方制剂命名基本原则，兼顾其他药物名称。

练一练

“感特灵胶囊”符合现代中成药命名原则吗？为什么？

答案解析

三、中成药分类

中成药的分类方法大多和方剂分类相同，包括以药物组成数量、种类、剂型、功能及主治等分类，在历代医家的著作中均有不同形式的分类反映，其中最值得推崇的有北宋徐之才首创的“十剂”分类法和清代汪昂所著的《医方集解》中的分类方法。《全国中成药产品目录》则将中成药按照内科、外科、妇科、儿科、五官科及其他六科，每科又以主治病证为依据再进行分类。目前中成药分类主要包括以下三种。

1. 按功用分类　按主要功用可分为解表类中成药、止咳平喘类中成药、祛暑类中成药、清热类中成药、温里类中成药、活血化瘀类中成药、补益类中成药、安神类中成药等近20类。优点是便于临床辨证选用，缺点是剂型不明，不利于贮藏、养护。

2. 按病证分类　按主治病证分类，可分为感冒类中成药、头痛类中成药、咳嗽类中成药、胃痛类中成药、便秘类中成药、泄泻类中成药、风湿痹类中成药、胸痹类中成药等。优点是实用性强，便于临床辨证选用和问病荐药。缺点依然是剂型不明，不利于贮藏、养护。这种分类适用于教学。

3. 按剂型分类　按成药剂型可分为片剂、丸剂、糖浆剂、散剂、颗粒剂、胶囊剂、膏剂、洗剂、滴眼剂、滴耳剂、注射剂等。优点是剂型明确，利于贮藏、养护。缺点是不便于临床辨证选用和问病荐药。

任务二　中成药说明书、批准文号、生产批号与有效期

PPT

一、中成药说明书

中成药说明书，是载明药品重要信息的法定文件，是医务人员及患者了解药品的重要途径，是医务人员及患者选用药品的法定指南。说明书的规范程度与医疗质量密切相关，既是医护人员合理用药的科学依据，也是对患者进行用药指导的重要媒介，还是药品生产、供应部门向医药卫生人员和人民群众宣传介绍药品特性、指导合理用药和普及医药知识的主要媒介。中成药说明书一经审核批准，不得自行修改。

中成药说明书的主要内容应包括药品名称、成分、性状、功能主治、规格、用法用量、不良反应、禁忌、注意事项、贮藏、有效期、执行标准、药品批准文号、生产企业等。其中，成分中药味的排序应按处方君、臣、佐、使的顺序列出，并与功能主治相符。不良反应和禁忌应根据客观实际科学书写，如缺少可靠试验数据，则注明“尚不明确”。

使用中成药前应仔细阅读说明书，主要了解药品的有效期、生产日期、用法用量、适应证（功能主治）、禁忌、不良反应、注意事项、贮藏方法等内容；药品说明书上特别标明的内容，如幼儿、老年人以及孕妇等特殊人群的用药，应严格遵守。

二、中成药批准文号

批准文号是国家药品监督管理部门对生产企业按法定标准、生产工艺和生产条件生产某一药品的法律认可凭证。生产企业的每一个品种都有一个特定的批准文号，药品生产企业只有取得了该产品的批准文号后方可以进行生产，它是药品生产合法的标志。

中成药批准文号的格式为：国药准字＋Z＋8位数字，Z代表中药，Z后的8位阿拉伯数字中的第1、2位代表批准文号的来源，其中10代表原卫生部批准的药品，19、20代表国家药品监督管理部门批准的药品，各省、自治区、直辖市的数字代码分别是11—北京市，12—天津市，13—河北省，

14—山西省，15—内蒙古自治区，21—辽宁省，22—吉林省，23—黑龙江省，31—上海市，32—江苏省，33—浙江省，34—安徽省，35—福建省，36—江西省，37—山东省，41 - 河南省，42—湖北省，43—湖南省，44—广东省，45—广西壮族自治区，46—海南省，50—重庆市，51—四川省，52—贵州省，53—云南省，54—西藏自治区，61—陕西省，62—甘肃省，63—青海省，64—宁夏回族自治区，65—新疆维吾尔自治区。8 位阿拉伯数字中的第 3、4 位表示批准此中成药生产的公元年号的后两位数字，第 5、6、7、8 位数字（即最后 4 位数字）为顺序号。

若港、澳、台生产企业生产的中成药在中国大陆进行销售，须获得医药产品注册证。医药产品注册证号的格式为：医药产品注册证 ZC +4 位年号 +4 位顺序号。其中 Z 代表中成药，C 代表国产。

若从其他国家进口的中成药，在中国大陆注册销售，须获得进口药品注册证。进口药品注册证号的格式为：进口药品注册证 + J + 8 位数字，J 代表进口，J 后的 8 位阿拉伯数字中的第 1 到第 4 位代表公元年号，第 5 位到第 8 位数字为顺序号。

三、中成药生产批号

生产批号是指用于识别“批”的一组数字或字母加数字。批是指在规定限度内具有同一性质和质量，并在同一生产周期内用同一设备生产出来的一定数量的药品。它反映的最根本问题是在允许限度内的质量均匀性。即生产单位在药品生产过程中，将同一次投料、同一次生产工艺所生产的药品用一个批号来表示。

目前，我国的药品生产批号通常由 6 位或 8 位数字组成，不同生产厂家所标示的批号也有所差别。一种批号是以 6 位数字标示，前两位数表示年份，中间两位数表示月份，最后两位数表示日期；另一种批号是以 8 位数字标示，前 4 位数表示年份，第 5、第 6 位数表示月份，第 7、第 8 位数表示日期。

可见，批号可以表示出药品的生产日期和批次；据此，可推算出药品的有效期和存放时间的长短。同时，批号也便于药品的抽样检验，还代表该批药品的质量好坏。

四、中成药生产日期与有效期

生产日期是指中成药完成所有生产工艺的日期。通常用数字来表示，前 4 位表示年，中间两位表示月，后两位表示日，如某企业生产的柏子养心丸生产日期是 2017 年 5 月 8 日则用 20170508 表示。生产日期与有效期是相联系的，如本批柏子养心丸的有效期是 3 年，则有效期的表示方式为 20200507。超过有效期为失效药品，失效药品一定不能售卖和应用。

练一练

正值夏季炎热季节，小王出现呕吐、恶寒发热、脘腹不适，以往他出现这种情况口服藿香正气水均可好转，故自行于家中药箱寻找藿香正气水口服，但发现家中自存药品有效期为一个月前，请问该药还可以继续服用吗？为什么？

答案解析

任务三　中成药非处方药与处方药

PPT

一、基本概念

根据药品品种、规格、适应证、剂量及给药途径不同，国家对药品实行处方药与非处方药分类管理，以保障人民用药安全有效、使用方便。处方药，是指必须凭执业医师或执业助理医师处方才可调配、购买和使用的药品。非处方药，是指不需要凭执业医师或执业助理医师处方，消费者可以自行判断、购买和使用的药品。

根据药品安全性，非处方药分为甲类和乙类。非处方药的包装及标签、说明书上均有其特有标识“OTC”，其中红色为甲类，绿色为乙类，乙类比甲类更安全。甲类非处方药必须具有《药品经营企业许可证》的药店销售；而乙类非处方药既可在药店销售，亦可在商场、超市等商业企业零售。处方药只准在专业性医药报刊进行广告宣传，非处方药经审批可以在大众传播媒介进行广告宣传。

二、非处方药的特点

非处方药具有以下特点。

1. 患者不需要医师处方，可在药店或商店自行购买。
2. 药品说明书通俗、简便、易懂。
3. 针对轻病、轻证或慢性疾病疗效确切。
4. 药品安全有效，成分稳定，毒性小或无毒，不良反应少。
5. 药品质量稳定，使用方便，易于储存。

三、非处方中成药的使用注意

1. 正确判断疾病，合理选用药品　患者根据自己的生活经验或医药知识，对自己的症状做出正确的疾病判断，查看非处方中成药的药品说明书，或在执业医师、执业助理医师、执业药师的指导下，科学、合理地选择药品。

2. 选用正规药品，审查药品包装　应到信誉好、资质全的正规药店购买、选用非处方药，并仔细查看药品外包装上的药品名称、功能主治、批准文号、生产日期、有效期、生产厂家等信息。不购买包装破损或封口已经打开的药品。

3. 认真阅读说明书，按照说明书用药　要严格按照说明书的要求，结合患者的病情、体质、年龄、性别等，掌握合适的用法、用量和疗程，不可超量或久服。若列有用药禁忌，应咨询执业医师或执业助理医师、执业药师；若服药3天后，症状未消除或缓解，应及时到医院就诊。

4. 严禁药品滥用，妥善保管药品　防止滥用药品，既要杜绝无病用药，又要防止愈痊后继续用药。没有用完的药品应妥善保管好。贮存时应考虑温度、湿度、光线对药品的影响，经常检查药品的有效期。同时，贮存时应放到小儿不可触及的地方，以免小儿误服而发生危险。

四、非处方药与处方药的区别

处方药与非处方药既是相互独立的，又是相互联系的。非处方药来源于处方药，是在临床长期使用并经医药专家评审遴选，由国家药品监督管理部门审批的。有些非处方药虽然经多年临床证明是安全、有效、稳定和使用方便的，但其适应证广、剂量大、疗程长而不符合“应用安全、疗效确切、质量稳定、使用方便”的非处方药遴选原则，因此，有必要进行适当的调整或修改。非处方药与处方药的区别见表2-1。

表2-1　非处方药与处方药区别表

内容	非处方药	处方药
诊断疾病者	患者	医师
病情	轻	重
取药地点	医院药房、药店、超市（乙类）	医院药房、药店（凭医师处方）

续表

内容	非处方药	处方药
取药凭证	不需处方	处方
特有标示	有	无
用药时间	短	长
给药途径	口服、外用为主	口服、外用、注射
宣传对象	消费者	医师
广告范围	大众传播媒介	专业性医药报刊

PPT

任务四 中成药应用的基本原则与方法

每种中成药都有特定的功能和相应的适应证，临床用药须根据患者的病情和中成药的性能选用，掌握正确的使用方法，才能保证用药安全、疗效准确。合理地选择和使用中成药，是中成药应用的首要环节，因此一定要重视中成药应用的基本原则和方法。

一、应用原则

（一）辨证用药原则

证，即证候，是对疾病发展过程中，对所处某一阶段的病因、病位、病性以及病势等的病理概括。证是疾病本质和属性的表现形式，通过辨证才能认识疾病的本质。辨证，是将望、闻、问、切四诊所收集的资料、症状和体征，通过综合分析，辨清疾病的病因、病性、病位以及邪正关系等，概括为某种证的过程。辨证论治，是在辨明证候的基础上，选择对证的方剂和中成药进行治疗。辨证论治是中医学的精华，是中医诊断和治疗疾病的基本原则。辨证论治首先通过总结分析四诊内容，根据中医药理论，辨清疾病的证候，继而根据证候确定治法，然后再根据治法选择适宜的中成药，使中成药的主治证候与患者的证候相对应，这就是辨证用药。绝大多数中成药是针对证候治疗的药物，如六味地黄丸是针对肾阴虚证候的治疗药物，导赤丸是治疗心经火热证的首选中成药。

（二）辨病用药原则

病，即疾病的简称，指人体因特定的致病因素、发病规律和病理演变而出现的异常变化过程，具有特定的症状和体征。辨病用药是针对疾病，根据疾病特点选用相应的中成药。辨病就是辨识具体的疾病，通过辨病掌握疾病发生发展的规律。在临床实践中，常见的某些西医疾病，其中医发病机制相对比较单一，证候属性区分度不强，因此，临床选用中成药可以采用辨病论治的方法，以西医的疾病名称、病理状态、理化检查结果做参考，来选择、使用中成药，即属于辨病用药的范畴。例如 2 型糖尿病，按照中医的证候分型，95% 以上属于气阴两虚证，因此对于 2 型糖尿病患者均可选用主治气阴两虚证的中成药，如渴乐宁胶囊、消渴平片、玉泉丸、参芪降糖颗粒等。

（三）病证结合原则

临床应用中成药时，可将中医辨证与中医辨病相结合、西医辨病与中医辨证相结合，选用相应的中成药，但不能仅根据西医诊断选用中成药。如冠心病心绞痛属于中医胸痹心痛范畴，其主要病机为心脉痹阻，常见的证型有心血瘀阻证、气滞血瘀证、寒凝心脉证、气虚血瘀证及气阴两虚证，因此临床应用时需要在明确冠心病心绞痛这一疾病诊断的基础上，根据中医证候的不同对证选药。若胸部刺痛，固定不移，胸闷心悸，入夜加重，舌质紫黯或有瘀点、瘀斑，脉沉涩，则辨证为心血瘀阻证，可选用银杏叶胶囊、丹参片、血塞通注射液等。若胸部憋闷疼痛，情绪恼怒时憋闷疼痛发作或加重，舌质紫黯或有瘀斑，脉沉弦等，则辨证为气滞血瘀证，可选用理气活血滴丸、速效救心丸等。若胸闷憋气，心悸自汗，气短乏力，少气懒言，舌质淡有瘀斑，脉细涩，则辨证为气虚血瘀证，可选用芪参益气滴丸、养心氏片等。若胸闷隐痛，心悸气短，心烦失眠，神疲倦怠，或手足心热，舌红少苔，脉细数，则辨证为气阴两虚证，可选用生脉饮、滋心阴口服液等。

（四）引申使用原则

辨证论治作为指导临床诊治疾病的基本法则，既要看到同一疾病由于发病的时间、地域、患者的体质不同，或者是处于疾病不同的阶段，其证候会有所差异；又要看到不同的疾病在一定的阶段可出现相同的证。在辨证论治的治疗原则指导下，可采用异病同治的方法辨证选用中成药，扩大中成药的适用范围。如疏肝解郁、养血健脾的逍遥丸，用于肝郁血虚脾弱所致的两胁作痛，郁闷不舒，头晕目眩，食欲减退，口燥咽干，月经不调，乳房胀痛或寒热往来等；西医学诊断为慢性胃炎、胃肠神经官能症、月经不调、围绝经期综合征、乳腺增生、子宫肌瘤等属于中医肝郁血虚脾弱证的，均可选用逍遥丸治疗。再如清肝胆实火的龙胆泻肝丸，用于肝胆实火上炎所致的目赤、胁痛、口苦、耳聋等；西医学诊断为偏头痛、高血压、胆囊炎、外耳道疖肿、急性结膜炎等属于肝胆实火上炎证的，均可用龙胆泻肝丸治疗。

（五）配伍应用原则

1. 中成药与中成药配伍应用　中成药之间的配伍应用是中成药临床应用的主要形式之一。自明清以来，医家广泛采用中成药间的配伍，以适应复杂病情、增强疗效、扩大适用范围和降低药物的不良反应。如明代薛已将补中益气丸与六味地黄丸配伍应用，以治疗气阴不足；近代医家将朱砂安神丸和天王补心丹配伍应用，以治疗失眠重症。中成药之间的配伍应用应符合中药配伍七情的用药规律。

（1）相须配伍　相须配伍，是将两种主治病证相似的中成药配伍应用，以扩大适用范围、增强疗效。如主治脾胃虚寒泄泻的附子理中丸与主治肾阳不足泄泻的四神丸配伍应用，同治脾肾阳虚之五更泄泻，可以增强温肾运脾、涩肠止泻功效。主治心脾气血两虚证的归脾丸与主治心脾不足、气血两亏证的人参养荣丸配伍应用，同治心悸失眠，可明显增强补益心脾、益气养血、安神定志的功效。

（2）相使配伍　相使配伍，是将主治病证不同或在某些方面相同的中成药配伍应用，一药为主，一药为辅，以提高主药疗效。如主治湿痰证的二陈丸辅以主治湿滞脾胃证的平胃散，可明显增强二陈丸燥湿化痰之功。又如主治外感风寒、内伤湿滞或夏伤暑湿证的藿香正气水辅以主治食积停滞证的保和丸，可明显增强藿香正气水化湿和中之功。

（3）相杀、相畏配伍　相杀、相畏配伍，是两种或两种主治不同的中成药配伍应用，彼此制约以抑制或消除偏性或不良反应。如主治二便不通、阳实水肿证的舟车丸与主治脾胃气虚证的四君子丸配伍应用，可用四君子丸补气之功抑制或消除舟车丸伤正气之弊。又如主治肾虚腰痛的青娥丸与主治肝肾阴虚的二至丸配伍应用，可用二至丸滋补肾阴之功抑制或消除青娥丸温补生火之弊。

此外，中成药之间的配伍应用还体现在使用方法上的配伍，如内服艾附暖宫丸，外贴十香暖脐膏，同治妇女宫冷不孕，共奏养血调经、暖宫散寒之功。再如内服跌打丸，外敷七厘散，同治筋骨损伤，共奏活血伸筋、疗伤止痛之功。又如内服六神丸，外用冰硼散吹喉，同治咽喉肿痛，共奏清热解毒、消肿利咽之功。

2. 中成药与药引配伍应用　药引，又称药引子，是指根据病情的需要和剂型的特点，选用适当的中药饮片或辅料，经煎煮或加热后配合成药或成方使用的物质。药引不仅具有引药归经、直达病所的作用，还具有提高药效、扶助正气、调和药性、制约偏性、矫味矫臭的作用。中成药与药引的配伍应用，是中成药配伍应用传承与发展的重要方面。临床常用的药引有生姜、酒、蜂蜜、米汤、红糖、食盐、芦根、大枣、醋等。

(1) 生姜　生姜用量宜3～5片，水煎取汤。如对外感风寒表证，用生姜送服九味羌活丸，取其解表散寒之功；对脾胃虚寒之呕吐泄泻，用生姜送服附子理中丸，取其温中止呕之功；对风寒表实所致的咳嗽，用生姜送服通宣理肺丸，取其解表散寒、化痰止咳之功。

(2) 酒　酒有黄酒、白酒之分，黄酒用量一般为15～20ml，白酒酌减。如对跌打损伤、风寒湿痹等证，用黄酒或白酒送服大活络丸、独活寄生丸、腰痛宁胶囊等，取其行药势，散风寒之功。

(3) 蜂蜜　蜂蜜用量宜1～2汤匙。如对肠燥便秘证，用蜂蜜冲水送服麻仁丸，以增其润肠和中之效；对阴虚燥咳证，用蜂蜜冲水送服百合固金丸，以增其润肺止咳之效。

(4) 米汤　米有小米、大米之分，两者汤汁均可作药引。如对脾胃虚弱证兼有胃肠道疾病者，用米汤送服四神丸，增其温养脾胃、减少肠胃刺激之用；对气血不足证，用米汤送服十全大补丸，增其温养脾胃、顾护胃气之用。

(5) 红糖　红糖用量宜20～30g。如对血虚、血瘀证，用红糖水送服八珍益母丸，增其补血活血、调经止痛之效；对血寒所致的痛经、恶露不下，用红糖水送服桂枝茯苓丸，增其活血祛瘀、温经止痛之效。

(6) 食盐　盐用量宜1～3g，加水溶解，作淡盐水。如对肾阴亏虚证，用淡盐水送服六味地黄丸，取其引药入肾之功。

(7) 芦根　芦根用量宜10～15g，加水煎汤，以鲜者为佳。如对外感风热或瘟病初起证，用芦根水送服银翘解毒片，增其清热生津之效。

(8) 大枣　大枣用量宜3～12枚，加水煎汤。如对气血不足证，用大枣水送服人参养荣丸，增其益气补血之效；对心气虚失眠证，用大枣水送服柏子养心丸，增其养血安神之效。

此外，药引还有清茶、葱白、苏叶、荆芥、薄荷、藕汁等。

3. 中成药与汤剂配伍应用　根据病情，有时需要中成药与汤剂联合应用。安宫牛黄丸、紫雪散、局方至宝丹等含贵重药成分的中成药，因不宜同饮片一起入煎，可以用汤药送服或化服中成药。中成药与汤药交替服用，白天服汤药，晚上服中成药；或根据病情先服汤药治其急，后服成药固其效。中成药与饮片同煎，可将中成药装入布袋或直接与饮片同煎，以使中成药内服后快速起效。

4. 中成药与西药配伍应用　针对具体疾病制定用药方案时，根据中西药的主辅地位以确定给药剂量、给药时间及给药途径。中成药与西药如无明确禁忌可以联合应用，给药途径相同的应分开使用。如果给药途径均为静脉给药，需注意两组药物之间必须有充分的缓冲时间，一定不能将两类药物混合使用。同时，应避免不良反应相似的中西药联合使用，如大活络丸、人参再造丸、定喘丸等均含有麻黄，不宜与洋地黄、地高辛等强心药合用。因为麻黄中的麻黄碱具有拟肾上腺素样作用，可收缩血管、升高血压、兴奋心脏，合用强心药会增加强心药对心脏的毒性。

二、使用方法

中成药的种类繁多、药效各异，其使用方法可归纳为内服法、外用法和注射法三法。

（一）内服法

大多数中成药以内服法为主，但由于剂型不同、功能主治不同，内服方法也不尽相同。

1. 直接口服法　直接口服法，是将药物直接吞服的方法。口服液、糖浆剂、合剂、酒剂、乳剂、酊剂、流浸膏剂等液体制剂宜采用直接口服法。

2. 开水送服法　开水送服法，又称吞服法，是用温开水或其他液体药引将中成药送服的方法。丸剂、散剂、片剂、胶囊剂、丹剂等多种固体制剂宜采用开水送服法，开水可用温开水或凉开水。若蜜丸体积较大，可先嚼碎再用水送服。

3. 沸水冲服法　沸水冲服法，又称冲服法，是用沸水将药物泡汁或冲泡溶解服用的方法。茶剂、颗粒剂、膏滋等宜采用沸水冲服法。茶剂需用沸水泡汁代茶饮，颗粒剂可用沸水冲泡溶化稀释后服用。

4. 调服法　调服法，是用水、糖水、蜂蜜水或其他液体将药物调成糊状后服用的方法。小儿用散剂、丸剂、片剂、干混悬剂等宜采用调服法。用水、糖水、蜂蜜水等调服，可矫味和避免呛喉，适用于儿童及吞咽困难者。

5. 含化法　含化法，又称噙化法，是将药物含于口中缓缓溶解后再慢慢吞下，使其在口腔局部组织发挥治疗作用，或者经舌下黏膜的血管吸收，直接进入血液循环而发挥作用。含片、滴丸剂等宜采用含化法。如治咽痛喉痹、口腔溃疡、乳蛾、牙痛的牛黄噙化丸、喉症丸、六神丸等；治疗冠心病心绞痛的复方丹参滴丸、苏冰滴丸等。

6. 吸入法　吸入法，是将药物进行雾化后直接吸入的给药方法。一些开窍醒神、止咳平喘中成药可用吸入法。

（二）外用法

外用的中成药绝大多数不能内服，尤其是含有汞、铅、砷等有毒成分的外用药更不可能内服。外用下的中成药因剂型不同、功能主治不同，外用方法也不尽相同。

1. 撒布法　撒布法，又称撒付法，是将药粉直接均匀地撒布于患处，用消毒敷料或外贴膏固定的方法。具有祛腐拔脓、消肿解毒、生肌敛疮作用的外用散剂、丹剂多采用此法，如生肌散、珍珠散、云南白药、红升丹、白降丹等。

2. 调敷法　调敷法，是将药物用水或其他液体调成糊状敷于患处，垫油纸后再用纱布固定的一种常用外治法。常用的液体辅料有茶水、酒、醋、蜂蜜、麻油、花椒油等。外用锭剂或散剂多采用此法。如用黄酒或白酒调敷七厘散、九分散、五虎丹等，取其活血通经、疗伤止痛之效；用茶水或醋调敷如意金黄散，取其消肿止痛之功；用花椒油调敷四圣散，取其燥湿止痒之功。

3. 涂擦法　涂擦法，是把患处洗净后将药物直接涂于患处的方法。外用水剂、油膏剂、软膏剂等多采用此法，如紫草油、生肌玉红膏等。

4. 吹敷法　吹敷法，又称吹布法，是将药物装入硬纸筒或特定包装中吹到患处的方法。五官科常用的外用散剂多用此法。如用桂林西瓜霜吹喉治咽喉肿痛；用冰硼散吹敷治口腔糜烂、牙龈肿痛。

5. 点入法　点入法，是将药物直接点入眼睛或耳鼻等器官的方法。五官科的滴眼剂、滴鼻剂、滴耳剂等多用此法。如复方熊胆滴眼液、四味珍层冰硼滴眼液等。

6. 贴敷法　贴敷法，是将药物贴敷患处，治疗风寒痹痛、跌扑损伤的疗法。黑膏药、橡胶膏剂多用此法。如狗皮膏加热烘软后贴敷患处；舒康贴膏、红药贴膏等橡胶膏剂可直接贴敷患处。

（三）注射法

中药注射剂采用注射法给药。按照给药部位和方式的不同，分为皮下注射、肌内注射、静脉注射、穴位注射及患处局部注射等。静脉注射又分为静脉推注和静脉滴注两种，注射法的无菌操作要求和西药注射剂完全相同。

三、使用剂量

中成药使用剂量过小，则药力不足，治疗作用大打折扣；使用剂量过大，则药力过猛，有可能引起不良反应。中成药的使用应严格遵守药品说明书中规定的用量，尤其是药性猛烈、含有毒性成分的中成药，更应慎重，勿超剂量使用。长期或超剂量用药，特别是含有朱砂、雄黄、蟾酥、附子、川乌、草乌、北豆根等毒性药物的中成药，易引起中毒。

中成药的用量，还与患者的年龄、体重、性别、体质、病程、病势、发病季节等因素有关。老年人气血亏虚、脏腑功能衰减，对药物的耐受力较弱，故在服用药力峻猛的中成药时，使用剂量常取偏小值，低于成人用量。儿童用药更应兼顾有效与安全，宜优先选用儿科专用药。儿科专用中成药说明书中列有按照儿童年龄和体重计算相应的用药剂量，应根据推荐选择剂量。若无儿科专用中成药，应结合具体病情，在保证有效性和安全性的前提下，根据儿童年龄与体重选择相应药量：一般情况下，3 岁以内用 1/4 成人量，3 ~ 5 岁可用 1/3 成人量，5 ~ 10 岁可用 1/2 成人量，10 岁以上与成人量相差不大。

想一想

儿童使用中成药的剂量是否和成人剂量相同？如不同，如何判断儿童使用的剂量？

答案解析

四、合理选择适宜剂型

剂型不同，药物的作用、疗效亦会不同。合理正确选择剂型有利于增强治疗效果、降低毒性、扩大用药范围。相同的药物组成，因剂型、给药途径不同，药物功能主治亦有差异。一般来说，注射剂比口服制剂吸收快、作用明显。相同的药物因剂型不同和给药途径的差异，可有不同的适用范围。如双黄连口服液具有疏风解表、清热解毒的功效，用于外感风热所致的感冒，症见发热、咳嗽、咽痛。注射用双黄连（冻干）除具有清热解毒、疏风解表功效，用于外感风热所致的发热、咳嗽、咽痛外，还可用于上呼吸道感染、轻型肺炎、扁桃体炎。而双黄连滴眼剂具有驱风清热、解毒退翳的功效，用于风邪热毒型单纯疱疹病毒性树枝状角膜炎。

病有轻重缓急，剂型的选择当符合治疗目的。若患者病情重，应选择药物释放速度快、起效迅速的注射液、舌下含服的片剂和丸剂等剂型；若患者病程长，缠绵难愈，需长期服药，当选择释放缓慢、作用持久的丸剂、膏剂、片剂等剂型；若需特定部位给药，则应选择包衣片、外用膏剂、搽剂、栓剂等剂型。

任务五　中成药陈列原则与注意事项

PPT

一、中成药陈列原则

为了能够方便、精准地取药及推荐销售，通常采用陈列的方法将各种中成药放在合适的位置，这也是医院药房和零售药店日常工作的一部分。合理、科学、有效地陈列中成药，不仅有助于患者选择药品，而且有助于药品销售。中成药的陈列原则如下。

（一）分类陈列原则

按照《药品经营质量管理规范》（GSP）的要求，将处方药与非处方药分开陈列，内服药与外用药分开陈列，一般药品与特殊药品分开陈列，处方药不得开架自选销售。中成药陈列时，应按照科、病证、分型的原则摆放。在经营中，可先将中成药按科分类，然后再按照中成药的适应证或者功能主治进行分类，最后再按品种进行摆放。如果同一品种存在不同的剂型、剂量或者厂家，也应分开或者就近陈列。

（二）易见易取原则

陈列时需要将药品正面面向顾客，避免被其他商品挡住视线。货架的最上层不宜陈列过高、过重和易碎的中成药；而货架最底层的药品可以适当倾斜陈列或前进陈列。在端架、堆头或黄金位置，可以主推新品或着力宣传的中成药，以利于药品的宣传和销售。

（三）先进先出原则

中成药都有自己的有效期和保质期，为了保证在有效期和保质期内将其售卖和应用，陈列时可以按照进货的时间排列药品。把先进的药品放在货架前面，后进的药品放在货架后面，有助于按有效期和保质期售卖和应用，有效防止药品过期或囤积。

想一想

肺力咳合剂能否在药店自选售货架中找到？如果可以，需同时接待较多顾客的情况下，药店工作人员怎样便捷地找到肺力咳合剂？

答案解析

二、中成药陈列注意事项

（一）整洁

整洁，即按照药品的逐层分类以及规格、功能、价格等特征，将其有规则地陈列摆放。这样既能做到一目了然，也可以在一定程度上防止拿错药。做好药品摆放、巡查管理、及时整理，可保持药品的清洁、整齐与包装完整。

（二）定位

定位，即做到药品摆放的位置固定和易于管理。一方面，要求做好药品摆放工作，勤加巡查管理，及时将放错位置的药品放归原处；另一方面，又要根据季节、气温和需求量的变化调整药品位置。

（三）丰满

丰满，即做到药品货架不留空位，追求多而不挤、少而不空。既要体现美感，又要体现量感。药品售出后，应立即将空位加货补齐，以便患者选购。

（四）美观

美观，即摆放药品时应尽量追求格调一致，色彩及层次搭配合理。在不影响整体美观和取药的前提下，可将药品分类摆放或适度穿插排列，也可将滞销药品与旺销药品穿插摆放，以利于销售。

任务六　中成药贮藏与养护

PPT

一、中成药变质的原因

中成药在贮藏过程中，因本身所含的成分、药味的性质及剂型的不同，受外界诸多因素的影响，会引起药品质量发生变化。导致中成药变质的原因主要有温度、湿度、光线和空气。

（一）温度

中成药对温度有一定的适应范围，随着温度增高或者长期在温热环境下，霉菌、细菌等生长迅速，极易导致中成药发霉、虫蛀、软化、变形、挥发、浑浊等。若温度过高，会使中成药的物理、化学和生物学变化加速，使芳香挥发性成分加速挥发，使脂肪油成分出现泛油或酸败，使胶囊剂黏软变形，使片剂裂片、变色，使糖衣溶化、粘连，使软膏剂融化分层。若温度过低，易使酒剂、酊剂、糖浆剂、露剂等产生沉淀、结晶，甚至发生变性而失效。

看一看

贮藏常用的名词术语有常温、遮光、阴凉处、凉暗处、冷处、密闭、熔封或严封、避光等。常温，是指10～30℃，凡药品说明书贮藏项未规定贮存温度的，均系指常温；避光，系指避免日光直射；阴凉处，是指温度不超过20℃；凉暗处，是指避光并且温度不超过20℃；冷处，是指2～10℃；密封，是指将容器密封，以防止风化、吸潮、挥发或异物进入；密闭，是指容器密闭，以防止尘土或异物进入；熔封或严封，是指将容器熔封或用适宜的材料严封，以防止空气与水分的侵入并防止污染；遮光，是指用不透光的容器包装，例如棕色容器或黑色包装材料包裹的无色透明、半透明容器。

（二）湿度

中成药在相对湿度45%～75%条件下比较稳定。若空气湿度过大，片剂、颗粒剂、胶囊剂等中成药会发生潮解、变形、生虫、霉变等。若湿度过小，胶囊剂等中成药会发生风化或干裂。

（三）光线

紫外线可促使药品变色、分解和氧化，因此绝大多数中成药均要求避光保存。若保存不当，药品被光线直接照射后会引起变质，使含油脂的中成药发生酸败，使含乙醇的中成药发生浑浊，含苷类及色素类的中成药可能发生分解。

（四）空气

空气的组成很复杂，对中药影响最大的是氧气。在室温条件下，某些中成药的成分可与氧气发生氧化反应而变质。如挥发油易被氧气氧化而发生树脂化，脂肪油易被氧气氧化而结块、酸败。因此，中成药一般要密闭或密封贮藏保管。此外，在有氧条件下，中成药中含有的需氧菌和霉菌等微生物能快速生长和繁殖。

二、中成药的储存与养护

（一）单位（药店、药库、药房等）中成药的储存与养护注意事项

1. 保持卫生，定期消毒 保持良好的卫生环境，定期消毒以减少微生物污染。温度、湿度要适宜，平时应紧闭库门、柜门，尽量减少打开次数。药柜、药库需要安装温度、湿度监控装置，以保证适宜的温度及湿度。

2. 加强检查，及时联系 加强中成药质量检查，如果发现有变质现象，需要停止销售和使用，应及时联系药品批发企业和生产企业。中成药入库储存时要仔细检查包装是否完整，有无破损、发霉、渗透、潮湿等情况。如果发现问题，经加工整理后仍不合格的，亦应联系药品批发企业和生产企业，不能储存。

3. 做好登记，按规处置 做好中成药进出库收发登记记录。看清楚批号、有效期，先生产的先使用，过期药品停止销售和使用。将过期药品放置到指定储存区。

4. 分类储存，合理储存 根据中成药的用途不同，将中成药分开储存。药品与非药品分开存放，内用药与外用药分开存放，易串味的、贵重的中成药需单独存放。怕光药物必须避光保存。

5. 摆放整齐，保障安全 存放药品虽然不需要进行陈列，但也要摆放规矩、整齐，以利于管理。不要在安全出口、消防通道等处堆放库存药品。

练一练

中成药贮藏时是否适合紫外线照射消毒？为什么？

答案解析

（二）家庭常备中成药的储存与养护注意事项

1. 集中放置在适宜位置　家中应有固定位置放置药品，最好备有医药箱，防备儿童误服误用。储存药品的地方应干燥，避免阳光直射及高温。药品可按照功用及所治疾病等进行归类，以便查找。

2. 定期检查药品有效期　家中储存的中成药不宜过多，以免变质造成医药资源浪费。开启易发霉、变质的糖浆、口服液等中成药后，要及时使用，以免污染、变质；未使用完的，可放入冰箱，尽早用完。药品有效期失效时，应及时丢弃过期药品。

3. 瓶装药品只取不回　瓶装药品多为多剂量包装，非一次可用完，应用多少取多少，用时只能倒出，不能倒回，不宜将瓶口直接对嘴服用。已经开启的瓶装中成药应按照标签、说明书保管。

4. 保存好说明书及标签　储存中成药时写明标签、写清药名、用法、有效期，按药品说明书及标签指定的要求存放，对名称、规格有疑问的中成药，切勿贸然使用，以免用错药物或使用过期药物。

药爱生命

《中国家庭过期药品回收白皮书》披露，中国有78.6%的家庭备有家庭小药箱，但80%以上的家庭却没有定期清理药箱的习惯。在生病吃药或者打扫卫生时才发现药品已经过期，过期药品常常被随意丢弃，其造成的危害是旧电池的3倍！据统计，我国每年被随意丢弃的家庭过期药品高达1.5万吨！家庭过期药品已被明确列入《国家危险废物名录》，是重要环境污染源之一。此外，过期药如得不到有效管理，一旦流入不法商贩或不法医疗机构之手，将给社会带来严重后果。因此，政府、药企、药店、百姓、社区等主体，在药品回收点设立、药品分类保存与运输、集中销毁等方面，应共同担负起过期药品处理的责任，构建起生命安全保障的防护网。

目标检测

答案解析

一、单项选择题

1. 下列中成药处方来源于新研方的是

   A. 杞菊地黄丸　　B. 乌鸡白凤丸

   C. 抗病毒口服液　　D. 云南白药

2. 下列不属于中成药按剂型分类的是

   A. 颗粒剂　　B. 粉针剂

   C. 糖浆剂　　D. 补益剂

3. 对于非处方药描述正确的是

   A. 患者可凭自我判断购买　　B. 毒性较大

   C. 使用方法多有特殊规定　　D. 必须在医务人员指导下使用

4. 异病同治属于哪种用药原则

A. 辨病用药　　B. 辨症用药

C. 引申使用　　D. 辨证用药

5. 辨证不需要辨清疾病的哪项内容

A. 病因　　B. 病性

C. 病位　　D. 病所

6. 糖浆剂的内服法是

A. 沸水冲服法　　B. 直接口服法

C. 噙化法　　D. 调服法

7. 中成药与西药的联合使用，不需要考虑的是

A. 给药剂量　　B. 给药时间

C. 给药途径　　D. 给药场所

8. 空气中对中成药影响最大的气体是

A. 二氧化碳　　B. 水蒸气

C. 氧气　　D. 氮气

9. 若湿度过低，中成药易发生

A. 风化　　B. 潮解

C. 生虫　　D. 霉变

10. 中成药常用的分类方法不包括

A. 按功用分类　　B. 按病证分类

C. 按时间分类　　D. 按剂型分类

11. 下列哪项属于分类陈列的原则

A. 药品与非药品可一同陈列　　B. 内服药与外用药分开陈列

C. 处方药可开架自选销售　　D. 处方药与非处方药一同陈列

12. 甲类非处方药标签、说明书上 OTC 标识为哪种颜色

A. 蓝色　　B. 红色

C. 绿色　　D. 黄色

二、配伍选择题

A. 剂型　　B. 光线

C. 湿度　　D. 温度

E. 空气

1. 中成药变质的原因不包括

2. 可促使药品变色、分解、氧化的因素为

三、多项选择题

1. 关于中成药现代命名法，说法正确的包括

A. 一般字数不超过 8 个字　　B. 剂型应放在名称之前

C. 不应采用夸大、不切实际的用语　　D. 不应采用具有封建迷信色彩的用语

E. 在名称中一般不采用“复方”字样

2. 中成药说明书中包括的内容有

A. 主要成分　　B. 药物的禁忌证

C. 功能主治　　D. 用法用量

E. 所用药材的产地

3. 中成药陈列注意事项包括

A. 整洁　　B. 丰满

C. 错落有致　　D. 美观

E. 按价格陈列

四、案例分析题

1. 用药推荐分析

患者，女，42 岁。近一年因工作压力较大，思虑过度，出现睡眠欠佳，多梦，心悸，倦怠乏力，面色萎黄，食欲差，舌质淡苔薄白，脉细弱。自行到药店购买中成药。工作人员向其介绍可以购买归脾丸、八珍丸、当归补血丸等。

患者应该最先根据药品说明书的哪部分内容来选择最适合的药物？

2. 用药推荐分析

患者，男，53 岁。近日出现心前区疼痛、胸闷，入冬后尤甚，有邻居告诉他速效救心丸可以缓解其症状，因此该患者想尝试服用速效救心丸。

该患者能自行去药店买到速效救心丸吗？为什么？

书网融合……

重点回顾　　微课　　习题

2 模块二 中成药问病荐药

项目一　问病荐药基本知识

学习目标

知识目标：

1. 掌握　十问的内容及意义；八纲各纲证候表现及意义；各脏腑常见证的证候表现；气血津液辨证常见证的证候表现。

2. 熟悉　脏腑兼病常见证的证候表现；八纲的鉴别要点。

3. 了解　十问歌的由来；八纲辨证的概念。

技能目标：

能熟练运用十问、辨证等基础知识对患者进行精准辨证。

素质目标：

树立中医药的文化自信，养成爱岗敬业的职业精神，形成诚信友善的价值追求，争做守正创新的时代新人。

导学情景

情景描述：患者，女，40 岁。腹泻 1 日，自行到药店购买中成药。

情景分析：腹泻是一种比较常见的疾病，可通过问便次、便色、便质和排便感的异常以及患者的伴有症状，进而辨证。

讨论：应如何对患者展开问诊？

学前导语：引起此患者腹泻的原因是什么？腹泻时大便的次数、颜色、质地和排便感异常的临床意义是什么？通过问诊对患者进行辨证。

任务一　十　问

PPT

明代张景岳将问诊内容归纳为《十问篇》，后经清代陈修园改为《十问歌》，即“一问寒热二问汗，三问头身四问便，五问饮食六胸腹，七聋八渴俱当辨，九问旧病十问因，再兼服药参机变，妇女尤必问经期，迟速闭崩皆可见，再添片语告儿科，天花麻疹全占验。”

十问的内容包括：问寒热（恶寒发热、寒热往来、但寒不热、但热不寒），问汗（特殊汗、局部汗），问头身（疼痛的性质、部位、头晕），问二便（大便、小便），问饮食（水饮、食欲 、口味），问胸腹（胸闷、心悸、胁胀、脘痞、腹胀），问耳目（耳鸣、耳聋、目痒、目眩），问月经，问带下，问小儿。

一、问寒热

问寒热指询问患者有无怕冷或发热的感觉。寒，是指患者自觉怕冷的感觉，分恶风、恶寒和畏寒三种。恶风，是指患者遇风觉冷，避之可缓；恶寒，是指患者自觉怕冷，虽重衣厚被或近火取暖，不能缓解；畏寒，是指患者自觉怕冷，多加衣被或近火取暖，可缓解。热，指发热，除指患者体温升高外，还包括患者体温正常而自觉全身或局部发热的感觉。临床上常见恶寒发热、寒热往来、但寒不热、但热不寒四种类型。

（一）恶寒发热

恶寒发热，是指患者恶寒与发热同时并见，是表证的特征。临床上常分为恶寒重发热轻、发热重恶寒轻、发热轻而恶风三种类型。

1. 恶寒重发热轻　指患者感觉恶寒明显，并有轻微发热，是风寒表证的特征。

2. 发热重恶寒轻　指患者感觉发热较重，同时又轻微怕冷，是风热表证的特征。

3. 发热轻而恶风　指患者感觉有轻微发热，并遇风觉冷，避之可缓，是伤风表证的特征。

（二）寒热往来

寒热往来，是指患者自觉恶寒与发热交替发作，是正邪交争、互为进退的病理反映，为邪在半表半里证的特征。临床上常有寒热往来、发无定时和寒热往来、发有定时两种类型。

1. 寒热往来，发无定时　常见于伤寒少阳证，或温病邪伏膜原。

2. 寒热往来，发有定时　指患者恶寒战栗与高热交替发作，每日或二三日发作一次，发有定时，常伴有头痛剧烈、口渴、多汗等症，常见于疟疾。

（三）但寒不热

但寒不热，是指患者只感觉怕冷而不觉发热，是里寒证的特征。临床上常分为新病恶寒和久病畏寒两种类型。

1. 新病恶寒　指患者突然感觉怕冷，但体温不高，是里实寒证的特征。

2. 久病畏寒　指患者经常怕冷，四肢凉，得温可缓，是里虚寒证的特征。

（四）但热不寒

但热不寒，是指患者只发热，而无怕冷之感，多系阳盛或阴虚所致，是里热证的特征。临床上分壮热、潮热、低热三种类型。

1. 壮热　指患者高热（体温 39℃以上）持续不退，不恶寒只恶热，多见于伤寒阳明经证和外感温热病气分阶段，是里实热证的特征。

2. 潮热　指发热如潮汐之有时，即按时发热，或按时热更甚。

（1）日晡潮热　又称为阳明潮热，日晡（下午 3～5 时）之时发热明显，或热势更甚，兼见腹满硬痛拒按，便秘等症，常见于阳明腑实证。

（2）阴虚潮热　午后或夜间热甚，伴有颧红、盗汗、五心烦热等，多属阴虚火旺证。

3. 低热　指轻度发热（体温一般不超过 38℃），其热势较低，常见于温病后期、气虚发热、阴虚发热、气郁发热及小儿夏季热等。

二、问汗

汗是由阳气蒸化津液从玄府达于体表而成。病理性出汗包括当汗出而无汗，不当汗出而多汗，或仅见身体某一局部出汗。问汗时，应先询问汗出的有无；若有汗，则应再问汗出时间、多少、部位及其主要兼症；若无汗，则应重点询问其兼症。

（一）特殊汗出

1. 自汗　指醒时汗出不止，动则汗甚，多见于气虚证和阳虚证。

2. 盗汗　指睡后汗出，醒即汗止，多见于阴虚内热证。

3. 绝汗　指病情危重，出现大汗淋漓，常是亡阴或亡阳的表现。若病势危重伴高热烦渴，脉细数，而汗出如油，热而黏手，为亡阴之汗；若病势危重伴身凉肢厥，脉微欲绝，而大汗淋漓，汗稀而凉，则为亡阳之汗。

4. 战汗 指患者先全身战栗而后见汗出，常见于外感热病或伤寒邪正剧烈斗争的阶段，预示疾病的转归。若汗出热退，脉静身凉，预示邪去正复；若汗出而身热不减，烦躁不安，脉来疾急，预示邪胜正衰。

（二）局部汗出

1. 头汗 指仅见头部或头项部汗出较多，多因上焦热盛、迫津外泄。

2. 半身汗出 指患者仅一侧身体汗出，多见于中风病、痿证及截瘫患者。

3. 手足汗出 指手足心汗出，多因阴虚内热，迫津外泄，或阳明燥热内结，或脾胃湿热内盛所致。

4. 心胸汗出 指心胸部易出汗或汗出过多，多见于虚证。

三、问头身

（一）问疼痛的性质

疼痛是临床上最常见的一种自觉症状。问疼痛，应注意问疼痛的部位、性质、程度、时间及喜恶等。一般而言，凡新病疼痛，痛势剧烈，持续不解，或痛而拒按，多属实证；久病疼痛，痛势较轻，时痛时止，或痛而喜按，多属虚证。

1. 胀痛 指疼痛有胀感，兼走窜不定，是气滞证的特征。

2. 刺痛 指疼痛如针刺之状，固定不移，夜间尤甚，是瘀血证的特征。

3. 隐痛 指疼痛较轻，隐隐作痛，绵绵不休，是虚证的特征。

4. 绞痛 指痛势剧烈，如刀绞，是实证的特征。

5. 重痛 指疼痛兼有沉重感，多为湿邪困阻气机。

6. 酸痛 指疼痛兼有酸软感，多为湿邪侵袭肌肉关节。

7. 灼痛 指痛处有灼热感而喜凉，病因为热。

8. 冷痛 指痛处有冷感而喜暖，病因为寒。

9. 掣痛 指抽掣牵引作痛，由一处连及他处，多因筋脉失养，或阻滞不通所致。

（二）问疼痛的部位

1. 头痛 指整个头部或头的某一部位疼痛。根据头痛的部位，可确定病在何经。后脑部痛，连及项背者，病在太阳经；前额疼痛，连眉棱骨者，病在阳明经；头两侧痛者，病在少阳经；巅顶痛者，病在厥阴经；头痛连齿，病在少阴经。

2. 胸痛 指胸的某一部位疼痛，其病位在心肺。

3. 胁痛 指胁的一侧或两侧疼痛，其病位在肝胆。

4. 脘痛 指上腹中部剑突下、胃之所在部位疼痛。进食后病势加剧者，多属实证；进食后疼痛缓解者，多属虚证。

5. 腹痛 指剑突下至耻骨毛际以上的腹部疼痛，或其中某一部位疼痛。上腹部痛，其病位在脾胃；小腹部痛，其病位在肾、膀胱、大小肠、胞宫；少腹部痛，其病位在厥阴肝经。

（三）头晕

头晕胀痛，口苦，易怒，脉弦数，多为肝火上炎、肝阳上亢所致；头晕面白，神疲乏力，舌淡脉弱，多为气血亏虚证；头晕而重，如物缠裹，痰多苔腻，多为痰湿内阻证；头晕耳鸣，遗精健忘，腰膝酸软，多为肾虚精亏证；外伤后头晕刺痛，多为瘀血阻滞证。

四、问二便

（一）问大便

1. 便次异常　指大便次数的改变，有便秘和泄泻之分。便秘的特点为大便秘结不通，排便时间延长，便次减少，或欲便而艰涩不畅。便秘有虚实之分，实性便秘多因热邪内结或寒邪凝滞大肠所致；虚性便秘多因阴血、津液亏虚，肠道失润，或气虚，阳虚，肠道传导无力所致。泄泻的特点为便次增多，便质稀薄，甚至便稀如水样。泄泻亦有虚实之分，实证多为寒湿、湿热、食积或肝郁气滞等；虚证多为脾虚、肾阳虚、命门火衰等。

2. 便色异常　指大便颜色的改变。大便黄褐如糜而臭，伴发热，腹痛腹胀，口渴，舌苔黄腻，为大肠湿热证；大便灰白，伴溏结不调，见于黄疸；大便有黏冻，伴脓血，为痢疾。

3. 便质异常　指大便质地的改变。完谷不化，多为脾肾阳虚或伤食；溏结不调，多为肝郁或脾虚；便中带血，为胃肠血络受损。

4. 排便感异常　指患者排便时肛门口的异常感觉。肛门灼热，多为大肠实热；里急后重，为痢疾主症之一，多为大肠湿热；排便不爽，多为大肠气滞；肛门坠胀，多为脾虚中气下陷；滑泻失禁，多为脾肾虚衰、肛门失约。

（二）问小便

1. 尿量异常　尿量增多，多为虚寒证和消渴病；尿量减少，多为体内津液不足，亦可见于水肿病。

2. 尿次异常　小便频数，短赤而急迫，为下焦湿热；小便频数，量多色清，夜间尤甚，为下焦虚寒；小便不畅，点滴而出为癃；小便不通，点滴不出为闭；虚证癃闭，为肾阳不足，阳不化水，或由气化无力，开合失司所致；实证癃闭，多因湿热下注，或有瘀血、结石阻塞而成。

3. 排尿感异常　小便涩痛，常见于淋证；余沥不尽，多因肾气虚弱，肾关不固，开合失司所致；小便失禁，多因肾气不足，下元不固，以及下焦虚寒，膀胱失煦，不能制约水液所致。

4. 遗尿　俗称尿床，多因禀赋不足，肾气亏虚或脾虚气陷及膀胱虚寒所致，亦可因肝经湿热、下迫膀胱引起。

五、问饮食

（一）问水饮

1. 口不渴饮　指患者口不渴，亦不欲饮。为津液未伤，多见于寒证、湿证。

2. 口渴多饮　指患者口渴明显，饮水量多，为津液受损。若口渴多饮，多食易饥，身体消瘦，则属消渴病。

3. 渴不多饮　指患者有口干、口渴的感觉，但又不欲饮水，或饮水不多，为津伤或津液输布障碍所致。若兼有身热不扬，头身困重，脘闷，苔黄腻，为湿热证；若兼有身热夜甚，心烦不寐，舌红绛，为温病营分证；若渴喜热饮，饮量不多，或水入即吐，为痰饮内停证；若口干，但欲漱水而不欲咽，为瘀血内阻证。

（二）问食欲

1. 食欲减退　指患者进食的欲望减退，甚至不想进食，多为脾胃亏虚证或湿困脾胃证。

2. 厌恶食物　指患者厌食，食欲大减，甚至恶闻饮食之味，多为食滞、湿困脾胃证。

3. 消谷善饥　指患者食欲亢进，进食量多，易感饥饿，多为胃热炽盛证。

4. 饥不欲食　指患者虽有饥饿的感觉但不欲进食，或进食不多，多为胃阴虚证。

（三）问口味

1. 口淡 指患者味觉减退，口中乏味，甚至无味，多为脾胃虚弱证、寒湿中阻证及寒邪犯胃证。

2. 口苦 指患者自觉口中有苦味，多为实热证，以心、肝、胆火旺者多见。

3. 口甜 指患者口中有甜味感，多为脾胃病。

4. 口酸 指患者口中泛酸水或有酸馊味，为肝胃郁热或伤食证。

5. 口咸 指患者自觉口中有咸味，多为肾虚或寒证。

6. 口涩 指患者自觉口中有涩味，如食生柿，燥涩不适，多为燥热伤津或脏腑热盛证。

7. 口黏腻 指患者自觉口中黏腻不适，为湿阻中焦证。

六、问胸腹

（一）胸闷

胸闷，指患者自觉胸部痞塞满闷的症状。与心、肺两脏气机不畅有关，亦受气管或支气管异物、气胸及肝气郁结等影响。

（二）心悸

心悸，包括怔忡与惊悸。因受惊而发，或心悸易惊者，谓之惊悸；无明显外界诱因，心跳剧烈，上至心胸，下至脐腹，悸动不安者，谓之怔忡。惊悸日久可发展为怔忡。心阴虚、心血虚、心阳虚、心气虚均可致惊悸；心阳虚、心气虚可致怔忡。

（三）胁胀

胁胀，指患者自觉一侧或两侧胁部胀满不舒。胁胀易怒，脉弦，多为情志不舒、肝气郁结证；胁胀口苦，舌苔黄腻，多为肝胆湿热证；胁胀而肋间饱满，咳唾引痛，多为悬饮证。

（四）脘痞

脘痞，指患者自觉胃脘部胀闷不舒，是脾胃病变的表现。脘痞，嗳腐吞酸，多为饮食伤胃证；脘痞，食少便溏，多为脾胃虚弱证；脘痞，饥不欲食而干呕，多为胃阴亏虚证；脘痞，纳呆呕恶，苔腻，多为湿邪困脾证；脘痞，胃有振水声，多为饮邪停胃证。

（五）腹胀

腹胀，指患者自觉腹部胀满，痞塞不舒，甚则如物支撑状。腹胀喜按，属虚，多为脾胃虚弱证；腹胀拒按，属实，多为食滞胃肠或实热内结证。

七、问耳目

（一）问耳

1. 耳鸣 指患者自觉耳内鸣响的症状，如闻潮水，或如蝉鸣。渐觉耳鸣，声音细小，如闻蝉鸣，按之鸣声减轻或暂止，属虚，多为肾虚精亏或肝肾阴虚证；突发耳鸣，声大如蛙聒，或如潮声，按之鸣声不减，属实，多为肝胆火旺证。

2. 耳聋 指听力明显减退，甚至听觉完全丧失。耳聋日久渐成，属虚，多为肾精亏虚证；耳聋骤发，属实，多为肝胆火扰、痰浊上蒙，或风邪上袭证。

（二）问目

1. 目痒 指患者自觉眼睑、眦内或目珠有痒感，轻者揉拭则止，重者极痒难忍。若两目痒如虫行，伴有畏光流泪，并有灼热感，为肝经风火上扰证；若两目微痒而势缓，多为血虚证。

2. 目眩　指患者自觉视物旋转动荡，或眼前如有蚊蝇飞动之感。目眩，若兼有面赤、头胀、头痛、头重，属实，为风火上扰清窍，或痰湿上蒙清窍证；多兼有面赤、头胀、头痛、头重等邪壅于上的征象；若兼有神疲、气短或头晕、耳鸣，属虚，为脾虚清阳不升，或肝肾精亏血虚证。

八、问月经

主要询问月经的周期、经量、经色、经质及有无闭经或行经腹痛等情况。

1. 经期异常　主要表现为月经先期、月经后期和月经先后不定期。

（1）月经先期　指连续 2 个月经周期出现月经提前 7 天以上，多为肝经血热或气虚不摄血。

（2）月经后期　指连续 2 个月经周期出现月经延后 7 天以上，多为血虚、血瘀、寒凝、痰阻、气滞。

（3）月经先后不定期　指月经周期时而提前，时而延后达 7 天以上，多为肝气郁滞或脾肾虚损，冲任失调。

2. 经量异常　正常情况下经量平均为 50ml 左右。

（1）月经过多　指月经周期基本正常，血量明显较以往增多，多为血热、气虚不固、瘀阻冲任。

（2）崩漏　指不在行经期间，阴道内出血。若来势迅猛，出血量多，谓之崩；势缓而量少，淋漓不断，谓之漏。多为气虚、血热、血瘀。

（3）月经过少　指月经周期基本正常，经量明显减少，甚或点滴即净，多为营血不足、精血不足、寒凝、血瘀、痰湿阻滞。

（4）闭经　指女子年逾 18 周岁月经尚未来潮，或已行经，未受孕、不在哺乳期，而又停经超过 3 个月。多为肝气郁结、血瘀、湿盛痰阻。

3. 经色、经质异常　经色淡红质稀，多为血虚、寒证；经色深红质稠，多为血热、实证；经色暗紫有血块，多为寒凝血瘀。

4. 痛经　指在行经时或行经前后，出现周期性小腹疼痛，或痛引腰骶，甚则剧痛不能忍受。多为气滞血瘀、气血两虚或肾精不足、湿热蕴结、寒凝或阳虚。

九、问带下

问带下，应注意询问带下量的多少、带质和气味等情况。

1. 白带　指带下色白量多，质稀如涕，淋漓不绝而无臭味，多为脾虚湿注。

2. 黄带　指带下色黄，质黏臭秽，多为湿热下注或湿毒蕴结。

3. 赤白带　指白带中混有血液，多为肝经郁热。若绝经后仍见赤白带淋漓不断，可能由癌瘤引起。

十、问小儿

不仅从询问出生前后情况、预防接种、传染病史、发病原因等几个方面入手，还要询问小儿喂养情况和坐、爬、立、走、出牙、学语的情况，以了解小儿的后天营养是否充足和生长发育是否正常。

看一看

十问歌起于明代，修于清代，至现代形成了新的十问歌：“问诊首当问一般，一般问清问有关，一问寒热二问汗，三问头身四问便，五问饮食六问胸，七聋八渴俱当辨，九问旧病十问因，再将诊疗经过参，个人家族当问遍，妇女经带病胎产，小儿传染接种史，痧痘惊疳嗜食偏”。可以发现，十问歌是一脉相承的，也是创新发展的。十问歌不仅是以服务患者为导向，更是一个相辅相成的整体。它在推进中医药事业发展的进程中，发挥了人文关怀、生命关爱、文化传承的作用。

任务二　辨　证

PPT

一、八纲辨证

八纲，指表、里、寒、热、虚、实、阴、阳八个纲领。其中阴、阳是区分疾病类别、归纳病证的总纲；表、里用以辨别病位浅深；寒、热用以辨别疾病性质；虚、实用以辨别正邪关系。八纲辨证，是指运用八纲，对诊察所得的疾病，进行病变浅深、病性寒热、正邪盛衰及其总属类别分类的方法。

看一看

八纲的内容，《内经》中早有论述，张仲景更将其具体地运用于伤寒与杂病的诊疗。明代张景岳首提阴阳二纲、表里虚实寒热六变、二纲可以统六变，并在《景岳全书》中说：“阴阳既明，则表与里对，虚与实对，寒与热对，明此六变，明此阴阳，则天下之病固不能出此八者。”“凡诊病施治，必须审阴阳，乃医道之纲领。”清代程钟龄《医学心悟》云：“受病百端，不过寒、热、虚、实、表、里、阴、阳，八字尽之。”但仍未提及八纲之说，近世医家祝味菊等根据上述观点，创八纲辨证之说，沿用至今。

（一）表里辨证

1. 表证　指病邪经皮毛、口鼻侵入机体的初期阶段，正气抗邪于肌表的证候类别。表证见于外感病初期阶段，具有起病短、急，病情轻的特点。表证以发热恶寒（或恶风），头身疼痛，鼻塞，流涕，咽喉痒痛，喷嚏，咳嗽，舌淡红薄，脉浮为证候表现。

2. 里证　指病变侵犯内在脏腑，干扰气血阴阳所致的证候类别。里证可见于外感疾病的中、后期阶段，或内伤疾病。具有病情重、病位深、病程长的特点。里证无新起恶寒发热，以脏腑症状为证候表现。

3. 半表半里证　指病位既非完全在表，又未完全入里，处于表里进退变化之中的证候类别。半表半里证以寒热往来，胸胁苦满，心烦喜呕，默默不欲饮食，口苦，咽干，目眩，脉弦等为证候表现。

4. 表证与里证的鉴别

（1）寒热特点　恶寒发热同见，属表证；但热不寒或但寒不热，属里证；寒热往来，属半表半里证。

（2）兼症表现　表证以头身疼痛、鼻塞、喷嚏等为常见症，脏腑症状表现不明显；里证以心悸、咳喘、腹痛、呕吐等脏腑症状为主症；半表半里证以胸胁苦满为独特症状。

（3）舌脉变化　表证、半表半里证的舌象变化不明显，里证舌象多变；表证多见浮脉，里证多见沉脉，半表半里证多见弦脉。

（二）寒热辨证

1. 寒证　指感受寒邪，或阳虚阴盛，导致机体功能活动受到抑制而表现出冷、凉等特点的证候类别。包括实寒证和虚寒证。寒证以冷、白、稀、润、静等为证候表现。

2. 热证　指感受热邪，或脏腑阳气亢盛，或阴虚阳亢，导致机体功能活动亢进而表现出温、热等特点的证候类别。包括实热证和虚热证。热证以热、红（黄）、稠、干、动等为证候表现。

3. 寒证与热证的鉴别　寒证恶寒，畏寒喜暖，肢冷蜷卧，局部冷痛，口淡不渴，痰、涕、涎液清稀，小便清长，大便溏薄，面色淡白，舌质淡，苔白而润，脉紧或迟；热证发热，恶热喜冷，口渴欲饮，面赤，烦躁不宁，痰涕黄稠，小便短黄，大便干结，舌红少津，苔黄燥，脉数。

4. 寒证、热证的真假辨别

（1）真热假寒证　指内为真热而外有假寒的证候。真热假寒证与寒证的表现不同，虽有四肢厥冷，但胸腹灼热，不欲近衣被；脉虽沉迟，但按之有力。

（2）真寒假热证　指内为真寒而外有假热的证候。真寒假热证与热证的表现不同，虽自觉发热，但触之胸腹无灼热，且欲加衣被；面色虽红，但两颧浮红，时隐时现；虽神志躁扰不宁，但自感疲乏无力；口虽渴，却欲热饮，且饮水不多；虽咽喉疼痛，但不红肿；脉虽浮大或数，但按之无力。

（三）虚实辨证

1. 虚证　指人体阴阳、气血、津液、精髓等亏虚，邪气不著的证候类别。虚证以不足、松弛、衰退为证候表现。

2. 实证　指人体感受外邪，或疾病过程中阴阳气血失调，体内病理产物蓄积的证候类别。实证以有余、亢盛、停聚为证候表现。

3. 虚证与实证的鉴别　虚证病程长，体质弱，精神萎靡，声息低微，疼痛喜按，大便稀溏，小便清长，舌淡嫩，少苔，脉无力；实证病程短，体质实，精神兴奋，声高气粗，疼痛拒按，大便秘结，小便黄赤，舌苍老，苔厚腻，脉有力。

4. 虚证与实证的真假辨别

（1）真实假虚证　是指疾病的本质为实证，却表现出某些虚羸的病证。

（2）真虚假实证　是指疾病的本质为虚证，却表现出某些盛实的病证。

（四）阴阳辨证

1. 阴证　指符合阴属性的证候类别，如里证、寒证、虚证等。阴证以抑制、沉静、晦暗等为证候表现。

2. 阳证　指符合阳属性的证候类别，如表证、热证、实证等。阳证以兴奋、躁动、明亮等为证候表现。

3. 阴证与阳证的鉴别　阴证精神萎靡，面色苍白，形寒肢冷，便溏尿清，口不渴，舌淡苔白，脉细弱；阳证精神兴奋，面色红亮，壮热不恶寒，便秘尿赤，口渴喜冷饮，舌红苔黄，脉数。

4. 阴证与阳证的关系　由于阴阳互根互用，阴虚会导致阳虚，阳虚会导致阴虚，出现阴阳两虚之证。

? 想一想

表证与里证应当如何鉴别？

答案解析

二、脏腑辨证

脏腑辨证，是对四诊所收集的各种病情资料，根据脏腑的生理功能及病理特点，进行分析、归纳，辨别疾病所在脏腑部位和病性的一种辨证方法。

（一）脏病辨证

1. 心病辨证　心病病位在心，心病辨证首先辨虚实。虚证有心气虚证、心阳虚证、心血虚证、心阴虚证和心阳虚脱证等，实证有心脉痹阻证和心火亢盛证等。

（1）心气虚证　以心悸怔忡，气短胸闷，精神疲倦，或有自汗，动则尤甚，面色淡白，舌淡，脉虚为证候表现。

（2）心阳虚证　以心悸怔忡，胸闷气短，或心胸疼痛，畏寒肢冷，自汗，神疲乏力，面色㿠白，或面唇青紫，舌质淡胖或紫暗，苔白滑，脉弱或结代为证候表现。

（3）心血虚证　以心悸，失眠，多梦，健忘，头晕眼花，面色淡白或萎黄，唇舌色淡，脉细无力为证候表现。

（4）心阴虚证　以心悸，心烦，失眠，多梦，口燥咽干，形体消瘦，两颧潮红，或手足心热为证候表现。

（5）心阳虚脱证　以突然冷汗淋漓，四肢厥冷，面色苍白，呼吸微弱，或心悸，心胸剧痛，神志模糊或昏迷，唇舌青紫，脉微欲绝为证候表现。

（6）心脉痹阻证　以心悸怔忡，心胸憋闷疼痛，痛引肩背内臂，时作时止，或以刺痛为主，舌质晦暗，或有青紫斑点，脉细、涩、结、代为证候表现。

（7）心火亢盛证　以心烦失眠，或狂躁谵语，神志不清；或舌上生疮，溃烂疼痛；或小便短赤，灼热涩痛，伴见发热口渴，便秘尿黄，面红舌赤，苔黄脉数为证候表现。

2. 肺病辨证　肺病病位在肺，肺病辨证首先辨虚实，其次辨外感、内伤。虚证有肺气虚证和肺阴虚证，实证有风寒犯肺证、风热犯肺证、燥邪犯肺证、肺热炽盛证、痰热壅肺证和寒痰阻肺证等。其中风寒犯肺证、风热犯肺证、燥邪犯肺证为外感，肺热炽盛证、痰热壅肺证、寒痰阻肺证、肺气虚证和肺阴虚证为内伤。

（1）肺气虚证　以咳喘无力，咯痰清稀，少气懒言，语声低怯，动则尤甚，神疲体倦，面色淡白，自汗，恶风，易于感冒，舌淡苔白，脉弱为证候表现。

（2）肺阴虚证　以干咳无痰，或痰少而黏，甚或痰中带血，声音嘶哑，形体消瘦，口干咽燥，五心烦热，潮热盗汗，两颧潮红，舌红少津，脉细数为证候表现。

（3）风寒犯肺证　以咳嗽，痰稀色白，恶寒发热，鼻塞流清涕，头身疼痛，无汗，苔薄白，脉浮紧为证候表现。

（4）风热犯肺证　以咳嗽，痰稠色黄，发热微恶风寒，鼻塞流浊涕，口干微渴，咽喉肿痛，舌尖红，苔薄黄，脉浮数为证候表现。

（5）燥邪犯肺证　以干咳无痰，或痰少而黏，难以咯出，甚则胸痛，痰中带血，或咯血，口、唇、舌、鼻、咽干燥，或见鼻衄，发热恶风寒，少汗或无汗，苔薄干，脉浮数或浮紧为证候表现。

（6）肺热炽盛证　以咳嗽，气喘，胸痛，气息灼热，咽喉红肿疼痛，发热，口渴，大便秘结，小便短赤，舌红苔黄，脉数为证候表现。

（7）痰热壅肺证　以咳嗽，气喘息粗，胸闷，或喉中痰鸣，咯痰黄稠量多，或咯吐脓血腥臭痰，胸痛，发热，口渴，小便短赤，大便秘结，舌红苔黄腻，脉滑数为证候表现。

（8）寒痰阻肺证　以咳嗽气喘，痰多色白，或喉中哮鸣，胸闷，形寒肢冷，舌淡苔白腻或白滑，脉濡缓或滑为证候表现。

3. 脾病辨证　脾病病位在脾，脾病辨证首先辨虚实。虚证有脾气虚证、脾虚气陷证、脾阳虚证和脾不统血证，实证有湿热蕴脾证和寒湿困脾证。

（1）脾气虚证　以不欲食或纳少，腹胀，食后胀甚，便溏，神疲乏力，少气懒言，肢体倦怠，或浮肿，或消瘦，或肥胖，面色萎黄，舌淡苔白，脉缓或弱为证候表现。

（2）脾虚气陷证　以眩晕，久泄，脘腹重坠作胀，食后益甚，或小便浑浊如米泔，或便意频数，肛门重坠，甚或内脏下垂，或脱肛、子宫下垂，神疲乏力，气短懒言，面白无华，纳少，舌淡苔白，脉缓或弱为证候表现。

（3）脾阳虚证 以腹痛绵绵，喜温喜按，纳少，腹胀，大便清稀或完谷不化，畏寒肢冷，或肢体浮肿，或白带清稀量多，或小便短少，舌质淡胖或有齿痕，舌苔白滑，脉沉迟无力为证候表现。

（4）脾不统血证 以各种慢性出血（呕血、便血、尿血、肌衄、鼻衄、齿衄、妇女月经过多、崩漏），伴见食少，便溏，神疲乏力，气短懒言，面色萎黄，舌淡苔白，脉细弱为证候表现。

（5）湿热蕴脾证 以脘腹胀闷，纳呆，恶心欲呕，口苦口黏，渴不多饮，便溏不爽，小便短黄，肢体困重，或身热不扬，汗出热不解，或见面目发黄、色鲜明，或皮肤瘙痒，舌质红，苔黄腻，脉濡数为证候表现。

（6）寒湿困脾证 以脘腹痞闷，腹痛便溏，口腻纳呆，泛恶欲呕，头身困重，面色晦黄，或身目发黄，黄色晦暗如烟熏，或妇女白带量多，或肢体浮肿，小便短少，舌淡胖，苔白腻，脉濡缓或沉细为证候表现。

4. 肝病辨证 肝病病位在肝，肝病辨证亦可先辨虚实，但也有虚实夹杂。虚证有肝阴虚证和肝血虚证，实证有肝气郁结证、肝火上炎证和寒凝肝脉证。肝阳上亢证和肝风内动证则属虚实夹杂。

（1）肝阴虚证 以头晕眼花，两目干涩，视物不清，胁肋隐隐灼痛，口燥咽干，五心烦热，两颧潮红，潮热盗汗，舌红少苔，脉弦细数为证候表现。

（2）肝血虚证 以头晕目眩，视力减退，或夜盲，爪甲不荣，肢体麻木，失眠多梦，妇女月经量少、色淡，甚则闭经，面唇淡白，舌淡，脉细为证候表现。

（3）肝气郁结证 以胸胁、少腹胀满疼痛，走窜不定，情志抑郁，善太息，妇女可见乳房胀痛、月经不调、痛经、闭经，苔薄白，脉弦为证候表现。

（4）肝火上炎证 以头目胀痛，眩晕，面红目赤，口苦口干，急躁易怒，失眠多梦，耳鸣耳聋，或耳痛流脓，或胁肋灼痛，或吐血、衄血，大便秘结，小便短黄，舌红苔黄，脉弦数为证候表现。

（5）寒凝肝脉证 以少腹冷痛，阴囊收缩，睾丸抽痛，或巅顶冷痛，遇寒痛甚，得温痛减，恶寒肢冷，舌苔白，脉沉弦或沉紧为证候表现。

（6）肝阳上亢证 以眩晕耳鸣，头目胀痛，面红目赤，急躁易怒，失眠多梦，腰膝酸软，头重脚轻，舌红少津，脉弦或弦细数为证候表现。

（7）肝风内动证 因阳亢、火热、阴虚、血亏等，出现以眩晕、麻木、抽搐、震颤等动摇症状为证候表现。包括肝阳化风证、热极生风证、阴虚动风证和血虚生风证。

5. 肾病辨证 肾病病位在肾，肾病辨证以虚居多，但也有虚实夹杂。虚证有肾精不足证、肾阴不足证、肾阳不足证、肾气不固证和肾不纳气证。

（1）肾精不足证 以小儿发育迟缓，身材矮小，囟门迟闭，骨骼痿软，智力低下，性欲减退，男子精少不育，女子经闭不孕，发脱齿摇，耳聋，耳鸣如蝉，腰膝酸软，足痿无力，健忘恍惚，神情呆钝，动作迟钝，舌淡苔白，脉弱为证候表现。

（2）肾阴不足证 以腰膝酸软而痛，眩晕耳鸣，失眠多梦，形体消瘦，潮热盗汗，五心烦热，咽干颧红，男子阳强易举，遗精早泄，女子经少经闭，或见崩漏，舌红少苔或无苔，脉细数为证候表现。

（3）肾阳不足证 以腰膝酸软冷痛，畏寒肢冷，下肢尤甚，面色㿠白或黧黑，神疲乏力；或见性欲冷淡，男子阳痿、滑精、早泄，女子宫寒不孕、白带清稀量多；或尿频清长，夜尿多，舌淡苔白，脉沉细无力，尺部尤甚为证候表现。

（4）肾气不固证 以腰膝酸软，神疲乏力，耳鸣耳聋；小便频数清长，夜尿频多，或遗尿，或尿后余沥不尽，或尿失禁；男子滑精、早泄，女子月经淋漓不尽、带下清稀量多，或胎动易滑；舌质淡，舌苔白，脉弱为证候表现。

（5）肾不纳气证　以久病咳喘，呼多吸少，气不接续，动则喘甚，腰膝酸软，或自汗神疲，声音低怯，舌淡苔白，脉沉弱；或喘息加剧，冷汗淋漓，肢冷面青，脉浮大无根；或气短息促，颧红心烦，口燥咽干，舌红少苔，脉细数为证候表现。

（二）腑病辨证

1. 小肠实热证　以小便短赤，灼热涩痛，尿血，心烦口渴，口舌生疮，脐腹胀痛，舌红，苔黄，脉数为证候表现。

2. 大肠湿热证　以腹痛，腹泻，肛门灼热，或暴注下泻，色黄味臭；或下痢赤白脓血，里急后重，口渴，小便短赤，或伴恶寒发热，或但热不寒；舌红苔黄腻，脉滑数或濡数为证候表现。

3. 肠热腑实证　以腹部硬满疼痛、拒按，大便秘结，或热结旁流，气味恶臭，壮热，或日晡潮热，汗出口渴，甚则神昏谵语、狂乱，小便短黄，舌质红，苔黄厚而燥，或焦黑起刺，脉沉数有力，或沉迟有力为证候表现。

4. 肠燥津亏证　以大便干燥，状如羊屎，数日一行，腹胀作痛，或见左少腹包块，口干，或口臭，或头晕，舌红少津，苔黄燥，脉细涩为证候表现。

5. 寒滞胃脘证　以胃脘冷痛剧烈，得温痛减，遇寒加重，恶心呕吐，吐后痛缓，或口泛清水，口淡不渴，恶寒肢冷，面白或青，舌淡苔白润，脉弦紧或沉紧为证候表现。

6. 胃热炽盛证　以胃脘灼痛、拒按，消谷善饥，口气臭秽，齿龈红肿疼痛，甚则化脓、溃烂，或见齿衄，渴喜冷饮，大便秘结，小便短黄，舌红苔黄，脉滑数为证候表现。

7. 食滞胃脘证　以胃脘胀满疼痛、拒按，厌恶食物，嗳腐吞酸，或呕吐酸馊食物，吐后胀痛得减，或腹胀腹痛，泻下不爽，肠鸣，矢气臭如败卵，大便酸腐臭秽，舌苔厚腻，脉滑为证候表现。

8. 胃阴虚证　以胃脘隐隐灼痛，嘈杂不舒，饥不欲食，干呕，呃逆，口燥咽干，大便干结，小便短少，舌红少苔，脉细数为证候表现。

9. 胆郁痰扰证　以惊悸失眠，胆怯易惊，烦躁不安，犹豫不决，口苦呕恶，胸胁闷胀，眩晕耳鸣，舌红苔黄腻，脉弦数为证候表现。

10. 膀胱湿热证　以尿频，尿急，尿道灼痛，小便短黄或浑浊，或尿血，或尿中见砂石，小腹胀痛，或腰、腹掣痛，或伴发热，舌红苔黄腻，脉滑数为证候表现。

（三）脏腑兼病辨证

1. 心肺气虚证　以心悸胸闷，咳嗽，气喘，气短，动则尤甚，咯痰清稀，神疲乏力，声低懒言，自汗，面色淡白，舌淡苔白，甚者可见口唇青紫，脉弱或结、代为证候表现。

2. 心脾两虚证　以心悸怔忡，失眠多梦，食欲不振，腹胀便溏，面色萎黄，眩晕耳鸣，神疲乏力，或见各种慢性出血，血色淡，舌淡嫩，脉弱为证候表现。

3. 心肾不交证　以心烦，心悸，失眠，多梦，头晕，耳鸣，腰膝酸软，梦遗，口燥咽干，五心烦热，潮热盗汗，便结尿黄，舌红少苔，脉细数；或阳痿，腰膝冷痛，脉沉细无力为证候表现。

4. 脾肺气虚证　以久咳不止，气短而喘，咳声低微，咯痰清稀，食欲不振，腹胀便溏，面白无华，神疲乏力，声低懒言，或见面浮肢肿，舌淡苔白滑，脉弱为证候表现。

5. 心肾阳虚证　以心悸怔忡，腰膝酸冷，肢体浮肿，小便不利，形寒肢冷，神疲乏力，精神萎靡或嗜睡，唇甲青紫，舌胖，淡暗或青紫，苔白滑，脉弱为证候表现。

6. 肺肾阴虚证　以咳嗽痰少，或痰中带血，或声音嘶哑，腰膝酸软，形体消瘦，口燥咽干，骨蒸潮热，盗汗，颧红，男子遗精，女子经少或崩漏，舌红少苔，脉细数为证候表现。

7. 脾肾阳虚证　以腰膝、下腹冷痛，久泄久痢，或五更泄泻，完谷不化，便质清冷，或全身浮肿，小便不利，形寒肢冷，面色苍白，舌淡胖，苔白滑，脉沉迟无力为证候表现。

8. 肝肾阴虚证　以头晕目眩，胸胁隐痛，两目干涩，耳鸣健忘，腰膝酸软，失眠多梦，口燥咽干，五心烦热，或低热颧红，男子遗精，女子月经量少，舌红少苔，脉细数为证候表现。

9. 肝胃不和证　以胃脘、胁肋胀痛或窜痛，胃脘痞满，呃逆，嗳气，吞酸嘈杂，饮食减少，情绪抑郁，善太息，或烦躁易怒，舌淡红，苔薄白或薄黄，脉弦为证候表现。

10. 肝火犯肺证　以胸胁灼痛，急躁易怒，头胀头晕，咳嗽阵作，痰黄黏稠，甚则咯血，烦热口苦，面红目赤，舌红苔薄黄，脉弦数为证候表现。

11. 肝胆湿热证　以胁肋胀痛，纳呆腹胀，泛恶欲呕，口苦厌油，身目发黄，大便不调，小便短黄；或寒热往来，舌红，苔黄腻，脉弦滑数；或阴部潮湿、瘙痒、湿疹，阴器肿痛，带下黄臭等为证候表现。

12. 肝郁脾虚证　以胸胁胀满窜痛，腹胀纳呆，腹痛欲泻，泻后痛减，或便溏不爽，肠鸣矢气，兼见善太息，情志抑郁，或急躁易怒，舌苔白，脉弦或缓为证候表现。

练一练

患者，不思饮食，腹胀，食后胀甚，便溏，神疲乏力，少气懒言，肢体倦怠，面色萎黄，舌淡苔白，脉缓或弱。宜辨证为

A. 湿热蕴脾证　　B. 脾阳虚证　　C. 脾气虚证　　D. 脾虚气陷证

答案解析

三、气血津液辨证

（一）气病辨证

常见证型有气虚证、气陷证、气滞证、气逆证等。

1. 气虚证　以神疲乏力，少气懒言，气短，头晕目眩，自汗，动则尤甚，舌质淡嫩，脉虚为证候表现。

2. 气陷证　以头晕眼花，神疲气短，腹部坠胀，或久泄久痢，或见内脏下垂、脱肛、阴挺，舌质淡嫩，脉虚为证候表现。

3. 气滞证　以胸胁脘腹等处胀闷疼痛，症状时轻时重，部位不固定，胀痛常随情绪变化而增减，或随嗳气、矢气、太息等减轻为证候表现。

4. 气逆证　以咳嗽，喘促；或呃逆，嗳气，恶心，呕吐；或头痛，眩晕，甚至昏厥，呕血为证候表现。

（二）血病辨证

常见证型有血虚证、血瘀证、血热证与血寒证等。

1. 血虚证　以面色淡白或萎黄，眼睑、口唇、爪甲色淡，头晕眼花，心悸，失眠多梦，健忘，肢体麻木，妇女经期错后、经血量少色淡甚或闭经，舌淡苔白，脉细无力为证候表现。

2. 血瘀证　以疼痛、肿块、出血，或唇甲青紫，或皮下紫斑，或肌肤甲错，舌有紫色斑点，脉细涩或结、代为证候表现。

3. 血热证　以咯血、吐血、衄血、尿血、便血、崩漏，女子月经量多或月经先期，血色鲜红，质地黏稠，舌红绛，脉弦数为证候表现。

4. 血寒证　以手足或局部冷痛、肤色紫暗发凉，形寒肢冷，得温则减，或少腹拘急冷痛，或妇女月经错后、经色紫黯、有血块，舌淡紫，苔白润或滑，脉沉迟为证候表现。

（三）气血同病辨证

临床常见的有气血两虚证、气虚血瘀证、气不摄血证、气随血脱证和气滞血瘀证等。

1. 气血两虚证 以神疲乏力，少气懒言，自汗，面色淡白或萎黄，口唇、眼睑、爪甲颜色淡白，头晕目眩，心悸失眠，形体消瘦，肢体麻木，月经错后、量少色淡，甚或闭经，舌质淡白，脉弱或虚为证候表现。

2. 气虚血瘀证 以面色淡白或面色暗滞，倦怠乏力，少气懒言，胸胁或其他部位疼痛如刺，痛处固定不移、拒按，舌淡暗或淡紫或有紫斑、紫点，脉涩为证候表现。

3. 气不摄血证 以鼻衄、齿衄、皮下紫斑、吐血、便血、尿血、月经过多、崩漏等各种出血，面色淡白无华，神疲乏力，少气懒言，心悸失眠，舌淡白，脉弱为证候表现。

4. 气随血脱证 以大量出血，突然面色苍白，气少息微，大汗淋漓，手足厥冷，舌淡，脉微为证候表现。

5. 气滞血瘀证 以局部（胸胁、脘腹）胀闷，走窜疼痛，甚或刺痛，疼痛固定、拒按，或有肿块坚硬，局部青紫肿胀，或有情志抑郁，急躁易怒，或妇女经行不畅，经色紫黯有血块，经闭，舌质紫暗或有紫斑、紫点，脉弦或涩为证候表现。

（四）津液辨证

常见证型有津液亏虚证、痰证、饮证、水停证等。

1. 津液亏虚证 以口、鼻、唇、舌、咽喉、皮肤干燥，或皮肤枯瘪而缺乏弹性，眼球深陷，口渴欲饮，小便短少而黄，大便干结难解，舌红少津，脉细数无力为证候表现。

2. 痰证 以咳嗽痰多，痰质黏稠，胸脘痞闷，恶心纳呆，呕吐痰涎，头晕目眩，形体肥胖，或喉间痰鸣，舌苔腻，脉滑为证候表现。

3. 饮证 以脘腹痞胀，水声辘辘，泛吐清水；肋间饱满，支撑胀痛；胸闷，心悸，息促不得卧；身体、肢节疼重；咳嗽痰多，质稀色白，甚则喉间哮鸣；头目眩晕；舌苔白滑，脉弦或滑为证候表现。

4. 水停证 以头面、肢体、甚或全身浮肿，按之凹陷不起，或为腹水而见腹部膨隆、叩之音浊，小便短少不利，周身困重，舌淡胖，苔白滑，脉濡或缓为证候表现。

药爱生命

辨证是向患者荐药前的重要一环，药学工作者应具有扎实的中医基本功，能通过问诊，获取患者的基本信息，做出准确的辨证。辨证是仁心妙术的体现，是一个由杂到简，由博到约，由真去伪，由假归真的过程，是中医哲学思维体系的核心内容。

目标检测

答案解析

一、单项选择题

1. 下列哪项为病理性汗出

A. 衣被过厚而汗出　　B. 气候炎热而汗出

C. 体力活动时汗出　　D. 睡眠时汗出不止

2. 下列哪项不是表寒证的临床表现

A. 恶寒发热　　B. 头身疼痛

C. 鼻流清涕　　D. 咽喉红肿

3. 心悸，心烦，失眠，多梦，口燥咽干，形体消瘦，两颧潮红，证属

A. 心血虚证　　B. 心阴虚证

C. 心气虚证　　D. 心阳虚证

4. 不属肺气虚证表现的是

A. 咳喘无力　　B. 吐痰清稀

C. 自汗畏风　　D. 潮热盗汗

5. 胃阴虚证呕吐的特点是

A. 干呕呃逆　　B. 吐物酸腐

C. 呕吐胆汁　　D. 泛吐清涎

6. 症见头目胀痛，眩晕，面红目赤，口苦口干，急躁易怒，失眠多梦，耳鸣耳聋，舌红苔黄，脉弦数，证属

A. 肝郁气滞证　　B. 肝火上炎证

C. 肝胆湿热证　　D. 胆郁痰扰证

7. 疼痛表现为刺痛的是

A. 瘀血证　　B. 气滞证

C. 虚证　　D. 湿邪困阻气机

8. 不属实证表现的是

A. 大便秘结　　B. 小便不通

C. 五心烦热　　D. 痰涎壅盛

二、配伍选择题

A. 恶寒重发热轻　　B. 但热不寒

C. 发热轻而恶风　　D. 发热重恶寒轻

E. 但寒不热

1. 风寒表证可见

2. 伤风表证可见

A. 咳喘无力，吐痰清稀　　B. 干咳少痰，黏而难咯

C. 咯痰清稀，身痛无汗　　D. 咯痰黄稠，鼻塞咽痛

E. 咳嗽气喘，鼻煽气灼

3. 肺气虚证的特征表现为

4. 风热犯肺证的特征表现为

三、多项选择题

1. 但头汗出的病因有

A. 上焦热盛，迫津外出　　B. 阴虚内热，蒸津外出

C. 中焦湿热，逼津上越　　D. 虚阳上越，津随阳泄

E. 阴虚内热

2. 表寒证可见

A. 畏寒肢冷　　B. 头身疼痛

C. 无汗　　D. 苔薄白

E. 但寒不热

3. 心火亢盛证的表现的有

A. 心烦失眠　　B. 舌上生疮

C. 颧红失眠　　D. 狂躁谵语

E. 心悸怔忡

4. 肝胃不和证的表现有

A. 胁痛脘胀　　B. 纳呆便溏

C. 呃逆嗳气　　D. 肠鸣矢气

E. 五心烦热

四、案例分析题

1. 辨证分析

患者，女，35岁。7天前因着凉后出现恶寒发热，头身疼痛，继则体温39.2℃左右，并发剧烈咳嗽，咯痰黄稠量多，气息喘促，甚则鼻翼煽动，小便短赤，大便秘结，苔黄腻，脉滑数。

请根据患者症状做出辨证分析。

2. 辨证分析

患者，男，23岁。自述胃脘烧灼疼痛，多食易饥，渴喜饮冷，近闻口臭熏人，并见牙龈红肿溃烂，大便秘结，舌红苔黄，脉滑数。

请根据患者症状做出辨证分析。

书网融合……

重点回顾　　微课

项目二　问病荐药技术

学习目标

知识目标：

1. **掌握**　问病的技术；荐药的技术。
2. **熟悉**　问病的内容；荐药的原则。
3. **了解**　问病荐药的含义；荐药适当性的意义。

技能目标：

能熟练掌握问病荐药的内容及技巧，能为购药患者提供科学、合理、客观、可靠的用药指导和咨询等服务。

素质目标：

树立中医药的文化自信，养成爱岗敬业的职业精神，形成诚信友善的价值追求，争做守正创新的时代新人。

导学情景

情景描述：患者，男，25 岁。咳嗽 3 日，自行到药店购买中成药。

情景分析：咳嗽是一种常见的疾病，以咳嗽为主要症状，伴有有痰或无痰、胸闷、或恶寒发热、鼻塞流涕等症状。

讨论：应如何对患者展开问病荐药？

学前导语：引起此患者咳嗽的原因是什么？咳嗽时有没有痰，伴有的症状有哪些？通过问病对患者进行辨证，并推荐合适的中成药。

PPT

任务一　问病内容与技术

问病荐药，是指不需医师处方而根据患者所求，由具有一定医药理论水平和实践经验的药学技术人员，根据患者主诉病症和简单诊断后，出售对证的中成药，并指导患者合理用药。问病荐药是药店从业人员为广大群众提供药学服务的重要方式。因此，要求从业人员既具有高尚的职业道德和高超的沟通能力，又要掌握一定的中医基础理论知识、临床中药学知识和中成药知识。

一、问病内容

问病，是指通过有目的的询问，获取患者疾病的基本信息，以利于疾病的诊断。问病内容主要包括一般情况、主诉、现病史、既往史、个人生活史、家族史等。询问时，应有针对性地进行询问。

（一）问主诉

通过问询主要症状及持续时间，了解患者感受最明显或最痛苦的症状，将持续的时间、部位、性质以及伴随症状准确记录。

（二）问现病史

按疾病发生的时间顺序，询问患者疾病的发生、发展及诊治经过，辨识疾病的原因、部位及性质，了解患者的病变过程。如发病后出现哪些症状、症状的性质和程度；何时、何种情况下病情好转或加重；何时出现新的病情，病情变化有无规律等。通过询问病变过程，有助于了解疾病的病机演变情况及发展趋势；了解患者的既往诊治情况，如是否就医，是否经过药物治疗；若已进行过治疗，则应问明使用过的药物名称、剂量和疗效，对当前的诊断和治疗有重要的参考和借鉴作用。问现在症是问诊的主要内容，具体见“十问”。

（三）问既往史

询问患者平素的身体健康状况和既往的患病情况，重点询问过去患过何种疾病以及手术、外伤、中毒和过敏史等。

（四）问个人生活史

询问患者职业及工作条件、起居饮食习惯、有无烟酒嗜好、有无遗传疾病等。

（五）对女性患者需了解的内容

主要包括月经周期和行经天数、经量、经色、经质、经期症状、末次月经时间、白带颜色和数量等。

（六）对小儿患者需了解的内容

小儿大多不能准确表述自己的病情，可向家长或陪护者了解小儿年龄、生长发育、睡眠以及饮食情况、当前症状等。

通过问病，对获得的信息进行分析、综合后，初步判断疾病产生的原因（如内伤还是外伤）、诱因（如气候变化、环境改变、饮食起居失调等）以及起病急缓等，有利于把握好疾病治疗的方向，有利于帮助患者选择合适的中成药。

二、问病技术

问病过程，是与患者沟通的过程。能否掌握良好的沟通技巧，关系到对疾病的诊断，关系到推荐药物的准确性，也关系到患者的生命安全。问病技术包括以下几点。

（一）态度和蔼、认真

问病时，与患者沟通的态度应和蔼、热情、耐心、认真。认真倾听，既是对患者表达尊重和礼貌，又能使患者感到关注和重视，进而使患者在心理上产生安全感，对问诊者产生信任感。问病时，要仔细听取、揣摩患者表述信息的内容和意思，不可无故打断患者的陈述，以免打断患者的思路和内容的连贯性。同时，还要注意适当给予患者点头、微笑、手势、体位等非语言方面的反馈，切忌敷衍了事或流露出急躁情绪。问病时，忌用悲观、惊讶的语言和表情，以免给患者带来不良刺激，增加其思想负担。与患者交谈时，应做到眼睛始终注视患者，通过观察患者的表情变化，判断其对问题的理解和接受程度。

看一看

问病的过程，能体现医药工作者与患者的沟通能力。在与患者沟通时，要掌握平等、尊重、保密的原则，以获取患者最大的信任；要注意语言、非语言交流，以获取最多的信息；要把握灵活的原则，以获取最好的理解。问病能力是医药工作者综合能力的表现。

（二）语言通俗易懂

与患者沟通时，尽量避免使用专业术语，注意多使用服务性用语和通俗易懂的语言；尽量避免使用长句，多使用短句；尽量避免使用疑问句，多使用开放式的提问方式。使用通俗易懂的语言，能有效避免因患者听不懂询问内容而延误用药治疗或造成用药错误。

（三）避免诱导暗示

问病时，可适当给予启发式的提问，避免套问和揭示性诱问。启发式的提问能帮助患者准确、全面地叙述病情，有助于获取准确的疾病资料；而套问和揭示性诱问易诱导患者在不甚解其意的情况下随声附和，增加疾病判断和推荐药物的困难。

（四）注意谈话时间

询问时间不宜过长，抓住主要矛盾进行问询，应问清症状主次，能够辨别诊断某种疾病的某种证型即可。若询问时间过长，获取的信息过于冗杂，不利于对病情的掌握。在询问前，可给患者发放问病资料，以提高问询的时效性。

（五）紧抓主要矛盾

在问病的过程中，要边听患者叙述边观察患者，并及时分析患者所陈述症状间的内在联系，分清主次，辨明因果，抓住主要矛盾，对主病主证做出准确分析。在倾听患者陈述病情的时候，要根据所述事实，联想可能的疾病，经过详细询问，逐步确定证型，便于推荐药品。特别是对诊断和鉴别诊断有意义的部分，一定要询问得清楚无误。

（六）关注特殊人群

对婴幼儿、老年人、少数民族和境外患者等特殊人群，需要详细地提示用药方法。鉴于老年人的视力、听力减弱，用药依从性差，应向他们反复交代药品的用法、禁忌证和注意事项，直至患者完全理解。同时，对婴幼儿和记忆力减退或反应迟钝的老年人，应将药品的用法用量以提示标签的形式书写清楚，向其亲属交代清晰，并叮嘱亲属敦促其按时、按量用药。

想一想

面对前来购买中成药的患者，应该如何展开问病？

答案解析

任务二 荐药原则与技术

PPT

一、荐药的基本原则

荐药，是指药学技术人员根据问病获取患者基本信息，向购药患者提供科学、合理、客观、可靠的用药指导和咨询服务。维护患者身体健康是荐药的最终目的，保障用药的安全性、有效性、经济性、适当性是正确荐药的基本原则。

（一）安全性

安全性是合理用药的首要条件，是药学技术人员保护患者切身利益的直接体现。安全性，不是指药物的毒副作用最小，也不是指无不良反应，而是让患者尽可能承受最小的治疗风险、获得最佳的治疗效果。按照药品分类管理方法比较，非处方药的安全性通常高于处方药，乙类非处方药的安全性高于甲类非处方药；按照药品使用方法比较，外用法的安全性高于内服法，内服法的安全性高于注射法。

（二）有效性

有效性是在用药安全的前提下，选择所用药物对所防治的疾病有效，即确保用药有效。可能有多种中成药治疗同一病证或疾病，药学技术人员可根据工作经验和患者具体要求推荐其中的两三种。但是，应以使患者用药后能迅速达到预期目的、解除病痛、提高健康水平，为治愈或缓解患者病痛或强身健体的最佳标准。

（三）经济性

经济性是在用药安全、有效的前提下，除力争做到所推选的药物用法简便外，还必须做到用药不滥、经济实用，并有利于减轻患者经济负担、降低医药资源消耗、保护环境，即倡导用药经济实用。经济性不是指少用药或使用廉价药品，而是指使用较少的医药资源获取最少的经济付出和最大的社会效益。

（四）适当性

适当性是指选适当的药物、适当的剂型，以适当的剂量，在适当的时间，经适当的途径，给适当的患者，使用适当的疗程，达到适当的治疗目标。

1. 药物适当 每一种中成药都有其特定的适应证和功能主治，若超出其适应证和功能主治的范围，中成药的疗效将大打折扣。荐药应根据患者的身体状况、问病收集的症状和体征，做出准确辨证，推荐最为适当的药物满足治疗的需要。需要多种药物配伍使用时，还必须注意适当的合并用药，合并用药的种类不宜超过三种。

2. 剂型适当 荐药时不仅应根据治疗疾病的要求选择剂型，还应根据药物性质的要求选择剂型，更应根据治疗目的与给药途径的要求选择剂型，以利于患者使用、携带、贮藏。

3. 用法用量、疗程适当 在推荐药物确定后，应按药品说明书推荐的用法用量服用。若病情相对复杂，可结合病情轻重给予患者个体化用药指导，确定适宜的给药剂量、使用次数和治疗疗程。据病情轻重缓急，确定给药时间以充分发挥药物的作用，并减少不良反应的发生。疗程过短，则难以收到预期疗效；疗程过长，则可能给患者带来新的伤害。凡偏性突出、作用强烈的中成药不宜久用。

4. 治疗目标适当 药物治疗的目标受治疗水平和条件的限制，药学技术人员应与患者达成共识，对治疗结果有准确的认识，用积极、客观和科学的态度认识病情的减轻或消除、疾病的治愈，确定在现实条件下双方都能接受并能达到的治疗目标。

练一练

合理用药的首要条件是

A. 适当性　　B. 安全性　　C. 经济性　　D. 有效性

答案解析

二、荐药技术

（一）对证用药

中成药有其特定的功能和主治病证，但并非仅作为固定治疗某种疾病或症状的特效药，也可引申使用，故应辨病辨证选药、因病因证制宜。此外，由于患者性别、年龄、体质以及病程长短的差异，用药后疗效也存在一定程度的不同，故选用药物应因病、因时、因人制宜，辨证施治，对证用药，以期收到良好的治疗效果。

（二）配伍用药

中药配伍有七情，七情作用各不同。中成药的配伍包括中成药与中成药配伍、中成药与药引配伍、中成药与汤剂配伍、中成药与化学药配伍。恰当的配伍用药，不仅可以协同增效，还可降低毒性、减轻副作用、避免耐药性，还可以扩大适用范围。若配伍失当，则适得其反，造成药效降低、毒性增大，产生不良后果。

（三）合理用药

合理用药是相对的、可动态发展的。以某种中成药治疗某种病证，在选用时是否合理，仅是与同类药物比较而言；不同时期合理使用中成药的标准也不同。使用中成药，对于病情单纯的，仅用一种中成药即可；若病情复杂，数病相兼，就需中成药的配合使用，以适应复杂的病情。药物联用，必有宜忌，合理用药是临床用药安全的重要保障，药学技术人员应当熟练掌握联合用药的原则。

药爱生命

问病荐药，是药品零售企业药学技术人员的专业核心技能之一。它需要与患同感的精诚初心，需要与人友善的人文关怀，更需要德馨敬业的高尚品质。掌握问病荐药技能，不但要求有扎实的专业知识，更要有一颗仁爱之心，处处为患者考虑。

目标检测

答案解析

一、单项选择题

1. 除哪项外均为问病的内容
   A. 主诉　　B. 兴趣爱好
   C. 既往史　　D. 现病史
2. 问病过程中，哪种做法是错误的
   A. 认真聆听　　B. 不打断患者的陈述
   C. 表现出悲观、惊讶的语言　　D. 眼睛始终注视患者
3. 问病过程中，哪种做法是正确的
   A. 给予启发式的提问　　B. 使用专业术语
   C. 套问和揭示性诱问　　D. 询问时间越长越好
4. 荐药过程中，哪种做法是正确的
   A. 合并用药的种类越多越好　　B. 只能推荐廉价药品
   C. 推荐的药品越贵越好　　D. 应辨病辨证选药
5. 不属荐药基本原则的是
   A. 效益性　　B. 安全性
   C. 有效性　　D. 适当性
6. 除哪项外，均为问病技术的注意事项
   A. 语言通俗易懂　　B. 态度和蔼认真
   C. 关注特殊人群　　D. 使用专业术语

二、配伍选择题

A. 经济性　　B. 安全性
C. 有效性　　D. 适当性
E. 稳定性

1. 合理用药的首要条件是
2. 使用较低的医药资源获取最少的经济付出和最大的社会效益，是荐药的

A. 主诉　　B. 个人生活史
C. 既往史　　D. 现病史
E. 经济状况

3. 患者感受最明显或最痛苦的症状及持续的时间，属于何种问病内容
4. 询问患者职业及工作条件、起居饮食习惯等，属于何种问病内容

三、多项选择题

1. 荐药基本原则中的适当性包括
   A. 用法用量、疗程适当　　B. 药物适当
   C. 治疗目标适当　　D. 剂型适当
   E. 价格适当
2. 属于个人生活史范畴的有
   A. 工作条件　　B. 起居饮食习惯
   C. 最感痛苦的症状　　D. 有无烟酒嗜好

四、案例分析题

患者，男，42 岁，因腹泻前来购买中成药。应该如何对患者展开问病？

书网融合……

重点回顾　　微课　　习题

3 模块三 内科用方药

项目一　感冒用方药

学习目标

知识目标：

1. **掌握**　麻黄汤、桂枝汤、九味羌活丸、小柴胡颗粒、银翘散、桑菊饮、藿香正气水、玉屏风颗粒的组成、功能、主治、组方分析、临床应用及使用注意。

2. **熟悉**　感冒的概念、病因病机、治疗原则及注意事项。

3. **了解**　感冒清热颗粒、午时茶颗粒、双黄连颗粒、羚羊感冒片、连花清瘟胶囊、保济丸、败毒散、参苏丸的功能、主治与使用注意。

技能目标：

能熟练完成感冒的问病荐药，能安全、合理地使用感冒方剂与中成药。

素质目标：

树立中医药的文化自信，养成爱岗敬业的职业精神，形成诚信友善的价值追求，争做守正创新的时代新人。

导学情景

情景描述：患者，男，19岁，学生。因受凉突发高热2天，伴头痛，微恶寒，鼻塞，流浊涕，咽痛。体温39.1℃，心率96次/分，呼吸20次/分，血压120/70mmHg。神清，精神差，面红，咽部充血，双侧扁桃体肿大，双肺呼吸音稍粗，心律齐，无杂音。舌红，苔薄黄，脉浮数。血常规：白细胞11.4×10^9/L，中性粒细胞80%。胸片示：双肺纹理增粗。

情景分析：受凉突发高热，伴头痛，微恶寒，面红，鼻塞，流浊涕，咽痛，咽部充血，舌红，苔薄黄，脉浮数。

讨论：该患者是什么疾病？病因是什么？应该选用什么中药进行治疗？

学前导语：该患者受凉突发高热，伴头痛，微恶寒，面红，鼻塞，流浊涕，咽痛，当以何法予以治疗？治疗感冒的方剂和中成药有哪些？

感冒是因感受风邪或时疫，引起肺卫功能失调，出现恶寒，发热，鼻塞，流涕，喷嚏，头痛，全身不适等主要临床表现的一种外感疾病。现代医学的普通感冒、上呼吸道感染、流行性感冒等，均属中医感冒范畴。

（1）感冒分类　感冒病位在肺卫，根据病邪性质不同，感冒有风寒感冒、风热感冒、暑湿感冒、时疫感冒和气虚感冒之分。

（2）病因病机　气候突变，六淫肆虐，冷热失调，人体卫外之气未能及时应变，以致外邪贼风伤人。以风为首的六淫病邪或时邪病毒，侵袭人体的途径或从口鼻而入或从皮毛而入。肺为脏腑之华盖，其位最高，开窍于鼻，主司呼吸，外主皮毛，其性娇气，不耐邪侵。外邪从口鼻、皮毛入侵，肺卫首当其冲，致卫阳遏郁，营卫失和，而见恶寒（风）、发热；或外邪袭肺，肺失于宣降，而见咳嗽、喷嚏。时行疫毒是指具有强烈传染性的致病邪气，多因时令不正，故使天时暴厉之气流行人间。感受时行疫毒者，病邪从表入里，传变迅速，病情急且重。感冒的基本病机是外邪影响肺卫功能失调，导致卫表不和，肺失宣肃，尤以卫表不和为要。

（3）治疗原则　感冒由外邪客于肌表引起，可遵循《素问·阴阳应象大论》“其在皮者，汗而发之”之法，采用解表祛邪的治疗原则，可辛温发汗以散风寒，辛凉清解以疏风热，清暑祛湿以除暑湿，清热解毒以治时疫。若气虚感冒，当以补益之法，扶正解表并施。

（4）注意事项　感冒患者应适当休息、多饮水。饮食以素食流质为宜，慎食油腻难消化之物。汤剂煎煮时间宜短，以取其气全，保留芳香挥发的有效物质。无汗者宜服药后进热粥或覆被以促汗解表，汗后及时换干燥洁净衣服，免再次受邪。

任务一　风寒感冒类方药

PPT

风寒感冒，症状为恶寒重，发热轻，无汗，头痛，肢节酸痛，鼻塞声重，时流清涕，喉痒，咳嗽，痰吐稀薄色白，舌苔薄白，脉浮或浮紧。治宜辛温解表，宣肺散寒。可选用麻黄、桂枝、荆芥、羌活等解表散寒之品，代表方药有麻黄汤、桂枝汤、九味羌活丸、感冒清热颗粒等。

麻黄汤
《伤寒论》

【方歌】麻黄汤中用桂枝，杏仁甘草四般施，发热恶寒头项痛，伤寒服此汗淋漓。

【组成】麻黄、桂枝、苦杏仁、炙甘草。

【功能】发汗解表，宣肺平喘。

【主治】外感风寒表实证。症见恶寒发热，头身疼痛，无汗而喘，舌苔薄白，脉浮紧。

【组方分析】本方证为外感风寒，肺气失宣而设。风寒之邪侵袭肌表，使卫阳被遏，营阴郁滞，腠理闭塞，经脉不通，故见恶寒，发热，无汗，头身痛；肺主气属卫，外合皮毛，寒邪束表，影响肺气的宣肃，则上逆为喘；舌苔薄白，脉浮紧，是风寒袭表之象。治宜发汗解表，宣肺平喘。

方中麻黄为君。麻黄辛温，发汗散寒，宣肺平喘。麻黄为发汗之要药，开腠理，透毛窍，发汗以祛在表之风寒，宣肺气以平在肺之喘咳。

桂枝为臣。桂枝辛甘而温，解肌发表，通达营卫。既助麻黄发汗散寒，又可温通营卫。麻黄、桂枝相须为用，增强发汗之力，使风寒去而营卫和。

苦杏仁为佐。苦杏仁苦微温，降气止咳平喘。与麻黄相伍，一宣一降，复肺气宣降之权而平喘，使邪气去而肺气和。

炙甘草为使。炙甘草甘平，既调和诸药，又缓麻、桂峻烈之性，使汗出而不耗伤正气。

诸药相伍，共奏发汗解表、宣肺平喘之功。

【临床应用】（1）辨证要点　本品是治疗外感风寒表实证的基础方。用于治疗恶寒发热，头身疼痛，无汗而喘，舌苔薄白，脉浮紧。以恶寒发热，无汗而喘，脉浮紧为辨证要点。

（2）现代应用　本品可用于感冒、流行性感冒、急性支气管炎、支气管哮喘等属外感风寒表实证者。

【用法用量】方中四药，以水九升，先煮麻黄，减二升，去上沫，内诸药，煮取二升半，去滓，温服八合。覆取微似汗，不须啜粥。现代则用水煎服，温覆衣被取微汗。

【使用注意】药味虽少，但发汗力较强，不可过服，以免汗出太过而伤人正气。

桂枝汤
《伤寒论》

【方歌】桂枝汤治太阳风，芍药甘草姜枣同，解肌发表调营卫，汗出恶风此方功。

【组成】桂枝、芍药、炙甘草、生姜、大枣。

【功能】解肌发表，调和营卫。

【主治】外感风寒表虚证。症见恶风发热，汗出头痛，鼻鸣干呕，苔白不渴，脉浮缓或浮弱。

【组方分析】本方证为外感风寒，营卫不和而设。外感风邪，风性开泄，卫气失其固护之性，致营阴不能内守而外泄，卫阳浮强营阴虚弱，故恶风发热，汗出头痛，脉浮缓等；邪气郁滞，肺胃失和，则鼻鸣干呕；风寒在表，证属表虚，腠理不固，故宜解肌发表，调和营卫。

方中桂枝为君。桂枝辛甘而温，解肌发表，助卫阳，通经络，祛在表之风寒。

芍药为臣。芍药酸苦微寒，益阴敛营，敛固外泄营阴。桂枝与芍药等量配伍，既营卫同治，邪正兼顾，又散中有收，汗中寓补。

生姜、大枣为佐。生姜辛微温，解表散寒，温中止呕；大枣甘温，补中益气。生姜助君发散表邪；大枣协臣调补营阴。姜、枣两药相配，补脾和胃，调和营卫。

炙甘草为使。炙甘草甘平，调和诸药。炙甘草合桂枝辛甘化阳以实卫，合芍药酸甘化阴以益营。

诸药配伍，发中有补，散中有收，营卫同治，邪正兼顾，阴阳并调，共奏解肌发表、调和营卫之功。

【临床应用】（1）辨证要点　本品为治疗外感风寒表虚证的基础方，又是调和营卫、调和阴阳治法的代表方。用于治疗恶风发热，汗出头痛，鼻鸣干呕，苔白不渴，脉浮缓。以恶风，发热，汗出，脉浮缓为辨证要点。

（2）现代应用　本品可用于感冒、流行性感冒、各种低热、妊娠呕吐、冻疮、荨麻疹等属营卫不和者。

【用法用量】上五味，㕮咀，以水七升，微火煮取三升，去滓，适寒温，服一升。服已须臾，啜热稀粥一升余，以助药力。现代用法以水煎服，温服取微汗。

【使用注意】凡外感风寒表实无汗者禁用；禁食生冷、黏腻、酒肉等物。

九味羌活丸

《中华人民共和国药典》2020年版

【方歌】九味羌活用防风，细辛苍芷与川芎，黄芩生地同甘草，三阳解表益姜葱。

【组成】羌活、防风、苍术、细辛、川芎、白芷、地黄、黄芩、甘草。

【功能】疏风解表，散寒除湿。

【主治】外感风寒湿，内有蕴热所致的感冒。症见恶寒，发热，无汗，头重而痛，肢体酸痛，口苦微渴，舌苔白或微黄，脉浮紧。

【组方分析】本方证为外感风寒湿邪，兼内有蕴热而设。风寒湿邪侵犯肌表，郁遏卫阳，闭塞腠理，阻滞经络，气血运行不畅，故恶寒发热、肌表无汗、头痛项强、肢体酸楚疼痛；里有蕴热，故口苦微渴；苔白或微黄，脉浮，是表证兼里热之象。治宜发散风寒湿邪，兼清里热。

方中羌活为君。羌活辛苦温，气味雄烈，入太阳经，解表散寒，祛风除湿，止痹痛。

防风、苍术为臣。防风辛甘温，为风中润药，祛风解表，胜湿止痛；苍术辛香，入太阴经，苦温燥湿，祛风散寒。二药合用，助君祛风散寒，除湿止痛。

细辛、白芷、川芎、地黄、黄芩为佐。细辛辛温，主入少阴经，解表散寒，祛风止痛；白芷辛温，主入阳明经，解表散寒，祛风止痛，兼可燥湿；川芎辛温，主入少阳、厥阴经，行气活血，祛风止痛。三药合用，助君臣祛风寒湿邪以除病因，畅行气血以解疼痛。地黄甘寒，清血分热；黄芩苦寒，清气分热。二者合用，清泄里热，并防诸辛温燥烈之品助热伤津。

甘草为使。甘草甘平，调和诸药。

诸药配伍，既兼治内外，又分属六经，共奏疏风解表、散寒除湿之功。

【临床应用】(1) 辨证要点 本品为治疗外感风寒湿邪而兼里热证的常用方。用于治疗恶寒，发热，无汗，头重而痛，肢体酸痛，口苦微渴，舌苔微黄，脉浮紧。以恶寒发热，头痛无汗，肢体酸楚疼痛，口苦微渴为辨证要点。

(2) 现代应用 本品可用于感冒、风湿性关节炎、偏头痛、腰肌劳损等属外感风寒湿邪，兼有里热者。

【用法用量】姜葱汤或温开水送服。一次6~9g，一日2~3次。

【使用注意】本品为辛温燥烈之剂，风热表证及阴虚内热者不宜使用。

感冒清热颗粒

《中华人民共和国药典》2020年版

【方歌】感冒清热用柴芦，荆芥薄荷防风苏，葛梗白芷杏仁苦，风寒感冒咽干除。

【组成】荆芥穗、薄荷、防风、柴胡、紫苏叶、葛根、桔梗、苦杏仁、白芷、苦地丁、芦根。

【功能】疏风散寒，解表清热。

【主治】风寒感冒。症见头痛发热，恶寒身痛，鼻流清涕，咳嗽咽干。

【组方分析】方中荆芥穗为君。荆芥穗辛而微温，气味轻扬，解表散风。

防风、紫苏叶、薄荷、柴胡、葛根为臣。防风辛甘微温、紫苏叶辛温，疏风散寒；薄荷辛凉、柴胡辛苦微寒，疏风散热；葛根甘辛凉，解肌退热，生津止渴。

桔梗、苦杏仁、白芷、苦地丁、芦根为佐使。桔梗苦辛平、苦杏仁苦微温，宣肃肺气，化痰止咳；白芷辛温，解表散风，通窍止痛；苦地丁苦寒，清热解毒；芦根甘寒，清热生津止渴。

诸药合用，共奏疏风散寒、解表清热之功。

【临床应用】(1) 辨证要点 本品为治疗外感寒邪，内有蕴热的风寒感冒常用方。用于治疗头痛发热，恶寒身痛，鼻流清涕，咳嗽咽干，舌苔薄白，脉浮。以恶寒，发热，鼻流清涕，咽干，舌苔薄白，脉浮为辨证要点。

(2) 现代应用 本品可用于急性上呼吸道感染等属外感风寒、里有蕴热证者。

【用法用量】开水冲服。一次1袋，一日2次。

【使用注意】忌食生冷、油腻食物。

小柴胡颗粒

《中华人民共和国药典》2020年版

【方歌】小柴胡汤和解功，半夏党参甘草从，更加黄芩生姜枣，少阳万病此方宗。

【组成】柴胡、黄芩、党参、甘草、姜半夏、生姜、大枣。

【功能】和解少阳。

【主治】(1) 伤寒少阳证 症见往来寒热，胸胁苦满，默默不欲饮食，心烦喜呕，口苦，咽干，目眩，舌苔薄白，脉弦。

(2) 热入血室证 妇人伤寒，经水适断，寒热发作有时。

(3) 黄疸、疟疾以及内伤杂病而见少阳证者。

【组方分析】少阳经脉循胸布胁，位于太阳、阳明表里之间。伤寒邪犯少阳，病在半表半里，邪正相争，邪胜欲入里并于阴，正胜欲拒邪出于表，故往来寒热；邪在少阳，经气不利，郁而化热，胆火上炎，而致胸胁苦满、心烦、口苦、咽干、目眩；胆热犯胃，胃失和降，胃气上逆，故默默不欲饮食而喜呕。若妇人经期，感受风邪，邪热内传，热与血结，血热瘀滞，疏泄失常，故经水不当断而断、寒热发作有时。邪在表者，当从汗解；邪入里者，则当吐下。今邪既不在表，又不在里，而在表里之间，则非汗、吐、下所宜，宜和解少阳。

方中柴胡为君。柴胡辛苦微寒，入肝胆经，透散少阳之邪，疏散少阳气郁。

黄芩为臣。黄芩苦寒，清泄少阳之热。柴胡、黄芩相配伍，一散一清，以和解少阳。

姜半夏、生姜、党参、大枣为佐。姜半夏辛温、生姜辛温，和胃降逆而止呕；党参甘平、大枣甘温，益气补脾，既扶正以祛邪，又益气以御邪内传，使正气旺盛，邪无内传之机。参、枣与夏、姜相伍，以利脾胃气机之升降。

甘草为使。甘草甘平，既助参、枣扶正，又能调和诸药。

诸药合用，和解少阳，疏肝和胃，使邪气得解，枢机得利，共奏和解少阳之功。

【临床应用】（1）辨证要点　本品为治疗伤寒少阳证的基础方，又是和解少阳法的代表方。用于治疗往来寒热，胸胁苦满，默默不欲饮食，心烦喜呕，口苦，咽干，目眩，舌苔薄白，脉弦。以往来寒热，胸胁苦满，心烦喜呕，口苦，苔白，脉弦为辨证要点。

（2）现代应用　本品可用于感冒、流行性感冒、疟疾、慢性肝炎、肝硬化、急慢性胆囊炎、胆结石、急性胰腺炎、胸膜炎、中耳炎、产褥热、急性乳腺炎、睾丸炎、胆汁反流性胃炎、胃溃疡等属邪踞少阳，胆胃不和者。

【用法用量】开水冲服。一次1～2袋，一日3次。

【使用注意】不宜在服药期间同时服用滋补性中药；忌烟、酒及辛辣、生冷、油腻食物。

看一看

小柴胡颗粒，源于张仲景《伤寒论》的小柴胡汤。柯韵伯曰小柴胡汤“为少阳枢机之剂，和解表里之总方”。在《伤寒论》三百九十七法一百一十三方之中，唯有小柴胡汤最为出奇制胜之方，无论组方之善，效验之宏，应用之广，其余诸方未有可与伦比者。“有柴胡证，但见一证便是，不必悉具”（《伤寒论》）。

午时茶颗粒
《中华人民共和国药典》2020年版

【方歌】午时茶桔三仙苏，防风羌芷朴枳胡，苍藿陈柴芎翘草，茶饮风寒食积去。

【组成】苍术、陈皮、柴胡、连翘、白芷、厚朴、枳实、山楂、羌活、前胡、防风、广藿香、甘草、六神曲（炒）、川芎、红茶、桔梗、炒麦芽、紫苏叶。

【功能】发散风寒，化湿和胃。

【主治】外感风寒，内伤食积证。症见恶寒发热，头痛身楚，胸脘满闷，恶心呕吐，腹痛腹泻，舌淡苔薄白，脉浮滑。

【组方分析】方中羌活、防风、紫苏叶、广藿香、白芷、柴胡为君。羌活、防风、紫苏叶、广藿香、白芷，发散风寒；柴胡辛苦微寒，散风。

苍术、厚朴、陈皮、枳实为臣。陈皮、枳实，理气和胃；苍术、厚朴，化湿消滞。

六神曲（炒）、炒麦芽、山楂、川芎、桔梗、前胡、连翘为佐。六神曲（炒）、炒麦芽、山楂，消食导滞；川芎，祛风止痛；桔梗、前胡，宣肺利膈；连翘，清热散结，且制诸药之温燥。

红茶、甘草为使。红茶，引药入脾胃；甘草，调和诸药。

诸药配伍，共奏发散风寒、化湿和胃之功。

【临床应用】（1）辨证要点　本品是外感风寒，内伤食积常用方。用于治疗恶寒发热，头痛身楚，胸脘满闷，恶心呕吐，腹痛腹泻，舌淡苔薄白，脉浮滑。以恶寒发热、胸脘满闷，恶心呕吐，舌苔白腻，脉浮滑为辨证要点。

（2）现代应用　本品可用于胃肠型感冒、急性胃肠炎、胃肠功能紊乱、消化不良、过敏性肠炎等属外感风寒、内伤食积者。

【用法用量】口服。开水冲服，一次1袋，一日1～2次。

【使用注意】风热感冒者不适用。

任务二　风热感冒类方药

PPT

风热感冒，症状为发热，微恶风寒，或有汗，鼻塞喷嚏，流稠涕，头痛，咽喉疼痛，咳嗽痰稠，舌苔薄黄，脉浮数。治宜辛凉解表，宣肺清热。可选用金银花、连翘、薄荷等辛凉解表之品，代表方药有银翘散、桑菊饮、双黄连颗粒、羚羊感冒片、连花清瘟胶囊等。

想一想

风热感冒与风寒感冒有什么不同？为什么？

答案解析

银翘散
《中华人民共和国药典》2020年版

【方歌】银翘散主上焦医，竹叶荆牛薄荷豉，甘桔芦根凉解法，风温初感此方宜。

【组成】连翘、金银花、桔梗、薄荷、淡豆豉、淡竹叶、牛蒡子、荆芥、芦根、甘草。

【功能】辛凉透表，清热解毒。

【主治】温病初起证。症见发热，微恶风寒，无汗或有汗不畅，口渴头痛，咽痛咳嗽，舌尖红，苔薄白或薄黄，脉浮数。

【组方分析】本方证为温病初起而设。邪在卫分，卫气被郁，开合失司，故发热、微恶风寒、无汗或有汗不畅；肺位最高而开窍于鼻，邪自口鼻而入，上犯于肺，肺气失宣，则见咳嗽；风热搏结气血，蕴结成毒，侵袭肺系门户，则见咽喉红肿疼痛；温邪伤津，则口渴；舌尖红，苔薄白或微黄，脉浮数，均为温病初起之象。治宜辛凉透表，清热解毒。

方中重用金银花、连翘为君。金银花、连翘气香性寒，既疏散风热，清热解毒，又可辟秽化浊，透散卫分表邪。

薄荷、牛蒡子、荆芥、淡豆豉为臣。薄荷、牛蒡子辛凉，疏散风热，清利头目，解毒利咽；荆芥、淡豆豉辛而微温，助君开皮毛以解表散邪。

芦根、淡竹叶、桔梗为佐。芦根、淡竹叶甘寒，清热生津；桔梗苦辛平，宣肃肺气，止咳利咽。

甘草为使。甘草甘平，合桔梗利咽止痛，又调和诸药。

诸药合用，共奏辛凉透表、清热解毒之功。

【临床应用】（1）辨证要点　《温病条辨》称本方为“辛凉平剂”，是治疗外感风热表证的常用方。用于治疗发热，微恶风寒，口渴，咽痛咳嗽，舌尖红，苔薄黄，脉浮数。以发热，微恶寒，咽痛，口渴，脉浮数为辨证要点。

（2）现代应用　本品可用于急性发热性疾病的初起阶段，如感冒、流行性感冒、急性扁桃体炎、上呼吸道感染、肺炎、麻疹、流行性脑膜炎、乙型脑炎、腮腺炎等辨证属温病初起、邪郁肺卫者。皮肤病如风疹、荨麻疹、疮痈疖肿，亦可用之。

【用法用量】方中所用药物均系轻清之品，原方用法强调“香气大出，即取服，勿过煮”，体现了吴鞠通“治上焦如羽，非轻莫举”。现代用法以温开水吞服或开水泡服。一次1袋，一日2~3次。

【使用注意】外感风寒及湿热病初起者禁用；方中药物多为芳香轻宣之品，不宜久煎。

桑菊饮

《温病条辨》

【方歌】桑菊饮中桔梗翘，杏仁甘草薄荷饶，芦根为引轻清剂，热盛阳明入母膏。

【组成】桑叶、菊花、苦杏仁、连翘、薄荷、桔梗、甘草、芦根。

【功能】疏风清热，宣肺止咳。

【主治】风温初起，表热轻证。症见但咳，身热不甚，口微渴，舌苔薄白，脉浮数。

【组方分析】本方证为风温初起之轻证而设。温热病邪从口鼻而入，邪犯肺络，肺失清肃，故以咳嗽为主症；受邪轻浅，则身不甚热，口渴亦微；舌苔薄白，脉浮数，为风温在表之象。治宜疏风清热，宣肺止咳。

方中桑叶、菊花为君。桑叶甘苦凉，疏散风热，清肺润燥；菊花辛甘寒，散风清热，清热解毒。二药相须为用，直走上焦，疏散肺中风热。

苦杏仁、桔梗为臣。苦杏仁苦微温，降气止咳平喘；桔梗苦辛平，宣肺利咽。一宣一降，相须为用，复肺宣降而止咳。

薄荷、连翘、芦根为佐。薄荷辛凉，疏散风热；连翘苦微寒，清热解毒，疏散风热；芦根甘寒，清热生津。

甘草为使。甘草甘平，调和诸药。

诸药相伍，使风热得以疏散，肺气得以宣降，则表证解，咳嗽止，共奏疏风清热、宣肺止咳之功。

【临床应用】（1）辨证要点　《温病条辨》称本方为“辛凉轻剂”，为治疗风热犯肺咳嗽的常用方。用于治疗咳嗽，发热，口渴，舌苔薄白，脉浮数。以咳嗽，发热不甚，微渴，脉浮数为辨证要点。

（2）现代应用　本品可用于感冒、急性支气管炎、上呼吸道感染、肺炎、急性结膜炎、角膜炎等属风热犯肺或肝经风热者。

【用法用量】水二杯，煮取一杯，日二服。现代用法以水煎，温服。

【使用注意】风寒感冒不宜使用；方中药物多为轻清之品，不宜久煎。

双黄连颗粒

《中华人民共和国药典》2020年版

【方歌】双黄连有金银花，黄芩连翘感冒发，疏风解表清热毒，发热咳嗽咽痛佳。

【组成】金银花、黄芩、连翘。

【功能】疏风解表，清热解毒。

【主治】外感风热所致的感冒。症见发热，咳嗽，咽痛。

【组方分析】方中金银花为君。金银花甘寒，疏散风热，清热解毒，又辟秽化浊。

黄芩、连翘为臣。黄芩苦寒，清肺火及上焦实热且解毒；连翘苦微寒，清热解毒，又散上焦风热而清心火。

三药合用，药少力专，共奏疏风解表、清热解毒之功。

【临床应用】（1）辨证要点　本品是治疗风热感冒的常用方。用于治疗发热，微恶风，咽痛，鼻塞，流黄浊涕，咳嗽，舌红，苔薄黄，脉浮数等。以发热，咳嗽，咽痛，舌红苔黄，脉浮数为辨证要点。

（2）现代应用　本品可用于由细菌和病毒感染引起的上呼吸道感染、急性支气管炎、慢性支气管炎急性发作、急性咽炎、急性扁桃体炎、肺炎、肺脓疡、急性肠炎、急性肾炎等外感风热者。

【用法用量】口服或开水冲服。一次10g，一日3次；6个月以下，一次2～3g；6个月至1岁，一次3～4g；1岁至3岁，一次4～5g；3岁以上儿童酌量或遵医嘱。无蔗糖颗粒服用量减半。

【使用注意】风寒感冒不适用；忌食辛辣、油腻食物。

羚羊感冒片

《中华人民共和国药典》2020年版

【方歌】羚羊感冒银翘豉，荆芥薄荷牛蒡子，桔梗甘草淡竹叶，清热解表效甚奇。

【组成】羚羊角、牛蒡子、淡豆豉、金银花、荆芥、连翘、淡竹叶、桔梗、薄荷素油、甘草。

【功能】清热解毒。

【主治】流行性感冒。症见发热恶风，头痛头晕，咳嗽，胸闷，咽喉肿痛。

【组方分析】方中金银花、连翘、羚羊角为君。金银花甘寒、连翘苦微寒，疏散风热，清热解毒；羚羊角咸寒，清热解毒。

荆芥、薄荷素油、淡豆豉、淡竹叶为臣。荆芥、淡豆豉辛温、薄荷素油辛凉，解表散风；淡竹叶甘淡寒，清热利尿，导邪外出。

牛蒡子、桔梗为佐。牛蒡子辛凉，疏风解表；桔梗苦辛平，开宣肺气，祛痰利咽。

甘草为使。甘草甘平，清热解毒，调和诸药。

诸药相合，外散内清，共奏清热解表之功。

【临床应用】（1）辨证要点　本品是治疗流行性感冒的常用方。用于治疗发热恶风，头痛头晕，咳嗽，胸闷，咽喉肿痛，舌红苔薄黄，脉浮数。以发热，恶风，咽痛，舌红苔薄黄，脉浮数为辨证要点。

（2）现代应用　本品可用于流行性感冒、急性上呼吸道感染、流行性腮腺炎、流行性脑膜炎初起等属风温初起或风热外袭者。

【用法用量】口服。一次4～6片，一日2次。

【使用注意】外感风寒不适用；忌食辛辣、刺激性食物。

连花清瘟胶囊

《中华人民共和国药典》2020年版

【方歌】连花清瘟麻甘汤，蓝根贯众鱼腥黄，景天薄荷藿香俱，热毒袭肺不必慌。

【组成】连翘、金银花、炙麻黄、炒苦杏仁、石膏、板蓝根、绵马贯众、鱼腥草、广藿香、大黄、红景天、薄荷脑、甘草。

【功能】清瘟解毒，宣肺泄热。

【主治】流行性感冒属热毒袭肺证。症见发热或高热，恶寒，肌肉酸痛，鼻塞流涕，咳嗽，头痛，咽干咽痛，舌偏红，苔黄或黄腻等。

【组方分析】方中连翘、金银花为君。金银花甘寒、连翘苦微寒，疏散风热，清热解毒，又辟秽化浊。

炙麻黄、石膏、炒苦杏仁为臣。炙麻黄辛微苦温，宣肺平喘，兼以解表；石膏辛甘大寒，清解肺热；苦杏仁苦微温，止咳平喘。三药合用，清泄肺火，宣肺平喘。

板蓝根、绵马贯众、鱼腥草、薄荷脑、广藿香、大黄、红景天为佐。板蓝根苦寒，清热解毒，凉血利咽；绵马贯众苦微寒，清热解毒；鱼腥草辛微寒，清热解毒，消痈排脓；薄荷脑辛凉，疏散风热，清利头目，利咽；广藿香辛微温，发表芳香化浊；大黄苦寒，清热泻火，凉血解毒；红景天甘苦平，益气活血，通脉平喘。七药相伍，可清肺解毒，宣肺泄热，化湿浊，利咽喉。

甘草为使。甘草甘平，清热解毒，又调和诸药。

全方配伍，辛凉宣泄，苦寒清泄，共奏清瘟解毒、宣肺泄热之功。

【临床应用】（1）辨证要点　本品为治疗流行性感冒属热毒袭肺证的常用方。用于发热，恶寒，肌肉酸痛，鼻塞流涕，咳嗽，头痛，咽干咽痛，舌偏红，苔黄或黄腻等。以发热，咳嗽，咽痛，舌红，苔黄为辨证要点。

（2）现代应用　本品用于流行性感冒、上呼吸道感染、急性扁桃体炎、单纯疱疹等属热毒袭肺者；同时，也是新冠肺炎医学观察期的推荐治疗药物。

【用法用量】口服。一次4粒，一日3次。

【使用注意】风寒感冒者慎用；忌食辛辣、油腻食物。

PPT

任务三　暑湿感冒类方药

暑湿感冒多发生于夏季，症状为面垢身热汗出，或汗出不畅，身热不扬，身重倦怠，头昏重痛，或有鼻塞流涕，咳嗽痰黄，胸闷欲呕，小便短赤，舌苔黄腻，脉濡数。治宜清暑祛湿，宣肺解表。可选用广藿香、苍术、白芷等化湿解表之品，代表方药有藿香正气水、保济丸等。

藿香正气水

《中华人民共和国药典》2020年版

【方歌】藿香正气大腹苏，甘草陈苓术朴俱，半夏白芷解表湿，感伤岚瘴并能驱。

【组成】苍术、陈皮、姜厚朴、白芷、茯苓、大腹皮、生半夏、甘草浸膏、广藿香油、紫苏叶油。

【功能】解表化湿，理气和中。

【主治】外感风寒，内伤湿滞或夏伤暑湿所致的感冒。症见头痛昏重，胸膈痞闷，脘腹胀痛，呕吐泄泻，舌苔白腻，脉浮或濡缓；胃肠型感冒见上述证候者。

【组方分析】本方证为风寒在表，内伤湿滞而设。夏月之际，风寒犯表，正邪相争，则恶寒发热、头痛；内伤湿滞，湿浊中阻，脾胃不和，升降失常，则恶心呕吐、肠鸣泄泻；湿阻气滞，则胸膈满闷，脘腹疼痛；舌苔白腻，脉浮或濡缓，乃外感风寒、内伤湿滞之征。治宜解表化湿，理气和中。

方中广藿香油为君。广藿香油辛温芳香，外散风寒，内化湿滞，辟秽和中，为治霍乱吐泻之要药。

白芷、紫苏叶油为臣。白芷、紫苏叶油辛温，发散风寒，紫苏叶油又可醒脾宽中，行气止呕。

生半夏、陈皮、茯苓、大腹皮、姜厚朴、苍术为佐。生半夏、陈皮辛温，理气燥湿，和胃降逆止呕；茯苓甘淡平，健脾助运，除湿和中止泻；大腹皮辛微温、姜厚朴苦辛温，行气化湿，畅中行滞，寓气行则湿化之义；苍术辛温，健脾燥湿，祛风散寒。

甘草浸膏为使。甘草甘平，调和诸药。

诸药相合，使风寒外散，湿浊内化，气机通畅，脾胃调和，清升浊降，共奏解表化湿、理气和中之功。

【临床应用】（1）辨证要点　本品为治疗夏月感寒伤湿，脾胃失和证的常用方。用于恶寒发热，头痛，胸膈满闷，脘腹疼痛，恶心呕吐，肠鸣泄泻，舌苔白腻，脉浮或濡缓。以恶寒发热，上吐下泻，舌苔白腻，脉浮或濡缓为辨证要点。

（2）现代应用　本品可用于胃肠型感冒，急、慢性胃肠炎，痢疾，副伤寒等属伤风感冒，内伤食滞者。亦可用于山岚瘴疟，为外出旅游常备药品。

【用法用量】口服。一次5～10ml，一日2次，用时摇匀。

【使用注意】本品重在化湿和胃，解表散寒之力较弱，故服后宜温覆以助解表；湿热霍乱之吐泻不可用；本品为乙醇制剂，应避免与头孢菌素类药物同服，以免发生双硫仑样反应。

练一练

某患者，出现恶寒发热，头痛，胸膈满闷，脘腹疼痛，恶心呕吐，肠鸣泄泻等。宜选用的中成药是

A. 小柴胡颗粒　　B. 双黄连颗粒　　C. 藿香正气水　　D. 连花清瘟胶囊

答案解析

二维码内容示例如下：

保济丸

《中华人民共和国药典》2020 年版

【方歌】保济钩蒺厚菊花，木苍藿葛橘粉芽，芷薏薄茯广神曲，暑湿感冒效真佳。

【组成】广藿香、苍术、白芷、化橘红、厚朴、菊花、蒺藜、钩藤、薄荷、茯苓、薏苡仁、广东神曲、稻芽、木香、葛根、天花粉。

【功能】解表，祛湿，和中。

【主治】暑湿感冒。症见发热头痛，腹痛腹泻，恶心呕吐，肠胃不适；亦可用于晕车晕船。

【组方分析】方中广藿香、白芷、苍术、厚朴、化橘红为君。广藿香、白芷芳香宣透，解表化湿和中；苍术、厚朴、化橘红，苦温燥湿。

菊花、薄荷、蒺藜、广东神曲、稻芽、木香、茯苓、薏苡仁为臣。菊花、薄荷、蒺藜，解表祛邪；广东神曲、稻芽、木香，行气和中；茯苓、薏苡仁，淡渗利湿。

葛根、天花粉、钩藤为佐。葛根，升清以助利湿；天花粉，生津，防止吐泻伤阴；钩藤，既有轻清宣透之力，又可防止土虚木乘而生风。

诸药合用，苦燥、芳化、淡渗，内外分消表里之湿，共奏解表、祛湿、和中之功。

【临床应用】（1）辨证要点　本品为治疗暑湿感冒常用方。用于发热，头痛，胸膈满闷，腹痛，恶心呕吐，泄泻，舌苔白腻，脉濡缓。以发热，胸膈满闷，上吐下泻，舌苔白腻，脉濡缓为辨证要点。

（2）现代应用本品可用于急性胃肠疾病、消化不良等属暑湿型感冒者。

【用法用量】口服。一次 1.85～3.7g，一日 3 次。

【使用注意】外感燥热者不宜服用；忌食辛辣、油腻食物。

任务四　气虚感冒类方药

PPT

气虚感冒，因素体虚弱，易反复感冒，不耐风寒，症状为倦怠乏力，气短，恶寒较重，发热，汗出，鼻塞流涕，头痛，背部畏风寒，咳嗽咯痰无力，舌质淡苔薄白，脉浮无力。治宜益气解表。可选用人参、黄芪、白术等补气之品，配伍羌活、柴胡、葛根等解表之品，代表方药有败毒散、参苏丸、玉屏风颗粒等。

败毒散

《中华人民共和国药典》2020 年版

【方歌】党参败毒草苓芎，羌独柴前枳桔共，薄荷少许姜三片，气虚感寒有奇功。

【组成】党参、茯苓、枳壳、甘草、川芎、羌活、独活、柴胡、前胡、桔梗。

【功能】发汗解表，散风祛湿。

【主治】气虚，外感风寒湿证。症见憎寒壮热，头项强痛，肢体酸痛，无汗，鼻塞声重，咳嗽有痰，胸膈痞满，舌苔白腻，脉浮而重按无力。

【组方分析】本方证为正气虚，感风寒湿邪证而设。风寒湿邪袭于肌表，卫阳被遏，正邪交争，故见憎寒壮热、无汗；寒主收引，湿性重着，客于肢体、骨节、经络，气血运行不畅，故头项强痛，肢体酸痛；风寒犯肺，肺失宣降，津液聚而不布，故咳嗽有痰，鼻塞声重，胸膈痞闷；舌苔白腻，脉浮按之无力，为气虚外感之征象。治宜发汗解表，散风祛湿。

方中羌活、独活为君。羌活辛苦温，解表散寒，祛风除湿，止痛；独活辛苦微温，祛风除湿，通痹止痛。二者合用，通治一身上下之风寒湿邪。

柴胡、川芎为臣。柴胡辛苦微寒，疏散退热；川芎辛温，活血行气，祛风止痛。

桔梗、枳壳、前胡、茯苓、党参为佐。桔梗苦辛平，宣肺；枳壳苦辛酸微寒，理气宽中，行滞消胀；前胡苦辛微寒，降气化痰，散风；茯苓甘淡平，渗湿健脾。四药合用，升降相合，宽胸利气，化痰止咳。党参甘平，健脾益肺，扶助正气以鼓邪外出，祛邪不伤正气，且防邪复入。

甘草为使。甘草甘平，补脾益气，调和诸药。

诸药相伍，共奏发汗解表、散风祛湿之功。

【临床应用】(1) 辨证要点　本品是治疗气虚外感风寒湿证的常用方。用于憎寒壮热，项强头痛，四肢酸痛，噤口痢疾，无汗鼻塞，咳嗽有痰，脉浮，重按无力。以憎寒壮热，四肢酸痛，无汗，脉浮，重按无力为辨证要点。

(2) 现代应用　本品可用于感冒、流行性感冒、支气管炎、风湿性关节炎、痢疾、过敏性皮炎、湿疹等属外感风寒湿邪兼气虚者。

【用法用量】另加生姜、薄荷少许炖，取汤服。一次 6～9g，一日 1～2 次。

【使用注意】本品药物多辛温香燥，外感风热及阴虚外感忌用；时疫、湿温、湿热蕴结大肠所致的痢疾不可用。

参苏丸

《中华人民共和国药典》2020 年版

【方歌】参苏饮内用陈皮，枳壳前胡半夏齐，葛根木香甘桔茯，气虚外感最相宜。

【组成】党参、紫苏叶、葛根、前胡、茯苓、半夏（制）、陈皮、枳壳（炒）、桔梗、甘草、木香。

【功能】益气解表，疏风散寒，祛痰止咳。

【主治】气虚，外感风寒，内有痰湿证。症见恶寒发热，无汗，头痛鼻塞，咳嗽痰白，胸脘满闷，倦怠无力，气短懒言，苔白腻，脉弱。

【组方分析】方中党参、紫苏叶为君。党参甘平，健脾益肺；紫苏叶辛温，解表散寒，行气宽中。

葛根为臣。葛根甘辛凉，解肌退热。

半夏（制）、前胡、桔梗、陈皮、木香、枳壳（炒）、茯苓为佐。半夏（制）辛温，燥湿化痰，降逆止呕；前胡苦辛微寒，降气化痰散风；桔梗苦辛平，宣肺，祛痰；陈皮苦辛温，理气健脾，燥湿化痰；木香辛苦温，行气健脾；枳壳（炒）苦辛酸，理气宽胸；茯苓甘淡平，健脾渗湿，以治生痰之源。七药合用，化痰与理气兼顾，既寓"治痰先治气"之意，又使升降复常，有助于宣散表邪、开阖肺气。

甘草为使。甘草甘平，合茯苓、党参益气健脾，兼调和诸药。

诸药相合，共奏益气解表，疏风散寒，祛痰止咳之功。

【临床应用】(1) 辨证要点　本品是治疗气虚外感风寒，内有痰湿证的常用方。用于恶寒发热，头痛鼻塞，咳嗽痰多，胸闷呕逆，乏力气短，苔白腻，脉弱。以恶寒发热，咳嗽痰白，乏力气短，苔白腻，脉弱为辨证要点。

（2）现代应用　本品可用于上呼吸道感染、急性支气管炎等属气虚外感风寒兼有痰湿者。

【用法用量】口服。一次6～9g，一日2～3次。

【使用注意】痰热咳嗽、气喘不宜用；风热感冒不适用。

玉屏风颗粒

《中华人民共和国药典》2020年版

【方歌】玉屏风散少而精，芪术防风鼎足功，表虚汗出易外感，益气固表又祛风。

【组成】防风、黄芪、炒白术。

【功能】益气，固表，止汗。

【主治】表虚自汗证。症见汗出恶风，面色㿠白，舌淡，苔薄白，脉浮虚。亦治虚人腠理不固，易感风邪。

【组方分析】本方证为表虚自汗证而设。卫气虚弱，腠理不密，则易为风邪所袭，故时自恶风而易于感冒；表虚失固，营阴不能内守，津液外泄，则常自汗；面色㿠白，舌淡苔薄白，脉浮虚，为气虚之象。治宜益气实卫，固表止汗。

方中黄芪为君。黄芪甘温，内可补脾肺之气，外可固表止汗。

炒白术为臣。炒白术苦甘温，健脾益气，止汗。与黄芪配伍，益气固表实卫，使气旺表实，汗不外泄，风邪不得侵袭。

防风为佐。防风辛温，为风中之润药，祛风解表。黄芪得防风，固表不留邪。

三药相伍，固卫气，实肌腠，兼疏风邪，共奏益气、固表、止汗之功。

【临床应用】（1）辨证要点　本品为治疗表虚自汗的常用方。用于表虚不固，自汗恶风，面色㿠白，或体虚易感风邪者，舌淡，脉虚。以汗出恶风，面色㿠白，舌淡，脉虚为辨证要点。

（2）现代应用　本品可用于过敏性鼻炎、上呼吸道感染等属表虚不固而外感风邪者；亦可用于小儿肾病综合征、小儿喘息型慢性支气管炎、哮喘、慢性支气管炎、支原体肺炎、角膜溃疡病、复发性口腔溃疡、慢性荨麻疹、慢性湿疹、慢性阻塞性肺病等属表虚不固而肺气虚者。

【用法用量】开水冲服。一次1袋，一日3次。

【使用注意】外感自汗或阴虚盗汗不宜使用；宜饭前服。

目标检测

答案解析

一、单项选择题

1. 感冒清热颗粒治疗感冒的类型是

A. 风寒感冒　　B. 风热感冒

C. 暑湿感冒　　D. 气虚感冒

2. 风热感冒的代表方剂或中成药是

A. 麻黄汤　　B. 银翘散

C. 藿香正气水　　D. 败毒散

3. 具有疏风解表，散寒除湿作用的中成药是

A. 感冒清热颗粒　　B. 九味羌活丸

C. 小柴胡颗粒　　D. 午时茶颗粒

4. 连花清瘟胶囊的功能是

A. 辛凉透表，清热解毒
B. 疏风清热，宣肺止咳
C. 疏风解表，清热解毒
D. 清瘟解毒，宣肺泄热

5. 参苏丸治疗的感冒类型是

A. 风寒感冒
B. 风热感冒
C. 暑湿感冒
D. 气虚感冒

二、配伍选择题

A. 双黄连颗粒
B. 玉屏风颗粒
C. 小柴胡颗粒
D. 保济丸
E. 保和丸

1. 风寒感冒可选用
2. 风热感冒可选用
3. 暑湿感冒可选用
4. 气虚感冒可选用

A. 辛凉透表，清热解毒
B. 疏风解表，清热解毒
C. 疏风清热，宣肺止咳
D. 清瘟解毒，宣肺泄热
E. 清热解毒，凉血利咽

5. 银翘散的功能是
6. 桑菊饮的功能是

三、多项选择题

1. 可用于风寒感冒的中成药有

A. 感冒清热颗粒
B. 九味羌活丸
C. 午时茶颗粒
D. 藿香正气水
E. 双黄连口服液

2. 藿香正气水的辨证要点有

A. 恶寒发热
B. 咽痛
C. 上吐下泻
D. 面红目赤
E. 舌苔白腻

3. 小柴胡颗粒的辨证要点有

A. 往来寒热
B. 胸胁苦满
C. 默默不欲饮食
D. 心烦喜呕
E. 口苦咽干

4. 双黄连颗粒的组成药味有

A. 金银花
B. 黄芩
C. 黄连
D. 连翘
E. 甘草

5. 玉屏风颗粒的组成药味有

A. 防风
B. 黄芪
C. 蜜炙黄芪
D. 炒白术

E. 人参

四、案例分析题

1. 处方分析

处方：金银花 15g　黄芩 15g　连翘 30g

请根据处方药物组成分析此方适用于感冒的何种证型，并简要说明理由。

2. 用药推荐分析

患者，女，35 岁。自幼身体瘦弱，少于劳作或每遇天气突变，形寒恶风，头痛项强，肢体酸楚疼痛，口苦微渴，无汗，舌苔微黄，脉浮紧。

请辨证分型，并为该患者推荐合适的中成药。

书网融合……

重点回顾　　微课

项目二　头痛用方药

学习目标

知识目标：

1. 掌握　川芎茶调散、天麻钩藤颗粒的组成、功能、主治、组方分析、临床应用及使用注意。

2. 熟悉　头痛的概念、分类、病因病机、治疗原则及注意事项。

3. 了解　芎菊上清丸、大川芎口服液、通天口服液的功能、主治与使用注意。

技能目标：

能熟练完成头痛的问病荐药，能安全、合理地使用头痛方剂与中成药。

素质目标：

树立中医药的文化自信，养成爱岗敬业的职业精神，形成诚信友善的价值追求，争做守正创新的时代新人。

导学情景

情景描述：患者，男，53岁。有高血压病史多年。今因情志不遂头昏胀痛，两侧为重，心烦易怒，夜寐不宁，口苦面红，兼胁痛，舌红苔黄，脉弦数。

情景分析：因情志不遂头昏胀痛，两侧为重，心烦易怒，夜寐不宁，口苦面红，兼胁痛，舌红苔黄，脉弦数。

讨论：患者是什么疾病？疾病产生的病因是什么？应该选用什么中药进行治疗？

学前导语：此患者因情志不遂头昏胀痛，两侧为重，心烦易怒，夜寐不宁，口苦面红，当以何法予以治疗？治疗头痛的方剂和中成药有哪些？

头痛，是由于外感或内伤杂病，致使脉络拘急或失养，清窍不利所引起的，以头部疼痛为主要临床特征的疾病。现代医学的偏头痛、周期性偏头痛、紧张性头痛、丛集性头痛及其他原发性头痛等，均属中医头痛范畴。

（1）头痛分类　头痛病位虽在头部，但与肝脾肾密切相关。根据其病因和临床表现，可分为外感头痛与内伤头痛两类。其中外感头痛有风寒头痛和风热头痛；内伤头痛有肝阳上亢头痛、血虚头痛、痰浊上扰头痛和瘀血头痛。

（2）病因病机　外感头痛病因主要有风寒、风热、风湿等；内伤头痛病因主要有肝阳上亢、痰浊上扰、血虚、气虚、肾虚精亏等。

外感头痛：因起居不慎，坐卧当风，复感风寒湿热之邪，上犯于头，清阳受阻，气血不畅，阻遏络道而发。

肝阳上亢头痛：因情志郁怒，或长期精神紧张忧郁，致肝气郁结，肝失疏泄，络脉失于条达拘急而发；或因平素性情暴逆，恼怒太过，气郁化火，日久肝阴被耗，肝阳失敛而上亢，气壅脉满，清阳受扰而致。

痰浊上扰头痛：或因饮食不节，素嗜肥甘厚味，暴饮暴食，或劳伤脾胃，以致脾阳不振，脾不能运化转输水津，聚而痰湿内生，致清阳不升，浊阴下降，痰湿蒙蔽清窍而发；或痰阻脑脉，痰瘀痹阻，气血不畅，致脑失清阳，脉络失养而致。

瘀血头痛：或因内伤，或因先天禀赋不足，或劳欲伤肾，阴精耗损，或年老气血衰败，或久病不愈，产后、失血之后，营血亏损，气血不能上营于脑，髓海不充则致。此外，外伤跌扑，或久病入络则络行不畅，血瘀气滞，脉络失养而发。

风、火、痰、瘀、虚为头痛致病的主要因素。邪阻脉络，清窍不利，精血不足，脑失所养，为头痛之基本病机。

（3）治疗原则　头痛的治疗须分内外虚实。外感所致属实，治疗当以祛邪活络为主，视其邪气性质之不同，分别采用祛风、散寒、化湿、清热等法。内伤所致多虚，治疗以补虚为要，视其所虚，分别采用益气升清、滋阴养血、益肾填精。若因风阳上亢则治以息风潜阳，因痰瘀阻络又当化痰活血为法。虚实夹杂，扶正祛邪并举。

（4）注意事项　头痛的防治应避免感受外邪，勿情志过激，慎劳倦、过食肥甘等。头痛的急性发作期，应适当休息，不宜食用炸烤辛辣的厚味食品，以防生热助火，有碍治疗，同时限制烟酒。若患者精神紧张，情绪波动，可疏导以稳定情绪，适当保证环境安静，有助缓解头痛。

任务一　外感风邪头痛类方药

PPT

外感风邪头痛，一般发病较急，病势较剧，症状表现为掣痛、跳痛、胀痛、重痛，痛无休止。外感风邪头痛，属实证，以风邪为主。治宜疏散风邪为主，兼以散寒、清热、祛湿。可选用川芎、白芷、菊花等祛风止痛之品，代表方药有川芎茶调散、芎菊上清丸等。

川芎茶调散

《中华人民共和国药典》2020 年版

【方歌】川芎茶调散荆防，辛芷薄荷甘草羌，目昏鼻塞风攻上，偏正头痛悉能康。

【组成】川芎、白芷、羌活、细辛、防风、荆芥、薄荷、甘草。

【功能】疏风止痛。

【主治】外感风邪头痛。症见偏正头痛，或巅顶作痛，目眩鼻塞，或恶风发热，舌苔薄白，脉浮。

【组方分析】本方证为外感风邪头痛证而设。头为诸阳之会，风为阳邪，外感风邪，循经上犯头目，阻遏清阳之气，故头痛、目眩；风邪袭表，邪正相争，故见恶寒发热，鼻塞，苔薄白，脉浮；舌苔薄白，脉浮，为风邪在表之象。治宜散风邪止头痛。

方中川芎为君。川芎辛温，为诸经头痛之要药，祛风活血止头痛，长于治少阳、厥阴经头痛。

薄荷、荆芥为臣。薄荷辛凉，疏散风热，清利头目；荆芥辛而微温，解表散风。二者合用，轻而上行，疏风止痛，清利头目。

羌活、白芷、细辛、防风为佐。羌活辛苦温，疏风止痛，长于治太阳经头痛；白芷辛温，祛风止痛，长于治阳明经头痛；细辛辛温，散寒止痛，长于治少阴经头痛；防风辛甘微温，祛风解表止痛。四药合用，疏风止痛。

甘草为使。甘草甘平，补脾益气，调和诸药。

诸药合用，共奏疏风止痛之功。

【临床应用】（1）辨证要点　本品是治疗外感风邪头痛的常用方。用于治疗头痛，或有恶寒发热，鼻塞，舌苔薄白，脉浮。以头痛，恶寒发热，舌苔薄白，脉浮为辨证要点。

（2）现代应用　本品可用于感冒头痛、偏头痛、血管神经性头痛、慢性鼻炎头痛等属风邪所致者。

【用法用量】饭后清茶冲服。一次3~6g，一日2次。茶叶苦凉，既上清头目，又制风药温燥与升散，寓降于升，利于散邪。

【使用注意】孕妇慎服；气虚、血虚、肝肾阴虚者不宜使用；肝阳上亢、肝风内动者不宜使用。

看一看

川芎茶调散，为疏散风邪的药方，源于宋代《太平惠民和剂局方》。“丈夫妇人诸风上攻，头目昏重，偏正头疼，鼻塞声重，伤风壮热，肢体烦疼，肌肉蠕动，膈热痰盛。妇人血风攻疰。太阳穴疼，但是感风气”。之所以用茶叶泡汤服下散剂，乃是取其苦寒清上而降下之性，既可以上清风热，又可引热下行，亦可制约风药的过燥之弊。后世治疗风热头痛的茶调散、川芎茶、菊花茶调散等方剂都是从川芎茶调散化裁而来。

芎菊上清丸

《中华人民共和国药典》2020年版

【方歌】芎菊上清芩白芷，荆桔防羌翘蔓栀，薄连藁本甘草煎，肺胃热盛外风医。

【组成】川芎、菊花、黄芩、栀子、炒蔓荆子、黄连、薄荷、连翘、荆芥穗、羌活、藁本、桔梗、防风、甘草、白芷。

【功能】清热解表，散风止痛。

【主治】外感风邪引起的恶风身热，偏正头痛，鼻流清涕，牙疼喉痛。

【组方分析】本方证为肺胃热盛，外感风邪而设。风为阳邪，头为诸阳之会，清空之府。风邪外袭，循经上犯头目，阻遏清阳之气，故致偏正头痛，恶风身热，鼻流清涕；肺胃热盛，故牙疼喉痛。治宜清热解表，散风止痛。

方中菊花、川芎为君。菊花用量独重，辛甘苦微寒，散风清热；川芎辛温，祛风止痛，为治疗头痛要药。二者合用，祛风止痛，清热解表。

炒蔓荆子、薄荷为臣。炒蔓荆子辛苦微寒、薄荷辛凉，疏散风热，清利头目。

连翘、黄芩、黄连、栀子、羌活、白芷、藁本、荆芥穗、防风为佐。连翘、黄芩、黄连、栀子，四药苦寒，清热泻火，解毒止痛。四药合用，苦寒可制风药辛散温燥。羌活、白芷、藁本、荆芥穗、防风，五药辛温，祛风解表，通络止痛。

桔梗、甘草为使。桔梗苦辛平，载药上行头面；甘草甘平，调和诸药。

诸药合用，共奏清热解表、散风止痛之功。

【临床应用】(1) 辨证要点　本品为外感风邪偏正头痛常用方。用于治疗恶风身热，偏正头痛，鼻流清涕，牙疼喉痛，偏正头痛，头目眩晕，鼻渊脑痛，火牙痛，舌红苔黄，脉浮数等。以头痛，身热，恶风，流涕，舌红苔黄，脉浮数为辨证要点。

(2) 现代应用　本品可用于神经性头痛、三叉神经痛、感冒头痛、神经官能症、鼻窦炎、副鼻窦炎、萎缩性鼻炎、过敏性鼻炎、牙周病等外感风邪者。

【用法用量】口服。一次1丸，一日2次。

【使用注意】体虚者慎用。

任务二　内伤头痛类方药

PPT

内伤头痛，一般起病缓慢，痛势较缓，症状表现为隐痛、空痛、昏痛，痛势悠悠，遇劳则剧，时作时止。内伤头痛，多属虚证或虚实夹杂证，虚证治宜补养气血，益肾填精；实证治宜平肝，化痰，化瘀；虚实夹杂者，酌情兼顾并治。可选用天麻、钩藤等平肝息风之品，配伍川芎、赤芍等活血之品，代表方药有天麻钩藤颗粒、大川芎口服液、通天口服液等。

想一想

外感头痛与内伤头痛有什么不同？为什么？

答案解析

天麻钩藤颗粒

《中华人民共和国药典》2020 年版

【方歌】天麻钩藤益母桑，栀芩清热决潜阳，杜仲牛膝益肾损，茯苓乌藤安眠良。

【组成】天麻、钩藤、石决明、栀子、黄芩、牛膝、盐杜仲、益母草、桑寄生、首乌藤、茯苓。

【功能】平肝息风，清热安神。

【主治】肝阳偏亢，肝风上扰证。症见头痛，眩晕，失眠多梦，面红，耳鸣，眼花，震颤，舌红苔黄，脉弦或数。

【组方分析】本方证为肝阳偏亢，肝风上扰证而设。肝阳偏亢，风阳上扰，故头痛，眩晕；肝阳有余，化热扰心，故心神不安，失眠多梦；肝阳偏亢，肝风上扰，故眼花，震颤；舌红苔黄，脉弦数，为肝阳上亢之象。治宜平肝息风，清热安神。

方中天麻、钩藤为君。天麻甘平，息风止痉，平抑肝阳；钩藤甘凉，息风定惊，清热平肝。两者相须为用，平肝潜阳息风。

石决明、牛膝为臣。石决明咸寒，平肝潜阳，清肝明目；牛膝苦甘酸平，引血下行，补肝肾，活血利水。

盐杜仲、桑寄生、栀子、黄芩、益母草、首乌藤、茯苓为佐。盐杜仲甘温、桑寄生苦甘平，补益肝肾以治本；栀子苦寒、黄芩苦寒，清肝降火，以折其亢阳；益母草苦辛微寒，活血，清热，利尿，助牛膝活血利水，以利平降肝阳；首乌藤甘平，养血安神；茯苓甘淡平，宁心安神。

诸药合用，共奏平肝息风、清热安神之功。

【临床应用】（1）辨证要点　本品是治疗肝阳偏亢，肝风上扰的常用方。用于治疗头痛，眩晕，失眠多梦，面红，耳鸣，眼花，震颤，舌红苔黄，脉弦或数。以头痛，眩晕，失眠，震颤，舌红苔黄，脉弦为辨证要点。

（2）现代应用　本品可用于高血压病、脑血栓、脑出血、脑梗死、三叉神经痛、内耳性眩晕、面神经痉挛、高脂血症、颈椎病等属肝阳上亢、肝风上扰者。

【用法用量】开水冲服。一次 1 袋，一日 3 次。

【使用注意】肝经实火头痛不宜使用；湿热头痛不宜使用。

练一练

某患者，出现头痛，眩晕，失眠多梦，口苦面红，舌红苔黄，脉弦数等。宜选用的中成药是

A. 川芎茶调散　　B. 芎菊上清丸　　C. 天麻钩藤颗粒　　D. 通天口服液

答案解析

大川芎口服液

《中华人民共和国药典》2020 年版

【方歌】大川芎液治头痛，瘀血阻络肝阳风，川芎为君天麻臣，活血化瘀肝息风。

【组成】川芎、天麻。

【功能】活血化瘀，平肝息风。

【主治】瘀血阻络，肝阳化风所致的头痛。症见头痛，头胀，眩晕，颈项紧张不舒，上下肢或偏身麻木，舌部瘀斑。

【组方分析】方中川芎为君。川芎辛温，活血行气，祛风止痛。

天麻为臣。天麻甘平，息风止痉，平抑肝阳，祛风通络。

两者合用，共奏活血化瘀，平肝息风之功。

【临床应用】（1）辨证要点　本品为治疗瘀血阻络，肝阳化风所致头痛的常用方。用于治疗头痛，头胀，眩晕，颈项紧张不舒，上下肢或偏身麻木，舌部瘀斑，脉涩、代或结。以头痛，脑胀，眩晕，舌有瘀斑，脉涩为辨证要点。

（2）现代应用　本品可用于脑血栓形成、脑梗死等闭塞性脑血管病属瘀血阻络、肝阳化风者。

【用法用量】口服。一次 10ml，一日 3 次，连服半个月为一个疗程。

【使用注意】外感头痛、出血性脑血管病急性期忌用；孕妇忌用。

通天口服液

《中华人民共和国药典》2020 年版

【方歌】通天口服用川芎，赤麻羌芷辛菊花，薄荷防风茶叶草，活血祛风止头痛。

【组成】川芎、赤芍、天麻、羌活、白芷、细辛、菊花、薄荷、防风、茶叶、甘草。

【功能】活血化瘀，祛风止痛。

【主治】瘀血阻滞，风邪上扰所致的偏头痛。症见头部胀痛或刺痛，痛有定处，反复发作，头晕目眩，或恶心呕吐，恶风。

【组方分析】本方由川芎茶调散加减组成。

方中川芎为君。川芎辛温，活血行气，祛风止痛，为治头痛要药。

赤芍、天麻、羌活、白芷、细辛为臣。赤芍苦微寒，散瘀止痛；天麻甘平，息风止痉，平抑肝阳，祛风通络。羌活辛温，善治太阳经头痛；白芷辛温，善治阳明经头痛；细辛辛温，长于治少阴经头痛。羌活、白芷、细辛，三药合用，祛风止痛。

薄荷、菊花、防风、茶叶为佐。薄荷辛凉、菊花甘苦微寒，清利头目止头痛；防风辛甘微温，辛散头风，祛风解表止痛；茶叶苦凉，轻清升散，清利头目，并可制约诸药之温燥与升散，升中有降。

甘草为使。甘草甘平，补脾益气，调和诸药。

诸药合用，共奏活血化瘀、祛风止痛之功。

【临床应用】（1）辨证要点　本品是治疗瘀血阻滞、风邪上扰所致偏头痛的常用方。用于治疗头部胀痛或刺痛，痛有定处，反复发作，头晕目眩，或恶心呕吐，恶风，舌色紫黯或有瘀斑，脉涩。以头痛经久不愈，且痛处固定不移，痛如锥刺，舌色紫黯，脉涩为辨证要点。

（2）现代应用　本品可用于血管性头痛、颈椎病性头痛、偏头痛、紧张性头痛、脑外伤综合征等属瘀血阻滞，风邪上扰者。

【用法用量】口服。第 1 日服法：分即刻、服药 1 小时后、2 小时后、4 小时后各服 10ml，以后每 6 小时服 10ml。第 2 日、第 3 日服法：一次 10ml，一日 3 次，3 天为一疗程。

【使用注意】孕妇禁服；阴虚阳亢者禁服；出血性脑血管病患者禁服。

药爱生命

天麻钩藤颗粒，是治疗肝阳偏亢、肝风上扰的常用方。肝木失和皆可动风，肝气郁结、肝火炽盛易致风阳亢逆。青年人要选择健康的生活方式，避免用眼过度、经常熬夜、嗜食辛辣烟酒、滥用药物、过度运动、长期焦虑愤怒等耗伤肝血的行为，养成正确对待风病的科学态度，保持心情愉快，远离内风发病高危行为。

目标检测

答案解析

一、单项选择题

1. 治疗外感风邪头痛的常用方剂和中成药是
   A. 川芎茶调散　　B. 芎菊上清丸
   C. 天麻钩藤颗粒　　D. 通天口服液
2. 天麻钩藤颗粒可用于何种头痛的治疗
   A. 外感头痛　　B. 肝阳头痛
   C. 痰湿头痛　　D. 瘀血头痛
3. 外感风邪引起的恶风身热，偏正头痛，鼻流清涕，牙疼喉痛宜选用
   A. 川芎茶调散　　B. 芎菊上清丸
   C. 天麻钩藤颗粒　　D. 通天口服液
4. 临床应用以头痛，鼻塞，舌苔薄白，脉浮为辨证要点的是
   A. 川芎茶调散　　B. 芎菊上清丸
   C. 天麻钩藤颗粒　　D. 通天口服液

二、配伍选择题

A. 清热解表，散风止痛　　B. 疏风止痛
C. 活血化瘀，祛风止痛　　D. 活血化瘀，平肝息风
E. 平肝息风，清热安神

1. 川芎茶调散的功能是
2. 芎菊上清丸的功能是
3. 大川芎口服液的功能是
4. 通天口服液的功能是

三、多项选择题

1. 外感风邪头痛的代表方剂和中成药有
   A. 川芎茶调散　　B. 天麻钩藤颗粒
   C. 芎菊上清丸　　D. 大川芎口服液
   E. 通天口服液
2. 天麻钩藤颗粒的功能有
   A. 平肝息风　　B. 清热活血

C. 补益肝肾　　　　D. 清热安神

E. 疏风止痛

3. 天麻钩藤颗粒的辨证要点有

A. 头痛　　　　B. 眩晕

C. 失眠　　　　D. 舌红苔黄

E. 脉弦

4. 大川芎口服液的组成药味有

A. 大黄　　　　B. 川芎

C. 当归　　　　D. 天麻

E. 钩藤

5. 可用于瘀血阻滞头痛的中成药是

A. 川芎茶调散　　　　B. 天麻钩藤颗粒

C. 芎菊上清丸　　　　D. 大川芎口服液

E. 通天口服液

6. 内伤头痛病因主要有

A. 肝阳上亢　　　　B. 血虚

C. 痰浊上扰　　　　D. 肾虚精亏

E. 气虚

四、案例分析题

1. 处方分析

天麻 15g　钩藤 20g　石决明 20g　栀子 9g　黄芩 9g　牛膝 15g　盐杜仲 10g　益母草 10g　桑寄生 10g　首乌藤 15g

请根据处方药物组成，分析此方适用于头痛的何种证型，并简要说明理由。

2. 案例分析

患者，女，29 岁。入院前 3 天受风寒后出现头痛，呈持续性跳痛。现症见头痛，持续性跳痛，舌质淡，苔薄白，脉浮紧。

请辨证分型，并为该患者推荐合适的中成药。

书网融合……

重点回顾　　微课

项目三　咳嗽用方药

学习目标

知识目标：

1. 掌握　通宣理肺丸、桂龙咳喘宁胶囊、急支糖浆、蜜炼川贝枇杷膏、二陈丸、橘贝半夏颗粒、止嗽定喘口服液、清气化痰丸、牛黄蛇胆川贝液、复方鲜竹沥液、养阴清肺膏、百合固金丸的组成、功能、主治、组方分析、临床应用及使用注意。

2. 熟悉　咳嗽的概念、分类、病因病机、治疗原则及注意事项。

3. 了解　川贝枇杷糖浆、杏苏止咳颗粒、小青龙合剂、止咳枇杷颗粒、杏苏散、桑杏汤、杏仁止咳合剂、橘红痰咳液、清肺抑火片、川贝雪梨膏、二母宁嗽丸的功能、主治及使用注意。

技能目标：

能熟练完成咳嗽的问病荐药，能安全、合理地使用咳嗽方剂与中成药。

素质目标：

树立中医药的文化自信，养成爱岗敬业的职业精神，形成诚信友善的价值追求，争做守正创新的时代新人。

导学情景

情景描述：患者甲，女，63 岁。因咳嗽三周余就诊。患者自述 3 周前因感受风寒，出现恶寒发热等感冒症状，自服维 C 银翘片后热退，但出现咳嗽气喘症状。刻诊：咳嗽咳喘，昼轻夜重，夜不得寐，痰黏难咳、色黄，咽干咽痛，纳差，二便调，舌红苔黄，脉浮数。患者乙，57 岁。因咳嗽 20 余年，加重一年就诊。诊见：咳嗽频繁，胸闷，气促，时有咯血，舌质淡红苔白，脉沉细。

情景分析：患者甲咳嗽咳喘，昼轻夜重，痰黏难咳、色黄，咽干咽痛，舌红苔黄，脉浮数；患者乙咳嗽 20 余年，咳嗽频繁，胸闷，气促，时有咯血，舌质淡红苔白，脉沉细。

讨论：两名患者是什么疾病？病因是什么？应选用什么中药进行治疗？

学前导语：两名患者所患疾病有何不同？应当以何法予以治疗？治疗该类疾病的方剂和中成药有哪些？

咳嗽，是清除呼吸道内分泌物或异物的反射性防御动作，是一种非特异性症状，也是呼吸系统疾病最常见的症状之一。它既是一个独立性的病证，又是肺系多种病证的一个症状，现代医学的呼吸道感染、急慢性支气管炎、支气管扩张、各种肺炎等均属中医咳嗽的范畴。

（1）咳嗽分类　中医学认为，本病多由外邪侵袭、肺气失宣所致，也可由于脏腑功能失调，累及肺脏，肺气失其肃降而发生。故咳嗽可分为外感咳嗽与内伤咳嗽两大类，外感咳嗽有风寒咳嗽、风热咳嗽和风燥咳嗽，内伤咳嗽有痰湿咳嗽、痰热咳嗽以及阴虚肺燥咳嗽。

（2）病因病机　风寒咳嗽：因气候突变，或调摄不当，外感风寒，风寒之邪从口鼻或皮毛侵入，内郁肺气，致肺卫失宣，而成风寒咳嗽。

风热咳嗽：因气候突变，或调摄不当，外感风热，风热之邪从口鼻或皮毛侵入，风热犯肺，热灼肺津，灼液成痰，痰阻气机，致肺卫失宣，而成风热咳嗽。

风燥咳嗽：多发于秋季，或因气候突变，复感风燥，风燥之邪从鼻口侵入，耗伤肺津，肺失清润，炼津成痰，而成风燥咳嗽。

痰湿咳嗽：素体脾胃虚弱，脾虚不能输布津液，湿聚成痰，上渍于肺，痰壅肺气，宣降失调，气逆而咳；或由脾虚日久而致多发于肺虚，气不布津，津聚为痰，咳嗽反复发作，痰色白而黏腻或稠厚，而成痰湿咳嗽。

痰热咳嗽：若痰湿日久，郁而化热，或因肝郁气滞，日久化火，木火刑金，灼伤肺阴，炼津成痰，痰火犯肺，肺气上逆，而成痰热咳嗽。

阴虚肺燥咳嗽：素体阴虚，或因热性病后期，损伤人体阴液而致肺阴亏虚，肺阴亏虚每致阴虚火旺，灼津成痰，肺失濡润，气逆上引，肃降无权，而成阴虚肺燥咳嗽。

咳嗽的基本病因病机为病邪引起肺气失于宣肃，迫气上逆而作咳。

（3）治疗原则　咳嗽的治疗应分清虚实。外感咳嗽，病位主要在肺，以邪实为主，治宜宣肺祛邪，按病邪性质可以分为风寒咳嗽、风热咳嗽、风燥咳嗽施治。内伤咳嗽的治疗，当分虚实和脏腑。邪实为主者，当祛邪止咳，或清肝泻肺，或以扶正等治法；正虚为主者，则当根据虚之所在脏腑，而选用补肺、健脾、益肾等扶正治法。

（4）注意事项　在选用咳嗽方药时，要注意外感咳嗽忌敛肺止咳，咳嗽初起忌用补涩剂，否则易使外邪内陷，肺气不畅，痰浊不易排出，咳嗽加重。

任务一　风寒咳嗽类方药

PPT

风寒咳嗽，症状为咳嗽声重，气急，咽痒，痰稀薄色白，并常伴鼻塞，流清涕，头痛，肢体酸楚，或见恶寒发热，无汗，舌苔薄白，脉浮或浮紧等。其病因多为风寒袭肺，肺气失宣所致，治宜疏风散寒，宣肺止咳。可选用麻黄、桂枝、紫苏叶等辛温解表之品，配伍苦杏仁、桔梗等止咳化痰之品，代表方药有通宣理肺丸、杏苏止咳颗粒、小青龙合剂等。

通宣理肺丸

《中华人民共和国药典》2020 年版

【方歌】通宣理肺苏麻前，杏仁桔梗可利咽，陈夏茯苓枳壳草，宣肺止嗽解表寒。

【组成】紫苏叶、前胡、桔梗、苦杏仁、麻黄、甘草、陈皮、半夏（制）、茯苓、枳壳（炒）、黄芩。

【功能】解表散寒，宣肺止嗽。

【主治】风寒束表，肺气不宣所致的感冒咳嗽。症见发热，恶寒，咳嗽，鼻塞流涕，头痛，无汗，肢体酸痛。

【组方分析】方中紫苏叶、麻黄为君。紫苏叶辛温，发表散寒，理气宽中；麻黄辛温微苦，发汗解表，宣肺平喘。二药同用，解表散寒，宣肺止嗽。

前胡、苦杏仁、桔梗、陈皮、制半夏、茯苓为臣。前胡苦辛，降气化痰，宣散表邪；苦杏仁苦温，降气化痰，止咳平喘；桔梗苦辛平，开宣肺气，祛痰止咳。三药合用，调肺脏宣发肃降。陈皮苦辛温，理气健脾，燥湿化痰；制半夏辛温，燥湿化痰；茯苓甘淡平，健脾渗湿，以绝生痰之源。六药合用，助君药解表宣肺，祛痰止咳。

炒枳壳、黄芩为佐。炒枳壳苦辛散，理气宽中，化痰除痞；黄芩苦寒，清泻肺热，既防外邪内郁而化热，又防麻黄、制半夏温燥太过。

甘草为使。甘草甘平，祛痰止咳，调和诸药。

全方配伍，宣降共施，温中兼清，共奏解表散寒，宣肺止嗽之功。

【临床应用】(1) 辨证要点 本品是风寒袭肺所致感冒咳嗽常用方。用于治疗发热，恶寒，咳嗽，鼻塞流涕，头痛，无汗，肢体酸痛，舌苔薄白，脉浮紧等。以发热，恶风，咳嗽，鼻塞流涕，舌苔薄白，脉浮紧为辨证要点。

(2) 现代应用 本品可用于感冒、气管炎、支气管炎、急性鼻炎、荨麻疹等属外感风寒、肺气不宣者。

【用法用量】口服。水蜜丸一次 7g，大蜜丸一次 2 丸，一日 2～3 次；小儿酌减。

【使用注意】风热或痰热咳嗽、阴虚干咳者不适用；孕妇慎用；忌烟、酒及辛辣、生冷、油腻食物。

杏苏止咳颗粒

《中华人民共和国药典》2020 年版

【方歌】杏苏止咳用陈前，桔梗甘草一并煎，风寒咳嗽气上逆，宣肺散寒止咳痰。

【组成】苦杏仁、紫苏叶、前胡、桔梗、陈皮、甘草。

【功能】宣肺散寒，止咳祛痰。

【主治】风寒感冒所致的咳嗽、气逆。症见咳嗽声重，气急，痰稀薄色白，鼻塞，流清涕。

【组方分析】方中苦杏仁、紫苏叶为君。苦杏仁苦温，降气化痰，止咳平喘；紫苏叶辛温，发散风寒，理气宽中。二药合用，温肺散寒，祛痰止咳。

陈皮、桔梗、前胡为臣。陈皮苦辛温，理气健脾，燥湿化痰；桔梗苦辛平，开宣肺气，利咽祛痰；前胡苦辛微寒，降气化痰，与桔梗配伍，一升一降，调理肺气以祛痰止咳。三药合用，助君祛痰止咳之力。

甘草为佐使。甘草甘平，祛痰止咳，调和诸药。

诸药相配，外散风寒，内宣肺气，共奏宣肺散寒、止咳祛痰之功。

【临床应用】(1) 辨证要点 本品是治疗风寒感冒引起咳嗽的常用方。用于治疗咳嗽声重，气急，痰稀薄色白，鼻塞，流清涕，舌苔薄白，脉浮紧。以咳嗽，痰稀薄色白，鼻塞流清涕，舌苔薄白，脉浮紧为辨证要点。

(2) 现代应用 本品可用于上呼吸道感染引起的咳嗽、气逆。

【用法用量】开水冲服。一次 12g，一日 3 次。

【使用注意】忌食辛辣、油腻食物；风热咳嗽不宜用。

小青龙合剂

《中华人民共和国药典》2020 年版

【方歌】小青龙汤最有功，风寒束表饮停胸，细辛半夏甘和味，姜桂麻黄芍药同。

【组成】麻黄、桂枝、白芍、干姜、细辛、炙甘草、法半夏、五味子。

【功能】解表化饮，止咳平喘。

【主治】外寒内饮证。症见恶寒，发热，无汗，咳嗽气喘，痰白清稀，甚则喘息不能平卧，或肢体水肿，口不渴等。

【组方分析】本方证由风寒束表，卫阳被遏，表寒引动内饮所致。水寒相搏，肺失宣降，故咳喘痰多而稀；水停心下，阻滞气机，故胸痞满闷；饮动胃气上逆，故干呕；水饮溢于肌肤，故浮肿身重。治疗当以解表散寒，温肺化饮方法为主，兼以止咳平喘。

方中麻黄、桂枝为君。麻黄辛温微苦，宣发肺气而平喘咳；桂枝辛甘温，化气行水以利里饮之化。麻黄、桂枝相须为用，既发汗散寒以解表邪，又利水而平喘咳。

干姜、细辛为臣。干姜辛热、细辛辛温，既温肺化饮，又助麻黄、桂枝解表祛邪。

五味子、白芍、法半夏为佐。五味子酸甘温，敛肺止咳，以防辛温发散耗伤肺气；白芍苦酸微寒，养血和营。二药与辛散之品相配，一散一收，既可止咳平喘，又可制约诸药辛散温燥太过之弊。法半夏辛温，燥湿化痰，和胃降逆。

炙甘草为佐使。炙甘草甘平，化痰止咳，调和诸药。既可止咳，又能调和辛散酸收。

以上诸药，虽仅有八味，但配伍严谨，散中有收，开中有合，使风寒解，水饮去，宣降复，则诸症可愈，共奏解表化饮、止咳平喘之功。

【临床应用】(1) 辨证要点　本品为治疗外寒内饮证的常用方。用于治疗恶寒，发热，无汗，咳嗽气喘，痰白清稀，甚则喘息不能平卧，或肢体水肿，口不渴，舌苔薄白，脉浮紧。以恶寒，发热，咳喘，痰稀，舌苔薄白，脉浮紧为辨证要点。

(2) 现代应用　本品可用于支气管炎、支气管哮喘、肺炎、肺心病、过敏性鼻炎、慢性支气管炎等属外寒内饮者。

【用法用量】口服。一次 10～20ml，一日 3 次。用时摇匀。

【使用注意】内热咳喘及虚喘者不适用；忌烟、酒及辛辣、生冷、油腻食物。

看一看

小青龙合剂，源于汉代张仲景所著《伤寒杂病论》“小青龙汤”。书中所述：“伤寒表不解，心下有水气，干呕发热而咳，或渴，或利，或噎，或小便不利，少腹满，或喘者，小青龙汤主之。伤寒心下有水气，咳而微喘，发热不渴。服汤已渴者，此寒去欲解也。小青龙汤主之。”论述了太阳伤寒表实兼水饮内停的证治，这里的水饮可以引申为肺胃阳气不足导致的人体水液代谢失常，比如鼻流清水样涕，咯吐白色泡沫痰，水饮内停，阻碍气机，上壅肺胃通道，咽喉噎阻，喘促，呕吐物清稀水样，小便不利，四肢水肿，尿液清冷，带下清稀等。

桂龙咳喘宁胶囊

《中华人民共和国药典》2020 年版

【方歌】外寒内痰用桂龙，芍杏瓜蒌半夏用，牡连姜枣炙甘草，咳痰气喘有奇功。

【组成】桂枝、龙骨、白芍、生姜、大枣、炙甘草、牡蛎、黄连、法半夏、瓜蒌皮、炒苦杏仁。

【功能】止咳化痰，降气平喘。

【主治】外感风寒，痰湿阻肺证。症见咳嗽，气喘，痰涎壅盛，舌苔白腻，脉浮紧。

【组方分析】方中重用桂枝、龙骨为君。桂枝辛温，散风寒以化痰饮，助阳以通经络；龙骨，益阴敛营，安心神，敛固外泄营阴。两药合用，既治卫强，又扶营弱；散中有收，汗中寓补，使风寒之表得解，营卫调和。

生姜、白芍、牡蛎、法半夏为臣。生姜辛温，解表散寒，化痰止咳；白芍酸苦微寒，益阴敛营；牡蛎咸微寒，软坚散结，助龙骨益阴敛营；法半夏辛温，燥湿化痰，降逆和胃。

炒苦杏仁、瓜蒌皮、黄连、大枣为佐。炒苦杏仁苦微温，降气止咳平喘；瓜蒌皮甘寒，清热化痰，利气宽胸；黄连苦寒，清热燥湿；大枣甘温，补中益气。

炙甘草为佐使。炙甘草甘平，止咳祛痰，调和诸药。

诸药合用，共奏止咳化痰、降气平喘之功。

【临床应用】(1) 辨证要点　本品为治疗外感风寒、痰湿阻肺证的常用方。用于治疗恶寒，发热，咳嗽，气喘，痰涎壅盛，舌苔白腻，脉浮紧。以咳嗽，气喘，痰涎壅盛，舌苔白腻，脉浮紧为辨证要点。

（2）现代应用　本品可用于急、慢性支气管炎等属外感风寒、痰湿阻肺者。

【用法用量】口服。一次 3 粒，一日 3 次。

【使用注意】服药期间忌烟、酒、猪肉及生冷食物。

练一练

患者，男，60 岁，2018 年 1 月初诊。患慢性支气管炎数年，近日因偶感风寒而引发咳嗽近 1 周，症见咳嗽气喘，痰涎壅盛。宜推荐的中成药是

A. 桂龙咳喘宁胶囊　　B. 急支糖浆

C. 川贝枇杷糖浆　　D. 蜜炼川贝枇杷膏

答案解析

任务二　风热咳嗽类方药

PPT

风热咳嗽，症状为咳嗽气粗，或咳声嘶哑，痰黏稠或黄稠，咯痰不爽，并常伴有发热恶寒，鼻塞喷嚏，喉中痒而干，甚至咽痛，口渴，舌苔薄黄，脉浮数等。其病因多为风热袭肺，肺气失宣所致，治宜疏风清热、宣肺止咳。常选用桑叶、菊花、薄荷等辛凉解表之品，配伍贝母、杏仁、枇杷叶等止咳化痰之品，代表方药有急支糖浆、川贝枇杷糖浆、止咳枇杷颗粒。

想一想

风寒咳嗽和风热咳嗽有何不同？为什么？辨证论治时要把握哪些要点？

答案解析

急支糖浆

《中华人民共和国药典》2020 年版

【方歌】急支糖浆用麻前，鱼腥金荞四季添，紫菀枳壳与甘草，肺热咳嗽服之痊。

【组成】鱼腥草、金荞麦、四季青、麻黄、紫菀、前胡、枳壳、甘草。

【功能】清热化痰，宣肺止咳。

【主治】外感风热所致的咳嗽。症见发热，恶寒，胸膈满闷，咳嗽，咽痛。

【组方分析】方中鱼腥草、金荞麦为君。鱼腥草辛寒，清解肺热，消痈排脓，为治肺痈之要药；金荞麦辛凉，清热解毒，排脓祛瘀，并能清肺化痰。二药并用，清热痰，消痰痈。

麻黄、四季青、前胡为臣。麻黄辛温，宣肺平喘，外开皮毛之郁闭，使肺气宣畅，内降上逆之气，复肺司肃降之常；四季青苦寒，清泻肺火，清解热毒；前胡苦辛微寒，降气化痰，散风清热。三药合用，宣散肺气，清热化痰。

紫菀、枳壳为佐。紫菀辛苦温，润肺下气，消痰止咳；枳壳苦辛酸微寒，理气宽中，行滞消胀。二药合用，理气化痰止咳。

甘草为佐使。甘草甘平，止咳化痰，调和诸药。

诸药相合，共奏清热化痰、宣肺止咳之效。

【临床应用】(1) 辨证要点　本品是治疗外感风热咳嗽的常用方。用于治疗发热，恶寒，胸膈满闷，咳嗽，咽痛，舌红苔黄，脉浮数。以发热，恶寒，咳嗽，咽痛，舌红苔黄，脉浮数为辨证要点。

(2) 现代应用　本品可用于急性支气管炎、慢性支气管炎急性发作等属外感风热者。

【用法用量】口服。一次20～30ml，一日3～4次；儿童1岁以内一次5ml，1～3岁一次7ml，3～7岁一次10ml，7岁以上一次15ml，一日3～4次。

【使用注意】服药期间忌食辛辣燥热之品；运动员慎用。

川贝枇杷糖浆

《中华人民共和国药典》2020年版

【方歌】川贝枇杷糖浆剂，桔梗薄荷功效齐，清宣肺热兼化痰，热痰咳嗽皆有利。

【组成】川贝母流浸膏、桔梗、枇杷叶、薄荷脑。

【功能】清热宣肺，化痰止咳。

【主治】风热犯肺，内郁化火所致的咳嗽痰黄或吐痰不爽，咽喉肿痛，胸闷胀痛。

【组方分析】方中重用川贝母流浸膏为君。川贝母流浸膏苦甘微寒，清热润肺，化痰止咳。

枇杷叶为臣。枇杷叶苦微寒，清肺止咳，降逆止呕。

薄荷脑、桔梗为佐使。薄荷脑芳香，轻扬升浮，清热疏风，宣肺解表利咽；桔梗苦辛平，化痰利咽，开宣肺气。二药配伍，散风热，利咽喉。

诸药相配，有宣有降，共奏清热宣肺，化痰止咳之功。

【临床应用】(1) 辨证要点　本品是外感风热所致咳嗽的常用方。用于治疗发热，恶寒，胸膈满闷，咳嗽，咽痛等。以咳嗽，发热，痰黄，咽痛为辨证要点。

(2) 现代应用　本品可用于急性支气管炎、慢性支气管炎急性发作、感冒后咳嗽等属外感风热、肺热壅肺者。

【用法用量】口服。一次10ml，一日3次。或遵医嘱。

【使用注意】忌食辛辣燥热之品；运动员慎用。

止咳枇杷颗粒

《中华人民共和国卫生部药品标准》

【方歌】止咳枇杷桑白皮，白前百部来助力，桔梗薄荷利咽喉，咳嗽痰多功效奇。

【组成】枇杷叶、桑白皮、白前、百部、桔梗、薄荷脑。

【功能】清肺，止咳，化痰。

【主治】咳嗽多痰。症见咳嗽，痰多，支气管咳嗽，口干作渴，咽痛等。

【组方分析】方中重用枇杷叶为君。枇杷叶苦微寒，清肺止咳，降逆止呕。

桑白皮、百部、白前为臣。桑白皮甘寒，泻肺平喘；百部甘苦微温，润肺下气止咳；白前苦辛微温，降气，消痰，止咳。三药合用，助君清肺平喘止咳。

桔梗、薄荷脑为佐使。桔梗苦辛平，化痰利咽，开宣肺气；薄荷脑芳香，轻扬升浮，清热疏风，宣肺利咽。二药配伍，散风热，利咽喉。

诸药相配，共奏清肺、化痰、止咳之功。

【临床应用】(1) 辨证要点　本品为治疗痰多咳嗽的常用方。用于治疗痰多咳嗽，咽痛，口干作渴，舌苔薄黄，脉数。以咳嗽、痰多，口干，舌苔薄黄，脉数为辨证要点。

(2) 现代应用　本品可用于上呼吸道感染、支气管炎等引起的咳嗽痰多。

【用法用量】开水冲服。一次10g，一日3次。

【使用注意】忌烟酒；忌食辛辣、油腻食物。

练一练

患者，女，17 岁。主诉咳嗽、发热 4 天。静脉滴注抗生素 3 天，体温仍波动于 37 ~ 38℃之间。咳嗽剧烈，痰少色白不易咯出，面色黄白，精神不振，不思饮食，大便偏少，腹无不适，舌质淡红，舌苔薄白，脉细弦。辨证为寒饮伏肺证，治宜解表散寒，止咳化痰。宜推荐的中成药是

答案解析

A. 止咳枇杷颗粒　　B. 小青龙合剂　　C. 川贝枇杷糖浆　　D. 急支糖浆

任务三　风燥咳嗽类方药

PPT

风燥咳嗽，症状为干咳，连声作呛，常伴有恶寒发热，鼻塞，喷嚏，咽干喉痒，或咽喉干痛，咳嗽痰少而黏，或痰中带血，或咳而无痰，舌红少津，脉浮数。其病因多为燥邪伤肺，治宜疏风清肺，润燥止咳。可选用桑叶、薄荷等辛凉解表之品，配伍杏仁、紫菀、百部等润肺止咳化痰之品，代表方药有杏苏散、桑杏汤、蜜炼川贝枇杷膏。

杏苏散

《温病条辨》

【方歌】杏苏散内夏陈前，枳桔苓草姜枣研，轻宣温润治凉燥，咳止痰化病自安。

【组成】紫苏叶、半夏、茯苓、前胡、苦杏仁、桔梗、枳壳、橘皮、甘草、大枣、生姜。

【功能】轻宣凉燥，理肺化痰。

【主治】外感凉燥证。症见恶寒无汗，头微痛，咳嗽痰稀，鼻塞咽干，舌苔白，脉弦。

【组方分析】本方证为凉燥袭肺，痰湿内阻而设。凉燥伤及皮毛，故恶寒无汗，头微痛；所谓头微痛者，不似伤寒之痛甚也。凉燥伤肺，肺失宣降，津液不布，聚而为痰，则咳嗽痰稀；凉燥束肺，肺系不利，致鼻塞咽干。遵《素问·至真要大论》“燥淫于内，治以苦温，佐以甘辛”之旨，治宜轻宣凉燥，理肺化痰。

方中紫苏叶、苦杏仁为君。紫苏叶辛温，发表散邪，宣发肺气，使凉燥之邪从外而散；杏仁苦温，降利肺气，润燥止咳。

前胡、桔梗、枳壳为臣。前胡苦辛微寒，降气化痰，散风清热，既助紫苏叶轻宣达表，又助苦杏仁降气化痰；桔梗苦辛平，化痰利咽，开宣肺气；枳壳苦辛酸微寒，理气宽中，行滞消胀。二药合用，一升一降，助苦杏仁、紫苏叶理肺化痰。

半夏、橘皮、茯苓、生姜、大枣为佐。半夏辛温、橘皮苦辛温，燥湿化痰，理气行滞；茯苓甘淡平，渗湿健脾，以绝生痰之源；生姜、大枣二药辛甘，调和营卫以利解表，滋脾行津以润干燥。

甘草为佐使。甘草甘平，既合桔梗宣肺利咽，又调和诸药。

诸药合用，共奏轻宣凉燥、理肺化痰之功。

【临床应用】（1）辨证要点　本方是治疗外感凉燥证的基本方。用于治疗恶寒无汗，头微痛，咳嗽痰稀，鼻塞咽干，苔白，脉弦。以恶寒无汗，咳嗽痰稀，鼻塞咽干，苔白，脉弦为辨证要点。

（2）现代应用　本品可用于上呼吸道感染、慢性支气管炎、肺气肿等属外感凉燥证者；亦可用于外感风寒轻证，痰湿内阻所致的感冒咳嗽。

【用法用量】水煎温服。一日 1 剂。

【使用注意】忌烟酒；忌食辛辣燥热之品。

桑杏汤
《温病条辨》

【方歌】桑杏汤中象贝宜，沙参栀豉与梨皮，身热咽干咳痰少，辛凉甘润燥能医。

【组成】桑叶、杏仁、沙参、象贝母、香豆豉、栀子皮、梨皮。

【功能】清宣温燥，凉润止咳。

【主治】燥邪犯肺，外感温燥证。症见身微热，口渴，咽干鼻燥，干咳无痰或痰少而黏，舌红，苔薄白而干，脉浮数。

【组方分析】本方证为燥邪犯肺、外感温燥而设。本证虽似于风热表证，但因温燥为患，肺津已伤，故身微热，干咳无痰，或痰少而黏，舌红苔薄而干，脉浮数。治宜外清宣燥热，内润肺止咳。

方中桑叶、杏仁为君。桑叶苦寒，疏散风热，清肺润燥；苦杏仁苦微温，降气止咳平喘。二药合用，宣利肺气，润燥止咳。

香豆豉、象贝母、沙参为臣。香豆豉苦辛凉，解表，除烦，宣发郁热；象贝母苦寒，清热化痰止咳；沙参甘微寒，养阴生津，润肺止咳。三药合用，清肺热，润肺燥。

栀子皮、梨皮为佐使。栀子皮苦寒，质轻而入上焦，清泄肺热；梨皮甘凉，清热润燥，止咳化痰。

诸药合用，除燥热，复肺津，共奏清宣温燥、凉润止咳之功。

【临床应用】（1）辨证要点　本方是治疗燥邪犯肺，外感温燥证的基础方。用于治疗身微热，口渴，咽干鼻燥，干咳无痰或痰少而黏，舌红，苔薄白而干，脉浮数。以身微热，咽干鼻燥，干咳无痰，舌红少津，脉浮数为辨证要点。

（2）现代应用　本品可用于上呼吸道感染，急、慢性支气管炎，支气管扩张咯血，百日咳等属温燥袭肺，肺津受灼，肺失宣降者。

【用法用量】水二杯，煮取一杯，顿服，重者再作服。现代用法以水煎服。

【使用注意】忌烟酒；忌食辛辣燥热之品；因本方证邪气轻浅，诸药用量较轻，煎煮时间不宜过长。

蜜炼川贝枇杷膏
《进口药品注册标准》

【方歌】蜜炼川贝枇杷膏，陈桔半夏薄荷脑，沙参五味款冬杏，肺燥咳嗽服之好。

【组成】川贝母、枇杷叶、桔梗、陈皮、水半夏、北沙参、五味子、款冬花、杏仁水、薄荷脑。

【功能】清热润肺，止咳平喘，理气化痰。

【主治】肺燥咳嗽。症见干咳，咽痛喉痒，鼻唇干燥，痰少而质黏，不易咯出，声音沙哑。

【组方分析】方中川贝母、枇杷叶为君。川贝母苦甘微寒，清热润肺，化痰止咳；枇杷叶苦微寒，清肺止咳，降逆止呕。两药配伍，润肺化痰止咳。

陈皮、水半夏、北沙参、五味子为臣。陈皮辛苦温，理气健脾，燥湿化痰；水半夏辛温，燥湿化痰，降逆止呕。二药配伍，陈皮得水半夏之助，痰清气自降，理气之力尤著；水半夏得陈皮之助，气下而痰清，化痰之力尤胜。北沙参甘寒，滋养肺阴，清泻肺热；五味子酸涩，收敛肺气。四药合用，既燥湿痰，又养肺阴。

款冬花、薄荷脑、桔梗、杏仁水为佐使。款冬花辛微苦温，润肺下气，止咳化痰；薄荷脑芳香，轻扬升浮，清热疏风，宣肺利咽；桔梗苦辛平，宣肺，利咽，祛痰；杏仁水苦微温，降气止咳平喘。四药合用，一润一清，一宣一降，既宣降肺气，又止咳平喘。

诸药相配，共奏清热润肺、止咳平喘、理气化痰之功。

【临床应用】（1）辨证要点　本品是治疗肺燥咳嗽的常用方。用于治疗干咳，咽痛喉痒，鼻唇干燥，痰少而质黏，不易咯出，声音沙哑，舌红少津，脉细数。以干咳，咽痛喉痒，鼻唇干燥，舌红少津，脉细数为辨证要点。

（2）现代应用　本品可用于风热咳嗽、温燥咳嗽、虚劳肺燥咳嗽所致的咳喘气促，咯痰不爽，痰黄质稠；亦可用于烟酒过多所致的喉痒干咳，咯痰不爽。

【用法用量】口服。一次 22g（约一汤匙），一日 3 次。

【使用注意】忌食辛辣、油腻食物；糖尿病患者忌用。

练一练

用于治疗外感凉燥证的代表方药是

A. 杏苏散　　B. 桑杏汤　　C. 川贝枇杷糖浆　　D. 蜜炼川贝枇杷膏

答案解析

PPT

任务四　痰湿咳嗽类方药

痰湿咳嗽，症状为咳嗽反复发作，咳声重浊，痰多，因痰而嗽，痰出咳平，痰黏腻或稠厚成块，色白或灰，晨起或食后咳甚痰多，进食甘腻食物则加重，胸闷脘痞，呕恶食少，体倦，大便时溏，舌苔白腻，脉濡滑等。其病因多为脾湿生痰，壅遏阻肺气。治宜燥湿化痰，理气止咳。可选用半夏、陈皮等燥湿理气化痰之品，配伍茯苓、白术、厚朴等健脾燥湿行气之品，代表方药有二陈颗粒、橘贝半夏颗粒、杏仁止咳合剂、橘红痰咳液等。

想一想

痰湿咳嗽与其他类型咳嗽的区别有哪些？应如何辨证论治？

答案解析

二陈丸

《中华人民共和国药典》2020 年版

【方歌】二陈丸用半夏陈，益以甘草合茯苓，理气和中兼燥湿，一切痰饮此方珍。

【组成】陈皮、半夏（制）、茯苓、甘草。

【功能】燥湿化痰，理气和胃。

【主治】湿痰证。症见咳嗽，痰多色白，恶心呕吐，胸膈痞闷，肢体困重，或头眩心悸，舌苔白滑或腻，脉滑。

【组方分析】本方证为脾失健运，湿无以化，湿聚成痰，郁积而成的湿痰证。湿痰为病，犯肺致肺失宣降，则咳嗽痰多；停胃令胃失和降，则恶心呕吐；阻于胸膈，气机不畅，则感痞闷不舒；留注肌肉，则肢体困重；阻遏清阳，则头目眩晕；痰浊凌心，则为心悸。治疗以燥湿化痰为主，兼以理气和胃的治法。

方中重用制半夏为君。制半夏辛温，燥湿化痰，和胃降逆。

陈皮为臣。陈皮苦辛温，理气健脾，燥湿化痰。君臣相配，寓意有二：一为增强燥湿化痰之力，体现治痰先理气，气顺则痰消之意；二为半夏、陈皮皆以陈久者质量好，故方名“二陈”。

茯苓为佐。茯苓甘淡平，利水健脾渗湿，渗湿以助化痰之力，健脾以绝生痰之源。

甘草为佐使。甘草甘平，调和诸药，止咳祛痰。

诸药合用，共奏燥湿化痰、理气和胃之功。

【临床应用】(1) 辨证要点　本品为治疗湿痰证的基础方。用以治疗咳嗽，痰多色白，恶心呕吐，胸膈痞闷，肢体困重，或头眩心悸，舌苔白滑或腻，脉滑。以咳嗽，痰多色白，胸膈痞闷，舌苔白腻，脉滑为辨证要点。

(2) 现代应用　本品可用于慢性支气管炎、慢性胃炎、梅尼埃病、神经性呕吐等属湿痰者。

【用法用量】开水冲服。一次 1 袋，一日 2 次。

【使用注意】燥痰者慎用；吐血、消渴、阴虚、血虚者忌用。

看一看

二陈丸，源于《太平惠民和剂局方》中的二陈汤。局方有云：“治痰饮为患，或呕吐恶心，或头眩心悸，或中脘不快，或发为寒热，或因食生冷，脾胃不和。”脾胃居中焦，有运化水谷、升清降浊等功能。脾运不健，清阳不升，无以养肺金，致水湿内停，上渍于肺，肺肃降失常，症见咳嗽痰多，痰白而黏，此即“脾为生痰之源，肺为贮痰之器”之意。

橘贝半夏颗粒

《中华人民共和国卫生部药品标准》

【方歌】橘贝半夏杏仁添，枇杷款冬桔梗连，木香前胡合远志，宽中下气治咳痰。

【组成】半夏（制）、枇杷叶、川贝母、苦杏仁霜、远志（制）、桔梗、款冬花（炒）、橘红、前胡、木香。

【功能】化痰止咳，宽中下气。

【主治】痰浊阻肺证。症见咳嗽痰多，胸闷气急，喉痒咽痛，咳嗽痰盛，胸闷哮喘，舌苔白滑或腻。

【组方分析】方中制半夏、橘红、川贝母为君。制半夏辛温，燥湿化痰，和胃降逆；橘红苦辛，理气行滞，降气化痰；川贝母苦微寒，清热化痰，润肺止咳。三药合用，降气燥湿化痰。

枇杷叶、苦杏仁霜、款冬花（炒）为臣。枇杷叶苦微寒，清肺止咳，降逆止呕；苦杏仁霜苦平，止咳平喘；款冬花（炒）甘温，润肺止咳。三药合用，清肺热而止咳。

前胡、制远志、桔梗、木香为佐使。前胡苦辛微寒，宣散风热，化痰止咳；制远志苦辛温，祛痰开窍；桔梗苦辛平，载药上行，引药入肺，开宣肺气，祛痰利咽；木香苦辛温，行气健脾，以防脾虚而生痰湿。

诸药合用，共奏化痰止咳、宽中下气之功。

【临床应用】(1) 辨证要点　本品是治疗痰湿壅肺证的常用方。用于治疗咳嗽痰多，胸闷气急，喉痒咽痛，胸闷喘促，舌苔白腻，脉滑。以咳嗽痰多，胸闷喘促，舌苔白腻，脉滑为辨证要点。

(2) 现代应用　本品可用于急、慢性支气管炎，肺气肿，神经性呕吐等属湿痰壅盛者；亦可用于外感风邪，湿痰壅盛所致的咳嗽痰多，胸闷喘促。

【用法用量】开水冲服。一次 3～6g，一日 2 次。

【使用注意】忌烟酒；忌食辛辣、油腻食物。

杏仁止咳合剂

《中华人民共和国药典》2020 年版

【方歌】杏仁止咳百部草，陈皮远志桔梗膏，化痰止咳又消肿，痰浊阻肺见之逃。

【组成】杏仁水、百部流浸膏、远志流浸膏、陈皮流浸膏、桔梗流浸膏、甘草流浸膏。

【功能】化痰止咳。

【主治】痰浊阻肺。症见咳嗽痰多，痰白质黏或呈泡沫样，胸部满闷，气短喘息，稍微活动则加重，舌苔白滑，脉濡。

【组方分析】方中重用杏仁水为君。杏仁水苦微温，降气止咳平喘。

百部流浸膏、陈皮流浸膏、远志流浸膏为臣。百部流浸膏甘苦微温，润肺下气止咳，尤善于治肺痨久嗽；陈皮流浸膏苦辛温，理气健脾，燥湿化痰；远志流浸膏苦辛温，祛痰消肿。三药合用，化痰止咳。

桔梗流浸膏、甘草流浸膏为佐使。桔梗流浸膏苦辛平，开宣肺气，引药上行入肺经，利咽排脓；甘草流浸膏甘平，止咳化痰，调和诸药。

诸药合用，共奏化痰止咳之功。

【临床应用】（1）辨证要点　本品是治疗痰浊阻肺证的常用方。用于治疗咳嗽痰多，痰白质黏或呈泡沫样，胸部满闷，气短喘息，稍微活动则加重，舌苔白滑，脉濡。以咳嗽痰多，痰白质黏，舌苔白滑，脉濡为辨证要点。

（2）现代应用　本品可用于急、慢性支气管炎等属痰浊阻肺者。

【用法用量】口服。一次 15ml，一日 3～4 次。

【使用注意】忌烟、酒及辛辣、生冷、油腻食物；不宜在服药期间同时服用滋补性中药。

橘红痰咳液

《中华人民共和国药典》2020 年版

【方歌】橘红痰咳苓夏草，百部杏仁润肺好，白前五味敛降肺，理气祛痰止咳妙。

【组成】化橘红、蜜百部、茯苓、半夏（制）、白前、甘草、苦杏仁、五味子。

【功能】理气祛痰，润肺止咳。

【主治】痰浊阻肺所致的咳嗽、气喘、痰多。

【组方分析】方中化橘红、制半夏为君。化橘红苦辛温，理气行滞，燥湿化痰；制半夏苦温，燥湿化痰。二药配伍，燥湿化痰。

茯苓、蜜百部、苦杏仁为臣。茯苓甘淡平，健脾利水渗湿，以绝湿聚成痰之源；蜜百部甘苦微温，润肺下气止咳；苦杏仁苦微温，降气止咳平喘。三药合用，利痰湿，止咳喘。

白前、五味子为佐。白前辛苦微温，降气，消痰，止咳；五味子酸甘温，收敛固涩，敛肺止咳，调理肺气宣降。

甘草为使。甘草甘平，祛痰止咳，调和诸药。

诸药合用，共奏理气祛痰、润肺止咳之功。

【临床应用】（1）辨证要点　本品是治疗痰浊阻肺咳喘的常用方。用于治疗咳嗽痰多、痰色白质稠，胸闷，气短，舌苔白滑，脉濡。以咳嗽痰多、痰色白质稠，舌苔白滑，脉濡为辨证要点。

（2）现代应用　本品用于治疗上呼吸道感染、支气管炎、咽喉炎等属痰浊阻肺者。

【用法用量】口服。一次 10～20ml，一日 3 次。

【使用注意】忌食辛辣、生冷、油腻食物；风热咳嗽忌用。

练一练

患者，女，67岁，教师。诉5天前因感冒后出现咳嗽少痰，咯痰不爽，咽干微痛，咽痒则咳。自行服用阿奇霉素、氧氟沙星、抗病毒冲剂、感冒清等后，虽感冒症状有所缓解，但仍咳嗽不止，咽痒如蚁行，前来就诊。咳嗽咽痒，痰黏难咯，口干不欲多饮，大便干燥，咽部微充血，咽后壁有淋巴滤泡增生，舌质红，苔薄少，脉弦细。宜推荐的药物是

A. 桑杏汤　　B. 小青龙合剂　　C. 橘红半夏颗粒　　D. 二陈丸

答案解析

任务五　痰热咳嗽类方药

PPT

痰热咳嗽，症状为咳嗽，气息粗促，或喉中有痰声，痰多质黏或稠黄，咯吐不爽，甚咯血痰，胸胁胀满，咳时引痛，面赤，或有身热，口渴欲饮，舌红，苔黄腻，脉滑数。其病因多为痰热壅肺，肺失肃降，治宜清热宣肺，化痰止咳。可选用瓜蒌、贝母等清热化痰之品，配伍黄芩、桔梗、鱼腥草等清肺祛痰之品，代表方药有止嗽定喘口服液、清气化痰丸、清肺抑火片、牛黄蛇胆川贝液、复方鲜竹沥液等。

想一想

风热咳嗽和痰热咳嗽在病因病机、临床表现上有何不同？辨证治疗时要把握哪些重要的区别点？

答案解析

止嗽定喘口服液

《中华人民共和国药典》2020年版

【方歌】伤寒麻杏甘石汤，汗出而喘法度良，辛凉宣泄能清肺，定喘除热效力彰。

【组成】麻黄、石膏、苦杏仁、甘草。

【功能】辛凉宣泄，清肺平喘。

【主治】表寒里热。症见身热口渴，咳嗽痰盛，喘促气逆，胸膈满闷。

【组方分析】本品源于《伤寒杂病论》所载“麻杏甘石汤”，本方证为“风寒入里化热，汗出而喘”而设。发汗之后，其邪不从汗而出于表者，乃郁于肺内，故咳嗽痰盛，喘促气逆；邪气外闭，肺中蕴热，故表寒里热，身热口渴。肺中之邪，非麻黄、杏仁不能发，而肺中郁热，非石膏不能除。治宜辛凉宣泄，清肺平喘。

方中重用麻黄、石膏为君。麻黄辛温，宣肺解表，止咳平喘；石膏辛甘大寒，既能清肺胃之热，又可透表解肌。两药合用，一辛温，一辛寒，清宣并用，相制为用。

苦杏仁为臣。苦杏仁苦微温，降气止咳平喘。

甘草为佐使。甘草甘平，补脾益气，调和诸药，又能与石膏相配，甘寒生津止渴，并可防石膏大寒之性伤胃气。

全方组方严谨，清宣并用，解表寒，清里热，共奏辛凉宣泄，清肺平喘之功。

【临床应用】（1）辨证要点　本品是治疗急性支气管炎常用方。用于治疗咳嗽痰盛，喘促气逆，胸膈满闷，身热，口渴，舌红苔黄，脉浮数。以咳嗽痰多，胸膈满闷，身热，舌红苔黄，脉数为辨证要点。

（2）现代应用　本品可用于咳喘、急性支气管炎等属咳嗽痰盛，喘促气逆者。

【用法用量】口服。一次10ml，一日2～3次；儿童酌减。

【使用注意】忌食辛辣、生冷、油腻食物；因含麻黄，青光眼、高血压、心脏病患者等慎用。

看一看

止嗽定喘口服液，源于《伤寒论》"麻黄杏仁甘草石膏汤"。原方为治疗"太阳病，发汗未愈，风寒入里化热，汗出而喘者"。盛心如云："按仲师大论，于发汗后不可更行桂枝汤，汗出而喘，无大热者，麻杏石甘汤主之。"柯韵伯谓："无汗而喘，大热。盖汗出而喘者，热壅于肺也；无汗而喘者，热闭于肺也。壅于肺者，皮毛开，故表无大热。热闭于肺，则皮毛亦闭，故表热甚壮。是以不论有汗无汗，皆以麻杏石甘为主。"

清肺排毒汤、化湿败毒方、宣肺败毒方，是中医药在新冠肺炎战疫中筛选中的三方，救治了大量新冠肺炎患者。这三方中均含有麻杏甘石汤的组成，可见，麻杏甘石汤是治疗肺热咳嗽的有效方剂。

清气化痰丸
《中华人民共和国药典》2020 年版

【方歌】清气化痰胆星蒌，夏芩杏陈枳实投，茯苓姜汁糊丸服，气顺火清痰热除。

【组成】胆南星、瓜蒌仁霜、半夏（制）、酒黄芩、陈皮、苦杏仁、枳实、茯苓、生姜。

【功能】清热化痰，理气止咳。

【主治】肺热咳嗽。症见咳嗽气喘，痰多黄稠，胸膈痞闷，甚则气急呕恶，烦躁不宁，舌质红，苔黄腻，脉滑数。

【组方分析】方中重用胆南星、瓜蒌仁霜为君。胆南星苦辛微凉，清热化痰；瓜蒌仁霜甘寒，润肺化痰，滑肠通便。二药配伍，清肺热，化热痰。

制半夏、酒黄芩为臣。制半夏辛温，燥湿化痰散结；酒黄芩苦寒，清泻肺火及上焦实热，以治肺热所致咳嗽痰稠。二药相配，化痰散结，清热降火，既相辅相成，又相制相成。

苦杏仁、陈皮、枳实、茯苓为佐。苦杏仁苦微温，降气止咳平喘；陈皮苦辛温，理气健脾，燥湿化痰；枳实苦辛酸微寒，破气消积，化痰散痞；茯苓甘淡平，健脾利水渗湿，以杜生痰之源。四药合用，宣肺理气，渗利痰湿，取治热痰者先降其火，治火者先顺其气之意。

生姜为使。以姜汁为丸，化痰止咳。

诸药合用，化痰与清热、理气并进，气顺则火降，火清则痰消，痰消则火无所附，共奏清热化痰、理气止咳之功。

【临床应用】（1）辨证要点　本品是治疗肺热咳嗽的常用方。用于治疗咳嗽气喘，痰多黄稠，胸膈痞闷，甚则气急呕恶，烦躁不宁，舌质红，苔黄腻，脉滑数。以咳嗽气喘，痰多黄稠，舌质红，苔黄腻，脉滑数为辨证要点。

（2）现代应用　本品可用于肺炎、急性支气管炎、慢性支气管炎急性发作、哮喘等属痰热阻肺者。

【用法用量】口服。一次 6～9g，一日 2 次；小儿酌减。

【使用注意】忌食辛辣、油腻食物；风寒咳嗽、痰湿阻肺者不适用。

看一看

清气化痰丸，源于明代吴昆等所著《医方考》，主治肺热咳嗽之痰热证。痰热形成的原因主要有两种，一种是湿痰郁而化热，一种是外邪入里化热，热邪煎灼津液为痰。本方所治疗的热痰，是痰湿郁滞在肺，造成肺失清肃，从而引起胃气不和；又因痰阻气滞，气郁化火，痰热互结，壅阻于肺，致肺失清肃，故见咳嗽气喘，咯痰黄稠；阻碍气机，则胸膈痞闷，甚则气逆于上，发为气急呕恶。鉴于此，在治疗上用清热化痰、理气止咳之法。

清肺抑火片

《中华人民共和国药典》2020 年版

【方歌】清肺抑火芩柏母，苦参栝楼栀桔胡，肺热咳嗽痰涎盛，清肺止嗽降火毒。

【组成】黄芩、栀子、黄柏、苦参、天花粉、知母、桔梗、前胡。

【功能】清肺止嗽，降火生津。

【主治】肺热咳嗽。症见痰涎壅盛，咽喉肿痛，口鼻生疮，牙齿疼痛，牙根出血，大便干燥，小便赤黄，舌红苔黄腻，脉滑数。

【组方分析】方中重用黄芩、栀子为君。黄芩苦寒，清热燥湿，泻火解毒；栀子苦寒，清热利湿，泻火除烦，导湿热从小便而出。

知母、天花粉、黄柏、苦参为臣。知母苦甘寒、天花粉甘微苦微寒，清热泻火，生津润燥，既泻肺火，又润燥通便；黄柏、苦参苦寒，清热燥湿。

前胡、桔梗为佐使。前胡苦辛微寒，降气化痰，散风清热；桔梗苦辛平，宣肺，祛痰，利咽。二药伍用，宣降相宜，化痰利咽。

诸药合用，清肺热降火与生津润燥并进，共奏清肺止嗽、降火生津之功。

【临床应用】（1）辨证要点　本品是治疗肺热咳嗽的常用方。用于治疗痰涎壅盛，咽喉肿痛，口鼻生疮，牙齿疼痛，牙根出血，大便干燥，小便赤黄，舌红苔黄腻，脉滑数。以痰涎壅盛，咽喉肿痛，小便赤黄，舌红苔黄腻，脉滑数为辨证要点。

（2）现代应用　本品可用于上呼吸道感染、扁桃体炎、支气管炎等属痰热壅盛者。

【用法用量】口服。一次 4 片，一日 2 次。

【使用注意】孕妇忌服；风寒咳嗽、脾胃虚寒者忌服。

牛黄蛇胆川贝液

《中华人民共和国药典》2020 年版

【方歌】牛黄蛇胆川贝液，疏散风热加薄荷，痰热痰黄咽干痒，化痰止咳清肺热。

【组成】人工牛黄、川贝母、蛇胆汁、薄荷脑。

【功能】清热，化痰，止咳。

【主治】热痰、燥痰咳嗽。症见咳嗽，痰黄或干咳，咯痰不爽。

【组方分析】方中重用人工牛黄为君。人工牛黄甘凉，清心，豁痰，开窍，解毒。

川贝母为臣。川贝母苦甘微寒，清热润肺，化痰止咳。

蛇胆汁为佐。蛇胆汁苦微甘凉，清热，行气化痰。

薄荷脑为使。薄荷脑辛凉，疏散风热，清利头目，利咽。

诸药合用，共奏清热、化痰、止咳之功。

【临床应用】（1）辨证要点　本品是治疗热痰、燥痰咳嗽的常用方。用于治疗咳嗽，痰黄或干咳，咯痰不爽，舌红苔黄腻或少苔，脉数。以咳嗽，痰黄稠或干咳，舌红苔黄腻或少苔，脉数为辨证要点。

（2）现代应用　本品可用于肺炎、急性支气管炎、慢性支气管炎、上呼吸道感染等属热痰、燥痰者。

【用法用量】口服。一次 10ml，一日 3 次，小儿酌减或遵医嘱。

【使用注意】恶寒发热者，忌服；寒痰、湿痰者慎用。

练一练

患者，男，52岁。自诉两年来反复咳嗽，经常性咯吐黄痰，偶见痰中带血。胸部X线检查：支气管扩张。近日感冒发热，咳嗽加剧。诊断可见咯吐黄痰不爽，痰中带血，呼吸气粗，左胸部伴有灼热痛感，口苦口黏，呕恶食少，心烦不安，大便不畅，脘腹稍胀，舌苔黄腻，脉滑数。宜推荐的中成药是

答案解析

A. 止嗽定喘口服液　　B. 清气化痰丸　　C. 橘红咳痰液　　D. 杏仁止咳合剂

复方鲜竹沥液
《中华人民共和国药典》2020年版

【方歌】复方竹沥生姜夏，鱼腥桔薄与枇杷，清热化痰又止咳，痰黄黏稠此方佳。

【组成】鲜竹沥、鱼腥草、枇杷叶、桔梗、生半夏、生姜、薄荷素油。

【功能】清热化痰，止咳。

【主治】痰热咳嗽。症见咳嗽痰多，咯痰黄稠，黏腻难以咯出，舌质红，苔黄腻，脉滑数。

【组方分析】方中重用鲜竹沥为君。鲜竹沥甘寒，清肺降火，化痰止咳。

鱼腥草、枇杷叶为臣。鱼腥草辛微寒，清热解毒，化痰止咳；枇杷叶苦微寒，清肺止咳，降逆止呕。二者合用，可助君清热化痰止咳。

桔梗、生半夏、生姜、薄荷素油为佐。桔梗苦辛平，宣肺利咽，祛痰止咳；生半夏辛温，燥湿化痰；生姜辛微温，化痰止咳；薄荷素油辛凉，疏散风热，清利咽喉，防生半夏、生姜温燥太过。四药相合，助君臣化痰止咳，又可制生半夏毒性。

全方配伍，苦寒清热降泄，共奏清热化痰、止咳之功。

【临床应用】（1）辨证要点　本品是治疗痰热咳嗽常用方。用于治疗咳嗽痰多，咯痰黄稠，黏腻难以咯出，舌质红，苔黄腻，脉滑数。以咳嗽，痰黄黏稠，舌红苔黄腻，脉滑数为辨证要点。

（2）现代应用　本品可用于上呼吸道感染、肺炎、支气管炎等引发的咳嗽。

【用法用量】口服。一次20ml，一日2～3次；小儿酌减或遵医嘱。

【使用注意】忌烟、酒及辛辣、生冷、油腻食物；风寒咳喘、痰热壅盛者不宜服用。

任务六　阴虚肺燥咳嗽类方药

PPT

阴虚肺燥咳嗽，临床表现为干咳无痰，或痰少而黏，甚至痰中带血，不易咯出，伴有口干咽干，或声音嘶哑，手足心热，午后烦热，舌红少苔或无苔，脉细数等。其病因多为肺阴虚内燥，肺失滋润，治宜滋阴润燥，润肺止咳。可选用贝母、瓜蒌、杏仁、枇杷叶等润肺止咳之品，配伍麦门冬、知母、百合、天花粉、玉竹等滋阴润燥之品，代表方药有养阴清肺膏、百合固金丸、川贝雪梨膏、二母宁嗽丸等。

想一想

风燥咳嗽和阴虚肺燥咳嗽在病因病机、临床表现等方面有何不同？辨证治疗时要把握哪些重要的区别点？

答案解析

养阴清肺膏

《中华人民共和国药典》2020 年版

【方歌】养阴清肺是妙方，玄参草芍麦地黄，薄荷贝母丹皮入，肺燥咽痛急煎尝。

【组成】地黄、玄参、麦冬、川贝母、牡丹皮、白芍、薄荷、甘草。

【功能】养阴润燥，清肺利咽。

【主治】阴虚肺燥所致的咳嗽。症见咽喉干痛，干咳少痰，或痰中带血，舌质红，苔黄而干，脉细。

【组方分析】方中重用地黄为君。地黄甘寒，清热凉血，养阴生津。

玄参、麦冬为臣。玄参甘苦咸微寒，清热凉血，滋阴降火；麦冬甘微苦微寒，养阴生津，润肺。二者为用，助君清热，凉血，养阴。

白芍、牡丹皮、川贝母、薄荷为佐。白芍苦酸微寒，敛阴养血柔肝；牡丹皮苦辛，清热凉血解毒；川贝母苦甘微寒，清热润肺，化痰止咳；少量薄荷辛凉，疏散风热，清利头目，利咽。

甘草为使。甘草甘平，清热解毒，调和诸药。

诸药相合，共奏养阴润燥、清肺利咽之功。

【临床应用】(1) 辨证要点　本品是治疗肺阴虚燥咳的常用方。用于治疗咳嗽日久，咯白痰，质黏不易咯出，或干咳少痰，咽喉干痛，或痰中带血，舌质红，苔黄而干，脉细。以干咳少痰，咽喉干痛，舌红苔干，脉细等为辨证要点。

(2) 现代应用　本品可用于老年慢性阻塞性肺气肿、慢性咽炎、小儿支原体肺炎、小儿急性扁桃体炎、复发性口腔溃疡、放射性肺炎等属阴虚肺燥者。

【用法用量】口服。一次 10 ~20ml，一日 2 ~3 次。

【使用注意】忌烟、酒及辛辣、生冷、油腻食物；糖尿病患者慎用。

看一看

养阴清肺膏，出自清代新安名医郑梅涧所著《重楼玉钥》，是治疗白喉的常用方。

《重楼玉钥》曰："白喉乃由热毒蕴结肺胃二经，复由肠寒，下焦凝滞，胃气不能下行，而上灼于肺，咽喉一线三地，上当其行，终日蒸腾，无有休息，以致肿且滞，溃见闭矣……"白喉病多由素体阴虚蕴热、复感疫毒所致，发病时可见喉间起白如腐，不易拭去，故名为"白喉"。治疗宜养阴清肺为主，兼清疫解毒。实验研究表明养阴清肺膏有纠正呼吸道局部慢性炎症改变，改善血液的黏、凝、聚状态，多途径干预患者的免疫功能，部分恢复免疫的作用。

百合固金丸

《中华人民共和国药典》2020 年版

【方歌】百合固金二地黄，玄参贝母桔甘藏，麦冬芍药当归配，肺肾阴虚用此方。

【组成】白芍、百合、川贝母、当归、地黄、甘草、桔梗、麦冬、熟地黄、玄参。

【功能】养阴润肺，化痰止咳。

【主治】肺肾阴虚所致的燥咳。症见咳嗽气喘，干咳少痰，痰中带血，咽干喉痛，头晕目眩，午后潮热，舌红少苔，脉细数。

【组方分析】方中百合、熟地黄、地黄为君。百合甘苦微寒，养阴清热，润肺止咳；熟地黄甘温，滋阴养血；地黄甘寒，清热凉血，养阴生津。

麦冬、玄参为臣。麦冬甘微苦微寒，养阴生津，润肺；玄参甘苦咸微寒，清热凉血，滋阴降火。

当归、白芍、川贝母、桔梗为佐。当归甘辛温，治咳逆上气，与白芍合用，养血柔肝，以防肝木刑肺金；川贝母苦甘微寒，清热润肺，化痰止咳；桔梗苦辛平，宣肺，利咽，祛痰，止咳。

生甘草为使。甘草甘平，清热解毒，调和诸药。

诸药相合，滋肾保肺，金水同调，共奏养阴润肺、化痰止咳之功。

【临床应用】（1）辨证要点　本品是治疗肺肾阴虚咳嗽的常用方。用于治疗咳嗽气喘，干咳少痰，痰中带血，咽干喉痛，头晕目眩，午后潮热，舌红少苔，脉细数。以咳嗽，干咳少痰，咽干喉痛，舌红少苔，脉细数为辨证要点。

（2）现代应用　本品可用于肺炎、肺气肿、肺结核、慢性气管炎、支气管扩张咯血、小儿久咳、咽喉炎等属肺肾阴虚者。

【用法用量】口服。水蜜丸一次6g，大蜜丸一次1丸，一日2次。

【使用注意】忌烟、酒及辛辣、生冷、油腻食物；风寒咳嗽者不宜服用。

看一看

二母宁嗽丸，出自明代龚信《古今医鉴》“二母宁嗽汤”方。用于因伤酒食，胃火上炎冲肺，咳嗽吐痰，经旬不愈者。本方系清肺润肺止咳之剂，现代主要用于治疗燥热伤及肺阴所导致的咳喘。用于治疗咳嗽，痰黄稠，量少，不易咯出，或干咳无痰，胸满气促，咽干口燥或声哑喉痛，舌红苔薄黄或无苔，脉细或细数。方中君药川贝母性微寒，清热润燥，化痰止咳；知母甘寒，清肺润燥，乃取《医方考》所述方：“二母散”之意，共奏清热化痰、润肺止咳之功效。

二母宁嗽丸

《中华人民共和国药典》2020年版

【方歌】二母宁嗽栀蒌芩，石膏桑白与茯苓，枳陈五味炙甘草，清肺润燥黄痰净。

【组成】川贝母、知母、石膏、炒栀子、黄芩、蜜桑白皮、茯苓、炒瓜蒌子、陈皮、麸炒枳实、炙甘草、五味子。

【功能】清肺润燥，化痰止咳。

【主治】燥热蕴肺咳嗽。症见痰黄而黏不易咯出，胸闷气促，久咳不止，声哑喉痛。

【组方分析】方中重用川贝母、知母为君。川贝母苦甘微寒，清热润肺，化痰止咳；知母苦甘寒，清热泻火，滋阴润燥。两药配伍，清肺润燥。

黄芩、石膏、炒栀子为臣。黄芩苦寒，清上焦肺热；石膏辛甘大寒，清肺经实热，泻肺胃之火；炒栀子苦寒，清解三焦火毒。三药合用，清肺中伏火之力增强。

蜜桑白皮、炒瓜蒌子、五味子、麸炒枳实、陈皮、茯苓为佐。蜜桑白皮甘寒，清泻肺热，止咳平喘；炒瓜蒌子甘寒，润肺化痰止咳；五味子酸甘温，敛肺止咳平喘；麸炒枳实苦辛酸微寒，化痰除痞；陈皮苦辛温，理气化痰；茯苓甘淡平，健脾渗湿，以除生痰之源。六药合用，理气化痰止咳。

炙甘草为使。炙甘草甘平，祛痰止咳，调和诸药。

诸药合用，共奏清肺润燥、化痰止咳之功。

【临床应用】（1）辨证要点　本品是治疗燥热蕴肺咳嗽的常用方。用于治疗咳嗽痰黄，痰黏不易咯出，胸闷气促，久咳声哑，喉痛，舌红少津，脉数。以咳嗽，痰黄，喉痛，舌红少津，脉数为辨证要点。

（2）现代应用　本品可用于支管炎、支气管哮喘、肺结核、小儿肺炎、百日咳、咽喉炎等属燥热伤肺者。

【用法用量】口服。一次9g，一日2次。

【使用注意】忌烟、酒及辛辣食物；外感风寒、痰涎壅盛者禁用；脾胃虚寒者慎服。

练一练

二母宁嗽丸方中的君药“二母”是指

A. 浙贝母、川贝母　B. 浙贝母、知母　C. 川贝母、知母　D. 珍珠母、知母

答案解析

川贝雪梨膏

《中华人民共和国药典》2020 年版

【方歌】川贝雪梨用麦冬，更加百合与款冬，润肺止咳利咽喉，阴虚肺燥此方用。

【组成】梨清膏、川贝母、麦冬、百合、款冬花。

【功能】润肺止咳，生津利咽。

【主治】阴虚肺热证。症见咳嗽，喘促，口燥咽干。

【组方分析】方中重用川贝母、梨清膏为君。川贝母苦甘微寒，清热润肺，化痰止咳；梨清膏甘寒，清润肺燥，生津利咽。二药合用，清肺热，润肺燥，止咳化痰。

麦冬、百合为臣。麦冬甘微苦微寒，养阴生津，润肺；百合甘苦微寒，养阴清热，润肺止咳。两药配伍，润肺，止咳，养阴。

款冬花为佐。款冬花辛微苦温，润肺下气，止咳化痰。

诸药相合，共奏润肺止咳、生津利咽之功。

【临床应用】（1）辨证要点　本品是治疗阴虚肺热咳喘的常用方。用于治疗咳嗽，喘促，口燥咽干，舌红少苔，脉细数。以咳嗽，咽干，舌红少苔，脉细数为辨证要点。

（2）现代应用　本品可用于上呼吸道感染（后期），急性支气管炎，急、慢性咽炎等属阴虚肺热者。

【用法用量】口服。一次 15g，一日 2 次。

【使用注意】忌烟、酒及辛辣、生冷、油腻的食物；痰湿咳嗽者禁服。

药爱生命

秋梨味酸甜、性寒凉，能生津、止渴、润肺、清心、利肠解毒。对热病伤津所致的烦渴、胸中热闷、肺燥干咳、大便秘燥等症有较好治疗效果。《本草纲目》把其功能定为“生者清六腑之热，熟者滋五脏之阴”。

秋梨膏是由秋梨和祛痰中药配伍加工而成的药膳饮品。《本草求原》中所载的“秋梨蜜膏”为史料记载，相传始于唐朝，至清朝方才流入民间。

秋梨膏作为药食同用的上佳饮品，在民间一直广受百姓的喜爱。北京同仁堂的中成药秋梨润肺膏畅销海内外，深受欢迎。

答案解析

目标检测

一、单项选择题

1. 小青龙合剂不适用于

A. 恶寒发热　　B. 咯痰黄稠

C. 咳嗽气喘　　D. 肢体水肿

2. 患者，30 岁。身强体健。因着衣不慎而感风寒，导致急性支气管炎。症见身热烦渴，咳嗽痰盛，喘粗气逆，胸膈满闷。证属表寒里热，宜选用的中成药是

A. 止嗽定喘口服液　　B. 橘红痰咳液

C. 通宣理肺丸　　D. 桂龙咳喘宁胶囊

3. 用于治疗外感温燥证的代表方是

A. 杏苏散　　B. 养阴清肺膏

C. 桑杏汤　　D. 清肺抑火片

4. 咳嗽属于外感风热者，宜选用的中成药是

A. 清气化痰丸　　B. 牛黄蛇胆川贝液

C. 养阴清肺膏　　D. 川贝枇杷糖浆

5. 患者，女，50 岁。因燥热蕴肺导致咳嗽日久不愈，痰黄而黏，不易咯出，胸闷气促，声哑喉痛。治当清肺润燥，化痰止咳。宜选用的中成药是

A. 止咳枇杷颗粒　　B. 通宣理肺丸

C. 二母宁嗽丸　　D. 小青龙合剂

6. 二陈丸的药物组成是

A. 陈皮、半夏、茯神、甘草　　B. 陈皮、厚朴、茯苓、甘草

C. 陈皮、半夏、苦杏仁、甘草　　D. 陈皮、半夏（制）、茯苓、甘草

7. 下列可用于肺热咳嗽、痰多的中成药是

A. 川贝雪梨膏　　B. 百合固金丸

C. 杏苏散　　D. 复方鲜竹沥液

8. 患者，36 岁。患痰热阻肺，症见咳嗽痰多，痰黄黏稠，胸腹满闷。宜选择的中成药是

A. 清气化痰丸　　B. 橘红痰咳液

C. 橘贝半夏颗粒　　D. 清肺抑火片

9. 下列不属于蜜炼川贝枇杷膏功能的是

A. 清热润肺　　B. 燥湿化痰

C. 止咳平喘　　D. 理气化痰

二、配伍选择题

A. 通宣理肺丸　　B. 养阴清肺膏

C. 牛黄蛇胆川贝液　　D. 杏仁止咳合剂

E. 急支糖浆

1. 治风寒束表所导致的咳嗽宜用
2. 治肺热咳嗽宜用
3. 治阴虚肺燥咳嗽宜用

A. 橘贝半夏颗粒　　B. 二陈丸　　C. 清气化痰丸

D. 复方鲜竹沥液　　E. 小青龙合剂

4. 可治疗痰热咳嗽，痰黄黏稠的是
5. 可治疗痰气阻肺，咳嗽痰多，胸闷气急的是

A. 燥湿化痰，理气和胃　　B. 止咳化痰，降气平喘

C. 清热宣肺，化痰止咳　　D. 清热化痰，宣肺止咳

E. 清肺润燥，化痰止咳

6. 桂龙咳喘宁胶囊的功能是

7. 二陈丸的功能是

8. 川贝枇杷糖浆的功能是

三、多项选择题

1. 通宣理肺丸的功能是

A. 清热解毒　B. 燥湿化痰　C. 解表散寒　D. 宣肺止咳　E. 清热化痰

2. 牛黄蛇胆川贝液的功能是

A. 清热　B. 化痰　C. 平喘　D. 止咳　E. 宣肺

3. 急支糖浆的功能是

A. 清热化痰　B. 燥湿化痰　C. 化痰止咳　D. 宣肺止咳　E. 理气平喘

4. 止咳枇杷颗粒的臣药有

A. 桑白皮　B. 百部　C. 白前　D. 桔梗　E. 枇杷叶

四、案例分析题

1. 处方分析

苏叶 12g　苦杏仁 12g　半夏 9g　茯苓 9g　前胡 9g　桔梗 9g　枳壳 9g　橘皮 9g　甘草 6g　大枣 5 枚　生姜 3g

请根据处方药物组成，分析此方适用于咳嗽的何种证型，并简要说明理由。

2. 用药推荐分析

患者，女，45 岁，教师。主诉咳嗽两周未愈，患者有慢性咽炎病史，近期咳嗽加重。症见咽喉干痛，干咳少痰，痰中带血，伴有声音嘶哑，舌质红，苔黄而干，脉细数等。

请辨证分型，并为该患者推荐合适的中成药。

书网融合……

重点回顾　微课

项目四　热证用方药

学习目标

知识目标：

1. 掌握　白虎汤、导赤丸、龙胆泻肝丸、牛黄解毒片、牛黄至宝丸、清营汤、六一散、紫金锭、青蒿鳖甲汤、西黄丸的组成、功能、主治、组方分析、临床应用及使用注意。

2. 熟悉　热证的概念、分类、病因病机、治疗原则及注意事项。

3. 了解　黄连上清丸、牛黄上清片、一清颗粒、黛蛤散、清开灵颗粒、板蓝根颗粒、清热解毒口服液、新雪颗粒、犀角地黄汤、清暑益气丸、甘露消毒丸、十滴水、养血退热丸、抗癌平丸的功能、主治与使用注意。

技能目标：

能熟练完成热证的问病荐药，能安全、合理地使用热证的方剂与中成药。

素质目标：

树立中医药的文化自信，养成爱岗敬业的职业精神，形成诚信友善的价值追求，争做守正创新的时代新人。

导学情景

情景描述：患者，女，16 岁。咽喉口糜 3 天。10 日前恶寒发热、头痛，3 日前表证已解，出现咽喉疼痛，口腔溃疡，伴便秘，口干喜饮，神志清，舌尖红，苔微黄，脉数。

情景分析：外感寒邪，入里化热，咽喉肿痛，口腔溃疡，便秘，舌尖红，脉数为邪热内盛，主热证。

讨论：病因是什么？应该选用哪些中药进行治疗？

学前导语：此患者咽喉疼痛、口腔溃疡，当以何法治疗？治疗热证的方剂和中成药有哪些？

热证是外感火热之邪，或外感寒湿等邪郁而化热，或五志过极化火，或过服辛辣温热之品，或素体阳热之气偏亢等引起的机体机能亢进的一类证候。

（1）热证分类　根据病因、病位的不同，可分为实火、热毒、血热、暑热、虚热和癌肿等。

（2）病因病机　热证的病因，不外内生和外感两类。外感六淫及疫毒之邪，入里化热；内伤久病，或汗吐下太过；或五志过极，郁而化热；或饮食失调，蓄积为热；或脏腑偏盛，阳盛生火；或热病伤阴，阴虚阳亢等。

临床表现，有气分、血分、脏腑之分，有实热、虚热之异，亦有轻重缓急之殊。温、热、火，三者虽本质相同，但程度不同。热为温之渐，火为热之极。热多属外感，如感受风热、暑热、湿热；而火多属内伤，如脏腑阴阳、气血失调。临床辨证需辨明表里、阶段、虚实三种情况。①一辨表里：表证已解，热已入里，里热已盛，尚未结实，宜清热泻火解毒；表邪未解，邪已入里，宜表里双解。②二辨阶段：热在气分，宜清气分热；热在营血，宜清营凉血。③三辨虚实：实热，宜用寒凉之品以清热；虚热，宜用甘寒之品以滋阴退热。

（3）治疗原则　《素问·至真要大论》提出“温者清之”“热者寒之”“治热以寒”的治疗原则，对由温、热、火所致的里热证皆适用。

（4）注意事项　热证类用药需注意勿过剂，本类方药性质寒凉，用之太过，易伤中败胃，损伤阳气，故中病即止，勿过量使用。若热邪炽盛，服寒凉方药入口即吐者，则为格拒不纳之象，宜用反佐法。

PPT

任务一　实火类方药

实火证，症状有目赤肿痛，口舌生疮，耳鸣耳聋，牙痛，牙龈红肿，咽喉肿痛，疮疡初期红肿热痛，小便短赤，大便秘结，舌红苔黄，脉数等。治宜清热泻火。可选用石膏、黄连、黄芩等清热泻火之品，代表方药有白虎汤、导赤丸、龙胆泻肝丸、黄连上清丸、牛黄上清片、一清颗粒、黛蛤散等。

白虎汤
《伤寒论》

【方歌】白虎膏知粳米甘，清热生津止渴烦，气分热盛四大症，益气生津人参添。

【组成】石膏、知母、粳米、炙甘草。

【功能】清热生津。

【主治】气分实热证。症见壮热头痛，烦渴引饮，面赤恶热，大汗出，舌红苔黄，脉洪大有力。

【组方分析】本方证为伤寒内传阳明入里化热；或温邪由卫及气，里热炽盛，灼伤津液而设。里热炽盛，而见壮热不寒；里热蒸腾，迫津外泄，故而大汗；热灼伤津，故而烦渴引饮；脉洪大有力为热盛之象。此证病机为肺胃热盛，热炽伤津。治宜清热生津。“伤寒脉浮，发热无汗，其表不解者，不可与白虎汤。”（《伤寒论·辨太阳病脉证并治》）“白虎本为达热出表，若其人脉弦浮而细者，不可与也；脉沉者，不可与也；不渴者，不可与也；汗不出者，不可与也，常须识此，勿令误也。”（《温病条辨》）

方中石膏为君。石膏辛甘大寒，入肺胃二经，善清阳明气分大热，清热而不伤阴，并能止渴除烦。

知母为臣。知母苦甘寒，清热泻火，滋阴润燥。石膏配知母相须为用，清热除烦，生津止渴之力尤强，为治气分大热配伍。

粳米、炙甘草为佐。粳米甘温、炙甘草甘平，益胃生津，可防石膏、知母过寒伤胃。

炙甘草兼以为使。炙甘草甘平，调和诸药。

四药合用，泻火之中有生津之效，清热而无苦寒燥津之弊，可使邪热清解，津液恢复，共奏清热生津之功。

【临床应用】（1）辨证要点　本方为治疗伤寒阳明经证，或温病气分热盛证的基础方。用于壮热头痛，烦渴引饮，面赤恶热，大汗出，舌红苔黄，脉洪大有力。以身大热，汗大出，口大渴，脉洪大为辨证要点。

（2）现代应用　本品可用于感染性疾病，如大叶性肺炎、流行性乙型脑炎、流行性出血热、牙龈炎、牙髓炎等属气分热盛者。

【用法用量】上四味，以水一斗，煮米熟，汤成去滓，温服一升，日三服。

【使用注意】脉浮弦而细者、不渴者、脉沉者、汗不出者不可服用。

导赤丸
《中华人民共和国药典》2020 年版

【方歌】导赤丸中用黄连，翘栀黄芩通天玄，滑石大黄赤芍伴，清热泻火利通便。

【组成】连翘、黄连、栀子（姜炒）、木通、玄参、天花粉、赤芍、大黄、黄芩、滑石。

【功能】清热泻火，利尿通便。

【主治】心经火热证。症见口舌生疮，咽喉肿痛，心胸烦热，小便短赤，大便秘结。

【组方分析】本方证为心经火热，热移小肠而设。心火之火，循经上炎，故见心胸烦热、面赤、口舌生疮；火热之邪，灼伤津液，而见小便短赤，大便秘结；火热毒盛，则咽喉肿痛。治宜清热泻火，利尿通便。

方中以黄连为君。黄连大苦大寒，清心除烦，泻火解毒。

黄芩、连翘为臣。黄芩苦寒，清热泻火解毒；连翘苦微寒，清热解毒消肿。

姜栀子、木通、滑石、大黄、赤芍、玄参、天花粉为佐。姜栀子苦寒，清热泻火除烦，通泄三焦之火而导热下行；木通苦寒，清心除烦，利尿通淋；滑石甘淡寒，利尿通淋清热；大黄苦寒，泻热通便，清热泻火，可使热邪从大便而下；赤芍苦微寒，清热凉血，散瘀止痛；玄参甘苦咸微寒，清热凉血，滋阴降火，解毒散结；天花粉甘微苦微寒，清热泻火，生津止渴。

诸药相配，共奏清热泻火，利尿通便之功。

【临床应用】（1）辨证要点　本品是治疗心经火热内盛证的常用方。用于治疗口舌生疮，咽喉肿痛，心胸烦热，小便短赤，大便秘结。以心胸烦热，小便短赤，大便秘结等为辨证要点。

（2）现代应用　本品可用于口腔炎、尿道炎、急慢性肾盂肾炎、泌尿系结石、泌尿系结核等属气心火内盛，心热移于小肠者。

【用法用量】口服。水蜜丸一次 2g，大蜜丸一次 1 丸，一日 2 次；周岁以内小儿酌减。

【使用注意】孕妇禁用；脾虚便溏者及体弱年迈者慎用。

龙胆泻肝丸

《中华人民共和国药典》2020 年版

【方歌】龙胆泻肝栀芩柴，生地车前泽泻偕，木通甘草当归合，肝经湿热力能排。

【组成】龙胆、黄芩、栀子（炒）、泽泻、木通、盐车前子、酒当归、地黄、柴胡、炙甘草。

【功能】清肝胆，利湿热。

【主治】肝胆实火上炎证和肝胆湿热下注证。肝胆实火上炎证，症见头痛目赤，胁痛，口苦，耳聋，耳肿，舌红苔黄，脉弦数有力。肝胆湿热下注证，症见阴肿，阴痒，筋痿，阴汗，小便淋浊，尿赤涩痛，或妇女带下黄臭，舌红苔黄或腻，脉弦数有力。

【组方分析】本方证为肝胆实火上炎或肝胆湿热循经下注而设。肝胆之火，循经上炎，则头痛目赤，胁痛，口苦，耳聋，耳肿，舌红苔黄，脉弦数有力；肝胆湿热，循经下注，则阴肿，阴痒，筋痿，阴汗，小便淋浊，尿赤涩痛，或妇女带下黄臭，舌红苔黄或腻，脉弦数有力。治宜清泻肝胆实火，清利肝经湿热。

方中龙胆为君。龙胆苦寒，既清泻肝胆实火，又利肝胆湿热，泻火除湿，两擅其功。

黄芩、炒栀子为臣。黄芩苦寒，清热燥湿，泻火解毒；炒栀子苦寒，泻火除烦，清热利湿。二药合用，助君清肝胆，利湿热。

泽泻、木通、盐车前子、酒当归、生地黄、柴胡为佐。泽泻甘淡寒，利水渗湿，泄热；木通苦寒，清心除烦，利尿通淋；盐车前子甘寒，清热利尿通淋，渗湿，引肝经湿热从水道而去。酒当归甘辛温，补血；生地黄甘寒，养阴生津。归、地同用，养血滋阴，使邪去而阴血不伤，并可缓方中诸药苦寒渗湿伤阴之弊。柴胡辛苦微寒，疏泄肝气，并引药入肝经。

炙甘草为使。炙甘草甘平，补脾益气，调和诸药。

诸药合用，共奏清肝胆、利湿热之功。

【临床应用】（1）辨证要点　本品是治疗肝胆实火上炎，肝经湿热下注的常用方。用于治疗头痛目赤，胁痛，口苦，耳聋，耳肿，阴肿，阴痒，筋痿，阴汗，小便淋浊，尿赤涩痛，或妇女带下黄臭，舌红苔黄或腻，脉弦数有力。以胁痛，口苦，舌红苔黄腻，脉弦数有力为辨证要点。

（2）现代应用　本品可用于传染性肝炎、肝脓肿、尿路感染、高血压、甲状腺功能亢进症、神经性头痛、肺炎、腹股沟淋巴结炎、急性胆囊炎、急性阑尾炎、急性睾丸炎、带状疱疹、痤疮、尖锐湿疣、外阴炎、阴道炎、急性盆腔炎、乳腺炎、中耳炎、鼻窦炎等具有肝胆实火或湿热者。

【用法用量】口服。小蜜丸一次6～12g（30～60丸），大蜜丸一次1～2丸，一日2次；水丸一次3～6g，一日2次。

【使用注意】孕妇慎用；脾胃虚寒者和阴虚阳亢者，不宜使用；本方药物多苦寒，易伤脾胃，当中病即止，不宜多服久服。

黄连上清丸

《中华人民共和国药典》2020年版

【方歌】黄连上清三黄全，薄荷芷菊蔓荆散，荆芥防风翘草桔，石膏芎栀大黄旋。

【组成】黄连、栀子（姜制）、连翘、炒蔓荆子、防风、荆芥穗、白芷、黄芩、菊花、薄荷、酒大黄、黄柏（酒炒）、桔梗、川芎、石膏、旋覆花、甘草。

【功能】散风清热，泻火止痛。

【主治】风热上攻，肺胃热盛证。症见头晕目眩，暴发火眼，牙龈肿痛，口舌生疮，咽喉红肿，耳痛耳鸣，大便秘结，小便短赤。

【组方分析】方中黄连、黄芩、石膏为君。黄连大苦大寒，直折中焦之实火；石膏辛甘大寒，清热泻火，清肺胃实热；黄芩苦寒，清热泻火，善清肺火。三药合用，清泄肺胃之火。

连翘、菊花、荆芥穗、川芎、白芷、炒蔓荆子、防风、薄荷为臣。连翘苦微寒，清热解毒，消肿散结；菊花甘苦微寒、薄荷辛凉、炒蔓荆子辛苦微寒，既可疏散上焦风热，又可清利头目，明目消肿；荆芥穗、防风、白芷辛温，疏散风邪；川芎辛温，活血行气，祛风止痛。

姜栀子、大黄、酒黄柏、桔梗、甘草、旋覆花为佐。姜栀子苦寒，泻火除烦，能通泄三焦之火，引热下行；酒大黄苦寒，泻下攻积，能荡涤邪热，导滞下行。姜栀子与酒大黄相配，可使邪热从二便分消。酒黄柏苦寒，酒炒清上焦之热，清热泻火；桔梗苦辛平，载药上行，宣肺，利咽；旋覆花苦辛咸微温，降气，降上焦壅塞之气，使上炎实火下行。

甘草为使。甘草甘平，清热解毒，调和诸药。

诸药合用，共奏散风清热、泻火解毒之功。

【临床应用】（1）辨证要点　本品是治疗风热上攻，肺胃热盛证的常用方。用于治疗头晕目眩，暴发火眼，牙龈肿痛，口舌生疮，咽喉红肿，耳痛耳鸣，大便秘结，小便短赤。以口舌生疮，咽喉肿痛，耳痛耳鸣，小便短赤，舌红苔黄，脉数为辨证要点。

（2）现代应用　本品可用于急性口腔炎、急性扁桃体炎、急性结膜炎、急性中耳炎（无化脓者）、急性胃肠炎、眩晕（内耳迷路炎、前庭神经炎）、血管神经性头痛、牙痛（牙髓炎、牙周炎）、口腔溃疡等属风热上攻、肺胃热盛者。

【用法用量】口服。水丸或水蜜丸一次3～6g，小蜜丸一次6～12g（30～60丸），大蜜丸一次1～2丸，一日2次。

【使用注意】忌食辛辣食物；孕妇慎用；脾胃虚寒者禁用。

牛黄上清片

《中华人民共和国药典》2020 年版

【方歌】牛黄上清君牛黄，清热解毒效力强，十九味药相配伍，热毒蕴蓄用此方。

【组成】人工牛黄、薄荷、菊花、荆芥穗、白芷、川芎、栀子、黄连、黄柏、黄芩、大黄、连翘、赤芍、当归、生地黄、桔梗、甘草、石膏、冰片。

【功能】清热泻火，散风止痛。

【主治】风热上攻，热毒内盛证。症见头晕目眩，目赤耳鸣，咽喉肿痛，口舌生疮，牙龈肿痛，大便秘结，舌红苔黄，脉数。

【组方分析】方中人工牛黄为君。人工牛黄苦凉，清热解毒，消肿止痛。

菊花、连翘、荆芥穗、白芷、薄荷为臣。菊花微寒，清热解毒，消肿散结；连翘苦微寒，疏散风热，清热解毒；荆芥穗、白芷辛温，解表散风，消肿止痛；薄荷辛凉，疏散风热，清利头目，利咽。

黄芩、黄连、黄柏、大黄、栀子、石膏、赤芍、生地黄、当归、川芎、冰片为佐。黄芩、黄连、黄柏、大黄、栀子苦寒，清热燥湿，解毒泻火，凉血消肿，善于清泻三焦实火；石膏辛甘大寒，清解阳明经实热火邪；赤芍苦微寒、地黄甘寒，清热凉血；当归、川芎辛温，活血祛风止痛；冰片辛苦微寒，疏散郁火，通关开窍，清利咽喉。

桔梗、甘草为使。桔梗苦辛平，载药上行，宣肺利咽；甘草甘平，清热解毒，调和诸药。

诸药合用，共奏清热泻火、散风止痛之功。

【临床应用】（1）辨证要点　本品是治疗风热上攻，热毒内盛证的常用方。用于治疗头痛眩晕，目赤耳鸣，咽喉肿痛，口舌生疮，牙龈肿痛，大便秘结。以目赤耳鸣，咽喉肿痛，口舌生疮，牙龈肿痛，大便秘结，舌红苔黄，脉数为辨证要点。

（2）现代应用　本品可用于急性结膜炎、急性咽炎、急性扁桃体炎、齿龈炎、齿龈脓肿、中耳炎、风疹、高血压、痈疖疮毒、咽痛、牙痛、吐血衄血、头晕目眩等属风热上攻、热毒内盛者。

【用法用量】口服。一次 10 片，一日 3 次，温开水送服。

【使用注意】孕妇慎用；脾胃虚寒者慎用。

一清颗粒

《中华人民共和国药典》2020 年版

【方歌】一清颗粒用三黄，黄连黄芩和大黄，泻火解毒化瘀血，火毒血热此方良。

【组成】黄连、大黄、黄芩。

【功能】清热泻火解毒，化瘀凉血止血。

【主治】火毒血热证。症见身热烦躁，目赤口疮，咽喉、牙龈肿痛，大便秘结，吐血，咯血，衄血，痔血；咽炎，扁桃体炎，牙龈炎见上述证候者。

【组方分析】方中大黄为君。大黄苦寒，既泻火解毒，凉血化瘀止血，又泻热通便，导热毒下行。

黄芩、黄连为臣。黄芩苦寒，既清肺胃之火，又凉血止血；黄连苦寒，既清上焦心火，又泻中焦胃火。

诸药合用，共奏清热泻火，凉血止血之功。

【临床应用】（1）辨证要点　本品是治疗火毒血热证的基础方。用于治疗身热烦躁，目赤口疮，咽喉、牙龈肿痛，大便秘结，吐血，咯血，衄血，痔血等。以目赤口疮，咽喉肿痛，牙龈肿痛，各种出血为辨证要点。

（2）现代应用　本品可用于上呼吸道感染、咽炎、扁桃体炎、牙龈炎等火毒血热炽盛者。

【用法用量】开水冲服。一次7.5g，一日3~4次。

【使用注意】忌烟、酒及辛辣食物；在服药期间，不宜服用滋补性中药。

黛蛤散

《中华人民共和国药典》2020年版

【方歌】黛蛤散为色蓝灰，蛤壳十倍青黛随，咳嗽痰黄咽不利，降逆除烦清肝肺。

【组成】青黛、蛤壳。

【功能】清肝利肺，降逆除烦。

【主治】肝火犯肺证。症见头晕耳鸣，咳嗽吐衄，痰多黄稠，咽膈不利，口渴心烦。

【组方分析】方中青黛为君。青黛咸寒，归肝经，清泻肝火，凉血解毒。

蛤壳为臣。蛤壳苦咸寒，清泻肺热，清热化痰。

二者合用，共奏清肝利肺、降逆除烦之功。

【临床应用】（1）辨证要点　本品是治疗肝火犯肺证的基础方。用于治疗头晕耳鸣，咳嗽吐衄，痰多黄稠，咽膈不利，口渴心烦等。以心烦易怒，咽膈不利，咳嗽咯血为辨证要点。

（2）现代应用　本品可用于急性支气管炎、肺部感染、慢性胃炎、胃及十二指肠溃疡、盆腔炎、阴道滴虫症等肝火犯肺者。

【用法用量】口服。一次6g，一日1次，随处方入煎剂。

【使用注意】本方药性寒凉，脾虚便溏及肺肾阴虚者慎用；寒证禁用。

练一练

患者，男，35岁。头晕目赤，耳鸣耳聋，牙龈肿痛，胁痛口苦，尿赤涩痛，舌红苔黄等症状，宜选用的中成药是

A. 龙胆泻肝丸　　B. 清热解毒口服液　　C. 牛黄解毒片　　D. 黛蛤散

答案解析

PPT

任务二　热毒类方药

热毒证，症状有烦躁狂乱，头面红肿焮痛，口鼻生疮，咽喉肿痛，疮疡疔毒，化脓溃烂，大便燥结等。治宜清热解毒。可选用牛黄、板蓝根、金银花等清热解毒之品，代表方药有牛黄解毒片、牛黄至宝丸、清开灵颗粒、板蓝根颗粒、清热解毒口服液、新雪颗粒等。

牛黄解毒片

《中华人民共和国药典》2020年版

【方歌】牛黄解毒大黄雄，石膏黄芩冰片同，再加桔梗与甘草，清热解毒建奇功。

【组成】人工牛黄、雄黄、石膏、大黄、黄芩、桔梗、冰片、甘草。

【功能】清热解毒。

【主治】火毒内盛证。症见咽喉肿痛，牙龈肿痛，目赤肿痛，口舌生疮。

【组方分析】方中人工牛黄为君。人工牛黄甘凉，清热解毒。

雄黄、冰片、石膏、黄芩为臣。雄黄辛温有毒，以毒制毒，辟秽解毒；冰片辛苦微寒，清热止痛。二药共用，助君清热解毒，消肿散结。生石膏辛甘大寒，黄芩苦寒，清热泻火。

大黄、桔梗为佐。大黄苦寒，泻下热结，清热泻火，导热下行；桔梗苦辛平，宣肺，利咽。

甘草为使。甘草甘平，调和诸药。

诸药合用，共奏清热解毒之功。

【临床应用】（1）辨证要点　本品是治疗火毒内盛证常用方。用于治疗咽喉肿痛，牙龈肿痛，目赤肿痛，口舌生疮，舌红苔黄，脉数。以咽喉肿痛，牙龈肿痛，目赤肿痛，口舌生疮为辨证要点。

（2）现代应用　本品可用于急性咽炎、急性喉炎、急性扁桃体炎、急性牙龈炎、急性角膜炎、带状疱疹等属火毒内盛证者。

【用法用量】口服。小片一次 3 片，大片一次 2 片，一日 2 ~3 次。

【使用注意】孕妇禁用；脾胃虚热者慎用。

想一想

牛黄解毒片为什么不能长期服用？

答案解析

牛黄至宝丸

《中华人民共和国药典》2020 年版

【方歌】牛黄至宝大黄硝，青蒿栀子翘石膏，木香陈皮广藿香，冰雄解毒力偏饶。

【组成】连翘、栀子、大黄、芒硝、石膏、青蒿、陈皮、木香、广藿香、人工牛黄、冰片、雄黄。

【功能】清热解毒，泻火通便。

【主治】胃肠积热证。症见头痛眩晕，目赤耳鸣，口燥咽干，大便燥结。

【组方分析】方中人工牛黄为君。人工牛黄甘凉，清热解毒。

大黄、芒硝、冰片、石膏、栀子、连翘、青蒿为臣。大黄苦寒，芒硝咸寒，清热泻火，通腑泻热；冰片辛苦微寒，清热止痛；石膏辛甘大寒，栀子苦寒，连翘苦微寒，三药合用清热解毒，泻火除烦；青蒿苦辛寒，清透解肌，以透邪外出。

广藿香、木香、陈皮、雄黄为佐。广藿香辛微温，芳香化浊，和中止呕；木香辛苦温，理气和胃；陈皮辛温，理气燥湿，芳香醒脾，和胃化痰；雄黄辛温有毒，以毒制毒，辟秽解毒。

诸药合用，共奏清热解毒、泻火通便之功。

【临床应用】（1）辨证要点　本品是治疗胃肠积热证的常用方。用于治疗头痛眩晕，目赤耳鸣，口燥咽干，大便燥结等。以目赤耳鸣，口干咽燥，大便燥结为辨证要点。

（2）现代应用　本品用于功能性便秘属胃肠积热者。

【用法用量】口服。一次 1 ~2 丸，一日 2 次。

【使用注意】忌食辛辣、香燥刺激性食物；脾胃虚寒便秘者慎用。

清开灵颗粒

《中华人民共和国药典》2020 年版

【方歌】清开灵用猪胆酸，牛角双花黄芩苷，栀子珠母与蓝根，清热解毒镇神安。

【组成】胆酸、珍珠母、猪去氧胆酸、栀子、水牛角、板蓝根、黄芩苷、金银花。

【功能】清热解毒，镇静安神。

【主治】外感风热时毒，火毒内盛证。症见高热不退，烦躁不安，咽喉肿痛，舌质红绛，苔黄，脉数。

【组方分析】方中胆酸、猪去氧胆酸为君。胆酸、猪去氧胆酸二药甘凉，清热解毒，化痰开窍，凉肝息风。

黄芩苷、水牛角、金银花、板蓝根、栀子为臣。诸药寒凉，清热泻火，凉血解毒。

珍珠母为佐。珍珠母咸寒，平肝潜阳，安神定惊。

诸药合用，共奏清热解毒、镇静安神之功。

【临床应用】（1）辨证要点　本品是治疗外感风热时毒，火毒内盛证的常用方。用于治疗高热不退，烦躁不安，咽喉肿痛，舌质红绛，苔黄，脉数等。以高热，烦躁，咽痛，舌绛苔黄，脉数为辨证要点。

（2）现代应用　本品可用于上呼吸道感染、病毒性感冒、急性化脓性扁桃体炎、急性咽炎、急性气管炎、高热等属外感风热时毒，火毒内盛者。

【用法用量】口服。一次1～2袋，一日2～3次。

【使用注意】忌烟、酒及辛辣、生冷、油腻食物；久病体虚便溏者慎用；风寒感冒者不宜用；高血压、心脏病患者慎用。

板蓝根颗粒

《中华人民共和国药典》2020年版

【方歌】肺胃热盛板蓝根，清热解毒凉血咽，喉肿咽痛口干燥，腮部肿胀急扁炎。

【组成】板蓝根。

【功能】清热解毒，凉血利咽。

【主治】肺胃热盛证。症见咽喉肿痛，口咽干燥，腮部肿胀；急性扁桃体炎、腮腺炎见上述证候者。

【组方分析】方中板蓝根苦寒，清热解毒，凉血利咽。治温病发热、头痛、喉痛，或身发斑疹、大头瘟疫、丹毒、痄腮等。

【临床应用】（1）辨证要点　本品是治疗肺胃热盛证的常用方。用于治疗咽喉肿痛，口咽干燥，腮部肿胀，舌红苔黄，脉数。以咽喉肿痛，腮部肿胀，发热，舌红苔黄，脉数为辨证要点。

（2）现代应用　本品可用于普通感冒、流行性感冒、急性咽喉炎、急性扁桃体炎、急性腮腺炎、流行性乙型脑炎、传染性肝炎等属温热毒邪所致者。亦可用于白喉、肺炎、口腔黏膜溃疡等属肺胃热盛者。

【用法用量】开水冲服。一次1～2袋或一次5～10g，一日3～4次。

【使用注意】忌烟、酒及辛辣、生冷、油腻食物；风寒感冒者、阴虚火旺者不宜用；非实火热毒者忌服。

清热解毒口服液

《中华人民共和国药典》2020年版

【方歌】清热解毒壅盛实，膏母银翘板蓝地，玄参地黄伍麦冬，黄芩龙胆加栀子。

【组成】生石膏、金银花、玄参、地黄、连翘、栀子、甜地丁、黄芩、龙胆、板蓝根、知母、麦冬。

【功能】清热解毒。

【主治】热毒壅盛证。症见发热面赤，烦躁口渴，咽喉肿痛；流感，上呼吸道感染见上述证候者。

【组方分析】方中生石膏、知母为君。生石膏辛甘大寒，清热泻火，清肺胃实热；知母苦甘寒，清热泻火。二者相须配伍，清热泻火。

金银花、连翘、板蓝根、甜地丁为臣。金银花甘寒，连翘苦微寒，清热解毒，疏散风热；板蓝根苦寒，清热解毒，凉血利咽；甜地丁甘苦寒，清热解毒，凉血消肿。四药合用，助君清热泻火解毒。

栀子、黄芩、龙胆、地黄、玄参、麦冬为佐。栀子、黄芩、龙胆苦寒，清热泻火解毒；地黄、玄参、麦冬甘寒，清热凉血，养阴生津。

诸药合用，共奏清热解毒之功。

【临床应用】（1）辨证要点　本品是治疗热毒壅盛证的常用方。用于治疗发热，面赤，烦躁，口渴，咽喉肿痛，舌红苔黄、脉数等。以发热，烦躁，咽喉肿痛，舌红苔黄，脉数为辨证要点。

（2）现代应用　本品可用于风热感冒、流行性感冒、上呼吸道感染、流行性腮腺炎及轻型、普通型乙型脑炎见热毒壅盛者。

【用法用量】开水冲服。一次9g，一日3次；小儿酌减或遵医嘱。

【使用注意】忌烟、酒及辛辣、生冷、油腻食物；风寒感冒者、胃虚寒者不宜用。

新雪颗粒

《中华人民共和国药典》2020年版

【方歌】清热解毒新雪方，高热烦渴咽痛尝，四石栀竹穿珠黄，沉香冰麻二硝襄。

【组成】人工牛黄、穿心莲、磁石、竹心、广升麻、沉香、南寒水石、栀子、石膏、硝石、芒硝、珍珠层粉、滑石、冰片。

【功能】清热解毒。

【主治】外感热病，热毒壅盛证。症见高热，烦躁，口渴，失眠，咽痛，舌红苔黄，脉数；扁桃体炎、上呼吸道感染、气管炎、感冒见上述证候者。

【组方分析】方中人工牛黄、石膏、滑石、南寒水石为君。人工牛黄甘凉，清心，解毒，凉肝，息风；石膏、滑石、南寒水石甘寒，清热解毒。

硝石、芒硝、栀子、竹心、广升麻、穿心莲、珍珠层粉、磁石为臣。硝石、芒硝苦寒，清热通便，泻火消肿；栀子、竹心苦寒，清心除烦，泻火解毒；广升麻、穿心莲苦寒，清热解毒；珍珠层粉甘咸寒，清热安神；磁石咸寒，重镇安神。

沉香、冰片为佐。沉香辛苦微温，降气宣通；冰片辛苦微寒，清热止痛。

诸药合用，共奏清热解毒之功。

【临床应用】（1）辨证要点　本品为治疗外感热病，热毒壅盛证常用方。用于治疗高热，烦躁，口渴，失眠，咽痛，舌红苔黄，脉数等。以高热，烦躁，舌红苔黄，脉数为辨证要点。

（2）现代应用　本品可用于急性肺炎、咽炎、扁桃体炎、上呼吸道感染、气管炎、感冒等属外感热病，热毒壅盛者。

【用法用量】口服。一次1袋，一日2次。

【使用注意】阴虚发热及脾胃虚寒者慎用。

PPT

任务三　血热类方药

血热证，症状表现有身热夜甚，神烦少寐，或时有谵语，斑疹隐隐等，或有各种出血，发斑，甚至神昏谵语如狂，舌绛起刺等。治宜清热凉血。可选用水牛角、牡丹皮、赤芍等清热凉血之品，代表方药有清营汤、犀角地黄汤等。

清营汤

《温病条辨》

【方歌】清营汤治热传营，脉数舌绛辨分明，犀地银翘玄连竹，丹麦清热更护阴。

【组成】犀角（水牛角代）、生地黄、玄参、竹叶心、麦冬、丹参、黄连、金银花、连翘。

【功能】清营解毒，透热养阴。

【主治】热入营分证。症见身热夜甚，神烦少寐，时有谵语，目常喜开或喜闭，口渴或不渴，斑疹隐隐，舌绛而干，脉细数。

【组方分析】本方证为热入营分而设。邪热传营，伏于阴分，入夜卫气回归于营阴，与邪热相搏，故身热夜甚；营气通于心，热扰心神，故神烦少寐，时有谵语；邪热入营，致营阴蒸腾，血中津液上承于口，故而不渴；若邪热入营，灼伤血络，血溢脉外，而见斑疹隐隐。绛而干，脉细数，为热伤营阴之象。治宜清营解毒，透热养阴。

方中犀角（水牛角）为君。犀角（水牛角）苦寒，清解营分之热毒。

生地黄、麦冬、玄参为臣。生地黄甘寒，清热凉血养阴；麦冬甘微苦微寒，清热养阴生津；玄参甘苦咸寒，滋阴降火解毒。三药合用，既养阴生津，又助君清营解毒。

金银花、连翘、竹叶心、黄连、丹参为佐。金银花甘寒、连翘苦微寒，清热解毒，疏散风热。二药配伍，轻清透泄，透营转气，使营分热邪向外，从气分而解；竹叶心辛甘寒，清心除烦；黄连苦寒，清心解毒；丹参苦寒，主入血分，清热凉血，活血散瘀，可防热与血结，深陷血分。

诸药相伍，共成清营解毒、养阴透热之功。

【临床应用】（1）辨证要点　本方是治疗热入营分证的基础方、常用方。用于治疗身热夜甚，神烦少寐，时有谵语，目常喜开或喜闭，口渴或不渴，斑疹隐隐，舌绛而干，脉细数等。以身热夜甚，神烦少寐，斑疹隐隐，舌绛而干，脉数为辨证要点。

（2）现代应用　本品可用于急性脑炎、流行性脑脊髓膜炎、败血症、肠伤寒等热性病属热入营分者。

【用法用量】上药，水八杯，煮取三杯，日三服。现代煎法以水煎服，水牛角镑片先煎，后下余药。

【使用注意】舌质绛而苔白滑，非本方所宜；若误用本方，则助湿留邪，延误病情。

犀角地黄汤

《外台秘药》

【方歌】犀角地黄芍药丹，血生胃热火邪干，斑黄阳毒皆堪治，或益柴芩总伐肝。

【组成】芍药、生地黄、牡丹皮、犀角（水牛角代）。

【功能】清热解毒，凉血散瘀。

【主治】热入血分证。症见高热烦躁，神昏谵语，斑色紫黑，吐血，衄血，便血，尿血，舌绛起刺，脉细数。

【组方分析】本方证为热毒炽盛血分而设。心主血藏神，热入血分，致心神受热，故而身热谵语；热迫血妄行，血溢脉外，致血不循经，故见吐血、衄血、便血、尿血；进而成瘀为患，而见斑色紫黑；热耗血中津液，血行受阻，津少热重，故见舌绛起刺，脉细数。治宜清热解毒，凉血散瘀。

方中水犀角（水牛角）为君。犀角（水牛角）苦寒，主入心肝经，清热凉血，清心解毒。

生地黄为臣。生地黄甘寒，清热凉血，养阴生津，既可助水牛角清解血分之热，又可生津止血。

牡丹皮、赤芍为佐使。牡丹皮、赤芍苦微寒，清热凉血，活血散瘀，增强凉血之力，防止瘀血停滞。

四药相配，共奏清热解毒、凉血散瘀之效。

【临床应用】（1）辨证要点　本方是治疗热入血分证的基础方、常用方。用于治疗高热烦躁，神昏谵语，斑色紫黑，吐血，衄血，便血，尿血，舌绛起刺，脉细数等。以各种失血，斑色紫黑，神昏谵语，身热舌绛，脉细数为辨证要点。

（2）现代应用　本品可用于上消化道出血、急性肝坏死、肝性脑病、弥散性血管内凝血、尿毒症、过敏性紫癜、败血症、急性白血病等属热入血分者。

【用法用量】上药四味，水牛角镑片先煎，余药后下，以水九升，煮取三升，分三服。

【使用注意】本方药性寒凉，阳虚或气虚失血、脾胃虚弱者忌用。

任务四　暑热类方药

PPT

暑热证，症状有身热，面赤，心烦，口渴汗多，体倦少气，小便短赤，小便不利，泄泻，舌红或白腻，脉数等。治宜清热解暑，利湿化浊。可选用滑石、藿香等清热解暑祛湿之品，代表方药有六一散、紫金锭、清暑益气丸、甘露消毒水、十滴水等。

六一散
《中华人民共和国药典》2020 年版

【方歌】六一滑石与甘草，解肌行水兼清燥，统治表里及三焦，热渴暑烦泻痢保，益元碧玉与鸡苏，砂黛薄荷加之好。

【组成】滑石粉、甘草。

【功能】清暑利湿。

【主治】暑热夹湿证。症见身热，心烦口渴，小便不利或泄泻，舌红苔黄，脉数。又治小便赤涩淋痛及砂淋。

【组方分析】本方证为暑热夹湿而设。暑为阳邪，其性炎热，感受暑邪，故而身热；暑气通于心，故而心烦；夏月伤暑，暑热伤津，但见口渴；暑邪夹湿，湿性黏滞，膀胱气化不利，故而小便不利；湿走肠间，泄泻遂发。舌红苔黄，脉数，为暑热之象。故“治暑之法，清心利小便最好”（《名医杂著》），治宜清暑利湿。

方中滑石粉为君。滑石甘淡寒，质重而滑，利尿通淋，上清水源，下利膀胱，除三焦湿热，可使内蕴湿热从小便而出。

甘草为佐使。甘草甘平，清热解毒，补脾益气，与滑石相配，既甘寒生津，又可防滑石重坠伐胃。

二药合用，共奏清暑利湿之效。

【临床应用】（1）辨证要点　本品为治疗暑湿证的基础方。用于治疗身热，心烦，口渴，小便不利或泄泻，舌红苔黄，脉数等。以身热烦渴、小便不利为辨证要点。

（2）现代应用　本品可用于膀胱炎、尿道炎和急性肾盂肾炎等属暑湿或湿热下注者。

【用法用量】为细末，每服 9g，加蜜少许，温水调下，或无蜜亦可，日三服。或欲冷饮者，新井泉调下亦得。现代用法：调服或包煎服。一次 6 ~ 9g，一日 1 ~ 2 次；外用，扑撒患处。

【使用注意】孕妇忌服；阴虚内无湿热或小便清长者忌用。

紫金锭
《中华人民共和国药典》2020 年版

【方歌】紫金锭用麝朱雄，慈戟千金五倍同，太乙玉枢名有别，祛痰逐秽及惊风。

【组成】山慈菇、红大戟、千金子霜、五倍子、人工麝香、朱砂、雄黄。

【功能】辟瘟解毒，消肿止痛。

【主治】热毒壅滞气血证或秽恶痰浊闭阻证。症见脘腹胀闷疼痛，恶心呕吐，痢疾泄泻，小儿痰厥，舌苔厚腻或浊腻。以及外治疗疮疖肿，痄腮，丹毒，喉风。

【组方分析】方中山慈菇、人工麝香为君。山慈菇辛寒有毒，化痰解毒，消肿散结；人工麝香辛温，芳香开窍，辟秽解毒。

千金子霜、红大戟为臣。千金子霜辛温有毒，泻下逐水，杀虫攻毒；红大戟苦辛有毒，泻下逐水，消肿散结。二药相配，荡涤肠胃，攻逐痰浊，使邪毒从下而去。

五倍子、雄黄、朱砂为佐。五倍子酸涩寒，涩肠止泻，与臣相配，使泻下而无滑脱之虞，涩肠而无留邪之弊；雄黄辛温有毒，辟秽解毒，化痰消肿；朱砂甘微寒有毒，专入心经，重镇安神。

诸药合用，共奏辟秽解毒、化痰开窍、消肿止痛之功。

【临床应用】（1）辨证要点　本品是治疗热毒壅滞气血证的基础方，也是治疗痰浊闭阻证的常用方。用于治疗脘腹胀闷疼痛，恶心呕吐，泄泻，痢疾，舌苔厚腻或浊腻以及痰厥。以脘腹胀闷疼痛，呕恶泄痢，舌苔厚腻或浊腻为辨证要点。

（2）现代应用　本品可用于慢性肝炎、急性胃肠炎、中毒性痢疾、慢性溃疡性结肠炎、伤寒、食物中毒、流行性脑脊髓膜炎、癫痫、食管癌、贲门癌、白血病、嗜酸粒细胞增多症、扁桃体炎、急慢性咽炎、癃闭等属秽恶痰浊为病，气机闭塞，升降失常者。宜可外用治疗皮肤及软组织急性化脓性感染，如毛囊炎，急性淋巴结炎，急性淋巴管炎，蜂窝织炎，急性乳腺炎等疖、疔、痈、疮，以及手疝、接触性皮炎、药源性静脉炎、带状疱疹等。

【用法用量】口服。一次0.6～1.5g，一日2次。外用醋磨，调敷患处。

【使用注意】方中含有毒之品，性猛峻烈，不宜过量、久服；孕妇忌用。

清暑益气丸

《中华人民共和国药典》2020年版

【方歌】清暑益气参黄芪，葛归黄柏与青皮，陈曲二术麦五味，升麻甘草泽泻宜。

【组成】人参、黄芪（蜜炙）、炒白术、苍术（米泔炙）、麦冬、泽泻、醋五味子、当归、黄柏、葛根、醋青皮、陈皮、六神曲（麸炒）、升麻、甘草。

【功能】祛暑利湿，补气生津。

【主治】中暑受热，气津两伤证。症见头晕身热，四肢倦怠，自汗心烦，咽干口渴。

【组方分析】方中黄芪、葛根为君。黄芪甘温，补气升阳，固表止汗；葛根甘辛而凉，解肌退热，生津止渴。

人参、炒白术、苍术（米泔炙）为臣。人参、炒白术、苍术（米泔炙）甘温，益气健脾燥湿。

麦冬、醋五味子、当归、醋青皮、陈皮、六神曲（麸炒）、黄柏、泽泻、升麻为佐。麦冬甘微苦微寒，养阴生津，润肺清心；醋五味子酸甘温，收敛固涩，益气生津。二者共用，生津止渴。当归甘辛温而辛，养血和阴；醋青皮、陈皮辛行温通，行气化滞；六神曲（麸炒）甘温，麸炒入脾，消食和胃；黄柏苦寒，清热燥湿；泽泻甘淡，渗利湿热；升麻辛甘微寒，解肌热而升清。

甘草为使。甘草甘平，补脾益气，调和诸药。

诸药合用，共奏祛暑利湿、补气生津之功。

【临床应用】（1）辨证要点　本品是治疗中暑受热，气津两伤证的常用方。用于治疗头晕身热，四肢倦怠，自汗心烦，咽干口渴，舌红少苔，脉细数等。以身热，肢倦，自汗，舌红少苔，脉细数为辨证要点。

（2）现代应用　本品可用于小儿夏季热、热射病、功能性发热等属暑热耗气伤津者。

【用法用量】姜汤或温开水送服。一次 1 丸，一日 2 次。

【使用注意】忌食辛辣、油腻食物。

甘露消毒丸

《中华人民共和国药典》2020 年版

【方歌】甘露消毒蔻藿香，茵陈滑石木通菖，芩翘贝母射干薄，暑疫湿温为末尝。

【组成】滑石、黄芩、茵陈、石菖蒲、川贝母、木通、藿香、连翘、豆蔻、薄荷、射干。

【功能】利湿化浊，清热解毒。

【主治】湿温时疫之湿热并重证。症见发热口渴，胸闷腹胀，肢酸倦怠，颐咽肿痛，或身目发黄，小便短赤，或泄泻淋浊，舌苔白腻或黄腻或干黄，脉濡数或滑数。

【组方分析】本方证为湿温，时疫，邪留气分，湿热并重而设。湿热交蒸，而见发热、肢酸倦怠；湿邪中阻，故见胸闷腹胀；湿热熏蒸肝胆，则身目发黄；热邪伤津，津失濡润而口渴；热毒上壅，腐败血肉，故咽颐肿痛；湿热下注，而见小便短赤，甚或泄泻、淋浊；舌苔白或厚腻或干黄，为湿热稽留气分之征。治宜利湿化浊，清热解毒。

方中滑石、茵陈、黄芩为君。滑石甘淡寒，利尿通淋，清热解暑；茵陈苦辛微寒，清利湿热，利胆退黄；黄芩苦寒，清热燥湿，泻火解毒。三药相伍，利湿清热解毒。

豆蔻、石菖蒲、藿香为臣。豆蔻辛温、石菖蒲辛苦温、藿香辛微温，行气化湿，健脾和中。

连翘、薄荷、射干、川贝母、木通为佐。连翘苦微寒，清热解毒，消肿散结；射干苦寒，清热解毒，消痰，利咽；薄荷辛凉，疏散风热，清利头目，利咽；川贝母苦甘微寒，清热润肺，化痰止咳；四药合用，清热解毒，透邪散结，消肿利咽。木通苦寒，利尿通淋，助君引湿热从小便而去。

诸药合用，共奏利湿化浊、清热解毒之功。

【临床应用】(1) 辨证要点　本品是治疗湿温时疫的常用方。用于治疗发热口渴，胸闷腹胀，肢酸倦怠，颐咽肿痛，或身目发黄，小便短赤，或泄泻淋浊，舌苔白腻或黄腻或干黄，脉濡数或滑数等。以身热，肢酸，口渴，尿赤，或咽痛身黄，舌苔白腻或微黄，脉濡数为辨证要点。

(2) 现代应用　本品可用于夏令暑湿季节之暑温、暑湿及黄疸等属湿热并重，邪留气分者。

【用法用量】口服。一次 6～9g，一日 2 次。

【使用注意】孕妇慎用。

十滴水

《中华人民共和国药典》2020 年版

【方歌】十滴水中用樟脑，干姜大黄茴肉椒，桉油混匀制软胶，健胃祛暑真有效。

【组成】樟脑、干姜、大黄、小茴香、肉桂、辣椒、桉油。

【功能】健胃，祛暑。

【主治】中暑证。症见头晕，恶心，腹痛，胃肠不适。

【组方分析】方中樟脑为君。樟脑辛温，通窍辟秽，温中止痛。

干姜、肉桂，小茴香、辣椒为臣。干姜、肉桂辛热，温健脾胃，散寒止痛；小茴香、辣椒辛温，温中散寒，开胃止呕。

大黄、桉油为佐。大黄苦寒，泻下通便，导湿热下行；桉油，祛风解暑。

诸药合用，共奏健胃、祛暑之功。

【临床应用】(1) 辨证要点　本品是治疗中暑的常用方。用于治疗头晕，恶心，腹痛，胃肠不适，舌苔厚腻，脉缓等。以恶心，呕吐，腹痛，舌苔厚腻，脉缓为辨证要点。

（2）现代应用　本品可用于霍乱、急性胃肠炎、痱子、小面积烧伤等暑热证者。

【用法用量】口服。一次2～5ml，儿童酌减。

【使用注意】孕妇忌服；驾驶员和高空作业者慎用。

看一看

藿香正气水与十滴水是家庭必备的防暑应急药品。由于两种中成药均能治疗夏季暑热引起的胃肠不适、腹痛、恶心等症状，有人误以为二者功效相等，可以相互替代使用。但是贸然替用，必将引起不良后果。藿香正气水，擅长治疗夏季风寒湿邪所引起的夏季感冒、胃肠炎等疾病，治疗范围较广泛，既可治疗夏秋的各种感冒及胃肠炎等，亦可用于胃肠不适；十滴水仅用于中暑，即感受暑热引起的头晕昏迷、胃肠不适等。另外，十滴水所含有的药物成分有一定毒性，不宜多服。二者的功效、主治截然不同，因此当对证选用。

任务五　虚热类方药

PPT

虚热证，症状有夜热早凉，热退无汗，骨蒸潮热，盗汗，面赤，舌红少苔，脉细数等。治宜养阴透热。可选用青蒿、鳖甲等清虚热药，代表方药有青蒿鳖甲汤、养血退热丸等。

青蒿鳖甲汤
《温病条辨》

【方歌】青蒿鳖甲知地丹，阴分热服此方攀，夜热早凉无汗出，从里达标服之安。

【组成】青蒿、鳖甲、生地黄、知母、牡丹皮。

【功能】养阴透热。

【主治】温病后期，邪伏阴分证。症见夜热早凉，热退无汗，舌红少苔，脉细数。

【组方分析】本证为温病后期，阴虚邪伏所致。卫阳之气，日行于表，夜入于里。若阴分有伏热，暮至卫阳入阴则助长伏热，故见入夜身热；晨起卫气出表则伏热势减，故热退身凉；温病后期，阴液已伤，故见热退无汗；舌红少苔，脉细数为阴虚之象。治宜养阴透热。

方中鳖甲、青蒿为君。鳖甲咸寒，直入阴分，滋阴退虚热；青蒿苦辛而寒，芳香透散，使阴分伏热外达。

生地黄、知母为臣。生地黄甘寒，滋阴凉血；知母苦甘寒，清热泻火，滋阴润燥。两药相配，共助鳖甲养阴退热。

牡丹皮为佐。牡丹皮辛苦性凉，凉血透热，泻阴中伏火，助青蒿清透阴分之伏热。

五药合用，清热、透邪、滋阴三法并施，标本兼顾，共奏养阴透热之功。“此方有先入后出之妙，青蒿不能直入阴分，有鳖甲领之入也；鳖甲不能独出阳分，有青蒿领之出也。”

【临床应用】（1）辨证要点　本方是治疗温病后期，邪伏阴分证的基础方。用于治疗夜热早凉，热退无汗，舌红少苔，脉细数等。以夜热早凉，热退无汗，舌红少苔，脉细数为辨证要点。

（2）现代应用　本品可用于各种传染病恢复期的低热、慢性肾盂肾炎、肾结核、肺结核、小儿夏季热、原因不明之发热等属阴虚内热、低热不退者。

【用法用量】上药以水五杯，煮取二杯，日再服。现代用法以水煎服，一日3次。

【使用注意】阴虚欲作动风者不宜使用。

养血退热丸

《中华人民共和国卫生部药品标准》

【方歌】养血退热熟地骨，鳖甲丹皮茯苓牡，陈皮谷芽麦二参，枣仁山药楂神曲。

【组成】熟地黄、醋鳖甲、地骨皮、牡丹皮、煅牡蛎、六神曲、炒谷芽、茯苓、陈皮、党参、麦冬、丹参、酸枣仁、山药、山楂。

【功能】滋阴养血，退虚热。

【主治】阴血亏虚之虚热证。症见五心烦热，遗精盗汗，颧红，心悸烦躁，夜寐不安，舌红少津，脉细数。

【组方分析】方中熟地黄、鳖甲为君。熟地黄甘温，补血滋阴；鳖甲咸寒，滋阴退热除蒸。二药同用，补肾益髓，滋阴养血。

丹参、牡丹皮、地骨皮、党参、茯苓、山药、陈皮、麦冬为臣。丹参、牡丹皮、地骨皮，三药配伍，主入血分，滋阴清热凉血；党参、茯苓、山药、陈皮、麦冬，益气养阴。

六神曲、炒谷芽、山楂、煅牡蛎、酸枣仁为佐。六神曲、炒谷芽、山楂，消食健胃；煅牡蛎咸寒、酸枣仁甘酸，二药同入肝经，敛阴养血安神。

诸药合用，共奏滋阴养血、退虚热之功。

【临床应用】(1) 辨证要点　本品是治疗虚热证的常用方。用于治疗五心烦热，遗精盗汗，颧红，骨蒸，心悸烦躁，夜寐不安，舌红少津，脉细数等。以骨蒸，潮热，盗汗，舌红少津，脉细数为辨证要点。

(2) 现代应用　本品可用于多种疾病后期、热病后期、一般病程较长等属虚热者。

【用法用量】口服。一次 1 丸，一日 2～3 次。

【使用注意】忌食辛辣食物；孕妇慎用；脾胃虚寒者禁用。

任务六　癌肿类方药

PPT

癌肿，症状有疮疡，瘰疬，乳痈，癥瘕积聚，腹中疼痛，肌肉消瘦等。治宜清热解毒，活血消癥。可选用牛黄、半枝莲、乳香、没药等清热解毒、消肿散结之品，代表方药有西黄丸、抗癌平丸等。

西黄丸

《中华人民共和国药典》2020 年版

【方歌】西黄丸内用麝香，没药乳香加雄黄，米饭和丸酒送服，痈毒消散保安康。

【组成】牛黄或体外培育牛黄、麝香或人工麝香、醋乳香、醋没药。

【功能】清热解毒，消肿散结。

【主治】热毒壅结证。症见疮疡，瘰疬，乳痈，瘰疬，舌红，脉滑数。

【组方分析】方中牛黄、麝香为君。牛黄甘凉，清热解毒；麝香辛温，香窜通络，散瘀消肿化结。

醋乳香、醋没药为臣。醋乳香、醋没药辛苦温，行气活血，消肿止痛，祛腐生肌。

诸药合用，共奏清热解毒、消肿散结之功。

【临床应用】(1) 辨证要点　本品是治疗热毒壅结证的常用方。用于治疗疮疡，瘰疬，乳痈，瘰疬，舌红，脉滑数等。以疮疡、瘰疬、乳痈、瘰疬为辨证要点。

(2) 现代应用　本品可用于肝癌、肺癌、淋巴结炎、乳腺囊性增生、乳腺癌、多发性脓肿、骨髓炎等属热毒壅结者。

【用法用量】口服。一次3g，一日2次。

【使用注意】孕妇禁用。

抗癌平丸

《中华人民共和国卫生部药品标准》

【方歌】热毒瘀滞抗癌平，莓梨蟾酥香茶风，半枝珍珠蛇舌草，兰香石柏散瘀肿。

【组成】珍珠菜、半枝莲、白花蛇舌草、蛇莓、藤梨根、蟾酥、香茶菜、肿节风、兰香草、石上柏。

【功能】清热解毒，散瘀止痛。

【主治】热毒瘀血壅滞证。症见胁下痞块及癥瘕积聚，腹中疼痛，肌肉消瘦，饮食减少等。

【组方分析】方中半枝莲为君。半枝莲苦寒，能清热解毒，散瘀止血。

珍珠菜、香茶菜、藤梨根、肿节风为臣。珍珠菜、香茶菜、藤梨根、肿节风四药合用，清热解毒，散瘀消肿。

蛇莓、白花蛇舌草、石上柏、兰香草、蟾酥为佐。蛇莓、白花蛇舌草、石上柏、兰香草、蟾酥五药合用，助君臣清热解毒，活血化瘀，消肿止痛。

诸药合用，共奏清热解毒、散瘀止痛之功。

【临床应用】(1) 辨证要点　本品为治疗热毒壅血壅滞肠胃所致消化道肿瘤的常用方。用于治疗胁下痞块及癥瘕积聚，腹中疼痛，肌肉消瘦，饮食减少等。以胁下痞块，癥瘕积聚，肌肉消瘦为辨证要点。

(2) 现代应用　本品可用于胃癌、食管癌、贲门癌、直肠癌等属热毒瘀血壅滞者的治疗及辅助治疗，改善中晚期癌症患者的临床症状，提高生活质量。

【用法用量】口服。一次0.5～1g，一日3次。饭后半小时服，或遵医嘱。

【使用注意】初服时可由少到多，逐步增加；服药期间忌食霉菌类食物。

药爱生命

患者，女。经常便秘。曾因“上火”出现牙龈肿痛和口腔溃疡，服用牛黄解毒片后，感觉效果不错，不仅有效解决了牙龈肿痛的问题，发现该药还能促进排便，于是长期自行购买服用。开始能按照说明书服用，但是服药一段时间后，发现药效减弱，进而擅自加大剂量且长期服用，导致了严重的肝肾损伤。该案例表明，药物的合理使用十分重要，不合理用药会影响健康甚至危及生命。

目标检测

答案解析

一、单项选择题

1. 阳明气分实热证首选方剂和中成药是

A. 清营汤　　B. 白虎汤

C. 黄连解毒汤　　D. 黄连上清丸

2. 体现“透营转气”的代表方剂是

A. 白虎汤　　B. 清营汤

C. 犀角地黄汤　　D. 青蒿鳖甲汤

3. 黄连上清丸主治的病证是

A. 暑湿　　B. 阳明气分实热

C. 肝经实火上炎　　D. 风热上攻，肺胃热盛

4. 六一散的功能是

A. 芳香化湿　　B. 和中消食

C. 清暑利湿　　D. 健脾祛暑

5. 下列中成药中孕妇禁用，尤其驾驶员、高空作业者慎用的是

A. 六一散　　B. 十滴水

C. 清暑益气丸　　D. 六合定中丸

6. 有“先入后出之妙”的方剂或中成药是

A. 白虎汤　　B. 导赤丸

C. 青蒿鳖甲汤　　D. 清营汤

7. 清开灵颗粒的功能是

A. 疏风散寒，解表清热　　B. 清热解毒，镇静安神

C. 疏散风热，宣肺止咳　　D. 清热散风，解表退热

8. 牛黄解毒片的功能是

A. 清热解毒　　B. 泻火解毒

C. 泻火通便　　D. 凉血解毒

9. 可用于斑疹隐隐的是

A. 十滴水　　B. 清营汤

C. 黄连解毒丸　　D. 六一散

10. 不属于养血退热丸辨证要点的是

A. 骨蒸　　B. 盗汗

C. 眩晕　　D. 心悸

二、配伍选择题

A. 散风清热，泻火解毒　　B. 清热解毒，消肿散结

C. 清热泻火，利尿通便　　D. 清热解毒，泻火通便

E. 清营解毒，透热养阴

1. 西黄丸的功能是
2. 导赤丸的功能是
3. 牛黄至宝丸的功能是

三、多项选择题

1. 龙胆泻肝丸的功能有

A. 疏肝解郁　　B. 清肝胆

C. 泻肝胃实火　　D. 利湿热

E. 清利湿热

2. 黄连上清丸中配伍的解表药有

A. 炒蔓荆子　　B. 荆芥穗

C. 连翘　　D. 白芷

E. 薄荷

3. 青蒿鳖甲汤的辨证要点有

A. 夜热早凉　　B. 热退无汗

C. 舌红少苔　　D. 脉细数

E. 目赤耳鸣

四、案例分析题

1. 处方分析

栀子 12g　黄连 6g　黄芩 12g　黄柏 6g　大黄 12g　金银花 10g　知母 6g　天花粉 6g

请根据处方药物组成，分析此方适用于热证的何种证型，并简要说明理由。

2. 用药推荐分析

患者，女，32 岁。近 5 日来突然感觉头晕目眩，暴发火眼，牙龈肿痛，口舌生疮，咽喉红肿，耳痛耳鸣，大便秘结，小便短赤。

请辨证分型，并为该患者推荐合适的中成药。

书网融合……

重点回顾　　微课

项目五　便秘用方药

学习目标

知识目标：

1. **掌握**　大承气汤、凉膈散、当归龙荟丸、六磨汤、润肠丸、增液颗粒、麻仁丸、黄芪汤、温脾汤、济川煎的组成、功能、主治、组方分析、临床应用及使用注意。

2. **熟悉**　便秘的概念、分类、病因病机、治疗原则及注意事项。

3. **了解**　通便宁片、九制大黄丸、清宁丸、木香槟榔丸、枳实导滞丸、五仁丸、麻仁润肠丸、麻仁滋脾丸、苁蓉通便口服液、半硫丸的功能、主治与使用注意。

技能目标：

能熟练完成便秘的问病荐药，能安全、合理地使用便秘方剂与中成药。

素质目标：

树立中医药的文化自信，养成爱岗敬业的职业精神，形成诚信友善的价值追求，争做守正创新的时代新人。

导学情景

情景描述：患者，男，75岁，便秘数年余。患者素有胃疾，常年时有便秘，自服果导片、番泻叶泡水喝，效果不佳，便秘反复发作，遂来就诊。自述：大便干结，数日一行，疲乏无力，面色无华，头晕目眩，心悸气短，健忘，口唇色淡等。

情景分析：患者素有胃疾，大便干结，数日一行。伴有疲乏无力，面色无华，头晕目眩，心悸气短，健忘，口唇色淡等。

讨论：该患者是什么疾病？疾病产生的病因是什么？应该选用什么中药进行治疗？

学前导语：该患者便秘伴有一系列虚弱症状，当以何法治疗？治疗便秘的方剂和中成药有哪些？

便秘，是指大便秘结不通，排便周期延长；或周期虽不长，但粪质干结，排出困难；或粪质不甚干结，虽有便意，但排便艰涩不畅的病证。现代医学功能性便秘、习惯性便秘等均在中医便秘范畴。

（1）便秘分类　便秘的病因分为内因和外因，是由多种原因导致大肠传导功能失常，病位在大肠，但与脾胃肺肝肾功能失常皆有关。根据其发病的原因和临床表现，可分为实秘与虚秘两大类。其中，实秘有实热便秘（热秘）和气滞便秘（气秘），虚秘有血虚便秘、阴虚便秘、气虚便秘和阳虚便秘。

（2）病因病机　实热便秘：是由于素体阳盛，肠胃积热，或过食醇甘厚味，或过食辛辣，或过服热药，或热病之后，余热留恋；或肺热肺燥下移于大肠所导致。肠胃积热，津液耗伤，致肠道干涩，失于濡润，粪质干硬，排出困难，而成实热便秘。

气滞便秘：是由于思虑过度伤脾，脾失健运；或情志不畅，抑郁恼怒，肝郁气滞；或久坐少动，气机不利所致。肠腑气滞，不能正常通降，传导失职，导致糟粕内停，不得下行，或欲便不出，或出而不畅，或大便干结，而成气滞便秘。

血虚便秘：是由于先天禀赋不足，素体血虚；或后天摄生不慎，血液亏虚；或病后产后，伤津亡血，或年老体弱，阴血亏虚；或饮食不节，过食辛香燥热所致。大肠不荣，肠道失于滋润濡养，大便干结，排便困难，而成血虚便秘。

阴虚便秘：是由于素体阴虚，或过食辛辣燥热之品，或汗、吐、下太过，伤津耗液；或者产后病后，失血夺汗所致。阴液亏虚，致肠道失于濡润，大肠干涩，传导不利，而成阴虚便秘。

气虚便秘：是由于素体气虚，胃肠受损；或素体虚弱，先天禀赋不足，正气亏虚；或年老体弱，正气亏虚；或久病产后，正气未复所致。气虚失于推动，致大肠传导无力，排便无力，导致排便时间延长，形成气虚便秘。气虚便秘，是由于素体气虚，胃肠受损；或素体虚弱，先天禀赋不足，正气亏虚；或年老体弱，正气亏虚；或久病产后，正气未复所致。气虚失于推动，致大肠传导无力，排便无力，导致排便时间延长，形成气虚便秘。

阳虚便秘：是由于素体阳虚，阴寒积滞；或外感寒邪，或进食生冷，或过服寒凉药物，损伤肠胃；或苦寒攻伐太过，伤阳耗气所致。阳虚寒积，导致肠道失于温煦，阴寒内结，传导失常，大便不行，形成阳虚便秘。

以上各种病因病机之间常常相互转化，或相兼为病。便秘总以虚实为纲，热秘、气秘属实，阴阳气血不足所致的便秘则属虚。虚实之间可以转化，可由虚转实，可因虚致实，而虚实夹杂。综上，究其基本病机为邪气滞留大肠，腑气闭塞不通或肠道失于温润，推动无力，导致大肠传导功能失常。便秘由大肠传导失常所致，根据便秘实证为邪气滞留大肠，腑气闭塞不通；虚证为肠失温润，推动无力的基本病机，论治须分虚实，实证以祛邪为主，虚证以补益为主。具体为实热便秘治以清热泻下通便，气滞便秘治以行气导滞通便，血虚便秘治以养血润肠通便，阴虚便秘治以滋阴润燥通便，气虚便秘治以益气通便，阳虚便秘治以温阳通便。

（3）治疗原则　便秘由大肠传导失常所致，根据便秘实证为邪气滞留大肠，腑气闭塞不通；虚证为肠失温润，推动无力的基本病机，论治须分虚实，实证以祛邪为主，虚证以补益为主。实热便秘，治宜清热泻下通便；气滞便秘，治宜行气导滞通便；血虚便秘，治宜养血润肠通便；阴虚便秘，治宜滋阴润燥通便；气虚便秘，治宜益气通便；阳虚便秘，治宜温阳通便。

（4）使用注意　便秘患者应注意适当锻炼，多饮水，多食蔬果等粗纤维食物，慎食辛辣、生冷、油腻之物，适当按摩腹部，改变不良排便习惯。对含有大黄的方剂，煎煮时应注意煎法，为达到较好的泻下作用宜后下。

任务一　实热便秘类方药

PPT

实热便秘，症状有大便干结，腹满拒按，面红身热，口干，口臭，心烦不安，小便短赤，舌红苔黄燥，脉滑数。其病因多为胃肠积热，治宜清热泻火，泻下通便。可选用大黄、芒硝、芦荟、番泻叶等泻下之品，代表方药有大承气汤、当归龙荟丸、凉膈散、清宁丸等。

大承气汤
《伤寒论》

【方歌】大承气汤用硝黄，枳朴同用泻力强，痞满燥实四症见，峻下热结宜此方。

【组成】大黄、厚朴、枳实、芒硝。

【功能】峻下热结。

【主治】（1）阳明腑实证　症见大便秘结不通，矢气频转，脘腹痞满而硬，疼痛拒按，潮热谵语，手足濈然汗出，舌苔焦黄起刺，或焦黑燥裂，脉沉实。

（2）热结旁流证　症见下利清水，色纯青而臭秽，脐腹疼痛，按之坚硬有块，口干舌燥，脉滑实。

（3）热厥、痉病、狂证等见里热实证者。

【组方分析】本方证为伤寒邪传阳明之腑，入里化热，与肠中燥屎结于内，腑气不通所而设。实热与积滞内结，浊气不降，腑气不通，故见大便秘结不通，矢气频转，脘腹痞满而硬，疼痛拒按；四肢禀气于阳明，阳明里热炽盛，蒸腾于外，故日晡潮热，手足濈然汗出；浊气不降反而上逆，扰乱神明，则谵语；舌苔焦黄起刺，或焦黑燥裂，脉沉实，均为热盛伤津，燥屎内结之象。前人将阳明腑实证归纳为“痞、满、燥、实”四种：“痞”指自觉胸脘有痞塞压重感；“满”指脘腹胀满，按之有抵抗感；“燥”指肠中有燥屎，干结不下；“实”指腹痛拒按，大便不通。总之，本证为热邪与燥屎内结于肠胃，里热炽盛。治宜釜底抽薪，急下存阴。

热结旁流，是阳明腑实证的一种假象，即“真实假虚证”。是由于里热炽盛，燥屎结于肠中不得出而致。

热厥、痉病、狂证虽表现各异，但皆为实热内结，阳气受遏，不达四肢，则可见热厥；热盛伤阴，筋脉失养，则可见痉病；若邪热内扰神明，则见神昏，甚至狂证。

以上诸症，虽表现各异，但皆由实热内结所致，均可采用峻下热结之法。

方中大黄为君。大黄苦寒，泻热通便，荡涤胃肠。

芒硝为臣。芒硝咸寒，泻下攻积，软坚润燥。助大黄泻热通便，二药一攻一润，相须为用，增强峻下热结之功。

厚朴、枳实为佐使。厚朴苦辛温，下气除满；枳实苦辛酸微寒，破气消积，化痰散痞。二药同用，调畅气机而除痞满，消无形之气滞，又可助大黄、芒硝泻下燥实。

四药相配，则痞、满、燥、实俱去，共奏峻下热结之功。

【临床应用】（1）辨证要点　本方是治疗实热便秘的常用方，也是治疗阳明腑实证的基础方、经典方。用于治疗便秘结不通，矢气频转，脘腹痞满而硬，疼痛拒按，潮热谵语，手足濈然汗出，舌苔焦黄起刺，或焦黑燥裂，脉沉实。以痞、满、燥、实，舌苔焦黄起刺，或焦黑燥裂，脉沉实为辨证要点。

本方是治疗热结旁流的经典方。用于治疗下利清水，色纯青而臭秽，脐腹疼痛，按之坚硬有块，口干舌燥，脉滑实。以下利清水，色纯青而臭秽，脉滑实为辨证要点。

（2）现代应用　本品可用于急性胆囊炎、急性胰腺炎、单纯性肠梗阻、粘连性肠梗阻、蛔虫性肠梗阻等属阳明腑实证者，以及某些热性疾病过程中出现高热、神昏、谵语、惊厥、发狂而见大便不通，苔黄脉实者。

【用法用量】先煎厚朴、枳实，后下大黄，煎成去渣，加入芒硝，微火溶化后，分二次服。

【使用注意】凡气虚阴亏，燥结不甚者，以及年老、体弱、孕妇均应慎用；本方作用峻猛，应中病即止，切勿过剂。

附：大承气汤与小承气汤、调胃承气汤比较

三方皆出自《伤寒论》，均可治疗阳明腑实证，均用大黄荡涤胃肠实热。

（1）大承气汤　大黄与芒硝并用，且煎法后下，又加枳实、厚朴行气，而厚朴用量倍于大黄，泻下与行气并重，药力峻猛，故为寒下之峻剂，功用峻下热结，主治痞、满、燥、实俱全的阳明腑实重证。

（2）小承气汤　配伍枳实、厚朴，用量亦轻，厚朴用量仅为大黄之半，且三味同煎，泻热攻下之力较轻，故为寒下之轻剂，功用轻下热结，主治痞、满、实而不燥之阳明腑实轻证。

（3）调胃承气汤　配芒硝、炙甘草，且大黄与炙甘草同煎，芒硝后下，其泻热攻下之力较上两方缓和，故为寒下之和剂，功用缓下热结，主治阳明腑实证，燥、实并见而不痞、满者。

凉膈散

《太平惠民和剂局方》

【方歌】凉膈硝黄栀子翘，黄芩甘草薄荷饶，竹叶蜜煎疗膈上，中焦燥实服之消。

【组成】川大黄、朴硝、甘草、山栀子仁、薄荷叶、黄芩、连翘、蜂蜜、淡竹叶。

【功能】泻火通便，清上泻下。

【主治】上、中二焦积热证。症见胸膈烦热，身热口渴，面赤唇焦，咽痛鼻衄，口舌生疮，大便秘结，小便热赤，舌红苔黄，脉滑数。

【组方分析】本方证为上、中二焦火热壅聚胸膈而设。热聚胸膈伤津，则胸膈烦热，身热口渴；火热上冲，则面赤唇焦，咽痛鼻衄，口舌生疮；燥热内结，不从下泻，则大便秘结，小便热赤；舌红苔黄，脉滑数，均为火热之象。治宜泻火通便，清上泻下。

方中重用连翘为君。连翘性微寒味苦，清心肺，解热毒，透散上焦之热。

黄芩、山栀子仁、朴硝、川大黄为臣。黄芩苦寒，清热燥湿，泻火解毒；山栀子仁苦寒，泻火除烦，清热利湿。二者同用，清泄上焦郁热。朴硝咸苦寒，通便导滞，泻火解毒；川大黄苦寒，清热泻火，泻下攻积。二者同用，可荡涤中焦胃腑热结。四药相伍，令无形、有形之热得以分消。

薄荷叶、淡竹叶为佐。薄荷叶辛凉，疏散风热，清利头目；淡竹叶甘淡寒，清热泻火。二药同用，外疏内清。

蜂蜜、甘草为使。蜂蜜甘平，补中润燥；甘草甘平，补脾益气，调和诸药。二药同用，既调和脾胃，又缓和硝、黄峻泻。

诸药合用，清上与泻下并行，寓上病下治、以泻代清，共奏泻火通便、清上泻下之功。

【临床应用】（1）辨证要点　本方为治疗上、中二焦积热证的常用方。用于治疗胸膈烦热，身热口渴，面赤唇焦，咽痛鼻衄，口舌生疮，大便秘结，小便热赤，舌红苔黄，脉滑数。以胸膈烦热，身热，口渴，大便秘结，舌红苔黄，脉滑数为辨证要点。

（2）现代应用　本方用于治疗口腔黏膜溃疡病、急性扁桃体炎、急性牙周炎、鼻腔出血、胆囊炎、急性黄疸型肝炎等属上、中二焦积热者。

【用法用量】上药研为粉末。每服6g，加淡竹叶7片，水煮，蜜少许，食后温服。现代用法：以上药共为粗末，每服6～12g，加淡竹叶3g，水煎服。

【使用注意】服本方得利下，当停服，以免损伤脾胃；孕妇及体虚者慎用。

通便宁片

《中华人民共和国卫生部药品标准》

【方歌】通便宁片番泻叶，牵牛砂仁豆蔻合，宽中理气大便通，腹痛纳呆胃肠热。

【组成】番泻叶干膏粉、牵牛子、砂仁、白豆蔻。

【功能】宽中理气，泻下通便。

【主治】肠胃实热积滞证。症见大便秘结，腹痛拒按，腹胀纳呆，口干，口苦，小便短赤，舌红苔黄，脉弦滑数。

【组方分析】方中番泻叶干膏粉为君。番泻叶干膏粉是番泻叶的加工品，性能功效与番泻叶相同，苦寒清泄，甘黏滑润，清泄实热，泻下导滞。

牵牛子为臣。牵牛子苦寒，通便攻积。

砂仁、白豆蔻为佐。砂仁辛温，化湿理气；白豆蔻辛温，化湿行气。二药合用，既理气宽中，以助君臣攻下积滞；又温中，以防苦寒太过而伤脾胃。

全方配伍，苦降辛行，共奏宽中理气、泻下通便之功。

【临床应用】(1) 辨证要点　本品是治疗肠胃实热积滞便秘的常用方。用于治疗大便秘结，腹痛拒按，腹胀纳呆，口干，口苦，小便短赤，舌红苔黄，脉弦滑数。以腹痛拒按，舌红苔黄，脉弦滑数为辨证要点。

(2) 现代应用　本品可用于功能性便秘属肠胃实热积滞者。

【用法用量】口服。每日 1 次，每次 4 片，如服药 8 小时后不排便再服 1 次，或遵医嘱。

【使用注意】初次服用者及便秘轻症者一次服 1 ~ 2 片；较重痔疮患者慎用；孕妇忌服；完全肠梗阻者禁用；体虚者忌长服、久服。

当归龙荟丸

《中华人民共和国药典》2020 年版

【方歌】当归龙荟用四黄，栀子木香与麝香，和蜜为丸加青黛，肝胆实火悉能攘。

【组成】酒当归、酒炙龙胆、芦荟、青黛、栀子、酒黄连、酒黄芩、盐黄柏、酒大黄、木香、人工麝香。

【功能】泻火通便。

【主治】肝胆火旺便秘证。症见心烦不宁，头晕目眩，耳鸣耳聋，胁肋疼痛，脘腹胀痛，大便秘结。

【组方分析】本方证为肝胆火旺，实热上攻，热结肠道而设。肝胆火旺，实热上攻，则心烦不宁，耳鸣耳聋，头晕目眩，胁肋疼痛；热结肠道，则脘腹胀痛，大便秘结。治宜泻火通便。

方中酒炙龙胆、酒大黄、芦荟为君。酒炙龙胆苦寒，酒炙上行，泻肝胆火；酒大黄苦寒，酒行药势，清热泻火，泻下攻积；芦荟苦寒，泻下通便，清肝泻火。三药合用，清肝泻火，泻热通便。

酒黄芩、酒黄连、盐黄柏、栀子、青黛为臣。酒黄芩、酒黄连、盐黄柏、栀子苦寒，能清热泻火，泻上中下三焦火邪；青黛咸寒，清热解毒，泻火定惊。

酒当归为佐。酒当归辛甘温，补血养肝，润肠通便。

木香、人工麝香为使。木香苦辛温，行气止痛；人工麝香辛温，开窍通经，消肿止痛。二药合用，行气通窍。

诸药合用，清热泻火中配以泻下，清泻并举，共奏泻火通便之功。

【临床应用】(1) 辨证要点　本品是治疗肝胆火旺便秘的常用方。用于治疗心烦不宁，头晕目眩，耳鸣耳聋，胁肋疼痛，脘腹胀痛，大便秘结。以心烦不宁，胁肋疼痛，大便秘结为辨证要点。

(2) 现代应用　本品可用于高血压、黄疸型肝炎、白血病、精神分裂症等属肝胆火旺、实热内结者。

【用法用量】口服。一次 6g，一日 2 次。

【使用注意】孕妇禁用。

九制大黄丸

《中华人民共和国药典》2020 年版

【方歌】九制大黄胃肠滞，胸热心烦大便秘，停食停水和热痢，泻下导滞最相宜。

【组成】大黄。

【功能】泻下导滞。

【主治】胃肠积滞证。症见便秘，湿热下痢，胸热心烦，口渴不休，停食停水，小便赤黄。

【组方分析】方中大黄苦寒降泄，攻积导滞，通肠泻热，清热利湿。

【临床应用】(1) 辨证要点　本品是治疗胃肠积滞便秘的常用方。用于治疗便秘，湿热下痢，胸热心烦，口渴不休，停食停水，小便赤黄。以胸热心烦，口渴，停食，小便赤黄为辨证要点。

(2) 现代应用　本品可用于功能性便秘属胃肠积滞者。

【用法用量】口服。每次6g，每日1次。

【使用注意】孕妇禁服；久病体弱者慎服；不宜久服。

清宁丸

《中华人民共和国药典》2020年版

【方歌】清宁丸中酒大黄，乳术芽夏朴陈香，侧柏桑车桃二豆，清热通便法先倡。

【组成】大黄、绿豆、车前草、炒白术、黑豆、制半夏、醋香附、桑叶、桃枝、牛乳、姜厚朴、麦芽、陈皮、侧柏叶。

【功能】清热泻火，消肿通便。

【主治】火毒内蕴证。症见咽喉肿痛，口舌生疮，目赤牙痛，头晕耳鸣，腹中胀满，大便秘结。

【组方分析】方中大黄为君。大黄苦寒沉降，泻下攻积，清热泻火，逐瘀通经，荡涤肠胃，清除积滞。

桃枝、绿豆、侧柏叶、桑叶、车前草为臣。桃枝苦平、绿豆甘凉、侧柏叶苦涩微寒，清热凉血，泻大肠积热；桑叶甘苦寒，清肺润燥；车前草甘寒，清热利尿通淋。

陈皮、厚朴、醋香附、炒白术、制半夏、牛乳、黑豆、麦芽为佐。陈皮苦辛温，理气健脾；厚朴苦辛温，下气除满；醋香附辛微苦微甘，理气宽中。三药合用，理气行滞，消胀除满。炒白术苦甘温、制半夏辛温，燥湿健脾；牛乳甘平，补益脾胃，生津润肠；黑豆甘平，明目解毒；麦芽甘平，行气消食，健脾开胃。

诸药相合，共奏清热泻火、消肿通便之功。

【临床应用】(1) 辨证要点　本品是治疗火毒内蕴证的常用方。用于治疗咽喉肿痛，口舌生疮，目赤牙痛，头晕耳鸣，腹中胀满，大便秘结。以咽痛，口舌生疮，目赤牙痛，大便秘结为辨证要点。

(2) 现代应用　本品可用于功能性便秘，急性咽炎，急性口炎，口疮，急性结膜炎，急性牙龈(周)炎等属火毒内蕴者。

【用法用量】口服。大蜜丸一次1丸，水蜜丸一次6g，一日1~2次。

【使用注意】孕妇忌用。

练一练

患者症见胸膈烦热，身热口渴，面赤唇焦，咽痛鼻衄，口舌生疮，大便秘结，小便热赤，舌红苔黄，脉滑数。可选用

A. 大承气汤　　B. 凉膈散　　C. 清宁丸　　D. 当归龙荟丸

答案解析

任务二　气滞便秘类方药

PPT

气滞便秘，症状有大便秘结，欲便不得，嗳气频作，胸胁痞满，甚则腹中胀痛，纳食减少，舌苔薄腻，脉弦。其病因多为肝脾气郁，传导失常，治宜调理肝脾、导滞通便。可选用木香、枳实、槟榔等理气之品，配伍大黄、芒硝等泻下之品，常用方药有六磨汤、木香槟榔丸、枳实导滞丸。

六磨汤

《世医得效方》

【方歌】六磨乌药沉木香，枳壳槟黄等份镶，气滞便秘腹痛作，理气调中通便良。

【组成】沉香、木香、乌药、槟榔、枳壳、大黄。

【功能】理气调中，行滞通便。

【主治】气滞不行，肠失传导所致大便秘结，欲便不得，嗳气频作，胸胁痞闷，腹中作痛，纳呆，苔薄腻，脉弦。

【组方分析】本方为情志不畅，肝郁气滞，脾气郁结，大肠传导失常而设。肝郁气结，传导失司，而见大便秘结，欲便不得；糟粕停聚于内，当下不下，腑气不通，气不下行而上逆，气机郁滞则不通则痛，故嗳气频作，胸胁痞满，腹中胀痛；肠胃气阻，脾失健运，则纳呆；苔薄腻，脉弦，皆为肝脾不和，内有湿滞之象。治宜理气调中，行滞通便。

方中木香、乌药为君。木香辛苦温，行气止痛，健脾消食，调中导滞；乌药辛温，行气止痛，温肾散寒。

沉香为臣。沉香辛苦微温，行气止痛，温中止呕。

枳壳、槟榔、大黄为佐。枳壳苦辛酸微寒，理气宽中，行滞消胀；槟榔苦辛温，消积，行气；大黄苦寒，泻下攻积，清热泻火，逐瘀通经，利湿。三药合用，导滞通便利湿。

诸药合用，共奏调中理气、行滞通便之功。

【临床应用】（1）辨证要点　本方是理气调中通便的常用方。用于治疗大便秘结，欲便不得，嗳气频作，胸胁痞闷，腹中作痛，纳呆，苔薄腻，脉弦。以大便秘结，胸胁痞闷，苔薄腻，脉弦为辨证要点。

（2）现代应用　本品可用于功能性便秘、老年性便秘、结肠脾曲综合征等属气滞者。

【用法用量】水煎服。一日 1 剂，饭前 1 小时，分 3 次服。

【使用注意】胃肠燥热者忌用。

木香槟榔丸

《中华人民共和国药典》2020 年版

【方歌】木香槟榔青陈皮，三棱莪术香附枳，大黄黑丑柏连芒，泻痢后重热滞宜。

【组成】木香、槟榔、炒枳壳、陈皮、醋青皮、醋香附、醋三棱、醋莪术、黄连、酒黄柏、大黄、炒牵牛子、芒硝。

【功能】行气导滞，泻热通便。

【主治】积滞内停，湿蕴生热证。症见湿热内停，赤白痢疾，里急后重，胃肠积滞，脘腹胀痛，大便不通，舌苔黄腻，脉沉实。

【组方分析】本方证为积滞内停，湿热内蕴而设。积滞内停，腑气不通，肠道传导失常，则脘腹痞满胀痛、大便秘结；湿热内蕴，灼伤肠道血络，气机不利，则赤白痢疾、里急后重；舌苔黄腻，脉沉实，为湿热内蕴之象。治宜行气导滞，泻热通便。

方中木香、槟榔为君。木香辛温，健脾消食，行气止痛；槟榔苦辛温，消积行气。二药合用，调中止痛。

大黄、芒硝、炒牵牛子、醋青皮、醋香附、醋莪术、陈皮、炒枳壳为臣。大黄苦寒，泻下攻积，清热泻火，利湿通经；芒硝咸苦寒，泻下通便，润燥软坚；炒牵牛子苦寒有毒，泻水通便，消痰攻积。三药合用，泄热通便。醋青皮苦辛温，疏肝破气，消积化滞；醋香附辛微苦微甘平，疏肝解郁，理气宽中；醋莪术辛苦温，行气破血，消积止痛；陈皮苦辛温，理气健脾，燥湿化痰；炒枳壳苦辛酸微寒，理气宽中，行滞消胀。

黄连、酒黄柏为佐。黄连、酒黄柏苦寒，清热燥湿，止痢。

本方集行气、破气、下气于一方，配伍清热燥湿、泻下攻积之品，虽为丸剂，仍有较强的行气攻积之力。诸药合用，共奏行气导滞、泄热攻积之功。

【临床应用】(1) 辨证要点　本品是治疗湿热积滞重证的常用方。用于治疗脘腹胀痛，赤白痢疾，里急后重，或大便秘结，苔黄腻，脉沉实。以脘腹胀痛，便秘或下痢里急后重，苔黄腻，脉沉实为辨证要点。

(2) 现代应用　本品可用于肝硬化腹水属积滞内停，湿热内蕴者。

【用法用量】口服。一次 3 ~ 6g，一日 2 ~ 3 次。

【使用注意】孕妇禁用；津亏大便燥结者及非实热证的虚秘不宜使用。

枳实导滞丸

《中华人民共和国药典》2020 年版

【方歌】枳实导滞用大黄，芩连白术茯苓藏，泽泻神曲一同人，湿热积滞用之良。

【组成】炒枳实、大黄、姜炒黄连、黄芩、炒六神曲、炒白术、茯苓、泽泻。

【功能】消积导滞，清热利湿。

【主治】饮食积滞，湿热内阻证。症见脘腹胀痛，纳呆，嗳气酸腐，大便秘结，或痢疾里急后重。

【组方分析】本方证为饮食积滞，湿热内阻，肠道传导失常而设。饮食积滞，腑气不通，气机不畅，大肠传导失常，则脘腹胀痛，大便秘结；胃失和降，脾失健运，则不思饮食；湿热内阻，肠道气血凝滞，传导失司，则痢疾里急后重。治宜消积导滞，清热利湿。

方中大黄为君。大黄苦寒，泻下攻积，清热泻火，利湿通经，使湿热积滞从下而去。

炒枳实、炒六神曲、姜炒黄连、黄芩为臣。炒枳实苦辛酸微寒，破气消积，化痰散痞；炒六神曲甘辛温，消食化积和胃；姜炒黄连、黄芩苦寒，清热燥湿，厚肠止痢。

炒白术、泽泻、茯苓为佐。炒白术甘苦温，健脾益气，防止苦寒药伤胃；泽泻甘淡寒、茯苓甘淡平，渗利通降，导湿下行。

诸药配伍，共奏消积导滞、清热利湿之功。

【临床应用】(1) 辨证要点　本品是治疗湿热积滞证的基础方。用于治疗脘腹胀痛，纳呆，嗳气酸腐，大便秘结，或痢疾里急后重，舌苔黄腻，脉沉有力。以脘腹胀满，厌食嗳腐，舌苔黄腻，脉沉有力为辨治要点。

(2) 现代应用　本品可用于消化不良、慢性胃肠炎、慢性便秘等属于饮食积滞、湿热内阻者。

【用法用量】口服。一次 6 ~ 9g，一日 2 次。

【使用注意】脾胃虚弱者慎用本方。

任务三　血虚便秘类方药

PPT

血虚便秘，症状为大便秘结，面色无华，头晕目眩，心悸，唇色淡，脉细涩。其病多因血虚津少，肠道失润，治宜养血润燥。可选用当归、何首乌等补血润燥之品，配伍火麻仁、桃仁等润肠通便之品，代表方药有润肠丸等。

润肠丸

《沈氏尊生书》

【方歌】润肠生地与当归，桃仁麻仁枳壳随，津枯肠燥大便结，润肠通便法宜依。

【组成】当归、生地黄、桃仁、火麻仁、枳壳。

【功能】养血润燥通便。

【主治】虚人、老人、产后血虚阴亏。症见大便秘结，头晕目眩，面色无华，唇舌色淡，舌瘦苔少，脉细涩。

【组方分析】本方证为血虚阴亏所致肠燥便秘而设。血虚阴亏津少，不能滋润濡养肠道，故大便秘结；血虚不能滋养于脑，故头晕目眩；血虚不能上荣，故面色无华；心失所养，则心悸；唇舌色淡，舌瘦苔少，脉细涩，均为阴血不足之象。治宜养血润燥通便。

方中生地黄、当归为君。生地黄甘寒，清热养阴生津；当归甘辛温，补血活血，润肠通便。二药合用，滋阴养血，润燥通便。

火麻仁、桃仁为臣。火麻仁甘平、桃仁苦甘平，二药皆富含油脂，润肠通便。

枳壳为佐。枳壳苦辛酸微寒，理气宽中，行滞消胀。

诸药合用，养血滋阴与润肠通便结合，共奏养血润燥通便之功。

【临床应用】（1）辨证要点　本方是治疗血虚便秘的常用方。用于治疗大便秘结，面色无华，头晕目眩，心悸，唇色淡，舌瘦苔少，脉细涩。以大便燥结难下，唇色淡，舌瘦苔少，脉细涩为辨证要点。

（2）现代应用　本品可用于功能性便秘、老年性便秘、产后便秘等属血虚阴亏者。

【用法用量】水煎服。或炼蜜为丸，每次服15g。

【使用注意】孕妇忌服；体弱及虚寒性便秘患者不宜久服。

任务四　阴虚便秘类方药

PPT

阴虚便秘，症状为大便燥结，咽干口燥，形体消瘦，或伴胃痛隐隐，潮热盗汗，心烦，头晕耳鸣，舌红少津或少苔，脉细数。其病因多为阴虚肠燥，治宜滋阴润肠通便。可选用火麻仁、郁李仁、松子仁等润下之品，配伍地黄、麦冬等清热养阴之品，代表方药有增液颗粒、五仁丸、麻仁丸、麻仁滋脾丸等。

增液颗粒

《中华人民共和国药典》2020年版

【方歌】增液玄参与地冬，热病津枯便不通，补药之体作泻剂，但非重用不为功。

【组成】玄参、生地黄、麦冬。

【功能】养阴生津，清热润燥。

【主治】热邪伤阴，津液不足证。症见阴虚内热，口干咽燥，大便燥结，舌干红，脉细数。

【组方分析】本方为阳明温病，阴津大伤，大便秘结而设。温病迁延日久，或素体阴虚，使液涸肠燥，肠失濡润，传导不利，故大便秘结；阴津亏损，津不上承，故口渴舌干；阴虚内热，故舌红脉细数。治宜养阴生津，清热润燥。

方中重用玄参为君。玄参苦咸寒，滋阴降火，启肾水以滋肠燥。

麦冬、生地黄为臣。麦冬甘微苦微寒，养阴生津；生地黄甘寒，清热养阴生津。

三药合用，重剂而投，大补阴液，润滑肠道，促使糟粕下行，并借寒凉清热，使诸症得解，共奏养阴生津、清热润燥之功。

【临床应用】（1）辨证要点　本品是治疗阴虚便秘的常用方，也是治疗阴虚的基础方。用于治疗阴虚内热，口干咽燥，大便燥结，舌干红，脉细数。以津少口渴，大便秘结，舌干红，脉细数为辨证要点。

（2）现代应用　本品可用于便秘、咳嗽、慢性咽炎、口腔溃疡、慢性牙周炎、萎缩性胃炎、鼻衄、糖尿病、高血压、干燥综合征、皮肤瘙痒等属于阴津不足者。亦可做感染性疾病高热所致体液耗损的辅助用药。

【用法用量】开水冲服。一次1袋，一日3次。

【使用注意】本方寒凉甘润，故肾阳不足或脾气亏虚便秘者忌用。

五仁丸

《世医得效方》

【方歌】五仁柏子杏仁桃，松子陈皮郁里饶，炼蜜为丸米饮下，润肠通便效力高。

【组成】桃仁、炒苦杏仁、柏子仁、炒郁李仁、松子仁、陈皮、白蜜。

【功能】润肠通便。

【主治】津枯肠燥证。症见大便艰难，舌燥少津，脉细涩。

【组方分析】本方证为津枯肠燥便秘而设。阴津耗伤，肠道失养，故大便艰难；舌燥少津，脉细涩，为阴血不足之象。治宜润肠通便。

方中桃仁、炒苦杏仁为君。桃仁苦甘平，破血行瘀，润肠通便；炒苦杏仁苦微温，降气润肠通便，而利大肠传导之职。二药合用，滋润之中又活血降气。

柏子仁、松子仁、炒郁李仁、白蜜为臣。柏子仁甘平，润肠通便；松子仁甘温，润五脏，专治大便虚秘；炒郁李仁辛苦甘平，润肠通便，利水消肿；白蜜甘平，补中，润燥。四药合用，助君润肠通便。

陈皮为佐。陈皮苦辛温，理气健脾，行气助便，又可防止油腻碍胃。

方中五仁皆有油质，润肠通便，不伤津液。诸药合用，共奏润肠通便之功。

【临床应用】（1）辨证要点　本方为治疗津枯肠燥便秘的常用方。用于治疗大便艰难，年老和产后血虚便秘，舌燥少津，脉细涩。以大便艰难，舌燥少津，脉细涩为辨证要点。

（2）现代应用　本品可用于便秘型肠易激综合征、老年性便秘、小儿厌食、习惯性便秘、产后血虚便秘等属肠燥津枯者。

【用法用量】将五仁研为膏，入陈皮末同研匀，炼蜜为丸，如梧桐子大。每服五十丸，食前米饮下。现代用法以五仁研为膏，陈皮为末，炼蜜为丸，每服9g，每日1~2次，温开水送下。

【使用注意】孕妇慎用。

麻仁丸

《中华人民共和国药典》2020年版

【方歌】麻子仁丸治便秘，杏芍蜂蜜小承气，润肠泻热行气机，肠胃燥热脾约愈。

【组成】火麻仁、苦杏仁、大黄、炒枳实、姜厚朴、炒白芍、蜂蜜。

【功能】润肠通便。

【主治】肠热津亏证。症见大便干结难下，腹部胀满不舒。

【组方分析】本方证为肠热津亏而设，即《伤寒论》脾约证。肠胃燥热，腑气不通，故见大便干结难下，腹部胀满不舒；肠失濡润，脾受约束，升清失常，津液不得四布，但输膀胱，故见小便频数，大便干结。治宜润肠通便。

方中火麻仁为君。火麻仁甘平，质润多脂，润肠通便。

苦杏仁、炒白芍为臣。杏仁苦微温，降气润肠通便；炒白芍苦酸微寒，养血敛阴。

大黄、炒枳实、姜厚朴为佐。大黄苦寒，泻热通便，荡涤胃肠；炒枳实苦辛酸微寒，破气消积，化痰散痞；姜厚朴苦辛温，下气除满。三药合用，以成小承气汤。

蜂蜜为使。蜂蜜甘平，补中，润燥，既助火麻仁润肠通便，又缓小承气汤攻下之力。

本方为小承气汤加火麻仁、苦杏仁、白芍、蜂蜜而成，用丸小量渐加，意在缓下。诸药合用，攻润结合，共奏润肠通便之功。

【临床应用】（1）辨证要点　本品是治疗肠胃燥热，脾约便秘证的常用方。用于治疗大便干结，小便频数，舌苔微黄，脉细涩。以大便干结，小便频数为辨证要点。

（2）现代应用　本品可用于习惯性便秘、痔疮术后便秘、老年人便秘及妇人产后便秘等证属肠热津亏者。

【用法用量】口服。水蜜丸一次6g，小蜜丸一次9g，大蜜丸一次1丸，一日1～2次。

【使用注意】津亏血少之便秘不宜久服；孕妇慎用。

麻仁润肠丸

《中华人民共和国药典》2020年版

【方歌】麻仁润肠用大黄，白芍杏仁增液忙，陈皮木香调气滞，肠胃积热用此良。

【组成】火麻仁、炒苦杏仁、大黄、木香、陈皮、白芍。

【功能】润肠通便。

【主治】肠胃积热证。症见胸腹胀满，大便秘结。

【组方分析】方中火麻仁为君。火麻仁甘平，质润多脂，润肠通便。

大黄、炒苦杏仁、白芍为臣。大黄苦寒，泻热通便，荡涤胃肠；炒苦杏仁苦微温，降气润肠通便；白芍苦酸微寒，养血敛阴。芍杏二药与大黄配伍，可增强攻伐之力，又可缓泻下伤正之弊。

陈皮、木香为佐。陈皮苦辛温，理气健脾，行气助便；木香辛温，健脾消食，行气止痛。二药合用，调中宣滞，降泄通便。

诸药相合，共奏润肠通便之功。

【临床应用】（1）辨证要点　本品是治疗肠胃积热，肠燥便秘的常用方。用于治疗胸腹胀满，大便秘结，尿黄，舌红苔黄或黄燥，脉涩。以大便秘结，胸腹胀满，尿黄，舌红苔黄或黄燥，脉涩为辨证要点。

（2）现代应用　本品可用于老年性便秘、功能性便秘属气滞肠燥者。

【用法用量】口服。一次1～2丸，一日2次。

【使用注意】虚寒性便秘慎用；孕妇忌服。

麻仁滋脾丸

《中华人民共和国药典》2020年版

【方歌】麻仁滋脾用大黄，枳实厚朴导滞良，当归白芍杏郁仁，消食导滞润燥方。

【组成】制大黄、火麻仁、当归、姜厚朴、炒苦杏仁、麸炒枳实、郁李仁、白芍、蜂蜜。

【功能】润肠通便，消食导滞。

【主治】胃肠积热，肠燥津伤便秘。症见大便秘结，胸腹胀满，饮食无味，烦躁不宁，舌红少津。

【组方分析】方中火麻仁、制大黄为君。火麻仁甘平，质润多脂，润肠通便；制大黄苦寒，泻下攻积，清热泻火。

炒苦杏仁、郁李仁、当归、白芍皆为臣。炒苦杏仁苦微温、郁李仁辛苦甘平，降气润肠通便；当归甘辛温、白芍苦酸微寒，滋阴养血，润肠通便。

姜厚朴、麸炒枳实为佐。姜厚朴苦辛温，下气除满；炒枳实苦辛酸微寒，破气消积，化痰散痞。

蜂蜜为使。蜂蜜甘平质润，补中，润燥，可减攻下之力，使泻而不峻，下不伤正，并调和诸药。

全方配伍，共奏润肠通便、消食导滞之功。

【临床应用】（1）辨证要点　本品是治疗胃肠积热、肠燥津伤便秘的常用方。用于治疗大便秘结，胸腹胀满，饮食无味，烦躁不宁，舌红少津。以大便秘结，饮食无味，烦躁不宁，舌红少津为辨证要点。

（2）现代应用　本品可用于习惯性便秘、老年性便秘等属胃肠积热、肠燥津伤者。

【用法用量】口服。小蜜丸一次 9g（45 丸），大蜜丸一次 1 丸，一日 2 次。

【使用注意】孕妇慎用。

苁蓉通便口服液

《中华人民共和国卫生部药品标准》

【方歌】苁蓉通便用首乌，枳实蜂蜜与之伍，老年肾虚习惯秘，润肠通便肾阴补。

【组成】肉苁蓉、何首乌、枳实、蜂蜜。

【功能】滋阴补肾，润肠通便。

【主治】中、老年人病后便秘，产后虚型便秘及虚型习惯性便秘。

【组方分析】本方证为肾虚气弱或阴津耗伤，肠道失养而设。

方中肉苁蓉为君。肉苁蓉甘咸温，补肾阳，益精血，润肠通便。

何首乌为臣。何首乌甘苦涩微温，润肠通便。

枳实、蜂蜜为佐。枳实苦辛酸微寒，破气消积，导滞通便；蜂蜜甘平，甘缓质润，补中润肠。

全方配伍，共奏滋阴补肾、润肠通便之功。

【临床应用】（1）辨证要点　本品是治疗肾虚便秘的常用方。用于治疗大便干结难下，状如羊粪，腰膝酸软、舌红少苔、脉细。以大便燥结，腰膝酸软、舌红少苔、脉细为辨证要点。

（2）现代应用　本品可用于功能性便秘、中老年人病后便秘、产后便秘、习惯性便秘等属肾精亏虚者。

【用法用量】口服。一次 10～20ml，一日 1 次，睡前或清晨服用。

【使用注意】孕妇慎用；青壮年便秘不宜用。

任务五　气虚便秘类方药

PPT

气虚便秘，症状为虽有便意，但临厕努挣乏力，挣则汗出，便后疲乏，大便并不干硬，面色苍白，神疲气怯，舌淡而嫩，脉虚。其病因多为肺脾气虚，大肠传送无力，治宜益气润肠通便。可选用黄芪、党参、白术等健脾益气之品，代表方药有黄芪汤等。

黄芪汤

《金匮翼》

【方歌】黄芪汤中有麻仁，白蜜陈皮紧相跟，补气健脾润肠通，气虚便秘治标本。

【组成】黄芪、麻仁、白蜜、陈皮。

【功能】补益脾肺，润肠通便。

【主治】气虚性便秘。症见大便并不硬，虽有便意，但排便困难，便后乏力，面白神疲，舌淡嫩苔薄，脉弱。

【组方分析】本方证为气虚便秘而设。肺脾功能受损，肺与大肠相表里，肺气虚则大肠传送无力，虽有便意，临厕须竭力努挣，故大便并不干硬；肺卫不固，腠理疏松，故挣则汗出气短，便后乏力；脾气虚，运化失常，气血化源不足，故面白神疲；舌淡嫩苔薄，脉弱，为气虚之象。治宜补益脾肺，润肠通便。

方中黄芪为君。黄芪甘温，补气升阳，补脾肺之气。

麻仁、白蜜为臣。麻仁、白蜜甘平，润肠通便。

陈皮为佐。陈皮苦辛温，理气健脾，行气助便。

诸药合用，共奏补益脾肺、润肠通便之功。

【临床应用】（1）辨证要点　本方是治疗气虚性便秘的常用方。用于治疗大便并不硬，虽有便意，但排便困难，便后乏力，面白神疲，舌淡嫩苔薄，脉弱。以排便困难，便后乏力，面白神疲，舌淡嫩苔薄，脉弱为辨证要点。

（2）现代应用　本品可用于功能性便秘、老年性便秘等属气虚者。

【用法用量】水煎服。每日1剂，分2～3次服。

【使用注意】阴虚火旺及内热炽盛者忌用。

看一看

气虚便秘伴有下陷症状明显的，可用补中益气汤。补中益气汤源自李东垣《脾胃论》，长于补中益气，升阳举陷，可用于气虚下陷证的治疗。现代药理研究表明，补中益气汤对小肠的作用较复杂，具有双向调节作用。当肠蠕动亢进时，呈现抑制作用，使之蠕动减慢，张力降低；当肠管处于抑制状态时，则使之蠕动增强。实验还表明，方中的升麻、柴胡能增强其他药物对肠蠕动的促进作用。本方甘温升散，故对阴虚火旺及内热炽盛者忌用。

任务六　阳虚便秘类方药

PPT

阳虚便秘，症状为大便秘结不解，畏寒喜暖，面色㿠白，时作眩晕，心悸，甚则少腹冷痛，小便清长，舌淡苔白，脉沉迟。其病因多为脾肾阳虚，治宜温里通便。可选用附子、干姜等温里药，配伍大黄、芒硝等泻下药，代表方药有温脾汤、济川煎。

温脾汤

《备急千金要方》

【方歌】温脾附子大黄硝，干姜当归人参草，攻下冷积温脾阳，阳虚寒积证可疗。

【组成】大黄、附子、干姜、当归、芒硝、人参、甘草。

【功能】温补脾阳，攻下冷积。

【主治】阳虚寒积证。症见便秘，腹痛，喜温喜按，手足不温，舌淡苔白，脉沉弦。

【组方分析】本方证为脾阳不足，阴寒内盛，寒积阻于肠道，阳气不运而设。脾阳虚衰，阴寒内盛，寒积阻滞肠道，大肠传导不利，则大便秘结；寒积于内，阳虚失运，则腹胀腹痛，喜温喜按；阳气不足，肢体失于温煦，则四肢不温；舌淡苔白、脉沉弦皆为脾阳虚之象。治宜温补与通下并用，温散寒凝而开闭结，通下大便而除积滞。

方中附子、大黄为君。附子辛热，温暖脾阳，散寒止痛；大黄苦寒，泻下通便，荡涤积滞。二药配伍，去其性，取其用，温补与通下并用，温里祛寒通便。

干姜、芒硝为臣。干姜辛热，温中祛寒，助附子温里散寒；芒硝咸寒，泻下攻积，助大黄通便荡涤。

人参、当归为佐。人参甘微苦微温，大补元气，益气健脾；当归甘辛温，补血活血，润肠通便。

甘草为使。甘草甘平，补脾益气，调和诸药。

诸药合用，共奏温补脾阳、攻下冷积之功。

【临床应用】(1) 辨证要点　本方是治疗阳虚寒积便秘的常用方。用于治疗便秘，腹痛，喜温喜按，手足不温，舌淡苔白，脉沉弦。以便秘，喜温喜按，舌淡苔白，脉沉弦为辨证要点。

(2) 现代应用　本品可用于急性单纯性肠梗阻、胆道蛔虫、消化性溃疡、慢性痢疾、尿毒症等属阳虚寒积证者。

【用法用量】上五味，㕮咀，以水八升，煮取二升半，临熟下大黄，煎好后下芒硝，分三服。现代用法以水煎服，大黄后下。

【使用注意】热结及阴虚便秘慎用。

济川煎

《景岳全书》

【方歌】济川归膝肉苁蓉，泽泻升麻枳壳从，肾虚津亏肠中燥，寓通于补法堪宗。

【组成】当归、牛膝、肉苁蓉、泽泻、升麻、枳壳。

【功能】温肾益精，润肠通便。

【主治】肾虚便秘证。症见大便秘结，小便清长，腰膝酸软，头目眩晕，舌淡苔白，脉沉迟。

【组方分析】本方证为肾阳亏虚，气不化津，肠失濡润而设。腰为肾之府，肾阳不足，则腰膝酸软；肾阳虚弱，气化无力，摄纳失司，开合失常，故小便清长，大便秘结；舌淡苔白，脉沉迟，为肾阳不足之象。治宜温补肾精，润肠通便。

方中肉苁蓉为君。肉苁蓉甘咸温，补肾阳，益精血，润肠通便。

当归、牛膝为臣。当归甘辛温，养血和血，润肠通便；牛膝苦甘酸平，补肝肾，强筋骨，引血下行。

枳壳、泽泻、升麻为佐。枳壳苦辛酸微寒，理气宽中，行滞消胀，可下气宽肠而助通便；泽泻甘淡寒，利水渗湿泄热，可利小便而泄浊；升麻辛微甘微寒，升举阳气，清阳升则浊阴自降，有欲降先升之妙。

诸药合用，既可温肾益精治其本，又能润肠通便以治标。寓通于补，寄降于升，共奏温肾益精、润肠通便之功。

【临床应用】(1) 辨证要点　本方是治疗肾虚便秘的常用方。用于治疗大便秘结，小便清长，腰膝酸软，头目眩晕，舌淡苔白，脉沉迟。以大便秘结，腰膝酸软，舌淡苔白，脉沉迟为辨证要点。

(2) 现代应用　本品可用于习惯性便秘、老年便秘、产后便秘等属于肾虚精亏肠燥者。

【用法用量】水一盅半，煎七分，食前服。现代用法水煎服。每日1剂，分2次服。

【使用注意】热结及阴虚便秘慎用。

想一想

济川煎主治肾虚便秘，方中为何不用泻下药，反配伍升麻？

答案解析

半硫丸

《太平惠民和剂局方》

【方歌】半硫丸方医癖痃，久泻便秘因冷寒，硫黄半夏为细末，姜汁同熬饼为丸。

【组成】半夏、硫黄。

【功能】温肾通便。

【主治】年老体弱、肾阳不足的虚冷性便秘。症见大便秘结，舌淡苔白，脉沉弦。

【组方分析】本方证为肾阳不足，阴寒内生所致便秘而设。阳气亏虚，阴寒内生，肠道传导无力，故大便艰涩，排出困难；舌淡苔白，脉沉弦，为肾阳不足之象。治宜温肾通便。

方中硫黄为君。硫黄酸温，补火助阳通便，能鼓动阳气以疏导肠道。

半夏为臣。半夏辛温，降逆止呕，能助腑气通降，使水谷精微随肾气温壮，填补真阳，又助硫黄祛寒。

诸药合用，共奏温肾通便之功。

【临床应用】（1）辨证要点　本品是治疗肾阳虚的虚冷性便秘的常用方。用于治疗大便秘结，腰膝酸冷，四肢不温，浮肿，畏寒，舌淡苔白，脉沉弦。以大便秘结，腰膝酸冷，舌淡苔白，脉沉弦为辨证要点。

（2）现代应用　本品可用于老年性便秘、甲状腺功能减退症等属肾阳不足证者。

【用法用量】上药以生姜自然汁同熬，入干蒸饼末搅匀，入臼内杵数百下，丸如梧桐子大。每次15～20丸，空腹时用温酒或生姜汤送下，妇人醋汤下。

【使用注意】孕妇忌服；肠胃燥热便秘、老人气虚、产后血枯及小儿便秘不适宜服用。

药爱生命

大承气汤为泻下之剂，可治疗热厥。热厥，是指因热邪亢盛所致手足厥冷，甚至昏迷的病证，属于真热假寒证，治疗宜采用反治法，即寒因寒用，可选用大承气汤治疗。这提示同学们要善于观察，要透过现象看本质，去粗取精，去伪存真，由表及里。透过现象看本质，就是要求我们认识事物要从感性认识上升到理性认识，这样才能得出正确的结论。

目标检测

答案解析

一、单项选择题

1. 治肝胆火旺之心烦不宁、头晕目眩、大便秘结，宜选用
   A. 清宁丸　　B. 大承气汤
   C. 麻仁丸　　D. 当归龙荟丸
2. 可治疗老年性便秘、产后便秘的通便类药物是
   A. 清宁丸　　B. 通便灵胶囊
   C. 苁蓉通便口服液　　D. 通乐颗粒
3. 火毒内蕴所致的咽喉肿痛、口舌生疮、头晕耳鸣、大便秘结，可采用的治疗方法是
   A. 健胃消食，润肠通便　　B. 清热泻火，消肿通便
   C. 泻热导滞，润肠通便　　D. 润肠通便
4. 由生地、玄参、麦冬组成的中成药是
   A. 清宁丸　　B. 增液颗粒
   C. 通便宁片　　D. 苁蓉通便口服液
5. 凉膈散治疗
   A. 实热便秘　　B. 气滞便秘
   C. 血虚便秘　　D. 阳虚便秘

6. 温脾汤治疗

A. 气虚便秘　　B. 气滞便秘

C. 血虚便秘　　D. 阳虚便秘

7. 大承气汤中芒硝的用法是

A. 噙化　　B. 含化

C. 溶化　　D. 水煎

8. 大便干结，小便频数，首选的是

A. 济川煎　　B. 麻仁润肠丸

C. 凉膈散　　D. 麻仁丸

二、配伍选择题

A. 大承气汤　B. 五仁丸　C. 温脾汤

D. 麻仁丸　E. 黄芪汤

1. 长于峻下热结，用于阳明腑实证的方剂或中成药是

2. 长于攻下冷积，温补脾阳，用于阳虚寒积所致便秘的方剂或中成药是

3. 长于润肠通便，用于大便艰难，以及年老和产后血虚便秘的方剂或中成药是

4. 长于润肠泻热，行气通便，用于肠胃燥热，脾约便秘证的方剂或中成药是

三、多项选择题

1. 麻仁丸的组成有

A. 白芍、大黄　B. 火麻仁、苦杏仁　C. 枳实、厚朴

D. 大黄、芒硝　E. 生姜、大枣

2. 用于实热便秘的方剂和中成药有

A. 大承气汤　B. 苁蓉通便口服液　C. 凉膈散

D. 清宁丸　E. 当归龙荟丸

3. 大承气汤的主治病证有

A. 阳明腑实轻证　B. 阳明腑实重证　C. 热结旁流证

D. 阳明肠胃燥热　E. 热厥、痉病属里热实证

四、案例分析

1. 处方分析

大黄 15g　当归 9g　干姜 9g　附子 6g　人参 6g　芒硝 6g　甘草 6g

请根据处方药物组成，分析此方适用于便秘的何种证型，并简要说明理由。

2. 用药推荐分析

患者，男，76 岁。患者平素情志抑郁，大便秘结，欲便不得，嗳气频作，胸胁痞满，甚则腹中胀痛，纳食减少，舌苔薄腻，脉弦。

请辨证分型，并为该患者推荐合适的方剂或中成药。

书网融合……

重点回顾　　微课

项目六　泄泻用方药

学习目标

知识目标：

1. 掌握　参苓白术丸、四神丸、葛根芩连片、香连丸、保和丸、痛泻要方的组成、功能、主治、组方分析、临床应用及使用注意。

2. 熟悉　泄泻的概念、分类、病因病机、治疗原则及注意事项。

3. 了解　开胃健脾丸、补脾益肠丸、固本益肠片、肠胃宁片、复方黄连素片、肠炎宁片、痛泻宁颗粒的功能、主治与使用注意。

技能目标：

能熟练完成泄泻的问病荐药，能安全、合理地使用泄泻方剂与中成药。

素质目标：

树立中医药的文化自信，养成爱岗敬业的职业精神，形成诚信友善的价值追求，争做守正创新的时代新人。

导学情景

情景描述：患者，女，48 岁，腹痛腹泻已 2 日。2 天前外出，气温突降，遭遇大雨，回家后，自恃身体强健未及时驱寒湿，当晚即腹痛泄泻，自服西药吡哌酸片效果不佳，前来就诊。自述：腹痛腹泻，泻下急迫，泻而不爽，粪便色黄而臭，肛门灼热，大便日行 5～6 次，同时，伴有小便短赤，烦热，口干渴等。

情景分析：气温突降，遭受雨淋，发生腹泻，泻下急，粪色黄，泻而不爽，肛门灼热，伴有烦热，口渴，尿赤。

讨论：此患者是什么疾病？病因是什么？应该选用什么中药进行治疗？

学前导语：此患者遇雨淋，受寒凉出现腹泻腹痛，当以何法治疗？治疗泄泻的方剂和中成药有哪些？

泄泻，是以排便次数增多，粪质稀薄，甚至完谷不化，泻如水样为特征的病证。现代医学中的急慢性肠炎、肠功能紊乱、肠结核、肠易激综合征等疾病，均在本病范畴之内。

（1）泄泻分类　泄泻病位虽在脾胃，但亦涉及肝、肾、大肠等脏腑。根据其病因病机的不同，可分为脾虚泄泻、脾肾阳虚泄泻、湿热泄泻、食积泄泻和肝脾不和泄泻。

（2）病因病机　泄泻病因有外感、内伤之分。内伤病因主要有脾胃虚弱、脾肾阳虚、大肠湿热、饮食所伤、情志失调等；外感病因多为感受暑湿寒热时邪，但以湿邪致泄为多。基本病机为脾虚湿盛，脾失健运，大小肠转化失常，升降失调，清浊不分，而成泄泻。

脾虚泄泻：是由于脾胃虚弱，或饮食不洁，饥饱失调，伤及脾胃；或因劳倦内伤，脾胃受损；或因久病体虚，脾胃肠虚弱，致肠胃功能减退，纳运失调，升降失司，水聚成湿，谷积成滞，清浊不分，混杂而下，而成脾虚泄泻。

脾肾阳虚泄泻：是由于年老体弱，肾阳不足；或因旧病日久，肾阳受损；或因房事无度，伤及肾阳，无以温煦脾阳，致运化失职，水谷不化，升降失常，清者不升，浊者不降，而成脾肾阳虚泄泻。

湿热泄泻：是由于大肠湿热，或因外受湿热疫毒，侵损肠胃，致中焦郁遏，传化失常而发生泄泻；或因湿热郁蒸，肠胃气血阻滞，气血与湿热疫毒相搏，化为脓血，而成湿热泄泻。

食积泄泻：是由于饮食所伤，或饮食过量，停滞肠胃，伤及脾胃；或因恣食肥甘厚味，湿热内生；或因过食生冷，寒邪伤中，损伤脾阳；或误食腐馊不洁，食伤脾胃肠，化生食滞、寒湿、湿热之邪，致运化失职，升降失调，清浊不分，而成食积泄泻。

肝脾不和泄泻：是由于情志失调，或烦恼郁怒，疏泄不及，横逆乘脾，致脾运失司，升降失调；或因忧郁思虑，伤脾太过，土虚木乘，升降失职；或因素体脾虚，怒时进食，伤及脾土，致脾失健运，升降失调，清浊不分，而成肝脾不和泄泻。

泄泻的病因不外乎外感与内伤，外感之中多见暑、湿、寒、热，以湿邪最为重要，内伤当中脾虚最为关键。泄泻发病与传变过程，亦受外邪与内伤、外湿与内湿的影响，外湿困脾，脾虚生湿，互为因果。

（3）治疗原则　泄泻的病因主要为湿盛脾虚，升降失司，清浊不分，总的治疗原则为健脾祛湿，视其性质寒热虚实，采用“实则泻之，虚则补之，寒则热之，热则清之”的治疗原则。如脾虚泄泻，治宜健脾益气，化湿止泻；脾肾阳虚泄泻，治宜温肾健脾，固涩止泻；食积内停泄泻，治宜消食导滞；湿热泄泻，治宜清热利湿止泻；肝脾不和泄泻，治宜疏肝健脾，燥湿止泻。

（4）注意事项　泄泻防治过程中，出现严重脱水者，应采取相应治疗措施，注意饮食规律，勿饥饱无常，暴饮暴食，宜食清淡易消化食物，忌食辛辣油腻、鱼虾海鲜类食物。在平时的生活中应进行适当的体育锻炼，保持身心愉悦，冷热交替幅度较大的季节应注重防寒保暖。

任务一　脾虚泄泻类方药

PPT

脾虚泄泻，症状为大便次数增多，时溏时泻，夹有不消化食物，稍食油腻则大便次数增多，伴食少纳呆，食后胃胀，脘闷不舒，肌肉消瘦，身倦乏力，面色萎黄，舌质淡，苔薄白，脉细等。其病因多为脾气虚弱，健运无力，或病后过服寒凉，或饮食失节，或劳倦伤脾，消化功能减弱所致，治宜健脾益气，化湿止泻。可选用人参、黄芪等补脾益气之品，辅以薏苡仁、白扁豆等化湿之品，代表方药有参苓白术丸、开胃健脾丸、补脾益肠丸等。

参苓白术丸
《中华人民共和国药典》2020 年版

【方歌】参苓白术白扁草，桔梗莲苡砂山药，补脾益肺有此功，脾虚湿盛定能消。

【组成】人参、麸炒白术、茯苓、山药、莲子、炒白扁豆、麸炒薏苡仁、砂仁、桔梗、甘草。

【功能】补脾胃，益肺气。

【主治】脾虚湿盛证。症见脾胃虚弱，食少便溏，肠鸣泄泻，胸脘痞闷，肢倦乏力，形体消瘦，气短咳嗽，面色萎黄，舌淡，苔白腻，脉虚缓。

【组方分析】本方证为脾虚湿盛而设。脾胃虚弱，纳运乏力，故饮食不化；水谷不化，清浊不分，故见肠鸣泄泻；湿滞中焦，气机被阻，而见胸脘痞闷；脾失健运，则气血生化不足；肢体肌肤失于濡养，故四肢无力，形体消瘦，面色萎黄；舌淡苔白腻，脉虚缓，为脾虚湿盛之象。治宜补脾胃，益肺气。

方中人参、麸炒白术、茯苓为君。人参甘微温，药力强大，补脾肺之气；麸炒白术甘苦温，补气健脾，燥湿止泻；茯苓甘淡平，渗水利湿，健脾助运。三药合用，既补脾气，益肺气，健脾运，又除湿邪。

山药、莲子、炒白扁豆、麸炒薏苡仁为臣。山药甘涩平，补气养阴，兼收涩；莲子甘涩平，补脾胃，益心肾，涩肠止泻；炒白扁豆甘而微温，补脾化湿止泻；麸炒薏苡仁甘淡微寒，健脾利湿止泻。四药相合，健脾益气止泻。

砂仁、桔梗为佐。砂仁辛温，化湿行气，温脾止泻；桔梗苦辛平，宣肺，祛痰，升提肺气，载药上行。二药合用，行气温脾，补而不滞；又载诸药上行，以达培土生金。

甘草为使。甘草甘平，补脾益气，祛痰止咳，调和诸药。

本方是在四君子汤基础上加山药、莲子、炒白扁豆、麸炒薏苡仁、砂仁、桔梗而成。两方均有益气健脾之功，但四君子汤以补气为主，为治脾胃气虚的基础方，而参苓白术散又有渗湿行气作用，并有保肺之效。

全方配伍，药性平和，温而不燥，补虚中兼渗利涩敛，共奏补脾胃、益肺气之功。

【临床应用】（1）辨证要点　本品是治疗脾虚湿盛泄泻的常用方，亦是治疗脾虚湿盛证的常用方，是体现培土生金治法的代表方。用于治疗脾胃虚弱，食少便溏，肠鸣泄泻，胸脘痞闷，肢倦乏力，气短咳嗽，面色萎黄，舌淡，苔白腻，脉虚缓。以便溏泄泻，肢倦乏力，舌苔白腻，脉虚缓为辨证要点。

（2）现代应用　本品可用于慢性胃肠炎、贫血、慢性支气管炎、慢性肾炎及妇女带下病等属脾虚湿盛者。

【用法用量】口服。一次 6g，一日 3 次。

【使用注意】湿热内蕴所致泄泻、厌食、水肿及痰火咳嗽者慎用；孕妇慎用；本品宜饭前服用为佳；服药期间忌食荤腥油腻、不易消化食物；忌恼怒、忧郁、劳累过度，保持心情舒畅。

开胃健脾丸

《中华人民共和国药典》2020 年版

【方歌】开胃健脾神豆芽，香砂六君去半夏，山楂黄连加山药，健脾和胃功效佳。

【组成】白术、党参、茯苓、山药、炒六神曲、炒麦芽、山楂、木香、砂仁、陈皮、煨肉豆蔻、黄连、炙甘草。

【功能】健脾和胃。

【主治】脾胃虚弱，中气不和所致的泄泻、痞满。症见食欲不振，嗳气吞酸，腹胀泄泻；消化不良见上述证候者。

【组方分析】方中白术、党参为君。白术甘苦温，补气健脾，燥湿止泻；党参甘平，补气健脾。二药合用，补中气，健脾胃，止泄泻。

茯苓、山药、炒六神曲、炒麦芽、山楂为臣。茯苓甘淡渗利，健脾渗湿止泻；山药甘平，补脾益气，涩肠止泻；炒六神曲甘辛温，消食和中，兼行气；炒麦芽甘平，消食和中，兼益脾养胃；山楂酸甘微温，消食化积。五药合用，既助君健脾止泻，又消食和中。

木香、砂仁、陈皮、煨肉豆蔻、黄连为佐。木香、砂仁辛温，行气除湿，健脾开胃；陈皮辛苦温，行气燥湿健脾；煨肉豆蔻辛温涩，温中行气，涩肠止泻。四药合用，行气健脾，开胃和中，既助君臣健脾和中，又使其补而不滞。黄连苦寒，清热燥湿，一清大肠积热，二防诸药温燥太过。

炙甘草为使。炙甘草甘平，补脾益气，又调和诸药。

全方配伍，补消合用，共奏健脾和胃之功。

【临床应用】（1）辨证要点　本品是治疗脾胃虚弱，中气不足泄泻、痞满的常用方。用于治疗食欲不振，嗳气吞酸，腹胀泄泻，恶心呕吐，纳食减少，气短乏力，面色萎黄。以食欲不振，嗳气吞酸，腹胀泄泻，气短乏力，面色萎黄为辨证要点。

（2）现代应用 本品可用于慢性胃炎、胃肠神经官能症、消化不良、结肠炎属脾胃虚弱、中气不足者。

【用法用量】口服。一次 6 ~9g，一日 2 次。

【使用注意】湿热痞满、泄泻者不宜使用；忌食生冷、油腻、不易消化食物；孕妇慎服。

补脾益肠丸

《中华人民共和国药典》2020 年版

【方歌】补脾益肠用参芪，芍术归仁肉桂脂，防风赤石与甘草，延胡木香炮姜荔。

【组成】外层：黄芪、米炒党参、白芍、土炒白术、土炒当归、砂仁、肉桂。内层：炮干姜、盐补骨脂、木香、醋延胡索、荔枝核、防风、煅赤石脂、炙甘草。

【功能】益气养血，温阳行气，涩肠止泻。

【主治】脾虚气滞所致的泄泻。症见腹胀疼痛，肠鸣泄泻，黏液血便；慢性结肠炎、溃疡性结肠炎、肠易激综合征见上述证候者。

【组方分析】本品为新研方，原名脾胃双补丸，外（胃）层可补中益气，健脾和胃，内（肠）层可涩肠止泻，止痛止血，生肌消肿。

方中黄芪、米炒党参、土炒白术为君。黄芪甘温、米炒党参甘平、土炒白术苦甘温，补中益气，健脾升阳，厚肠止泻。

肉桂、炮干姜、盐补骨脂为臣。肉桂辛热、炮干姜辛热、盐补骨脂辛苦温，温中散寒，暖脾止泻。

白芍、土炒当归、砂仁、木香、醋延胡索、荔枝核、防风、煅赤石脂为佐。白芍苦酸微寒，补血敛阴，柔肝止痛；土炒当归辛甘温，养血补血，散寒止痛；砂仁辛温、木香辛苦温、醋延胡索辛苦温、荔枝核甘微苦温，活血祛瘀，行气止痛；防风辛温，疏肝理脾，胜湿止泻；煅赤石脂甘酸涩温，涩肠止血止泻。

炙甘草为使。炙甘草甘平，缓急止痛，调和诸药。

诸药合用，共奏益气养血、温阳行气、涩肠止泻之功。

【临床应用】（1）辨证要点　本品是治疗脾虚气滞泄泻的常用方。用于治疗腹胀疼痛，肠鸣，泄泻，黏液血便。以腹胀疼痛，泄泻，黏液血便为辨证要点。

（2）现代应用　本品可用于慢性结肠炎、溃疡性结肠炎、肠易激综合征属脾虚气滞者。

【用法用量】口服。一次 6g，一日 3 次；儿童酌减；30 天为一疗程，一般连服 2 ~3 个疗程。

【使用注意】孕妇慎用；大肠湿热泄泻不宜使用；感冒发热者慎用；服药期间饮食宜清淡，忌生冷、辛辣、油腻食物。

PPT

任务二　脾肾阳虚泄泻类方药

脾肾阳虚泄泻，症状为泄泻多在黎明之前，脐腹作痛，继则肠鸣而泻，完谷不化，泻后则安，伴形寒肢冷，腹部喜暖，腰膝酸软，舌质淡，苔白，脉沉细。其病因多为肾阳虚衰，火不暖土，脾阳不振，脾运失健，治宜温肾健脾，固涩止泻。可选用补骨脂、肉豆蔻等温肾健脾之品，辅以儿茶、赤石脂等涩肠止泻之品，代表方药有四神丸、固本益肠丸、肠胃宁片等。

四神丸

《中华人民共和国药典》2020 年版

【方歌】四神骨脂与吴萸，肉蔻五味四般须，大枣生姜同煎合，五更肾泻火衰扶。

【组成】盐炒补骨脂、煨肉豆蔻、制吴茱萸、醋五味子、大枣、生姜。

【功能】温肾散寒，涩肠止泻。

【主治】肾阳不足所致的泄泻。症见肠鸣腹胀，五更溏泻，食少不化，久泻不止，面黄肢冷。

【组方分析】本方为治疗五更泻而设。五更，即黎明之前，为阴气盛极，阳气萌发之际。肾阳虚衰，阳气当至而不至，阴气极而横行，命门之火不能上温脾土，脾失健运而水谷下趋，故为五更泻，又称肾泄、鸡鸣泻。汪昂《医方集解》曰："久泻皆由命门火衰，不能专责脾肾"，此时补脾不如补肾，治宜温肾暖脾，涩肠止泻。

方中盐炒补骨脂为君。盐炒补骨脂苦辛温，补肾助阳，温脾止泻。

煨肉豆蔻为臣。煨肉豆蔻辛温，温脾暖胃，涩肠止泻，可助君温脾止泻。

制吴茱萸、醋五味子、大枣、生姜为佐。制吴茱萸苦辛而热，温中散寒，助阳止泻；醋五味子酸涩温，固肾涩肠止泻。二药相合，助君臣温肾散寒，温脾止泻。大枣甘温，补脾益胃；生姜辛微温，温中散寒开胃。二者同用，健脾开胃。

全方配伍，温补固涩，共奏温肾散寒、涩肠止泻之功。

本方由《普济本事方》中的二神丸与五味子散组合而成。二神丸能温补脾肾，涩肠止泻；五味子散可温中涩肠。合二方为四神丸，温补固涩之功益佳。名四神，喻方中四药治五更泻功能如神之意。

【临床应用】(1) 辨证要点 本方是治疗肾阳不足，伤及脾阳所致泄泻的常用方。用于治疗肠鸣腹胀，五更溏泻，食少不化，久泻不止，面黄肢冷，不思饮食，舌淡苔白，脉沉迟无力。以五更溏泻，肠鸣腹胀，舌淡苔白，脉沉迟无力为辨证要点。

(2) 现代应用 本品可用于慢性结肠炎、肠易激综合征等属肾阳不足者。

【用法用量】口服。一次 9g，一日 1～2 次。

【使用注意】湿热痢疾、湿热泄泻不宜使用；服药期间饮食宜清淡，忌食生冷、油腻食物。

固本益肠片

《中华人民共和国药典》2020 年版

【方歌】固本益肠党芪骨，山药炮姜归白术，白芍元胡与甘草，儿茶赤石地榆木。

【组成】党参、麸炒白术、补骨脂、麸炒山药、黄芪、炮姜、酒当归、炒白芍、醋延胡索、煨木香、地榆炭、煅赤石脂、儿茶、炙甘草。

【功能】健脾温肾，涩肠止泻。

【主治】脾肾阳虚所致的泄泻。症见腹痛绵绵，大便清稀或有黏液及黏液血便，食少腹胀，腰酸乏力，形寒肢冷，舌淡苔白，脉虚；慢性肠炎见上述证候者。

【组方分析】方中党参、黄芪、补骨脂为君。党参甘平，健脾益肺；黄芪甘温，补气健脾，升举清阳；补骨脂苦温涩，温补脾肾，固肠止泻。三药合用，健脾益气，温阳止泻。

麸炒白术、麸炒山药、炮姜为臣。麸炒白术甘苦而温，健脾燥湿止泻；麸炒山药甘平，补脾养胃，补肾涩精；炮姜苦辛微涩温，温中散寒止泻。三药相合，补脾土，散中寒，促运化，涩肠滑，以助君健脾温肾，涩肠止泻。

酒当归、炒白芍、醋延胡索、煨木香、地榆炭、儿茶、煅赤石脂七药为佐。酒当归辛甘温，补血活血；炒白芍苦酸微寒，养血缓急，收敛止痛；醋延胡索辛苦温，活血行气止痛；煨木香辛苦温，行气止痛，实肠止泻。四药合用，理血行滞，止痛止泻。地榆炭苦酸寒清，凉血止血，涩肠止泻止痢；儿茶苦涩微寒，收敛止血止泻；煅赤石脂甘涩而温，涩肠止泻固脱。三药同用，助君涩肠止泻止血，又防君臣温燥太过。

炙甘草为使。炙甘草甘平，补脾益气，缓急止痛，调和诸药。

全方配伍，共奏健脾温肾、涩肠止泻之功。

【临床应用】（1）辨证要点　本品是治疗脾肾阳虚泄泻的常用方。用于治疗腹痛绵绵，大便清稀或有黏液及黏液血便，食少腹胀，腰酸乏力，形寒肢冷，舌淡苔白，脉虚。以腹痛绵绵，大便清稀，腰酸乏力，形寒肢冷，舌淡苔白，脉虚为辨证要点。

（2）现代应用　本品可用于慢性肠炎等属肾阳不足、阴寒内盛者。

【用法用量】口服。一次8片，一日3次。30天为一疗程，连服2~3个疗程。

【使用注意】服药期间忌食生冷、辛辣、油腻食物；湿热下痢、泄泻不宜使用。

肠胃宁片

《中华人民共和国药典》2020年版

【方歌】肠胃宁融理中汤，香砂芍葛脂芪防，罂粟儿茶延石归，益肾温中可涩肠。

【组成】黄芪、补骨脂、党参、白术、姜炭、葛根、防风、木香、砂仁、白芍、当归、延胡索、儿茶、赤石脂、罂粟壳、炙甘草。

【功能】健脾益肾，温中止痛，涩肠止泻。

【主治】脾肾阳虚所致的泄泻。症见大便不调，五更泄泻，时带黏液，腹胀腹痛，胃脘不舒，小腹坠胀。

【组方分析】方中黄芪、补骨脂为君。黄芪甘温，补气升阳；补骨脂辛苦温，温肾助阳，温脾止泻。二药合用，温脾肾，治肾泻。

党参、姜炭、白术、炙甘草、葛根和防风六药为臣。党参、姜炭、白术和炙甘草组成理中汤，温补脾胃，健脾止泻；葛根甘辛凉、防风辛温，升阳止泻。

木香、砂仁、白芍、当归、延胡索、儿茶、赤石脂和罂粟壳八药为佐。木香辛苦温、砂仁辛温，行气止痛；白芍苦酸微寒、当归辛甘温、延胡索辛苦温，养血和血止血，缓急止痛；儿茶苦涩微寒、赤石脂甘酸涩温、罂粟壳酸涩平，涩肠止泻。

炙甘草为使。炙甘草甘平，调和诸药。

诸药配伍，共奏健脾益肾、温中止痛、涩肠止泻之功。

【临床应用】（1）辨证要点　本品是治疗脾肾阳虚泄泻的常用方。用于治疗大便不调，五更泄泻，时带黏液，腹胀腹痛，胃脘不舒，小腹坠胀，舌淡苔白腻，脉沉。以五更泄泻，时带黏液，胃脘不舒，小腹坠胀，舌淡苔白腻，脉沉为辨证要点。

（2）现代应用　本品可用于慢性结肠炎、溃疡性结肠炎、肠功能紊乱等属脾肾阳虚者。

【用法用量】口服。一次4~5片，一日3次。

【使用注意】湿热痢疾、湿热泄泻忌用；儿童慎用；妊娠禁用；服药期间宜选清淡饮食，忌食辛辣、油腻食物；本品含罂粟壳，不可过量或久服。

PPT

任务三　湿热泄泻类方药

湿热泄泻，症状为泄泻腹痛，泻下急迫，或泄而不爽，粪色黄褐，其气臭秽，肛门灼热，或有身热，伴有口渴，小便短黄，苔黄腻，脉滑数或濡数等。其病位在大肠，病因为湿热互结，治宜清肠利湿止泻。可选用黄连、黄芩等清热燥湿之品，辅以葛根、木香等止泻止痛之品，代表方药有葛根芩连片、香连丸、复方黄连素片、肠炎宁片等。

葛根芩连片

《中华人民共和国药典》2020 年版

【方歌】葛根黄芩黄连汤，再加甘草共煎尝，邪陷阳明成热痢，清里解表保安康。

【组成】葛根、黄芩、黄连、炙甘草。

【功能】解肌清热，止泻止痢。

【主治】湿热蕴结所致的泄泻，痢疾。症见身热，烦渴，下痢臭秽，腹痛，便黄而黏，肛门灼热，舌红苔黄，脉数；以及风热感冒所致的发热恶风，头痛身痛。

【组方分析】本方证在《伤寒论》中称为“太阳阳明协热下利”，其因是太阳表邪未解，误用下法，表邪内陷阳明所致。表证未解，里热已炽，故见身热口渴，胸闷烦热，口干作渴；里热上蒸于肺则作喘，外蒸于肌表则汗出；热邪内迫，大肠传导失司，故下利臭秽，肛门灼热；舌红苔黄，脉数，为里热偏盛之象。此表邪未解而里热炽盛，治宜解肌清热，止泻止痢。

方中重用葛根为君。葛根甘辛凉，入脾胃经，解表退热，升发脾胃清阳而治下利。

黄连、黄芩为臣。黄连、黄芩苦寒，清热燥湿，厚肠止利。

炙甘草为佐使。炙甘草甘平，调和诸药。

四药合用，外疏内清，表里同治，使表解里和，热利自愈，共奏解肌清热、止泻止痢之功。

【临床应用】(1) 辨证要点　本方是治疗湿热蕴结泄泻、痢疾的常用方。用于治疗身热，烦渴，下痢臭秽，腹痛，便黄而黏，肛门灼热，舌红苔黄，脉数。以身热，烦渴，下痢，便黄而黏，舌红苔黄，脉数为辨证要点。

(2) 现代应用　本品可用于急性肠炎、细菌性痢疾、肠伤寒、胃肠型感冒等属表证未解，里热甚者。

【用法用量】口服。一次 3 ~4 片，一日 3 次。

【使用注意】虚寒下利忌用。

看一看

葛根芩连片，源于《伤寒论》的葛根黄芩黄连汤。

原方中葛根先煮，后纳诸药，可行“解肌之力优而清中之气锐”（《伤寒来苏集》）之功。虽然本方具解表清里之效，但是从药味配伍作用而论，却以清里热为主，解表为辅。如尤怡所云：“其邪陷于里者十之七，而留于表者十之三。”方中葛根可清热，可升阳，又可止利，汪昂称之“治泻主药”，故本方对热泻、热痢，不论有无表证，皆可用之。现代药理研究证实，葛根芩连片具有改善糖代谢、改善胰岛素抵抗、保护受损胰岛 B 细胞功能、解热抗炎、抗腹泻、抗病毒等作用。

香连丸

《中华人民共和国药典》2020 年版

【方歌】香连治痢习为常，初起宜通勿遽尝，别有白头翁可恃，秦皮连柏苦寒方。

【组成】萸黄连、木香。

【功能】清热化湿，行气止痛。

【主治】大肠湿热所致的痢疾。症见大便脓血，里急后重，发热腹痛；肠炎、细菌性痢疾见上述证候者。

【组方分析】方中萸黄连为君。萸黄连苦寒，清热燥湿，泻火解毒，为治湿热泻痢之要药。

木香为臣。木香辛苦温，行气止痛，兼燥除胃肠湿邪，以除腹痛、里急后重。

诸药相合，寒温并用，共奏清热化湿、行气止痛之功。

【临床应用】（1）辨证要点　本品是治疗大肠湿热所致痢疾的常用方。用于治疗腹痛，大便脓血，里急后重，发热，泻下急迫，小便短赤，舌红苔黄腻，脉滑数。以腹痛，大便脓血，里急后重，舌红苔黄腻，脉滑数为辨证要点。

（2）现代应用　本品可用于急性菌痢、急性肠炎、肠伤寒等属胃肠湿热者。

【用法用量】口服。一次3～6g，一日2～3次；小儿酌减。

【使用注意】孕妇慎用；忌食辛辣、油腻食物。

复方黄连素片

《中华人民共和国药典》2020年版

【方歌】复方黄连赤白急，吴萸香芍大肠湿，清热行气止痛泻，肠炎痢疾功效奇。

【组成】盐酸小檗碱、木香、吴茱萸、白芍。

【功能】清热燥湿，行气止痛，止痢止泻。

【主治】大肠湿热证。症见赤白下痢，里急后重或暴注下泻，肛门灼热；肠炎、痢疾见上述证候者。

【组方分析】方中盐酸小檗碱为君。盐酸小檗碱为黄连治疗痢疾的有效成分。

木香、白芍为臣。木香辛苦温，行气止痛；白芍苦酸微寒，柔肝止痛。二药配伍，功专行气止痛，可缓脐周作胀之痛，可解痢疾里急后重。

吴茱萸为佐。吴茱萸辛苦热，降逆止泻，温中散寒，并制黄连之苦寒。

诸药合用，共奏清热燥湿、行气止痛、止痢止泻之功。

【临床应用】（1）辨证要点　本品是治疗湿热痢疾的常用方。用于治疗赤白下痢，里急后重或暴注下泻，肛门灼热，脐周作痛，舌红苔黄腻，脉滑数。以里急后重，下痢赤白，脐周作痛，舌红苔黄，脉数为辨证要点。

（2）现代应用　本品可用于急性肠胃炎、痢疾、慢性腹泻、细菌性痢疾、急性肠炎、痤疮、口腔溃疡等属大肠湿热者。

【用法用量】口服。一次4片，一日3次。

【使用注意】忌生冷、油腻食物。

练一练

身热，烦渴，下痢臭秽，腹痛不适，同时伴有恶风等症状。宜选用的中成药是

A. 理中丸　　B. 参苓白术丸　　C. 葛根芩连片　　D. 香连丸

答案解析

肠炎宁片

《中华人民共和国药典》2020年版

【方歌】肠炎宁清大肠湿，毛耳枫地薷樟齐，清热利湿兼行气，泄泻痢疾腹痛宜。

【组成】地锦草、金毛耳草、樟树根、香薷、枫香树叶。

【功能】清热利湿，行气。

【主治】大肠湿热所致的泄泻、痢疾。症见大便泄泻，或大便脓血，里急后重，腹痛腹胀，舌红苔黄腻，脉滑数；急慢性胃肠炎、腹泻、细菌性痢疾、小儿消化不良见上述证候者。

【组方分析】方中地锦草为君。地锦草苦平，清热利湿止泻。

金毛耳草、枫香树叶为臣。金毛耳草苦凉、枫香树叶辛苦平，清热解毒，利湿止泻，可助君清热利湿止泻。

樟树根、香薷为佐。樟树根辛微温，祛风止痛；香薷辛微温，祛湿和中。

全方配伍，共奏清热利湿、行气之功。

【临床应用】(1) 辨证要点　本品是治疗大肠湿热泄泻、痢疾的常用方。用于治疗大便泄泻，或大便脓血，里急后重，腹痛腹胀，舌红苔黄腻，脉滑数。以大便泄泻，便脓血，里急后重，舌红苔黄腻，脉滑数为辨证要点。

(2) 现代应用　本品可用于急慢性胃肠炎、细菌性痢疾、小儿消化不良、腹泻型肠易激综合征等属大肠湿热者。

【用法用量】口服。一次4～6片，一日3～4次；小儿酌减。

【使用注意】本品苦寒，易伤胃气，不可过服、久服；严重脱水者应采取相应的治疗措施；服药期间，饮食宜清淡，忌食辛辣、油腻食物。

任务四　食积泄泻类方药

PPT

食积泄泻，症状为泻下粪便臭如败卵，夹有不消化之物，腹痛肠鸣，泻后痛减，伴脘腹痞满，嗳腐酸臭，不思饮食，舌苔垢浊或厚腻，脉滑等。其病因多为饮食不节，宿食内停，阻滞肠胃，传化失常，治宜消食导滞。可选用山楂、神曲等消食之品，辅以陈皮、木香等行气导滞之品，代表方药有保和丸等。

保和丸

《丹溪心法》

【方歌】保和神曲与山楂，苓夏陈翘菔麦加，炼蜜为丸温服下，消食和胃效堪夸。

【组成】焦山楂、炒六神曲、炒莱菔子、炒麦芽、制半夏、陈皮、茯苓、连翘。

【功能】消食，导滞，和胃。

【主治】食积停滞证。症见脘腹胀满，嗳腐吞酸，不欲饮食，或大便泄泻，舌苔厚腻或黄，脉滑实。

【组方分析】本方证为食积停滞，脾胃不和而设。《素问·痹论》云："饮食自倍，肠胃乃伤。"食积停滞，宿食不化，可致脾胃受损，运化失司，气机升降失常，清浊不分，则见脘腹胀满，嗳腐吞，不欲饮食，舌苔厚腻或黄，脉滑实。病因饮食停滞，胃中不和而致，治宜消食，导滞，和胃。

方中焦山楂为君。焦山楂酸甘温，消食健胃，能消一切饮食积滞，尤善消肉食油腻之积。

炒六神曲、炒莱菔子、炒麦芽为臣。炒六神曲甘温，主消食积，兼行气滞，善消谷积；炒莱菔子辛甘平，消食下气除胀；炒麦芽甘平，消食健胃，兼疏肝，尤善消米面薯芋类食积。三药合用，既助君消积导滞，又能理气除胀和胃。

制半夏、陈皮、茯苓、连翘为佐。制半夏辛温，燥湿降逆止呕；陈皮辛苦温，理气燥湿健脾；茯苓甘淡平，利湿健脾止泻；连翘苦微寒，清热消肿散结。四药相合，既祛湿健脾，理气和中，又止呕，去积滞之热。

全方配伍，消散健运，共奏消食、导滞、和胃之功。

本方药性平和，药力较缓，所用均为消食化积之品，而非峻下攻逐之剂，为消积和胃轻剂，以治食积轻症为宜，故谓之"保和丸"。

【临床应用】(1) 辨证要点　本方是治疗食积停滞证的常用方。用于治疗脘腹胀满，嗳腐吞酸，不欲饮食，或大便泄泻，舌苔厚腻或黄，脉滑实。以脘腹胀满，嗳腐吞酸，或大便泄泻，舌苔厚腻或黄，脉滑实为辨证要点。

（2）现代应用　本品可用于消化不良、婴幼儿腹泻、慢性胃炎、肠炎、慢性胆囊炎等属食积停滞者。

【用法用量】 口服。水丸，一次6～9g，一日2次。大蜜丸，一次1～2丸，一日2次。小儿酌减。

【使用注意】 服药期间，饮食宜清淡易消化，忌暴饮暴食，忌油腻食物。

PPT

任务五　肝脾不和泄泻类方药

肝脾不和泄泻，症状为泄泻腹痛，每因抑郁恼怒或情绪紧张而诱发，腹痛欲泻，泻后痛减，平素多伴胸胁胀闷，嗳气食少，矢气频作，舌苔薄白或薄腻，脉细弦等。其病因多为情志不畅，肝失条达，横逆乘脾，脾运无权，治宜疏肝健脾。可选用白芍、青皮等疏肝之品，辅以白术等健脾燥湿之品，代表方药有痛泻要方、痛泻宁颗粒等。

想一想

急性腹泻与慢性腹泻有什么不同？为什么？

答案解析

痛泻要方
《丹溪心法》

【方歌】 痛泻要方用陈皮，术芍防风共成剂，肠鸣泄泻腹之痛，治在泻肝又补脾。

【组成】 炒白术、炒白芍、炒陈皮、防风。

【功能】 补脾柔肝，祛湿止泻。

【主治】 脾虚肝郁痛泻证。症见肠鸣腹痛，大便泄泻，泻必腹痛，泻后痛缓，舌苔薄白，脉两关不调，左弦而右缓。

【组方分析】 痛泻之证系由土虚木乘，肝脾不和，脾运失常所致。《医方考》曰："泻责之脾，痛责之肝；肝责之实，脾责之虚，脾虚肝实，故令痛泻。"其特点是泻必腹痛，泻后痛缓。肝脾脉在两关，肝脾不和，故其脉两关不调，左关弦主肝郁，右关缓主脾虚；舌苔薄白，亦为脾虚之征。治宜补脾柔肝，祛湿止泻。

方中炒白术为君。炒白术甘苦温，健脾益气燥湿，健脾以御木乘，燥湿以止泄泻。

炒白芍为臣。炒白芍苦酸微寒，养血柔肝，缓急止痛。君臣相配，土中泻木。

炒陈皮、防风为佐。炒陈皮苦辛温，理气燥湿，醒脾和胃；防风辛甘微温，其性升浮，辛散调肝，舒脾升清，使肝气条达不被遏郁，脾气舒展胜湿止泻。

防风兼而为使。防风为脾经引经之药，引药入脾。

四药相合，补脾胜湿而止泻，柔肝理气而止痛，使脾健肝和，痛泻自止，共奏补脾柔肝、祛湿止泻之功。

【临床应用】（1）辨证要点　本方是治疗痛泻交作的代表方。用于治疗肠鸣腹痛，大便泄泻，泻必腹痛，泻后痛缓，舌苔薄白，脉两关不调，左弦而右缓。以肠鸣腹痛，大便泄泻，腹痛必泻，舌苔薄白，脉弦而缓为辨证要点。

（2）现代应用　本品可用于急慢性肠炎、慢性结肠炎、肠易激综合征等属肝脾不和者。

【用法用量】水煎或丸服。

【使用注意】伤食泄泻、湿热泻痢、阳明湿热等腹痛腹泻者不宜使用。

痛泻宁颗粒

《中华人民共和国药典》2020 年版

【方歌】痛泻宁用三白皮，柔肝疏肝缓痛急，行气理脾兼运湿，腹泻腹胀肠易激。

【组成】白芍、青皮、薤白、白术。

【功能】柔肝缓急，疏肝行气，理脾运湿。

【主治】肝气犯脾所致泄泻。症见腹痛，腹泻，腹胀，腹部不适等；肠易激综合征（腹泻型）等见上述证候者。

【组方分析】白芍为君。白芍苦酸微寒，养血柔肝，缓急止痛。

白术为臣。白术苦甘温，健脾燥湿止泻。

青皮、薤白俱为佐。青皮苦辛温，疏肝行气，配白芍使其敛而勿过；薤白辛苦温，行气导滞，配白术使其补而不滞。

诸药合用，共奏柔肝缓急，疏肝行气，理脾运湿之效。

【临床应用】（1）辨证要点　本品是治疗肝气犯脾泄泻的常用方。用于治疗腹痛，腹泻，腹胀，腹部不适，舌苔薄白，脉弦。以腹痛，腹泻，腹胀，舌苔薄白，脉弦为辨证要点。

（2）现代应用　本品可用于慢性肠炎、肠易激综合征（腹泻型）等属肝气犯脾者。

【用法用量】开水冲服。一次 1 ~2 袋，一日 3 次。

【使用注意】忌酒及辛辣、生冷、油腻食物。

药爱生命

痛泻要方，为补脾柔肝之剂，亦为调和肝脾常用方，是和法的体现。中华文化崇尚和谐，而和文化，是中华文化的重要体现，如天人合一的宇宙观，协和万邦的国际观，和而不同的社会观、人心和善的道德观，均是和文化的体现；在认知世界、国家治理、社会建设、道德培养等方面，具有引导性的作用。又如以和为贵，与人为善，信守和平、和睦相处，是生活习惯，更是文化认同，在公民素质养成方面提供道德准绳。再如和谐，与富强、民主、文明一起成为社会主义核心价值观的重要组成部分，也是中国献给世界的治世良方。

目标检测

答案解析

一、单项选择题

1. 大便时溏时泻，迁延反复，食少，食后脘闷不适，稍进油腻食物则大便次数增多，面色萎黄，神疲倦怠，舌质淡，苔白，脉细弱。宜辨证为

A. 脾胃虚弱泄泻　　B. 湿热泄泻

C. 伤食泄泻　　D. 肝郁泄泻

2. 患者，男，18 岁。泻下急迫，泻而不爽，粪色黄褐，气味臭秽，肛门灼热，腹痛拒按，烦热口渴，小便短黄，舌质红，苔黄腻，脉滑数。宜采用的治法是

A. 芳香化湿，解表散寒　　B. 清热燥湿，分利止泻

C. 消食导滞，和中止泻　　D. 健脾益气，化湿止泻

3. 肾阳虚衰泄泻的临床症状是

A. 泻下粪便臭如败卵，伴有不消化食物，嗳腐吞酸

B. 泻下急迫，泻而不爽，肛门灼热，小便短黄

C. 大便时溏时泻，稍进油腻食物，便次明显增多

D. 黎明前脐腹作痛，肠鸣即泻，泻后则安

4. 症见气短乏力，大便时溏时泻，舌苔白腻，脉细弱，宜选用的中成药是

A. 保和丸　　B. 葛根芩连丸

C. 参苓白术丸　　D. 归脾丸

5. 固本益肠片除了涩肠止泻还具有的功能是

A. 固肾涩精　　B. 健脾温肾

C. 温肾散寒，固肾涩精　　D. 益气，固表，止汗

6. 患者，男，25 岁，因腹泻就诊。症见腹痛肠鸣，泻下粪便臭如败卵，伴有未消化食物，泻后痛减，嗳腐吞酸，不思饮食，舌苔厚腻，脉滑，宜选用的方药是

A. 四神丸　　B. 参苓白术散

C. 保和丸　　D. 葛根芩连片

7. 关于参苓白术丸，下列说法错误的是

A. 人参、茯苓、白术共为君药　　B. 砂仁化湿行气、温中开胃，为臣药

C. 桔梗升提肺气、载药上行为，佐药　　D. 甘草补脾益气、祛痰止咳，为使药

8. 四神丸的组成中有

A. 肉豆蔻、补骨脂　　B. 肉豆蔻、赤石脂

C. 五味子、赤石脂　　D. 肉豆蔻、山茱萸

9. 保和丸中配伍莱菔子的主要用意是

A. 消食止泻　　B. 化滞解酒

C. 消食导滞　　D. 下气消食

10. 痛泻要方的君药为

A. 炒陈皮　　B. 炒白术

C. 防风　　D. 炒白芍

二、配伍选择题

A. 保和丸　　B. 四神丸　　C. 葛根芩连片

D. 痛泻要方　　E. 木香槟榔丸

1. 患者，男，35 岁，因腹泻就诊。症见泄泻腹痛，泻下急迫，或泻而不爽，粪色黄褐，气味臭秽，肛门灼热，小便短黄，烦热口渴，舌质红，苔黄腻，脉滑数。治宜选用

2. 患者泄泻反复发作 5 年余，每于黎明之前，脐腹作痛，肠鸣即泻，泻后则安，腹部喜温，形寒肢冷，腰膝酸软，舌淡苔白，脉沉细。治宜选用

3. 患者，男，38 岁。腹痛肠鸣 2 天，大便泄泻，泻必腹痛，泻后痛缓，舌苔薄白，脉两关不调，左弦而右缓，治宜选用

三、多项选择题

1. 腹泻日久，症见肠鸣腹胀，五更溏泻，久泻不止，食少不化，面黄肌瘦，肢冷，舌淡苔白，脉沉细。治宜

A. 消食导滞　　B. 温肾健脾　　C. 固涩止泻

D. 益气健脾　　　　E. 化湿止泻

2. 湿热泄泻宜选用的中成药有

A. 肠炎宁片　　　　B. 复方黄连素片　　　　C. 葛根芩连片

D. 香连丸　　　　E. 肠胃宁片

3. 脾虚泄泻宜选用的中成药有

A. 开胃健脾丸　　　　B. 补脾益肠丸　　　　C. 葛根芩连片

D. 痛泻宁颗粒　　　　E. 肠胃宁片

四、案例分析题

1. 处方分析

人参 10g　茯苓 10g　麸炒白术 10g　山药 10g　炒白扁豆 15g　莲子 5g　麸炒薏苡仁 9g　砂仁 10g　桔梗 50g　甘草 60g

请根据处方药物组成，分析此方适用于何种泄泻，并简要说明理由。

2. 用药推荐分析

患者，男，37 岁。腹胀、腹痛，痛时即泻，日五六行，大便呈稀薄黏稠样，泻后痛胀缓，无后重感，时轻时重，四肢无力，无寒热表现，舌苔薄白，脉两关不调，左弦而右缓。

请辨证分型，并为该患者推荐合适的方剂或中成药。

书网融合……

重点回顾　　　　微课

项目七　胃痛用方药

学习目标

知识目标：

1. **掌握**　理中丸、小建中颗粒、香砂养胃丸、阴虚胃痛颗粒、良附丸、左金丸、三九胃泰胶囊、越鞠保和丸、元胡止痛片、胃苏颗粒的组成、功能、主治、组方分析、临床应用及使用注意。

2. **熟悉**　胃痛的概念、分类、病因病机、治疗原则及注意事项。

3. **了解**　温胃舒胶囊、养胃舒胶囊、戊己丸、复方陈香胃片的功能、主治与使用注意。

技能目标：

能熟练完成胃痛的问病荐药，能安全、合理地使用胃痛方剂与中成药。

素质目标：

树立中医药的文化自信，养成爱岗敬业的职业精神，形成诚信友善的价值追求，争做守正创新的时代新人。

导学情景

情景描述：患者，女，25岁。平素畏寒，四肢不温。昨日因天气炎热，办公室空调制冷温度设定较低，同时为了解暑，和同事分食了冰镇西瓜，下班后即感觉上腹部疼痛。因疼痛持续不能缓解，前来就诊。刻下：胃痛剧烈，恶寒喜暖，遇寒加重，得温痛减，口淡不渴，喜热饮，苔薄白，脉弦紧。

情景分析：空调制冷导致室温较低，后又进食寒性的冰镇西瓜发生胃痛。疼痛剧烈，恶寒喜暖，遇寒加重，得温痛减，口淡不渴，喜热饮。

讨论：该患者是什么疾病？病因是什么？应该选用什么中成药进行治疗？

学前导语：患者受寒、食冷后出现胃痛，当以何法治疗？治疗胃痛的方剂和中成药有哪些？

胃痛，又称胃脘痛，是指心窝部以下、脐以上的胃脘部疼痛为主症，或伴有胃胀、纳呆、泛酸、恶心呕吐等症的病证。现代医学的急、慢性胃炎，消化性溃疡，功能性消化不良，胃下垂，胃癌以及慢性胰腺炎和胆囊炎等疾病以胃脘部疼痛为主症时，均在中医胃痛范畴。

（1）胃痛分类　胃痛症状虽单一，但病因却复杂，病位在胃脘，但与肝、脾密切相关。根据胃痛的病因和临床表现，可分为实痛与虚痛两类。其中，实痛有实寒胃痛、实热胃痛、食积胃痛和气滞胃痛之分，虚痛包括虚寒胃痛和阴虚胃痛。

（2）病因病机　实寒胃痛：是由外感寒邪，直中脾胃，素体阳虚者尤甚；或嗜食寒凉之品，致寒性收引，阳气被遏，气机郁滞，胃气不和，而成实寒胃痛。

实热胃痛：是由情志不遂，忧思恼怒，伤肝损脾，肝失疏泄，郁而化火，横逆犯胃，脾失健运，胃气阻滞，致胃失和降；或五味过极，辛辣无度，嗜食肥甘厚腻，饮酒如浆，则湿热内生，湿热相搏，阻遏中焦气机，气机升降失和，而成实热胃痛。

食积胃痛：是由素体脾胃虚弱，运化失健；或暴饮暴食，饮食积滞，运化无力；或嗜食辛辣及肥甘厚腻，湿热内生，蕴积脾胃；或过食生冷，伤及脾胃，致中焦气机升降失常，胃气不和，而成食积胃痛。

气滞胃痛：是由情志不遂，肝气郁结，横逆犯胃，胃失和降，或饮食停滞，阻碍气机，致胃气和降失宜，而成气滞胃痛。

虚寒胃痛：是由素体中阳不足，中焦虚寒；或禀赋不足，后天失调；或饥饱失常，伤及脾胃；或劳倦过度，脾胃受损；或久病正虚不复，致脾气虚弱，脾阳不足，则寒自内生，胃失温养，而成虚寒胃痛。

阴虚胃痛：是由胃病久延不愈，或热病后期阴液尚未恢复，或平素嗜食辛辣，或情志不遂，气郁化火而致胃阴耗伤，胃失濡养，和降失宜，而成阴虚胃痛。

胃痛病因有外感、内伤之分。外感病因包括外感寒、热、湿诸邪，内客于胃，皆可致胃脘气机阻滞，不通则痛，其中尤以寒邪为多；内伤病因主要有脾胃虚寒、胃阴不足、肝胃郁热、湿热中阻、宿食积滞、脾胃气滞等。胃痛初期由外邪、情志、饮食所伤者，多为实证；后期常表现为脾胃虚弱，其中又多见虚实夹杂，如脾胃虚弱夹湿。上述病因病机常相兼为病，或互相转化。如实热胃痛，邪热伤阴，胃阴不足，以致阴虚胃痛；如实寒胃痛，寒邪伤阳，脾阳不足，以致虚寒胃痛。虚证胃痛又易受邪，如脾胃虚寒，则运化失健而饮食停滞，或易感寒邪，出现虚实夹杂证。胃痛病因虽复杂多变，但基本病机为胃气郁滞，胃失和降，不通则痛。

（3）治疗原则　气机不畅是胃痛最基本的病机，“通则不痛”，因此治疗上以理气和胃止痛为基本原则，但仍需审症求因，审因论治。根据引起气机不畅的具体病因，分别予以温阳、养阴、散寒、泄热、消食、理气等不同治法，体现了邪实者以祛邪为急，正虚者以扶正当先，虚实夹杂者又应邪正兼顾的治疗法则。

（4）注意事项　本病发病大多与情志不遂、饮食不节有关，故在生活中要重视精神与饮食的调摄。保持乐观的情绪，尽量避免烦恼忧虑及情绪紧张，以防伤肝损胃。患者要养成有规律的生活与饮食习惯，勿饥饱无常，避免辛辣刺激、煎炸之品，忌贪食生冷。同时要注意劳逸结合，避免过于劳累，亦有助于预防胃痛反复。胃痛发病时，以清淡饮食为宜，病情较重时适当卧床休息。此外，若胃痛变生他证，如合并呕血或便血等病证者，应绝对卧床休息，同时注意观察患者神志、肌肤温度等情况，以防病证急变。

任务一　虚寒胃痛类方药

PPT

虚寒胃痛，症状为胃痛隐隐，绵绵不休，喜温喜按，空腹痛甚，得食则缓，受寒加重，泛吐清水，食少纳呆，四肢倦怠，手足不温，大便溏薄，舌淡苔白，脉虚弱或迟缓等。其病因多为胃病日久，累及脾阳，治宜温中健脾，和胃止痛。可选用桂枝、干姜、砂仁等温中散寒之品，代表方药有理中丸、小建中颗粒、香砂养胃丸、温胃舒胶囊等。

理中丸

《中华人民共和国药典》2020 年版

【方歌】理中炮姜参术甘，温中健脾治虚寒，中阳不足痛呕利，丸汤两用腹中暖。

【组成】党参、土白术、炙甘草、炮姜。

【功能】温中散寒，健胃。

【主治】脾胃虚寒证。症见呕吐泄泻，胸满腹痛，消化不良，喜温喜按，形寒肢冷，食少纳差，口淡不渴，舌淡苔白，脉沉迟无力。

【组方分析】本方证为素体脾胃虚弱，或因寒凉伤及脾胃，或因外寒直中中焦而设。脾胃虚寒，运化失常，升降失司，故不欲饮食，呕吐泄泻，食少纳差；中焦虚寒，寒从中生，阳失温煦，寒邪收引凝滞，故胸满腹痛，喜温喜按，形寒肢冷；舌淡苔白，脉沉细无力，为虚寒之象。根据“寒者热之、虚者补之”，治疗主以温热药物驱其寒，辅以补气药物疗其虚，宜温中散寒，健胃。

方中炮姜为君。炮姜辛温，温中止痛，既温中散寒以治本，又能止泻止痛以治标。

党参为臣。党参甘平，健脾益肺，培补后天之本，以助君振奋脾阳而祛寒健胃。

土白术为佐。土白术苦甘温，既健脾益气，又燥湿利水。可助君臣燥脾湿，复脾阳，升清阳，降浊阴。

炙甘草为使。炙甘草甘平，补脾和胃，缓急止痛，调和诸药。

诸药配伍，温中阳，益脾气，助运化，共奏温中散寒、健胃之功。

【临床应用】（1）辨证要点　本品是治疗虚寒胃痛的常用方。用于治疗呕吐泄泻，胸满腹痛，消化不良，喜温喜按，形寒肢冷，食少纳差，口淡不渴，舌淡苔白，脉沉迟无力。以呕吐泄泻，胸满腹痛，喜温喜按，口淡不渴，舌淡苔白，脉沉迟无力为辨证要点。

（2）现代应用　本品可用于胃炎、胃及十二指肠溃疡、胃痉挛、胃下垂、胃扩张、慢性结肠炎、功能失调性子宫出血等证属脾胃虚寒者。

【用法用量】口服。一次 1 丸，一日 2 次。小儿酌减。

【使用注意】忌食生冷、油腻食物；阴虚内热者慎用。

练一练

患者出现上腹部疼痛，喜温喜按，呕吐便溏，畏寒肢冷，舌淡苔白，脉沉细。宜选用的中成药是

A. 理中丸　　B. 阴虚胃痛颗粒　　C. 左金丸　　D. 越鞠保和丸

答案解析

小建中颗粒

《中华人民共和国药典》2020 年版

【方歌】小建中汤君饴糖，方含桂枝加芍汤，温中补虚和缓急，虚劳里急腹痛康。

【组成】饴糖、桂枝、白芍、炙甘草、大枣、生姜。

【功能】温中补虚，缓急止痛。

【主治】脾胃虚寒证。症见脘腹疼痛，喜温喜按，嘈杂吞酸，食少心悸，舌淡苔白，脉弦细。亦可用于腹泻与便秘交替症状的慢性结肠炎、胃及十二指肠溃疡。

【组方分析】本方证为中焦虚寒，肝脾失调，化源不足而设。中焦虚寒，阳气失于温煦，肝木侮犯脾土，肝脾失和，故脘腹拘急疼痛，时轻时重，喜温喜按；中焦虚寒，化源不足，阴阳俱虚，阳气亏虚，不足以温养精神，故心悸、神疲；营阴不足，失于濡养，故嘈杂吞酸。肝脾不和，脾失健运，故见食少及腹泻与便秘交替。治宜温补中焦，缓急止痛。

方中重用饴糖为君。饴糖甘温，温补中焦，缓急止痛。

桂枝、白芍为臣。桂枝辛温，温阳气，祛寒邪；白芍苦酸微寒，养营阴，缓肝急，止腹痛。

生姜、大枣为佐。生姜辛温，温胃散寒；大枣甘温，补脾益气。

炙甘草为使。炙甘草甘平，补脾益气，缓急止痛，调和诸药。

其中饴糖配桂枝，辛甘化阳，温中焦而补脾虚；芍药配甘草，酸甘化阴，缓肝急而止腹痛。

六药合用，使中气强健，阴阳气血生化有源，故以“建中”名之；六药相合，温中补虚缓急，蕴有柔肝理脾，益阴和阳之意，共奏温中补虚、缓急止痛之功。

【临床应用】（1）辨证要点　本品是治疗脾胃虚寒胃痛常用方，又是调和阴阳，柔肝理脾的常用

方。用于治疗脘腹疼痛，喜温喜按，嘈杂吞酸，食少心悸，舌淡苔白，脉弦细。以脘腹疼痛，喜温喜按，舌淡苔白，脉弦细为辨证要点。

（2）现代应用 本品可用于慢性胃炎、胃及十二指肠溃疡、再生障碍性贫血、功能性发热等属中焦虚寒，肝脾不和者。

【用法用量】口服。一次1袋，一日3次。

【使用注意】外感风热表证未清及脾胃湿热者不宜服用。

想一想

小建中汤为何以“建中”命名？

答案解析

香砂养胃丸
《中华人民共和国药典》2020年版

【方歌】香砂养胃二陈附，枳术藿蔻姜枣朴，胃阳不足湿阻滞，温中和胃胃痛舒。

【组成】木香、砂仁、白术、陈皮、茯苓、制半夏、醋香附、炒枳实、去壳豆蔻、姜厚朴、广藿香、甘草、生姜、大枣。

【功能】温中和胃。

【主治】胃阳不足，湿阻气滞所致的胃痛、痞满。症见胃痛隐隐，脘闷不舒，呕吐酸水，嘈杂不适，不思饮食，四肢倦怠。

【组方分析】方中白术、砂仁、木香为君。白术甘温苦，健脾益气，燥湿利水；砂仁辛温，温中止呕，化湿行气；木香辛苦温，行气止痛，健脾消食。三药同用，温中散寒，和胃止痛。

去壳豆蔻、广藿香、陈皮、厚朴、醋香附为臣。去壳豆蔻辛温，化湿行气，开胃消食，温中止呕；广藿香辛温，芳香化湿，和中止呕；陈皮苦辛温，理气健脾，燥湿化痰；厚朴苦辛温，下气除满，燥湿消痞；香附辛微苦微甘平，醋制后理气宽中，疏肝止痛。五药同用，助君温中化湿，行气止痛。

茯苓、枳实、制半夏、生姜为佐。茯苓甘淡平，健脾渗湿；枳实苦辛酸微寒，破气消积，化痰散痞；制半夏辛温，降逆止呕，燥湿和胃；生姜辛微温，温中止呕。四药同用，助君臣理气化湿，温中止呕。

甘草、大枣为使。甘草甘平、大枣甘温，补中益气，调和诸药。

诸药相伍，辛温苦燥，共奏温中散寒、和胃止痛之功。

【临床应用】（1）辨证要点 本品是治疗胃阳不足，湿阻气滞所致胃痛的常用方。用于治疗胃痛隐隐，脘闷不舒，呕吐酸水，嘈杂不适，不思饮食，四肢倦怠，舌淡苔白，脉沉缓。以胃痛隐隐，脘闷不舒，呕吐酸水，舌淡苔白，脉沉缓为辨证要点。

（2）现代应用 本品可用于慢性胃炎、胃神经官能症、胃及十二指肠溃疡等证属胃阳不足，湿阻气滞证者。

【用法用量】口服。一次9g，一日2次。

【使用注意】胃阴不足或湿热中阻所致痞满、胃痛、呕吐者慎用；忌食生冷、油腻及酸性食物。

温胃舒胶囊
《中华人民共和国药典》2020年版

【方歌】温胃舒中用参芪，附子肉桂白术脂，苁蓉梅仁药楂皮，中焦虚寒胃痛止。

【组成】党参、黑顺片、炙黄芪、肉桂、山药、酒蒸肉苁蓉、清炒白术、炒南山楂、乌梅、砂仁、陈皮、补骨脂。

【功能】温中养胃，行气止痛。

【主治】中焦虚寒胃痛。症见胃脘冷痛，腹胀嗳气，纳差食少，畏寒无力；慢性萎缩性胃炎、浅表性胃炎见上述证候者。

【组方分析】方中党参、黑顺片为君。党参甘平，健脾益肺；黑顺片辛甘大热，补火助阳，散寒止痛。两药合用，温中止痛，健脾养胃。

炙黄芪、清炒白术、山药、肉桂、酒蒸肉苁蓉、补骨脂为臣。炙黄芪甘温、白术苦甘温、山药甘平，三药合用，温中养胃，健脾止泻；肉桂辛热、酒蒸肉苁蓉甘咸温、补骨脂辛苦温，三药合用，散寒止痛，温脾止泻。

砂仁、乌梅、炒南山楂、陈皮为佐。砂仁辛温，开胃化湿；乌梅酸涩平，涩肠止泻；炒南山楂酸甘微温，消食化积；陈皮苦辛温，健脾理气。四药合用，行气止痛，消食止泻。

诸药合用，共奏温中养胃、行气止痛之功。

【临床应用】（1）辨证要点　本品是治疗中焦虚寒所致胃痛的常用方。用于治疗胃凉隐痛，腹胀，嗳气，纳差，食少，畏寒，无力。以胃凉隐痛，纳差，食少，畏寒，无力为辨证要点。

（2）现代应用　本品可用于慢性萎缩性胃炎、浅表性胃炎等属脾胃虚寒者。

【用法用量】口服。一次 3 粒，一日 2 次。

【使用注意】胃大出血时禁用；忌食生冷、油腻及不易消化的食物。

PPT

任务二　阴虚胃痛类方药

阴虚胃痛，症状为胃脘隐隐灼痛，嘈杂似饥，饥不欲食，口燥咽干，五心烦热，消瘦乏力，口渴思饮，大便干结，舌红少津，脉细数等。其病因多为胃阴不足，胃络失养，治宜滋阴益胃，和中止痛。可选用北沙参、麦冬、石斛等养阴之品，代表方药有阴虚胃痛颗粒、养胃舒胶囊等。

阴虚胃痛颗粒

《中华人民共和国药典》2020 年版

【方歌】阴虚胃痛沙参斛，麦冬白芍草玉竹，更加川楝疏肝气，胃阴不足效力殊。

【组成】北沙参、麦冬、石斛、川楝子、玉竹、白芍、炙甘草。

【功能】养阴益胃，缓急止痛。

【主治】胃阴不足胃痛。症见胃脘隐隐灼痛，口干舌燥，纳呆干呕；慢性胃炎、消化性溃疡见上述证候者。

【组方分析】方中北沙参、麦冬为君。北沙参甘微苦微寒，养阴益胃生津；麦冬甘微苦微寒，养阴生津清心。两药相伍，养阴润燥，益胃生津。

石斛、玉竹为臣。石斛甘微寒，清热益胃生津；玉竹甘微寒，养阴润燥，生津止渴。二药合用，助君养阴润燥，益胃生津。

川楝子、白芍为佐。川楝子苦寒，疏肝泄热，行气止痛；白芍苦酸微寒，养血柔肝，缓急止痛。

炙甘草为使。炙甘草甘平，和中缓急，调和诸药。

诸药相伍，共奏养阴益胃、缓急止痛之功。

【临床应用】（1）辨证要点　本品是治疗胃阴不足胃痛的常用方。用于治疗胃脘隐隐灼痛，口干舌燥，纳呆干呕，形体消瘦，大便干燥，舌红少津，脉细数。以胃脘隐隐灼痛，口干，舌燥，纳呆干呕，舌红少津，脉细数为辨证要点。

（2）现代应用　本品可用于慢性胃炎、消化性溃疡等证属胃阴不足者。

【用法用量】开水冲服。一次1袋，一日3次。

【使用注意】虚寒胃痛者慎用；忌食生冷、油腻、辛辣刺激性食物；戒烟酒。

养胃舒胶囊

《中华人民共和国卫生部药品标准》

【方歌】养胃舒里黄精党，山药白术沙参姜，玄参菟陈乌梅楂，扶正滋阴是良方。

【组成】党参、陈皮、蒸黄精、山药、干姜、菟丝子、炒白术、玄参、乌梅、山楂、北沙参。

【功能】扶正固体，滋阴养胃，调理中焦，行气消导。

【主治】用于慢性萎缩性胃炎、慢性胃炎所引起的胃脘热胀痛，手足心热，口干，口苦，纳差，消瘦等症。

【组方分析】方中蒸黄精、党参为君。蒸黄精甘温，补气养阴；党参甘温，补气健脾。二药合用，益气养阴，健脾养胃。

炒白术、山药、北沙参、玄参为臣。炒白术苦甘温，健脾益气；山药甘平，补脾养胃；北沙参甘微苦微寒，清热养阴，益胃生津；玄参甘苦咸微寒，清热生津，滋阴降火。四药合用，助君益气养阴，健脾养胃。

菟丝子、干姜、陈皮、乌梅、山楂为佐。菟丝子辛甘平，益肾助阳，健脾止泻；干姜辛热，温中祛寒；陈皮苦辛温，理气健脾；乌梅酸涩平，涩肠止泻，生津开胃；山楂酸甘微温，消食开胃，生津助运。五药相合，助君臣益阴健脾，行气和胃，消食导滞。

全方配伍，补中兼消，共奏扶正固体、滋阴养胃、调理中焦、行气消导之功。

【临床应用】（1）辨证要点　本品是治疗脾胃气阴两虚所致胃痛的常用方。用于治疗胃脘隐隐灼痛，手足心热，口干，口苦，纳差，消瘦，舌红苔少或无苔，脉细数。以胃脘隐隐灼痛，手足心热，口干，口苦，舌红苔少或无苔，脉细数为辨证要点。

（2）现代应用　本品可用于慢性萎缩性胃炎、慢性胃炎等证属胃阴不足者。

【用法用量】口服。一次3粒，一日2次。

【使用注意】肝胃火盛吞酸嗳腐者慎用；服药期间饮食宜清淡；忌食辛辣刺激性食物。

练一练

患者，女，35岁。胃脘隐痛，时感嘈杂、胀满三年余，劳后加重。自诉服温中散寒之剂后症状加重。伴乏力，消瘦，口干，大便干，舌红，脉弦细。胃镜检查提示：萎缩性胃炎。请辨证分型，并推荐合适的中成药。

答案解析

PPT

任务三　实寒胃痛类方药

实寒胃痛，症状为胃痛暴作，恶寒喜暖，遇寒加重，得温痛减，口淡不渴，喜热饮，苔薄白，脉弦紧。其病因多为寒邪客胃，气机壅滞，治宜温胃散寒，理气止痛。可选用干姜、高良姜等温中散寒止痛药，代表方有良附丸等。

良附丸

《中华人民共和国药典》2020 年版

【方歌】良附丸中高良姜，再加香附力见长，温胃理气除寒凝，脘痛吐酸胸腹胀。

【组成】高良姜、醋香附。

【功能】温胃理气。

【主治】寒凝气滞胃痛。症见脘痛吐酸，胸腹胀满。

【组方分析】本方证为饮食生冷过度，或为外寒直中而设。寒性收凝，不通则痛，故见胃脘冷痛，得温则减；气机因寒而阻滞，升降失常，故胸腹胀满，吐酸。治宜温胃散寒，和中理气。

方中高良姜为君。高良姜辛热，温胃止呕，散寒止痛。

醋香附为臣。醋香附辛微苦微甘平，疏肝解郁，理气宽中，调经止痛。

两药相伍，一散寒凝，一行气滞，共奏温胃理气之功。

【临床应用】（1）辨证要点　本品是治疗过食生冷，或感受寒凉而寒凝气滞所致胃痛的常用方。用于治疗脘痛吐酸，胸腹胀满，得温痛减，遇寒则重，喜温喜按，舌淡苔白，脉弦紧。以脘痛，吐酸，得温痛减，喜温喜按，舌淡苔白，脉弦紧为辨证要点。

（2）现代应用　本品可用于慢性胃炎、胃及十二指肠溃疡、慢性肝炎、肋间神经痛及盆腔炎、子宫内膜异位等证属寒凝气滞者。

【用法用量】口服。一次 3～6g，一日 2 次。

【使用注意】胃热及湿热中阻胃痛者慎用。

任务四　实热胃痛类方药

PPT

实热胃痛，症状为胃脘灼热，得凉则减，口干喜冷饮或口臭、口舌生疮，大便秘结，舌红苔黄，脉弦数。其病因多为热邪伤胃，或胃气阻滞，郁而化热，中焦气机升降失和，治宜清胃泄热，和中止痛。可选用黄连、大黄等清胃泄热之品，代表方药有左金丸、戊己丸、三九胃泰胶囊等。

左金丸

《中华人民共和国药典》2020 年版

【方歌】左金连茱六一丸，肝经火郁吐吞酸，再加芍药名戊己 热泻热痢服之安。

【组成】黄连、吴茱萸。

【功能】泻火，疏肝，和胃，止痛。

【主治】肝火犯胃证。症见脘胁疼痛，口苦嘈杂，呕吐酸水，不喜热饮。

【组方分析】本方证为肝郁化火，横逆犯胃，肝胃不和而设。肝脉布于胁肋，肝经自病，失其条达，故胁肋疼痛；肝郁化火，火逆犯胃，胃失和降，故见胃脘痛，口苦嘈杂，呕吐酸水，不喜热饮。治宜泻火，疏肝，和胃，止痛。

方中黄连为君。黄连苦寒，一清心火，泻肝火，肝火得清，自不横逆犯胃；二清胃热，胃火降则气自降。

吴茱萸为佐。吴茱萸辛苦热，引黄连入肝，疏肝下气，降逆止呕，和胃止痛，又制其苦寒之弊。

全方配伍，辛开苦降，寒热并用，泻火而不凉遏，温通而不助热，使肝火清，胃气降，共奏泻火、疏肝、和胃、止痛之功。

【临床应用】(1) 辨证要点　本品是治疗肝火犯胃所致胃痛的常用方。用于治疗脘胁疼痛，口苦嘈杂，呕吐酸水，不喜热饮，烦躁易怒，舌红苔黄，脉弦数。以脘胁疼痛，口苦嘈杂，呕吐酸水，不喜热饮，舌红苔黄，脉弦或数为辨证要点。

(2) 现代应用　本品可用于急、慢性胃炎，胃及十二指肠溃疡等证属肝火犯胃者。

【用法用量】口服。一次 3～6g，一日 2 次。

【使用注意】脾胃虚寒胃痛及肝阴不足胁痛者慎用；保持心情舒畅。

想一想

左金丸是治疗实热胃痛的中成药，为什么方中配伍了辛热的吴茱萸？

答案解析

戊己丸

《中华人民共和国药典》2020 年版

【方歌】左金连茱六一丸，肝经火郁吐吞酸，再加芍药名戊己，热泻热痢服之安。

【组成】黄连、制吴茱萸、炒白芍。

【功能】泻肝和胃，降逆止呕。

【主治】肝火犯胃，肝胃不和所致的胃痛。症见胃脘灼热疼痛，呕吐吞酸，口苦嘈杂，腹痛泄泻。

【组方分析】本方证因情志不遂，郁而化火，肝火犯胃，肝胃不和而设。因肝郁化火，故有灼热疼痛、口苦；肝火犯胃，胃气升降失常，故胃脘痛、呕吐吞酸、嘈杂；气郁化火，火热下注于大肠，则腹痛泄泻，且以情绪波动为甚。治宜泻肝和胃，降逆止呕。

方中黄连为君。黄连苦寒，清泄肝胃之火，燥湿厚肠止泻。

炒白芍为臣。炒白芍苦酸微寒，柔肝和脾，缓急止痛，和血。

制吴茱萸为佐。制吴茱萸辛苦而温，疏肝降逆开郁，温中止痛止呕，既可同气相求，引热下行，又可兼制黄连之寒，防止伤胃。

三药配伍，共奏泻肝和胃、降逆止呕之功。

【临床应用】(1) 辨证要点　本品是肝火犯胃，肝胃不和所致胃痛的常用方。用于治疗胃脘灼热疼痛，呕吐吞酸，口苦嘈杂，腹痛泄泻，舌红苔黄，脉弦数。以胃脘灼热疼痛，口苦，腹痛泄泻，舌红苔黄，脉弦数为辨证要点。

(2) 现代应用　本品可用于急、慢性胃炎，消化性溃疡，细菌性痢疾及急、慢性腹泻等见肝火犯胃者。

【用法用量】口服。一次 3～6g，一日 2 次。

【使用注意】肝寒犯胃者慎用。

看一看

左金丸、戊己丸组方均体现辛开苦降的配伍方法。然左金丸中黄连剂量 6 倍于吴茱萸，功能泻火、疏肝、和胃、止痛，主治胃脘及胁肋疼痛、呕吐吞酸的肝火犯胃证；戊己丸加入与黄连等量之白芍，以和里缓急止痛，主治胃痛吞酸、腹痛泄泻的肝火犯胃、肝胃不和证。

三九胃泰胶囊

《中华人民共和国药典》2020 年版

【方歌】三九胃泰三叉苦，九里黄芩两面木，茯苓地黄白芍佐，湿热内蕴气滞瘀。

【组成】三叉苦、九里香、两面针、木香、黄芩、茯苓、地黄、白芍。

【功能】清热燥湿，行气活血，柔肝止痛。

【主治】湿热内蕴，气滞血瘀所致的胃痛。症见脘腹隐痛，饱胀反酸，恶心呕吐，嘈杂纳减；浅表性胃炎、糜烂性胃炎、萎缩性胃炎见上述证候者。

【组方分析】方中三叉苦、九里香为君。三叉苦苦寒，清热燥湿；九里香辛苦温，行气活血。

两面针、木香、黄芩为臣。两面针苦辛平，活血化瘀，行气止痛；木香辛苦温，行气止痛；黄芩苦寒，清热燥湿。

地黄、白芍、茯苓为佐。地黄甘寒，清热凉血养阴；白芍苦酸微寒，养阴柔肝止痛；茯苓甘淡平，健脾渗湿。地、芍相伍，可防三叉苦、黄芩苦燥伤阴之弊；茯苓健脾，可消地黄、白芍滋腻之碍。

诸药合用，共奏清热燥湿，行气活血，柔肝止痛之功。

【临床应用】（1）辨证要点　本品是治疗饮食不节，湿热内蕴所致胃痛的常用方。用于治疗脘腹隐痛，饱胀反酸，恶心呕吐，嘈杂纳减，口苦口黏，大便黏滞，舌苔黄腻，脉弦滑数。以脘腹隐痛，饱胀反酸，恶心呕吐，舌苔黄腻，脉弦滑数为辨证要点。

（2）现代应用　本品可用于浅表性胃炎、糜烂性胃炎、萎缩性胃炎等证属脾胃湿热、气滞血瘀者。

【用法用量】口服。一次 2～4 粒，一日 2 次。

【使用注意】胃寒患者，慎用；忌油腻、生冷、难消化食物。

任务五　食积胃痛类方药

PPT

食积胃痛，症状为胃脘胀满疼痛，嗳腐吞酸，或呕吐不消化食物，其味酸臭，吐食或矢气后痛减，大便不爽，苔厚腻，脉滑。多为饮食不节，伤及脾胃，气机失和，治宜消食导滞，和胃止痛。可选用山楂、神曲、莱菔子等消食之品，代表方药有越鞠保和丸等。

越鞠保和丸

《中华人民共和国药典》2020 年版

【方歌】越鞠保和治六郁，香附芎苍栀六曲，气血痰火食湿因，再加香槟肝郁舒。

【组成】姜栀子、麸炒六神曲、醋香附、川芎、苍术、木香、槟榔。

【功能】舒肝解郁，开胃消食。

【主治】气食郁滞所致的胃痛。症见脘腹胀痛，倒饱嘈杂，纳呆食少，大便不调；消化不良见上述证候者。

【组方分析】本方证因情志不遂、饮食不节致气食郁滞而设。气机冲和调达，升降出入有序，则脏腑功能协调。若喜怒无常，忧思过度，寒温不适，饮食不节，则可引起气机失常和饮食积滞而致病。气机郁滞，可影响血行而致血瘀，影响津液输布而致湿郁，聚湿成痰，则成痰郁，影响脾胃受纳运化，则致食郁，气滞日久，郁而不解又可生热化火，诸郁随之而起。反之，气、血、痰、火、湿、食郁相互影响，以气郁和食郁为主。气郁，故见脘腹胀痛、倒饱嘈杂；饮食积滞，则纳呆食少，大便不调。由于六郁之中以气郁和食郁为主，治宜疏肝解郁，开胃消食。

方中醋香附为君。醋香附辛微苦微甘平，疏肝理气，解郁止痛。

木香、槟榔、麸炒六神曲为臣。木香辛温，行气止痛，健脾消食；槟榔苦辛温、麸炒六神曲苦辛，消食化积，理气和胃。

苍术、川芎、姜栀子为佐。苍术辛苦温，燥湿健脾；川芎辛温，活血化瘀，行气止痛；姜栀子苦寒，泻火除烦。

诸药合用，共奏疏肝解郁、开胃消食之功。

【临床应用】(1) 辨证要点　本品是治疗气食郁滞胃痛的常用方。用于治疗脘腹胀痛，倒饱嘈杂，纳呆食少，大便不调，消化不良，恶心呕吐，吐后痛减，嗳气酸臭，舌苔厚腻，脉滑。以脘腹胀痛，消化不良，恶心呕吐，舌苔厚腻，脉滑为辨证要点。

(2) 现代应用　本品可用于急慢性胃炎、功能性消化不良、胃排空障碍等属气食郁滞者。

【用法用量】口服。一次6g，一日1~2次。

【使用注意】湿热中阻、肝胃火郁胃痛、痞满者慎用；孕妇慎用；忌生冷、硬黏难消化食物。

药爱生命

越鞠保和丸由名方越鞠丸加减而成。越鞠丸治疗六郁证，即气、血、痰、火、湿、食之郁。方中香附行气解郁治气郁，川芎活血行气治血郁，苍术燥湿健脾治湿郁，栀子清热泻火治火郁，神曲消食和胃治食郁。方中五药可治五郁，而痰郁或因气滞湿聚而生，或因食积所致，或因火邪炼津而成，现五郁得解，痰郁自消，即治病求本之意。这与当代社会提倡的刻苦钻研业务、精益求精的工匠精神是相一致的。工匠精神是劳动者自我极致追求，是从业者在平凡的工作中不断对自己提出更高的要求，并不断自我超越、自我提升、自我完善，始终追求做更好的自己时所表现出的工作态度、工作习惯、工作境界以及整体工作精神面貌，体现了“执着专注、精益求精、一丝不苟、追求卓越”的职业信仰。

任务六　气滞胃痛类方药

PPT

气滞胃痛，症状为胃脘胀痛，连及两胁、胸闷嗳气，善叹息，常因情志不遂或进食过饱而加重，得嗳气、矢气则痛减，不思饮食，精神抑郁，舌苔薄白，脉弦紧。其病因多为肝气郁结、横逆犯胃或饮食停滞、胃气受阻所致，治宜疏肝和胃、理气止痛。可选用柴胡、枳壳、陈皮等疏肝理气和胃之品，代表方药有元胡止痛片、胃苏颗粒、复方陈香胃片等。

元胡止痛片

《中华人民共和国药典》2020 年版

【方歌】元胡止痛用白芷，活血止痛把气理，脘胁头痛及痛经，辨证分型血瘀滞。

【组成】醋延胡索、白芷。

【功能】理气，活血，止痛。

【主治】气滞血瘀所致的胃痛，胁痛，头痛及痛经。

【组方分析】方中醋延胡索为君。延胡索辛温，活血祛瘀，行气，止痛，醋制后止痛力强。

白芷为臣。白芷辛温，祛风散寒，燥湿止痛。助君活血行气止痛。

全方合用，共收理气、活血、止痛之功。

【临床应用】(1) 辨证要点　本品是治疗情志失调，气血瘀滞的常用方。用于治疗胃痛，胁痛，头痛及痛经，疼痛持久，舌质紫黯或有瘀斑，脉弦或涩。以胃胀痛，痛处固定不移，舌质紫黯或有瘀斑，脉弦或涩为辨证要点。

(2) 现代应用　本品可用于胃炎、消化性溃疡、血管神经性头痛、外伤头痛、痛经等属气滞血瘀者。

【用法用量】口服。一次4~6片，一日3次。

【使用注意】脾胃虚寒及胃阴不足胃痛者慎用；孕妇慎用。

看一看

延胡索与罂粟均是罂粟科植物。罂粟中提取的生物碱吗啡为强效镇痛药，对创伤引起的剧痛、癌症晚期疼痛、内脏平滑肌痉挛的绞痛都有较好效果，但具有严重的成瘾性，停药后有明显的戒断反应。延胡索作为中药治疗血瘀气滞疼痛的要药，延胡索甲素、延胡索乙素、延胡索丑素等生物碱是其止痛有效成分，无成瘾性。延胡索醋制后水煎，可提高延胡索生物碱的煎出量，从而增强止痛效果。

胃苏颗粒

《中华人民共和国药典》2020 年版

【方歌】胃苏颗粒紫苏香，陈皮枳壳合槟榔，香橼佛手鸡内金，理气和胃止痛胀。

【组成】紫苏梗、香附、陈皮、香橼、佛手、枳壳、槟榔、炒鸡内金。

【功能】理气消胀，和胃止痛。

【主治】气滞型胃脘痛。症见胃脘胀痛，窜及两胁，得嗳气或矢气则舒，情绪郁怒则加重，胸闷食少，排便不畅，舌苔薄白，脉弦；慢性胃炎及消化性溃疡见上述证候者。

【组方分析】方中紫苏梗、香附为君。紫苏梗辛温，理气宽中，止痛；香附辛微苦微甘平，疏肝解郁，理气宽中，止痛。

陈皮、枳壳、槟榔为臣。陈皮苦辛温，理气健脾；枳壳苦辛酸微寒，理气宽中，行滞消胀；槟榔苦辛温，消积，行气。

香橼、佛手、炒鸡内金为佐。香橼辛苦酸温、佛手辛苦温，疏肝和胃，理气止痛；炒鸡内金甘平，消积化滞。

诸药合用，共奏理气消胀、和胃止痛之功。

【临床应用】（1）辨证要点　本品是治疗肝郁气滞，横逆犯胃所致胃痛的常用方。用于治疗胃脘胀痛，窜及两胁，得嗳气或矢气则舒，情绪郁怒则加重，胸闷食少，排便不畅，舌苔薄白，脉弦。以胃脘胀痛，窜及两胁，情绪郁怒则加重，舌苔薄白，脉弦为辨证要点。

（2）现代应用　本品可用于慢性胃炎及消化性溃疡证属肝郁犯胃者。

【用法用量】开水冲服。一次 1 袋，一日 3 次。15 天为一个疗程，可服 1 ~ 3 个疗程。

【使用注意】脾胃阴虚或肝胃郁火胃痛者，慎用；孕妇慎用。

复方陈香胃片

《中华人民共和国药典》2020 年版

【方歌】复方陈香中西药，菖蒲大黄小苏晓，氢氧化铝碳酸镁，脾胃气滞脘痛消。

【组成】陈皮、木香、石菖蒲、大黄、碳酸氢钠、重质碳酸镁、氢氧化铝。

【功能】行气和胃，制酸止痛。

【主治】脾胃气滞所致的胃痛。症见胃脘疼痛，脘腹痞满，嗳气吞酸；胃及十二指肠溃疡、慢性胃炎见上述证候者。

【组方分析】方中陈皮、木香为君。陈皮苦辛温、木香辛苦温，健脾燥湿，行气开郁，和胃止呕。

石菖蒲为臣。石菖蒲辛苦温，化湿开胃。

大黄为佐。大黄苦寒，清热泻火，荡涤胃肠，畅通腑气。

西药碳酸氢钠、重质碳酸镁、氢氧化铝，中和胃酸，保护胃黏膜。

诸药合用，共奏行气和胃、制酸止痛之功。

【临床应用】（1）辨证要点　本品是治疗脾胃气滞所致胃痛的常用方。用于治疗胃脘疼痛，脘腹痞满，嗳气吞酸，舌淡红，苔薄黄，脉弦。以胃脘疼痛，脘腹痞满、嗳气吞酸，舌淡红，苔薄黄，脉弦为辨证要点。

（2）现代应用　本品可用于胃及十二指肠溃疡、慢性胃炎、功能性消化不良等证属气滞者。

【用法用量】口服。一次 4 片，一日 3 次。

【使用注意】孕妇慎服；胃大出血时禁用；忌酒及辛辣、油腻、不易消化的食物。

目标检测

答案解析

一、单项选择题

1. 具有温中散寒、健胃功能的中成药是
   A. 理中丸　　B. 阴虚胃痛颗粒
   C. 元胡止痛片　　D. 三九胃泰胶囊
2. 小建中颗粒既能温中补虚，又能
   A. 泻火止痛　　B. 活血止痛
   C. 缓急止痛　　D. 行气止痛
3. 用于治疗胃阳不足、湿阻气滞所致的胃痛、痞满，症见胃痛隐隐，脘闷不舒，呕吐酸水，嘈杂不适，不思饮食，四肢倦怠的中成药是
   A. 理中丸　　B. 小建中颗粒
   C. 越鞠保和丸　　D. 香砂养胃丸
4. 温胃舒胶囊的功能是
   A. 温中散寒，健胃　　B. 温中养胃，行气止痛
   C. 滋阴养胃　　D. 消食化积
5. 具有养阴益胃，缓急止痛功能，用于治疗慢性胃炎属胃阴不足证的是
   A. 小建中颗粒　　B. 香砂养胃丸
   C. 阴虚胃痛颗粒　　D. 戊己丸
6. 属于养胃舒胶囊主治的是
   A. 呕吐泄泻　　B. 胃脘热胀痛，口干
   C. 畏寒肢冷，反酸　　D. 嗳腐吞酸
7. 良附丸除了温胃外，还具有的功能是
   A. 健脾　　B. 补虚
   C. 止泻　　D. 理气
8. 肝火犯胃所致的脘胁疼痛宜用
   A. 逍遥丸　　B. 胃苏颗粒
   C. 左金丸　　D. 良附丸
9. 戊己丸是左金丸加以下哪味药化裁而来
   A. 炒白芍　　B. 白术
   C. 党参　　D. 山药
10. 三九胃泰胶囊的主治病证是
   A. 气滞血瘀，湿热内蕴　　B. 脾胃虚寒

C. 寒邪直中　　D. 肝胃气滞

11. 用于治疗食积胃痛的中成药是

A. 小建中颗粒　　B. 理中丸

C. 元胡止痛片　　D. 越鞠保和丸

二、配伍选择题

A. 理气，活血，止痛　　B. 行气和胃，制酸止痛

C. 理气消胀，和胃止痛　　D. 疏肝解郁，开胃消食

E. 泻肝和胃，降逆止呕

1. 元胡止痛片的功能是

2. 胃苏颗粒的功能是

3. 复方陈香胃片的功能是

三、多项选择题

1. 适用于虚寒胃痛的中成药有

A. 理中丸　　B. 小建中颗粒　　C. 香砂养胃丸

D. 养胃舒胶囊　　E. 温胃舒胶囊

2. 左金丸的功能包括

A. 泻火　　B. 健脾　　C. 疏肝

D. 和胃　　E. 止痛

3. 良附丸的药物组成包括

A. 高良姜　　B. 木香　　C. 小茴香

D. 陈皮　　E. 醋香附

四、案例分析题

1. 处方分析

栀子 5g　六神曲 15g　焦山楂 15g　醋香附 15g　川芎 10g　苍术 10g　木香 5g　槟榔 15g

请根据处方药物组成，分析此方适用于胃痛的何种证型，并简要说明理由。

2. 用药推荐分析

患者，女，28 岁。平素性情急躁，两天前因家庭琐事与丈夫发生争吵，当天晚上出现上腹部疼痛，因症状未能自行缓解，次日前来就诊。症见胃脘部及肋下疼痛，口苦嘈杂，反酸，恶心欲呕，舌红苔黄，脉弦数。

请辨证分型，并为该患者推荐合适的中成药。

书网融合……

重点回顾　　微课

项目八　虚劳用方药

学习目标

知识目标：

1. 掌握　四君子丸、补中益气丸、四物合剂、当归补血汤、八珍颗粒、人参养荣丸、六味地黄丸、左归丸、大补阴丸、济生肾气丸、右归丸、生脉饮的组成、功能、主治、组方分析、临床应用及使用注意。

2. 熟悉　虚劳的概念、分类、病因病机、治疗原则及注意事项。

3. 了解　启脾丸、薯蓣丸、十全大补丸、健脾生血颗粒、玉泉丸、桂附地黄丸、五子衍宗丸、青娥丸、龟鹿二仙膏、消渴丸、人参固本片、七宝美髯丸的功能、主治及使用注意。

技能目标：

能熟练完成虚劳的问病荐药，能安全、合理地使用虚劳用药的方剂与中成药。

素质目标：

树立中医药的文化自信，养成爱岗敬业的职业精神，形成诚信友善的价值追求，争做守正创新的时代新人。

导学情景

情景描述：患者，女，35岁。近三个月来头晕眼花，面色苍白，爪甲唇色淡，月经量多，难以维持正常生活、工作，前来就诊。自述：食欲不振，气短心悸，四肢乏力。观其舌脉，舌胖色淡，苔薄白，脉细弱。

情景分析：该患者出现气短心悸，体倦乏力，头晕自汗，面色苍白，爪甲唇色淡，由于气虚不能温煦，血虚不能濡养所致，西医诊断为贫血，中医称为虚劳。

讨论：该患者中医辨证属于何种证型？请为该患者推荐合适的方剂或中成药，并说明选用的依据。

学前导语：该患者由于贫血出现气短心悸，头晕自汗，体倦乏力，舌胖色淡，苔薄白，脉细弱，当以何法予以治疗？治疗虚劳的方剂和中成药有哪些？

虚劳，又称虚损，是由于禀赋薄弱，或后天失养，或外感内伤等多种原因引起的，以脏腑功能衰退，精气血津液阴阳亏损，日久不复为主要病机，以五脏虚证为主要临床表现的多种慢性虚弱症候的总称。现代医学的慢性消耗性疾病、功能衰退性疾病，出现虚劳表现时，均可参照虚劳论治。

（1）虚劳分类　虚劳诸证，多由先天禀赋不足，或后天失于调养，或大病久病，精气耗损所致，病程一般较长，表现为五脏虚损，气、血、阴、阳、精等的不足。正气既虚，当补养之，虚劳类方药能够补益机体气血阴阳，改善生理功能的衰退，因而可分为气虚类、血虚类、气血两虚类、阴虚类、阳虚类、阴阳两虚类、气阴两虚类、精血亏虚类，共计八类。

（2）病因病机　气虚：是由于先天禀赋不足，或后天失养，或劳伤过度，或久病不复，或肺脾肾等脏腑功能减退，致气的耗损和化生不足，而成气虚。

血虚：是由于失血，或久病，或劳神，或化生无源，致血液濡养作用减退，而成血虚。

气血两虚：是由于久病损耗，或先有失血，气随血衰，或因气虚，血液生化无源，致气血两亏，而成气血两虚。

阴虚：是由于热病之后，或杂病日久，伤耗阴液，或因五志过极，或房事不节，或过服温燥之品，使阴液暗耗而致阴液亏少，机体失去濡润滋养，而成阴虚。

阳虚：是由于先天不足，禀赋虚弱，或房室不节，肾气亏损，或劳倦过度，耗损正气，形气受伤，或七情过极，损伤脏腑，久而不复，或饮食不节，损伤脾胃，不能化生精微，或起居失常，劳逸失度，损神伤形，耗气伤血，或外感六淫，迁延失治，表邪入里，损伤脏腑，久耗正气，或大病之后，失于调养，而致阳虚。

阴阳两虚：是由于阴损及阳，或阳损及阴，致阴虚与阳虚同存，而成阴阳两虚。

气阴两虚：是由于热性病过程中，热邪伤津，久而伤及气阴，或热盛耗伤津液，气随液脱，或温热病后期及内伤杂病，致真阴亏损，元气大伤，而成气阴两虚。

精血亏虚：多由于久病失调，阴液亏虚，或情志内伤，化火伤阴，或房事不节，耗伤肾阴，或温热病后，津液被劫，致肝肾阴虚，阴不制阳，虚热内扰，而成精血亏虚。

（3）治疗原则　虚劳是由体内精气血津液阴阳缺损引起，对于虚劳的治疗，应以补益为基本原则，正如《素问·三部九候论》中提到："虚则补之"。根据气虚、血虚、气血两虚、阴虚、阳虚、阴阳两虚、气阴两虚、精血亏虚等虚劳分类的不同，分别采取补气、养血、气血并补、滋阴、温阳、阴阳并补、补气养阴、益精养血。

（4）注意事项　正虚邪实之时，应先祛邪再扶正，或攻补兼施，使祛邪不伤正，补虚不碍邪，不宜太早使用补虚方药，以免闭门留寇。辨清虚实真假，若真实假虚，而误用补益类方药，则实者更实；使用补益剂应适当配伍健脾和胃、理气消导之品，以助脾胃运化，使其补而不滞，又防止虚不受补。补益药味多滋腻，宜文火久煎，空腹或饭前服用。补益剂虽有补益之功，但不可滥用，否则气血阴阳失调，对机体造成损伤。预防虚劳主要是消除和避免虚劳相关病因，慎起居，避免感受邪气，耗伤正气；饮食有节制，劳逸结合，动静适度；保持精神愉悦，情绪稳定，有利于虚劳的康复。

任务一　气虚类方药

PPT

气虚，症状为少气懒言，肢体倦怠乏力，语声低微，动则尤甚，食少便溏，舌淡，脉虚弱等。治宜补益脾肺，益气升阳。可选用人参、白术、黄芪等补气之品，代表方药有四君子丸、补中益气丸、启脾丸等。

四君子丸

《中华人民共和国药典》2020 年版

【方歌】四君补气基本方，食少无力大便溏，党参白术茯苓草，益气健脾功效强。

【组成】党参、炒白术、茯苓、炙甘草。

【功能】益气健脾。

【主治】脾胃气虚证。症见胃纳不佳，面色萎黄，语声低微，气短乏力，食少便溏，舌淡苔白，脉虚弱。

【组方分析】本方证为脾胃气虚，运化失司而设。脾胃为后天之本，气血生化之源。脾胃虚弱，气血生化不足，失于濡养，故面色萎黄，语声低微，气短乏力；脾胃气虚，失于健运，则胃纳不佳；湿浊内生，则食少便溏；舌淡苔白，脉虚弱，为气虚之象。治宜益气健脾。

方中党参为君。党参甘平，补中益气，健脾益肺。

炒白术为臣。炒白术苦甘温，健脾益气，燥湿利水。

茯苓为佐。茯苓甘淡平，利水渗湿，健脾。与炒白术配伍，既补脾益气，又除脾胃湿浊而止泻。

炙甘草为使。炙甘草甘平，补脾益气，调和诸药。

诸药合用，共奏益气健脾之功。

【临床应用】（1）辨证要点　本方为治疗脾胃气虚证的常用方。用于治疗胃纳不佳，面色萎黄，语声低微，气短乏力，食少便溏，舌淡苔白，脉虚弱。以胃纳不佳，面色萎黄，气短乏力，舌淡苔白，脉虚弱为辨证要点。

（2）现代应用　本品可用于慢性胃炎、胃及十二指肠溃疡、消化不良等属脾胃气虚证者。

【用法用量】口服。一次 3 ~ 6g，一日 3 次。

【使用注意】阴虚内热者，慎服。

补中益气丸

《中华人民共和国药典》2020 年版

【方歌】补中益气芪术陈，升柴参草当归身，劳倦内伤功独擅，阳虚外感亦勘珍。

【组成】炙黄芪、党参、当归、陈皮、升麻、柴胡、炒白术、炙甘草。

【功能】补中益气，升阳举陷。

【主治】（1）脾胃气虚证　症见面色萎黄，肢体倦怠，少气懒言，大便溏薄，舌淡，脉大而虚软。

（2）气虚下陷证　症见脱肛，崩漏，久泄久痢，子宫脱垂等。

（3）气虚发热证　症见身热自汗，动则尤甚，气短乏力，渴喜热饮，舌淡，脉虚大而无力。

【组方分析】本方为甘温除热的代表方。本方证为脾胃气虚，中气下陷而设。脾主运化，胃主腐熟收纳，若饮食劳倦，损伤脾胃，脾胃气虚，受纳与运化无力，气血化生乏源，脏腑经络失养，则少气懒言，食少腹胀，大便稀薄；脾主升清，脾虚清阳不升，中气下陷，升举无力，故脱肛、子宫脱垂、久泻久痢等。若清阳下陷，阳气郁结于下焦则发热，气虚腠理不固，阴液外泄，故自汗出；气虚下陷，津液不能上承于口，故渴喜热饮。治宜补中益气，升阳举陷。

方中重用炙黄芪为君。炙黄芪甘温，补中益气，升阳举陷。

党参、炒白术、炙甘草为臣。党参甘平，补中益气，兼能养血；炒白术苦甘温，补气健脾，燥湿助运；炙甘草甘平，益气补中，又调和诸药。三药合用，补中益气，燥湿健脾。

陈皮、当归为佐。陈皮辛苦而温，理气健脾开胃，以防补药停滞；当归甘辛，补血和血，以利中气化生。四药相合，既助君臣补中益气，又理气健脾开胃，补而不滞。

柴胡、升麻为使。柴胡辛苦微寒，升举阳气，透表退热；升麻辛微甘性凉，升阳举陷，发表退热。二药合用，可助君升举下陷之清阳。

全方配伍，补中兼升，共奏补中益气、升阳举陷之功。

【临床应用】（1）辨证要点　本品是治疗脾胃气虚的基本方，是补气升阳，甘温除热的代表方。用于治疗面色萎黄，肢体倦怠，少气懒言，渴喜热饮，自汗，大便溏薄，脱肛，崩漏，久泄久痢，子宫脱垂，舌淡，脉大而虚软。以面色萎黄，肢体倦怠，舌淡，脉虚软无力为辨证要点。

（2）现代应用　本品可用于内脏下垂、脱肛、子宫脱垂、眼睑下垂、重症肌无力、乳糜尿、慢性肝炎、妊娠及产后癃闭、胎动不安、月经过多、麻痹性斜视等属脾胃气虚，中气下陷者。

【用法用量】口服。小蜜丸一次 9g，大蜜丸一次 1 丸，一日 2 ~ 3 次。

【使用注意】内热炽盛及阴虚发热者禁用。

启脾丸

《中华人民共和国药典》2020 年版

【方歌】启脾丸中四君子，山药莲泻三仙皮，消化不良腹胀溏，健脾和胃功效奇。

【组成】人参、麸炒白术、茯苓、甘草、陈皮、山药、炒莲子、炒山楂、炒六神曲、炒麦芽、泽泻。

【功能】健脾和胃。

【主治】脾胃虚弱证。症见消化不良，腹胀便溏。

【组方分析】本方证为脾胃虚弱，脾失健运而设。脾胃虚弱，运化失健，水谷不消，则消化不良，腹胀等；水湿内停，清浊不分，则便溏。治宜健脾和胃。

方中人参为君。人参甘温，大补元气，补脾益胃。

麸炒白术、茯苓、山药、炒莲子为臣。麸炒白术甘温微苦，健脾止泻，燥湿和中；茯苓甘淡平，健脾渗湿止泻；山药甘平、炒莲子甘涩平，健脾止泻。

陈皮、山楂、炒六神曲、炒麦芽、泽泻为佐。陈皮辛苦温，理气健脾，燥湿化痰；山楂酸甘微温，消积化滞，善治肉食积滞；六神曲甘温，消食和胃健脾；麦芽甘平，消食和中，治面食积滞；泽泻甘淡寒，利水渗湿止泻。

甘草为使。甘草甘平，既助人参、白术、茯苓益气健脾和胃，又调和诸药。

全方配伍，寓消于补，共奏健脾和胃之功。

【临床应用】(1) 辨证要点　本方是治疗脾胃虚弱证的常用方。用于治疗消化不良，腹胀便溏，气短乏力，舌淡苔白，脉虚弱。以消化不良，腹胀便溏，舌淡苔白，脉虚弱为辨证要点。

(2) 现代应用　本品可用于慢性胃肠炎、小儿消化不良、厌食、积滞、贫血、小儿营养不良、慢性支气管炎、慢性肾炎等属脾胃虚弱者。

【用法用量】口服。小蜜丸一次 3g（15 丸），大蜜丸一次 1 丸，一日 2 ~ 3 次；3 岁以内小儿酌情减量。

【使用注意】湿热泄泻、感冒者不宜用。服药期间忌食生冷、油腻之品。

薯蓣丸

《金匮要略》

【方歌】薯蓣丸用八珍汤，豆卷神曲柴桂姜，麦杏桔梗胶蔹防，大枣百枚蜜丸良。

【组成】山药、人参、麸炒白术、茯苓、甘草、地黄、当归、白芍、川芎、阿胶、六神曲（麸炒）、大豆黄卷、大枣、炒苦杏仁、桂枝、柴胡、防风、干姜、桔梗、白蔹、麦冬。

【功能】调理脾胃，益气和荣，祛风除邪。

【主治】气血两虚，脾肺不足虚劳证。症见头晕目眩，神疲乏力，心悸气短，身体瘦弱，不思饮食，健忘失眠，骨节酸痛，风气百疾，舌淡苔白，脉沉细。

【组方分析】本方为各种虚劳亏损而易感外邪或兼有外邪而设。

方中重用山药（薯蓣）为君。山药甘平，补脾养胃，生津益肺。

人参、茯苓、白术、大枣、干姜合为臣。人参甘温，补脾益肺；茯苓甘淡平，健脾渗湿止泻；白术甘温微苦，健脾止泻，燥湿和中；大枣甘温，补气和中；干姜辛热，温中散寒。五药合用，益气健脾。

当归、白芍、地黄、阿胶、麦门冬、川芎、六神曲、大豆黄卷、柴胡、桂枝、防风、白蔹、炒苦杏仁、桔梗为佐。当归、白芍、地黄、阿胶、麦门冬，养血滋阴；川芎入气走血，活血行气；六神曲、大豆黄卷，化湿和胃，原方大豆黄卷药源常缺，以扁豆代之不影响疗效；柴胡、桂枝、防风、白蔹，祛风散邪；杏仁、桔梗，疏利气机。

甘草为使。甘草甘平，补中益气，调和诸药。

诸药合用，共奏调理脾胃、益气和荣、祛风除邪之功。

【临床应用】（1）辨证要点　本方是治疗气血两虚，脾肺不足虚劳的常用方。用于治疗头晕目眩，神疲乏力，心悸气短，身体瘦弱，不思饮食，健忘失眠，骨节酸痛，风气百疾，舌淡苔白，脉沉细。以神疲乏力，不思饮食，健忘失眠，舌淡苔白，脉沉细为辨证要点。

（2）现代应用　本品可用于支气管哮喘缓解期、慢性肺源性心脏病、小儿变应性鼻炎、心功能减退等属气血两虚，脾肺不足者。

【用法用量】口服。一次 2 丸，一日 2 次。

【使用注意】服药期间忌食生冷、油腻之品。

任务二　血虚类方药

PPT

血虚诸证，症状为面色苍白，心悸失眠，头晕目眩，唇及爪甲色淡，或妇女月经不调，量少色淡，甚至经闭，舌淡，脉细等。治宜补益阴血。可选用当归、白芍等养血之品，代表方药有四物合剂、当归补血汤等。

看一看

四物合剂，源于《仙授理伤续断秘方》四物汤，用治外伤科疾病。

宋代《太平惠民和剂局方》开始将四物汤衍化成治疗妇科疾病的专方，此后历代医家对本方治疗妇科疾病运用多有发挥。无论妇人月经不调、胎前产后诸证，凡辨证属血虚血滞者均可使用四物汤。《蒲辅周医疗经验》中说："此方为一切血病通用之方，凡血瘀者，俱改白芍为赤芍；血热者，改熟地为生地。川芎量宜小，大约为当归之半，地黄为当归的二倍。"本方现代临床应用更加广泛，不论内、外、妇、儿、五官、皮肤疾病，凡属血虚血滞之证者均予本方加减治疗。总之，四物汤为补血的基本方，被历代医家誉为调血要剂。

四物合剂

《中华人民共和国药典》2020 年版

【方歌】四物地芍与归芎，血家百病此方通，经带胎产俱可治，加减运用在胸中。

【组成】当归、川芎、白芍、熟地黄。

【功能】养血调经。

【主治】营血虚滞证。症见面色苍白，头晕眼花，心悸气短，月经不调，量少或经闭，脐腹作痛，舌淡，脉细弦或细涩。

【组方分析】本方证为营血虚损，血行不畅，冲任虚损而设。营血亏虚，心血不足则心神失养，故心悸失眠；肝血不足则肝失所养，无以上荣，故头晕目眩；营血亏虚则形体失濡，故面色无华，唇舌色淡；营血不足，冲任失养，则月经不调，月经量少、色淡，或前或后，甚或经闭不行；营血亏虚，血行不畅，则致血瘀，脐腹疼痛；脉细涩或细弦，为营血亏虚，血行不畅之象。治宜补血和血。

方中熟地黄为君。熟地黄甘温，滋补营血，补肾填精。

当归为臣。当归辛甘温，主入血分，补血活血。君臣相配，滋腻配温通，使补而不滞。

白芍、川芎为佐。白芍苦酸微寒，养血柔肝止痛；川芎辛温，为血中气药，活血行气，调畅气血。

四药相合，补血而不滞，行血而不伤，共奏养血调经之效。

【临床应用】（1）辨证要点 本品是治疗营血虚滞，月经不调的基础方、常用方。用于治疗面色苍白，头晕眼花，心悸气短，月经不调，量少或经闭，脐腹作痛，舌淡，脉细弦或细涩。以面色苍白，头晕眼花，心悸气短，舌淡，脉细为辨证要点。

（2）现代应用 本品可用于妇女月经不调、痛经、贫血、子宫肌瘤、胎产疾病、功能失调性子宫出血、神经性头痛、卵巢囊肿、荨麻疹、银屑病等证属血虚者。

【用法用量】口服。一次 10～15ml，一日 3 次。

【使用注意】脾虚湿盛、大便溏薄者忌用；阴虚发热、血崩气脱者不宜用。

当归补血汤

《内外伤辨惑论》

【方歌】当归补血东垣笺，黄芪一两归二钱，血虚发热口烦渴，脉大而虚宜此煎。

【组成】黄芪、酒当归。

【功能】补气生血。

【主治】血虚发热证。症见肌热面红，心烦渴饮，脉洪大而虚，重按无力。亦治疮疡溃久不愈，或妇人经期、产后血虚发热头痛。

【组方分析】本方证为血虚气弱，阳气浮越而设。由于劳倦内伤，阴血耗损，阴不维阳，阳气无所依附而浮越于外，则肌热面红，心烦渴饮，脉洪大而虚，重按无力。本证为真虚假实，阴血亏虚为本，阳浮发热为标。治宜补气生血。

方中重用黄芪为君。黄芪甘微温，既大补脾肺之气，以资气血生化之源，又益气固表，以固浮越之阳气。

酒当归为臣。酒当归甘辛温，养血和营，调经止痛。

二药合用，共奏补气生血之效。黄芪五倍于酒当归，补正气而摄浮阳，则虚热自退。

妇人经期、产后血虚发热头痛，亦可益气养血而退热。至于疮疡溃久愈，用本方补气养血，扶正托毒生肌，则疮口自收。

【临床应用】（1）辨证要点 本方是补气生血的基础方。用于治疗肌热，面红，心烦渴饮，脉洪大而虚，重按无力。以肌热，面红，脉洪大而虚为辨证要点。

（2）现代应用 本品可用于妇女经期发热、产后发热以及各种贫血、血小板减少性紫癜、白细胞减少症等属血虚气弱者。

【用法用量】水煎服。一日 1 剂，一日 2～3 次。

【使用注意】阴虚发热忌用；热病发热者忌用。

练一练

患者出现肌热面红，心烦渴饮，脉洪大而虚，重按无力。宜选用的中成药是

A. 补中益气汤　B. 当归补血汤　C. 六味地黄丸　D. 济生肾气丸

答案解析

PPT

任务三　气血两虚类方药

气血两虚，症状为面色萎黄，头晕眼花，爪甲唇色淡，食少腹胀，少气懒言，倦怠乏力，舌淡，脉虚无力等。治宜补益气血。可选用人参、白术等补气之品，配伍当归、白芍等养血之品，代表方药有八珍颗粒、十全大补丸等。

八珍颗粒
《中华人民共和国药典》2020 年版

【方歌】双补气血八珍汤，四君四物合成方，煎加姜枣调营卫，气血亏虚服之康。

【组成】党参、炒白术、茯苓、炙甘草、当归、炒白芍、川芎、熟地黄。

【功能】补气益血。

【主治】气血两虚证。症见面色萎黄，食欲不振，四肢乏力，爪甲唇色淡，月经过多，舌淡，脉细弱或虚大无力。

【组方分析】方中以熟地黄、党参为君。熟地黄甘微温，补血滋阴，为补血之要药；党参甘平，益气养血。二药合用，气血双补。

当归、炒白芍、炒白术、茯苓为臣。当归甘辛温，补血活血；炒白芍酸微寒，养血和营，敛阴止汗。二药合用，可助熟地黄养血滋阴。炒白术甘温，健脾益气，燥湿利水；茯苓甘淡平，益气健脾利湿。二者合用，能助党参健脾补气。

川芎为佐。川芎辛温，行气活血，为血中气药，使诸药补而不滞。

炙甘草为使。炙甘草甘平，补脾益气，调和诸药。

诸药合用，共奏补气益血之效。

【临床应用】（1）辨证要点　本品是治疗气血两虚的常用方。用于治疗面色萎黄，食欲不振，四肢乏力，爪甲唇色淡，月经过多，舌淡，脉细弱或虚大无力。以面色萎黄，四肢乏力，爪甲唇色淡，舌淡，脉细弱为辨证要点。

（2）现代应用　本品可用于血液病、神经衰弱、心脏病、甲状腺功能低下、月经不调、闭经等属气血两虚者。

【用法用量】开水冲服。一次 1 袋，一日 2 次。

【使用注意】感冒及体实有热者慎用；忌食生冷、油腻、辛辣食物。

十全大补丸
《中华人民共和国药典》2020 年版

【方歌】十全大补最有灵，四物地芍当归芎，人参白术苓炙草，温补气血芪桂行。

【组成】党参、炒白术、茯苓、炙甘草、当归、川芎、酒白芍、熟地黄、炙黄芪、肉桂。

【功能】温补气血。

【主治】气血两虚证。症见面色苍白，气短心悸，头晕自汗，体倦乏力，四肢不温，月经量多。

【组方分析】本方证为气血两虚而设。

方中熟地黄、党参为君。熟地黄甘补微温，滋阴养血，为补血要药；党参甘平，益气养血。二药合用，温补气血。

炙黄芪、炒白术、茯苓、当归、酒白芍为臣。炙黄芪甘温，补气健脾，固表止汗，生血；炒白术甘苦温，补气健脾，燥湿止泻，固表止汗；茯苓甘淡平，健脾利湿，安神；当归甘补辛温，补血活血，为补血要药；酒白芍酸甘微寒，养血和营。五药相合，既助君温补气血，又和营安神止汗。

川芎、肉桂为佐。川芎辛温，活血行气，使补而不滞；肉桂辛甘大热，补火助阳，既兼顾气损及阳，又鼓舞气血生长。

炙甘草为使。炙甘草甘平，补脾益气，调和诸药。

全方配伍，甘温补虚，共奏温补气血之功。

本方是在八珍方（四君与四物合方）基础上，再加炙黄芪、肉桂组成的，全方共有十味药故名“十全大补”。

【临床应用】（1）辨证要点　本品是益气生血的常用方。用于治疗面色苍白，气短心悸，头晕自汗，体倦乏力，四肢不温，月经量多，舌淡，脉细弱。以面色苍白，体倦乏力，四肢不温，舌淡，脉细弱为辨证要点

（2）现代应用　本品可用于各种贫血、月经不调、崩漏、神经衰弱、慢性荨麻疹、痿证、外科手术后、肿瘤等属气血大虚者，以及慢性消耗性疾病见上述症状者。

【用法用量】口服。水蜜丸一次6g，小蜜丸一次9g，大蜜丸一次1丸，一日2～3次。

【使用注意】服用期间饮食宜清淡。

健脾生血颗粒

《中华人民共和国药典》2020年版

【方歌】健脾生血有四君，麦味芪山龟内金，龙牡大枣硫亚铁，心脾两虚气血贫。

【组成】党参、茯苓、黄芪、山药、炒白术、醋南五味子、醋龟甲、山麦冬、大枣、炒鸡内金、甘草、龙骨、煅牡蛎、硫酸亚铁。

【功能】健脾和胃，养血安神。

【主治】脾胃虚弱及心脾两虚、气血两虚所致的贫血。症见面色萎黄或㿠白，食少纳呆，腹胀脘闷，大便不调，烦躁多汗，倦怠乏力，舌胖色淡，苔薄白，脉细弱。

【组方分析】本方证为脾胃虚弱或心脾两虚，或气血不足而设。

方中党参、黄芪为君。党参甘平，益气养血；黄芪甘温，补中益气，升阳固表。两药合用，补血养心，益气健脾。

茯苓、炒白术、山麦冬、大枣、山药、醋龟甲、醋南五味子为臣。茯苓甘淡平，益气健脾利湿；炒白术甘苦温，健脾益气，燥湿利水；山麦冬甘微苦微寒，养阴生津；大枣甘温，补中益气，养血安神；山药甘平，补脾养胃，补而不腻；醋南五味子酸甘，收敛固涩，益气生津，涩补兼备。七药合而，健脾益气，养血安神。

龙骨、煅牡蛎、炒鸡内金为佐。龙骨甘涩平，镇静安神，收敛固涩；煅牡蛎咸涩微寒，重镇安神，潜阳补阴，软坚散结；炒鸡内金甘平，健脾胃，助运化。三药相合，使诸药补而不滞。

甘草、硫酸亚铁为使。甘草甘平，补脾益气，调和诸药；硫酸亚铁酸凉，燥湿补血，补充体内缺乏元素，促进新血生成。

诸药合用，共奏健脾和胃、养血安神之功。

【临床应用】（1）辨证要点　本品是健脾养血安神的常用方。用于治疗面色萎黄或㿠白，食少纳呆，腹胀脘闷，大便不调，烦躁多汗，倦怠乏力，舌胖色淡，苔薄白，脉细弱。以面色萎黄，食少纳呆，倦怠乏力，舌淡胖，苔薄白，脉细弱为辨证要点。

（2）现代应用　本品可用于小儿脾胃虚弱及心脾两虚型缺铁性贫血以及成人气血两虚型缺铁性贫血。

【用法用量】饭后服用，开水冲服。周岁内一次半袋，1～3岁一次1袋，3～5岁一次1.5袋，

5～12岁一次2袋，成人一次3袋，一日3次。

【使用注意】忌茶；本品含硫酸亚铁，对胃有刺激性，宜饭后服用；勿与含鞣酸类药物合用；服药期间，部分患儿可出现牙齿颜色变黑，停药后逐渐消失。

人参养荣丸

《中华人民共和国药典》2020年版

【方歌】人参养荣用十全，除却川芎五味联，陈皮远志加姜枣，肺脾气血温补先。

【组成】人参、茯苓、熟地黄、土白术、麸炒白芍、炙黄芪、当归、肉桂、酒蒸五味子、制远志、陈皮、炙甘草。

【功能】温补气血。

【主治】心脾不足，气血两亏证。症见形瘦神疲，食少便溏，病后虚弱，舌淡，脉细弱。

【组方分析】本方证为心脾不足，气血两亏而设。由于先天不足，或后天失养，脾气虚弱，健运失司，则饮食无味，食少便溏；脾为后天之本，气血生化乏源则形体瘦削，舌淡，脉细弱。治宜温补气血。

方中人参、熟地黄为君。人参甘微温，大补元气，补脾益气；熟地黄甘微温，补血滋阴，为补血之要药。二者合用，补脾益气，滋阴养血。

土白术、茯苓、炙黄芪、当归、麸炒白芍、酒蒸五味子为臣。土白术甘苦温，健脾益气，燥湿利水；茯苓甘淡平，益气健脾利湿；炙黄芪甘温，补气健脾，可助人参补气，使气旺血生；当归甘辛温，养血和营；麸炒白芍苦酸微寒，补血活血，养血和营，可助熟地滋阴养血；酒蒸五味子酸甘涩，滋肾阴，敛肺气。

肉桂、陈皮、制远志为佐。肉桂辛甘大热，振奋阳气，温通经脉；陈皮苦辛温，理气健脾，燥湿化痰；制远志苦辛温，交通心肾，益智安神。

炙甘草为使。炙甘草甘平，补脾益气，调和诸药。

诸药合用，甘温补虚，共奏温补气血之功。

【临床应用】（1）辨证要点　本品是温补气血的常用方，也是治疗心脾气血两虚的代表方。用于治疗形瘦神疲，食少便溏，病后虚弱，舌淡，脉细弱。以形瘦神疲，食少便溏，舌淡，脉细弱为辨证要点。

（2）现代应用　本品可用于神经衰弱、病后虚弱、低血压、各种慢性消耗性疾病等属心脾气血不足者。

【用法用量】口服。水蜜丸一次6g，大蜜丸一次1丸，一日1～2次。

【使用注意】阴虚内热者慎用；忌食生冷、油腻、辛辣食物。

任务四　阴虚类方药

PPT

阴虚，症见形体消瘦，头晕耳鸣，颧红咽干，咳嗽咯血，五心烦热，潮热盗汗，失眠多梦，腰酸遗精，舌红少苔，脉细数等。治宜滋阴降火。代表方药有六味地黄丸、左归丸、大补阴丸等。

六味地黄丸

《中华人民共和国药典》2020年版

【方歌】六味地黄山药萸，泽泻苓丹三泻侣，三阴并补重滋肾，肾阴不足效可居。

【组成】熟地黄、酒萸肉、山药、泽泻、牡丹皮、茯苓。

【功能】滋阴补肾。

【主治】肾阴不足证。症见头晕目眩，腰膝酸软，耳聋耳鸣，视物昏花，潮热盗汗，遗精，消渴，手足心热，舌燥咽痛，牙齿松动，足跟痛以及小儿囟门不合，舌红少苔，脉沉细数。

【组方分析】本方证为肾之阴精不足，虚热内扰而设。肾为先天之本，主骨生髓，腰为肾之府，齿为骨之余，肾阴不足则腰膝酸软，牙齿动摇，小儿囟门不合；脑为髓海，髓海不足则头晕目眩，肾开窍于耳，肾阴不足，则耳聋耳鸣；肾藏精，虚火内扰精室，封藏不固则遗精，加之阴不制阳，则骨蒸潮热，消渴，盗汗；舌红少苔，脉细数，为阴虚之象。治宜滋阴补肾。

方中重用熟地黄为君。熟地黄甘微温，滋阴补肾，填精益髓，为滋补肝肾阴血之要药。

酒萸肉、山药为臣。酒萸肉酸微温，补益肝肾，收敛固涩；山药淡酸平，补肾固阴，又能补脾助后天生化之源。与君相合，补肝脾肾之阴，即三阴并补。

泽泻、茯苓、牡丹皮为佐。泽泻甘淡寒，泄相火，利湿浊，并防熟地黄滋腻；茯苓甘淡平，渗利水湿，又助山药补气健脾；牡丹皮辛苦微寒，清泻肝火，退虚热。三药相合，泄湿浊而降相火，使君臣填补肾阴而不滋腻，清降虚火而不凉燥，固肾涩精而不壅滞，此为三泻。

诸药合用，三补三泻，共奏滋阴补肾之功。

【临床应用】(1) 辨证要点　本品是治疗肾阴不足的基础方。用于治疗头晕目眩，腰膝酸软，耳聋耳鸣，视物昏花，潮热盗汗，遗精，消渴，手足心热，舌燥咽痛，牙齿松动，舌红少苔，脉沉细数。以腰膝酸软，盗汗，手足心热，舌红少苔，脉沉细数为辨证要点。

(2) 现代应用　本品可用于肾炎、前列腺炎、高血压病、糖尿病、甲状腺功能亢进症、中心性视网膜炎及无排卵性功能失调性子宫出血、更年期综合征等属肾阴虚者。

【用法用量】口服。水蜜丸一次6g，小蜜丸一次9g，大蜜丸一次1丸。一日2次。

【使用注意】体实阳虚、脾胃虚寒者慎用；忌食辛辣食物。

附方：

1. 七味都气丸　由醋五味子、山茱萸（制）、茯苓、牡丹皮、熟地黄、山药、泽泻组成。具有补肾纳气，涩精止遗之功。用于肾不纳气所致的喘促，胸闷，久咳，气短，咽干，遗精，盗汗，小便频数。

2. 归芍地黄丸　由当归、酒白芍、熟地黄、酒萸肉、牡丹皮、山药、茯苓、泽泻组成。具有滋肝肾，补阴血，清虚热之功。用于肝肾两亏，阴虚血少所致的头晕目眩，耳鸣咽干，午后潮热，腰腿酸痛，足跟疼痛。

3. 麦味地黄丸　由麦冬、五味子、熟地黄、酒萸肉、牡丹皮、山药、茯苓、泽泻组成。具有滋肾养肺之功。用于肺肾阴亏所致的潮热盗汗，咽干咯血，眩晕耳鸣，腰膝酸软，消渴。

4. 杞菊地黄丸　由枸杞子、菊花、熟地黄、酒萸肉、牡丹皮、山药、茯苓、泽泻组成。具有滋肾养肝之功。用于肝肾阴亏所致的眩晕耳鸣，羞明畏光，迎风流泪，视物昏花。

5. 明目地黄丸　由蒺藜、煅石决明、枸杞子、菊花、当归、白芍、熟地黄、酒萸肉、牡丹皮、山药、茯苓、泽泻组成。具有滋肾、养肝、明目之功。用于肝肾阴虚所致的目涩畏光，视物模糊，迎风流泪。

6. 知柏地黄丸　由知母、黄柏、熟地黄、酒萸肉、牡丹皮、山药、茯苓、泽泻组成。具有滋阴降火之功。用于阴虚火旺所致的潮热盗汗，口干咽痛，耳鸣遗精，小便短赤。

左归丸

《景岳全书》

【方歌】左归丸内山药地，萸肉枸杞与牛膝，兔丝龟鹿二胶合，壮水之主功为一。

【组成】熟地黄、枸杞子、炒山药、山茱萸、酒川牛膝、鹿角胶、龟甲胶、制菟丝子。

【功能】滋阴补肾，填精益髓。

【主治】真阴不足证。症见头目眩晕，腰酸腿软，耳聋失眠，遗精滑泄，自汗盗汗，口燥舌干，舌红少苔，脉细。

【组方分析】本方证为真阴不足，精髓亏虚而设。肾为先天之本，主骨生髓，腰为肾之府，齿为骨之余，肾阴不足则腰膝酸软；脑为髓海，髓海不足则头晕目眩；肾藏精，虚火内扰精室，封藏不固则遗精，加之阴不制阳，虚热内生则骨蒸潮热，消渴，盗汗；舌红少苔，脉细，为真阴不足之象。治宜滋阴补肾，填精益髓。

方中重用熟地黄为君。熟地黄甘微温，滋肾阴，益精髓，补真阴之不足。

山茱萸、炒山药、枸杞子、龟甲胶、鹿角胶为臣。山茱萸味酸微温，滋补肝肾，固涩精气，为平补阴阳之要药；炒山药甘苦温，补脾益阴，滋肾固精；枸杞子甘平，补肝肾益精血，滋阴明目；龟甲胶咸甘微寒，滋阴补髓，又能潜阳；鹿角胶甘咸温，益精补血，温补肾阳，配入补阴之药中，寓意“阳中求阴”。

制菟丝子、酒川牛膝为佐。制菟丝子辛甘平，平补阴阳，补益精髓；酒川牛膝甘微苦平，补益肝肾，强筋健骨。

诸药合用，共奏滋阴补肾、填精益髓之功。

【临床应用】（1）辨证要点　本方是纯甘补阴之剂。用于治疗头目眩晕，腰酸腿软，耳聋失眠，遗精滑泄，自汗盗汗，口燥舌干，舌红少苔，脉细。以腰酸腿软，盗汗，口燥舌干，舌红少苔，脉细为辨证要点。

（2）现代应用　本品可用于慢性肾炎、再生障碍性贫血、更年期综合征、腰肌劳损、老年骨质疏松症、闭经、月经量少等属肾阴不足、精髓亏虚者。

【用法用量】口服。一次9g，一日2次。

【使用注意】脾虚泄泻、食少脘闷者慎用。

大补阴丸

《中华人民共和国药典》2020年版

【方歌】大补阴丸龟甲地，黄柏知母脊髓蜜，肝肾阴虚火旺炎，骨蒸潮热盗汗医。

【组成】熟地黄、盐知母、盐黄柏、醋龟甲、猪脊髓、蜂蜜。

【功能】滋阴降火。

【主治】阴虚火旺证。症见骨蒸潮热，心烦失眠，咳嗽咯血，盗汗遗精，足膝疼热，或消渴易饥，舌红少苔，尺脉数而有力。

【组方分析】本方证为肝肾阴虚，相火亢盛而设。肝肾阴亏，则不能制阳，虚火内生，故见骨蒸潮热，足膝疼热；热扰精室，故见盗汗遗精；虚火灼伤肺络，则咳嗽咯血；虚火上扰心神，则心烦易怒。治宜滋阴降火。

方中熟地黄、醋龟甲为君。熟地黄甘微温，滋补肾阴，填精益髓；醋龟甲胶咸甘微寒，滋阴潜阳，补肾健骨。二药为用，大补真阴，滋水亦可制火。

盐黄柏、盐知母为臣。盐黄柏苦寒，清热燥湿，泻火除蒸；盐知母苦甘寒，清热泻火，生津润燥，兼可滋三经之阴。二药合用，清降阴虚之相火。

猪脊髓、蜂蜜为佐使。猪脊髓，补髓养阴；蜂蜜甘平，补中益气，滋阴润燥。二药同为血肉甘润之品，滋补真阴。

诸药合用，共奏滋阴降火之功。

【临床应用】(1) 辨证要点　本方为滋阴泻火的常用方。用于治疗骨蒸潮热，心烦失眠，咳嗽咯血，盗汗遗精，足膝疼热，或消渴易饥，舌红少苔，尺脉数而有力。以骨蒸潮热，心烦失眠，舌红少苔，脉细数为辨证要点。

(2) 现代应用　本品可用于甲状腺功能亢进症、糖尿病、骨结核、肾结核等属阴虚火旺者。

【用法用量】口服。一次 6g，一日 2~3 次，淡盐汤送服。

【使用注意】气虚发热、火热实证、脾胃虚弱、食少便溏、痰湿内阻、脘腹胀满者慎用。

玉泉丸

《中国药物大全》

【方歌】玉泉葛根地麦味，花粉甘草糯米随，肺胃肾阴亏虚证，益气养阴又生津。

【组成】葛根、天花粉、地黄、麦冬、五味子、甘草、糯米。

【功能】益气养阴，生津止渴，清热除烦。

【主治】肺胃肾阴亏虚证。症见消渴虚热，阴亏津少，口渴，善食易饥，多尿，手足心热，舌红少苔或无苔，脉细数。

【组方分析】本方证为消渴症，肺胃肾阴亏损而设。治宜益气养阴，生津止渴，清热除烦。

方中葛根为君。葛根甘辛凉，能鼓舞脾胃清阳之气上行而生津止渴。

天花粉、地黄为臣。天花粉微甘苦寒，清热泻火，生津止渴；地黄甘苦寒，清热凉血、养阴生津。二药合用，生津止渴，又滋阴清热。

麦冬、五味子为佐。麦冬甘微苦微寒，既养肺胃之阴而生津止渴，又清心除烦；五味子酸甘而温，滋肾阴，敛肺气，生津止汗。二药合用，既增君臣清热养阴，生津止渴，又敛阴固津。

糯米、甘草为使。糯米甘温，健脾益气；甘草甘平，益气健脾，又调和诸药。

诸药合用，共奏益气养阴、生津止渴、清热除烦之功。

【临床应用】(1) 辨证要点　本品是治疗肺胃肾阴亏虚的常用方。用于治疗消渴虚热，口渴，善食易饥，多尿，手足心热，舌红少苔或无苔，脉细数。以消渴，善食易饥，手足心热，舌红少苔，脉细数为辨证要点。

(2) 现代应用　本品可用于因胰岛功能减退而引起的物质代谢、碳水化合物代谢紊乱，血糖升高之糖尿病等属热病后期、肺胃肾阴亏损者。

【用法用量】口服。一次 6g，一日 4 次；3~7 岁小儿一次 2g，7 岁以上小儿一次 3g。

【使用注意】孕妇及阴阳两虚消渴者慎用；本品性凉滋腻，脾胃虚弱、脘腹胀满、食少便溏者慎用。

PPT

任务五　阳虚类方药

阳虚，症状为面色苍白，形寒肢冷，气怯神疲，腰膝酸软，少腹拘急，小便清长或小便不利，女子宫寒不孕，男子阳痿早泄，舌淡苔白，脉沉细等。治宜补肾温阳。可选用附子、肉桂、鹿茸等补阳之品，代表方药有桂附地黄丸、济生肾气丸、右归丸、五子衍宗丸等。

桂附地黄丸

《中华人民共和国药典》2020 年版

【方歌】六味地黄滋肾肝，茱薯丹泽地苓丸，再加桂附扶真火，八味功同九转丹。

【组成】肉桂、制附子、熟地黄、酒萸肉、牡丹皮、山药、茯苓、泽泻。

【功能】温补肾阳。

【主治】肾阳不足证。症见腰膝酸冷，肢体浮肿，小便不利或反多，痰饮喘咳，消渴。

【组方分析】本方证为肾阳不足而设。肾为先天之本，肾阳虚衰不能温养下焦，则腰膝酸冷，畏寒肢冷；肾阳不足，水液失于蒸化，津不上承，则口渴不已，聚液成痰，则发为痰饮；膀胱气化无权，水湿停蓄则小便不利，肢体浮肿；若肾阳虚衰，膀胱失于约束，则小便反多，入夜阴消阳长，则夜尿反多。治宜温补肾阳。

方中制附子、肉桂为君。制附子辛甘大热，回阳救逆，温补命门，以补肾阳之虚；肉桂辛甘大热，温暖下焦，引火归元。二者用量较小，其意不在峻补，而在温助肾阳，微微生火，鼓舞肾气，取“少火生气”之意。

熟地黄、酒萸肉、山药为臣。熟地黄甘微温，补血滋阴；山茱萸酸微温，补益肝肾，收敛固涩；山药甘平，补肺脾肾之气，补而不腻。三药滋补肝脾肾之阴，于阴中求阳，使阳得阴助而生化无穷。

茯苓、泽泻、牡丹皮为佐。茯苓甘淡平，益气健脾利湿，并助山药健脾；泽泻甘淡寒，利水渗湿，且防熟地黄滋腻；牡丹皮辛苦微寒，清肝胆相火而凉血，配伍肉桂可调血分之滞。三药配伍，补中寓泻。

诸药合用，共奏温补肾阳之功。

【临床应用】（1）辨证要点　本品是温阳补肾的常用方。用于治疗腰膝酸冷，肢体浮肿，小便不利或反多，痰饮喘咳，消渴，舌淡胖，脉虚弱而尺脉沉细。以腰膝酸冷，肢体浮肿，舌淡胖，脉虚弱而尺脉沉细为辨证要点。

（2）现代应用　本品可用于治疗慢性肾炎、糖尿病、甲状腺功能低下、支气管哮喘及肾上腺皮质功能减退等属于肾阳不足者。

【用法用量】口服。水蜜丸一次 6g，小蜜丸一次 9g，大蜜丸一次 1 丸，一日两次。

【使用注意】感冒发热、阴虚内热者不宜使用。

济生肾气丸

《中华人民共和国药典》2020 年版

【方歌】济生肾气附桂地，山苓泽丹萸车膝，温补肾阳利水肿，腰重脚肿尿不利。

【组成】熟地黄、制山茱萸、牡丹皮、山药、茯苓、泽泻、肉桂、制附子、牛膝、车前子。

【功能】温补肾阳，利水消肿。

【主治】肾阳不足，水湿内停证。症见肾虚水肿，腰膝酸重，畏寒肢冷，小便不利，痰饮咳喘。

【组方分析】本方证为肾阳不足，水湿内停而设。肾阳虚衰不能温养下焦，则腰膝酸软，畏寒肢冷；肾阳不足，不能运化水液，膀胱气化无权，则小便不利，水湿停蓄，溢于肌肤则肢体浮肿；水湿下趋，肾处下焦，故腰以下肿甚，按之没指；水势泛滥，阻滞气机，则腹部胀满，水气上逆凌心射肺，故见心悸咳喘。治宜温补肾阳，利水消肿。

方中重用制附子为君。制附子辛甘大热，回阳救逆，温肾助阳，益火之源以消阴翳。

肉桂、泽泻、车前子为臣。肉桂辛甘大热，温暖下焦，引火归元，助膀胱气化；泽泻甘淡寒，利水渗湿，且防熟地黄滋腻；车前子甘寒，利水渗湿，合桂、附温阳利水，标本兼治。

茯苓、山药、熟地黄、制山茱萸、牛膝、牡丹皮为佐。茯苓甘淡平，益气健脾利湿；山药甘平，补肺脾肾之气，补土制水；熟地黄甘微温，滋肾填精，于阴中求阳，使阳得阴助而生化无穷，又制约桂、附之温燥；制山茱萸酸微温，补益肝肾，收敛固涩；牛膝甘微苦平，补益肝肾，引药下行；牡丹皮辛苦微寒，清肝胆相火而凉血。

诸药合用，共奏温肾助阳、利水消肿之效。

【临床应用】（1）辨证要点　本品是治疗肾虚水肿的常用方。用于治疗水肿，腰以下肿甚，腰膝酸重，畏寒肢冷，小便不利，痰饮咳喘，舌淡胖嫩，苔白滑，脉沉弦。以水肿，腰膝酸重，畏寒肢冷，舌淡胖嫩，苔白滑，脉沉弦为辨证要点。

（2）现代应用　本品可用于慢性肾炎、慢性肾盂肾炎、前列腺炎、尿潴留、糖尿病、高血压病、性功能减退、心源性水肿属肾阳虚者。

【用法用量】口服。水蜜丸一次 6g，小蜜丸一次 9g，大蜜丸一次 1 丸，一日 2～3 次。

【使用注意】阴虚火旺，燥热伤津，实火热者均不宜使用；孕妇忌用。

右归丸

《中华人民共和国药典》2020 年版

【方歌】右归丸中地附桂，山药酒萸菟丝归，杜仲鹿胶枸杞子，益火之源此方魁。

【组成】熟地黄、炮附片、肉桂、山药、酒萸肉、菟丝子、鹿角胶、枸杞子、当归、盐杜仲。

【功能】温补肾阳，填精益髓。

【主治】肾阳不足，命门火衰证。症见腰膝酸冷，精神不振，怯寒畏冷，阳痿遗精，大便溏薄，尿频而清，舌淡苔白，脉沉而迟。

【组方分析】本方证为肾阳不足，命门火衰，精髓亏乏而设。病由命门火衰，阳气不振，不能温煦，故见腰膝酸冷，精神不振，怯寒畏冷；火不生土，脾失健运，故饮食减少，大便溏薄；肾主封藏，肾阳虚衰而封藏失职，故阳痿遗精，或阳衰无子，小便自遗；舌淡苔白，脉沉而迟，为肾阳虚衰之象。治宜温补命门，填精益髓。

方中炮附片、肉桂、鹿角胶为君。炮附片辛甘大热，回阳救逆，温补命门之火，以补肾阳之虚；肉桂辛甘大热，温暖下焦，引火归元，温壮元阳，补命门之火；鹿角胶甘咸温，益精补血，温补肾阳。

熟地黄、枸杞子、炒山药、酒萸肉为臣。熟地黄甘微温，补血滋阴；枸杞子甘平，补肝肾益精血，滋阴明目；炒山药甘平，补肺脾肾之气，补而不腻；酒萸肉酸微温，补益肝肾，收敛固涩。四药合用，滋补肾阴，共养肝脾，填精补髓，阴中求阳，使阳得阴助而生化无穷。

制菟丝子、盐杜仲、当归为佐。制菟丝子辛甘平，平补阴阳，补益精髓；盐杜仲甘温，补肝肾，强腰膝；当归甘辛温，养血活血，与补肾之品合用可补血益精。

诸药合用，共奏温补肾阳、滋补精血之功。

【临床应用】（1）辨证要点　本品是治疗肾阳不足，命门火衰的常用方。用于治疗腰膝酸冷，精神不振，怯寒畏冷，阳痿遗精，大便溏薄，尿频而清，舌淡苔白，脉沉而迟。以腰膝酸冷，精神不振，尿频而清，舌淡苔白，脉沉而迟为辨证要点。

（2）现代应用　本品可用于肾病综合征、性功能减退、精少不育症、老年骨质疏松症以及贫血、白细胞减少症等属肾阳不足者。

【用法用量】口服。小蜜丸一次 9g，大蜜丸一次 1 丸，一日 3 次。

【使用注意】孕妇慎用；阴虚火旺、心肾不交、湿热下注而扰动精室者慎用；湿热下注所致阳痿者慎用；忌食生冷；肾虚有湿浊者不宜用。

五子衍宗丸

《中华人民共和国药典》2020 年版

【方歌】五子衍宗补肾精，杞菟车覆味丸灵，阳痿遗精早泄冷，腰痛余沥不育症。

【组成】枸杞子、炒菟丝子、覆盆子、盐车前子、蒸五味子。

【功能】补肾益精。

【主治】肾虚精亏证。症见阳痿不育，遗精早泄，腰痛，尿后余沥。

【组方分析】本方证为肾虚精亏而设。治宜补肾益精。

方中炒菟丝子、枸杞子为君。炒菟丝子辛甘温，温肾壮阳，补益肾阴，且可温肾补脾以资化源；枸杞子甘平，填补精血。二药相合，补肾阳，益精血。

蒸五味子、覆盆子为臣。蒸五味子酸甘，补肾涩精；覆盆子甘酸温，固精益肾，养肝明目。二药相合，固涩肾精，温但不燥。

盐车前子为佐。盐车前子甘寒，利水渗湿，利湿泄浊，涩中兼通，补而不滞。

诸药合用，添补肾精，益肾助阳，又能涩精止遗，补中有疏，共奏补肾益精之功。

【临床应用】(1) 辨证要点　本品是治疗肾虚精亏的常用方。用于治疗肾虚精少，阳痿早泄，遗精精冷，须发早白，不育不孕，肾虚腰痛，膝软，夜尿增多，尿后余沥，带下稀薄。以阳痿不育，遗精早泄，腰痛，尿后余沥为辨证要点。

(2) 现代应用　本品可用于遗精、腰痛、勃起功能障碍、妇女滑胎、不孕症等属肾精亏虚者。

【用法用量】口服。水蜜丸一次6g，小蜜丸一次9g，大蜜丸一次1丸，一日2次。

【使用注意】感冒发热者慎用；孕妇慎服；治疗期间宜节制房事。

青娥丸

《中华人民共和国药典》2020年版

【方歌】补肾强腰青娥丸，杜仲补脂核桃蒜，腰肌劳损骨质松，起坐不利腰膝软。

【组成】盐杜仲、盐补骨脂、炒核桃仁、大蒜。

【功能】补肾强腰。

【主治】肾虚腰痛证。症见起坐不利，膝软乏力。

【组方分析】本方证为肾阳虚衰，不能濡养腰膝而设。治宜补肾强腰。

方中重用盐杜仲为君。盐杜仲甘温，补肝肾，强腰膝，壮筋骨。

盐补骨脂、炒核桃仁为臣。盐补骨脂辛苦温，温肾助阳，固精缩尿，温脾止泻；炒核桃仁甘温，补肾固精。二药合用，补肾，强腰膝。

大蒜为佐。大蒜辛温，宣通祛寒，行滞通络。

诸药合用，一派温补，共奏补肾壮腰之功。

【临床应用】(1) 辨证要点　本品是治疗肾虚腰痛的常用方。用于治疗腰痛，起坐不利，膝软乏力，遗精早泄，舌质淡，脉沉迟而弱。以腰痛，膝软乏力，舌质淡，脉沉迟而弱为辨证要点。

(2) 现代应用　本品可用于产后腰痛、腰肌劳损、骨质增生症、骨质疏松症、冠心病、黄褐斑、腰椎肥大症、性功能减退症等属肾阳虚衰者。

【用法用量】口服。水蜜丸一次6~9g，大蜜丸一次1丸，一日2~3次。

【使用注意】外感或实热内盛者不宜服用；湿热或寒湿痹阻及外伤腰痛者慎用；忌食生冷、油腻食物；治疗期间宜节制房事。

想一想

肾阴亏虚与肾阳虚损在表现上有什么不同?

答案解析

PPT

任务六　阴阳两虚类方药

阴阳两虚，症状表现为头晕耳鸣，腰膝酸软，畏寒肢冷，阳痿遗精，午后潮热，自汗盗汗等。治宜阴阳并补。常选用鹿角、龟甲等补阳补阴之品，代表方药有龟鹿二仙膏等。

龟鹿二仙膏

《中华人民共和国药典》2020 年版

【方歌】龟鹿二仙最守真，补人三宝精气神，党参枸杞和龟鹿，益寿延年实可珍。

【组成】鹿角、龟甲、党参、枸杞子。

【功能】温肾益精，补气养血。

【主治】肾虚精亏证。症见腰膝酸软，遗精，阳痿。

【组方分析】本方证为真元虚损，阴阳精血不足而设。治宜培补真元，填精益髓，益气养血，阴阳并补。

方中鹿角、龟甲为君。鹿角与龟甲为血肉有情之品，鹿角益精补血，通督脉而补阳；龟甲填补精髓，通任脉而养阴。二药合用，峻补阴阳，滋养营血。

党参、枸杞子为臣。党参甘平，益气养血，健运脾胃，以助气血化生；枸杞子甘平，补肝肾益精血，滋阴明目。

四味合用，共奏温肾益精、补气养血之功。

【临床应用】（1）辨证要点　本品是治疗真元虚损，精血不足的常用方，也是阴阳双补的常用方。用于治疗两目昏花，全身瘦削，腰膝酸软，阳痿，遗精，久不孕育。以腰膝酸软，遗精，阳痿为证治要点。

（2）现代应用　本品可用于免疫力低下、内分泌障碍引起的发育不良、围绝经期综合征、贫血、神经衰弱以及性功能减退等属阴阳两虚者。

【用法用量】口服。一次 15～20g，一日 3 次。

【使用注意】阴虚火旺者忌用；感冒及脾胃虚弱者慎用。

药爱生命

阴阳两虚类方药具有阴阳并补的作用，适用于阴阳两虚证。阴阳相辅相成，互为根本，相互依存，就如同事物都会有两面性。譬如挫折，它能激励我们克服困难，迎难而上，也有可能让我们止步不前，知难而退。迎难而上和知难而退，是由一个事情引发出来的相互对立的结果。邹韬奋在《不相干的帽子》中说：“我认为挫折磨难是锻炼意志的好机会。”以积极的心态对待，做出一个正确的选择，发挥积极、阳光、向上、温暖的“阳”的作用，传播正能量，释放青春活力。

PPT

任务七　气阴两虚类方药

气阴两虚，症状为体倦乏力，汗多，气短，潮热盗汗，咽干口渴，舌红少苔，脉虚数等。治宜益气补阴。可选用人参、黄芪等补气之品，配伍麦冬、天冬等养阴之品，代表方药有生脉饮、消渴丸、人生固本片等。

生脉饮

《中华人民共和国药典》2020年版

【方歌】生脉麦味与红参，益气养阴效力神，气少汗多兼口渴，病危脉绝急煎斟。

【组成】人参、麦冬、五味子。

【功能】益气复脉，养阴生津。

【主治】（1）久咳伤肺，气阴两虚证　症见久咳肺虚，干咳少痰，口干舌燥，短气自汗，脉虚细。

（2）温热、暑热，耗气伤阴证　症见体倦乏力，心悸气短，咽干口渴，汗多神疲，舌干红少苔，脉虚数。

【组方分析】本方证为久咳伤肺，气阴两虚，或温热或暑热之邪耗伤气阴而设。咳嗽日久伤肺，致气阴两伤，故见久咳肺虚，干咳少痰；津耗，则口干舌燥，短气自汗，脉虚细。温暑之邪侵袭，热蒸汗泄而耗气，故体倦乏力，心悸气短，咽干口渴，汗多神疲，脉虚。治宜益气复脉，养阴生津。

方中人参为君。人参甘温，补气复脉，生津止渴，安神益智。

麦冬为臣。麦冬甘寒，养阴生津，润肺清心。

五味子为佐。五味子酸收，敛阴止汗，生津止渴，宁心。

三药合用，一补一润一敛，共奏益气复脉、养阴生津之功。

【临床应用】（1）辨证要点　本品是治疗气阴两虚的常用方。用于治疗久咳肺虚，干咳少痰，心悸气短，咽干口渴，汗多神疲，舌干红少苔，脉虚细。以心悸气短，汗多神疲，舌干红，脉虚为辨证要点。

（2）现代应用　本品可用于中暑、心肌病、心绞痛、急性心肌梗死、休克、低血压、糖尿病、肺结核、神经衰弱等属气阴两虚者。

【用法用量】口服。一次10ml，一日3次。

【使用注意】外邪未解，或暑病热盛，气阴未伤者，或气阴两伤而兼有实邪者均不宜用。

消渴丸

《中华人民共和国药典》2020年版

【方歌】消渴丸种葛根地，黄芪天粉南味子，山药米须格列脲，三多消瘦体乏力。

【组成】葛根、地黄、黄芪、天花粉、南五味子、山药、玉米须、格列本脲。

【功能】滋肾养阴，益气生津。

【主治】气阴两虚消渴病。症见多饮，多食，多尿，体倦乏力，消瘦，眠差，腰痛；2型糖尿病见上述症候者。

【组方分析】本方证治为气阴两虚型消渴病。治宜滋肾养阴，益气生津。

方中以地黄为君。地黄甘苦而寒，滋肾养阴，清热生津。

葛根、黄芪为臣。葛根甘辛凉，鼓舞脾胃清阳之气上行于口而生津止渴；黄芪甘温，补气升阳，生津止渴。二药配伍，益气生津，止渴。

天花粉、南五味子、山药为佐。天花粉甘微苦微寒，清热泻火，生津止渴；南五味子酸甘，敛肺滋肾，生津止渴；山药甘平，补脾益肾养阴。三药相合，益气养阴，生津止渴。

玉米须为使。玉米须，清热利尿消肿，引热下行。

格列本脲，降血糖。

中西合用，共奏滋肾养阴、益气生津之功。

【临床应用】（1）辨证要点　本品是治疗气阴两虚消渴病的常用方。用于治疗多饮，多食，多尿，体倦乏力，消瘦，眠差，腰痛，舌红少苔，脉虚细。以多饮，多尿，多食，消瘦，乏力，舌红少苔，脉虚细为辨证要点。

（2）现代应用　本品可用于消渴病、2 型糖尿病等属气阴两虚者。

【用法用量】口服。一次 5 ~ 10 丸，一日 2 ~ 3 次。饭前用温开水送服。

【使用注意】肝炎患者慎服；严重肾功能不全、妊娠期糖尿病、糖尿病性昏迷等症患者不宜使用；服用本品时禁止加服降血糖化学类药物。

人参固本丸

《中华人民共和国卫生部药品标准》

【方歌】人参固本培元气，六味地黄二冬地，肺肾两亏气阴弱，虚劳咳嗽心悸治。

【组成】人参、地黄、熟地黄、酒萸肉、山药、泽泻、牡丹皮、茯苓、麦冬、天冬。

【功能】滋阴益气，固本培元。

【主治】阴虚气弱证。症见虚劳，咳嗽，心悸气短，骨蒸潮热，腰酸耳鸣，遗精盗汗，大便干燥，舌红少苔，脉虚数。

【组方分析】本方证为肺肾两亏，阴虚气弱而设。治宜滋阴益气，固本培元。

方中人参为君。人参甘温，大补元气，补益肺气。

熟地黄、生地黄、酒萸肉、山药、麦冬、天冬为臣。熟地黄甘微温，滋阴补血而益肾；生地黄甘寒，清热凉血而滋阴，阴生水旺则虚火可息；酒萸肉酸微温，补肝肾，涩精纳气；山药甘平，益气养阴而固涩；麦冬、天冬甘苦寒，养阴生津，润肺滋肾。

泽泻、牡丹皮、茯苓为佐。泽泻甘淡寒，利水渗湿，且防熟地黄滋腻；牡丹皮辛苦微寒，泻相火，退虚热；茯苓甘淡平，益气健脾利湿，既助人参培补元气，又防滋腻之品碍胃。

全方配伍，共奏滋阴益气、固本培元之功。

【临床应用】（1）辨证要点　本品是治疗滋肺肾两亏，阴虚气弱的常用方。用于治疗虚劳，咳嗽，心悸气短，骨蒸潮热，腰酸耳鸣，遗精盗汗，大便干燥，舌红少苔，脉虚数。以虚劳，咳嗽，腰酸，气短，盗汗，舌红少苔，脉虚数为辨证要点。

（2）现代应用　本品可用于肺结核、肺部感染、支气管扩张等属肺肾两亏。阴虚气弱者。

【用法用量】口服。一次 1 袋，一日 2 次。

【使用注意】外感咳嗽慎用。

PPT

任务八　精血亏虚类方药

精血亏虚，症状为须发早白，脱发，牙齿动摇，腰膝酸软，梦遗滑精，肾虚不育等。治宜补益精血。可选用制何首乌、菟丝子等补益肝肾之品，代表方药有七宝美髯丸等。

七宝美髯丸

《中华人民共和国卫生部药品标准》

【方歌】七宝美髯制首乌，菟丝牛膝茯苓俱，骨脂枸杞当归合，专益肝肾精血虚。

【组成】制何首乌、当归、盐补骨脂、枸杞子、菟丝子、茯苓、牛膝。

【功能】补肝肾，益精血。

【主治】肝肾两虚证。症见须发早白，牙齿摇动，遗精盗汗，腰酸带下，筋骨痿弱，腰腿酸软，带下清稀。

【组方分析】本方证为肝肾两虚而设。肾藏精，其华在发，肝藏血，发为血之余，若肝肾阴虚，则须发早白，脱发；肾主骨，齿为骨之余，腰为肾之府，若肝肾精血不足，则牙齿动摇，腰膝酸软，筋骨痿弱；肾主生殖，肾虚精关不固，则遗精滑精。治宜补肝肾，益精血。

方中重用制何首乌为君。制何首乌苦甘微温，补肝肾，益精血，乌须发，壮筋骨。

枸杞子、菟丝子为臣。枸杞子甘平，补肝肾益精血，滋阴明目；菟丝子辛甘平，平补阴阳，补益精髓。

当归、牛膝、盐补骨脂、茯苓为佐。当归甘辛温，补血养肝；牛膝甘微苦平，补益肝肾，强筋健骨；盐补骨脂辛温，温肾助阳，固精缩尿，寓为阳中求阴；茯苓甘淡平，益补脾益气，利湿泄浊，补中有泻，防诸补药过度滋腻。

诸药合用，共奏补肝肾、益精血之功。

【临床应用】（1）辨证要点　本品是治疗肝肾两虚的常用方。用于治疗须发早白，牙齿摇动，遗精盗汗，腰酸带下，筋骨痿弱，腰腿酸软，带下清稀。以须发早白，牙齿摇动，腰腿酸软为辨证要点。

（2）现代应用　本品可用于中年早衰白发、脱发、贫血、神经衰弱、牙周病以及男子不育症等属肝肾不足者。

【用法用量】口服。一次 6g，一日 2 次。淡盐汤或温开水送服。

【使用注意】忌生冷、辛辣、油腻之物；孕妇、脾胃虚弱及感冒发热者慎用。

答案解析

目标检测

一、单项选择题

1. 六味地黄丸的主治不包括
   A. 腰膝酸软　　B. 耳鸣耳聋
   C. 下肢冷感　　D. 足跟作痛
2. 补中益气丸既能补中益气，又能
   A. 健脾养心　　B. 升阳举陷
   C. 疏肝和胃　　D. 健脾消食
3. 生脉饮的组成药物是
   A. 黄芪、人参、麦冬　　B. 人参、麦冬、炙甘草
   C. 人参、五味子、炙甘草　　D. 人参、麦冬、五味子
4. 当归补血汤中重用黄芪意在
   A. 补气升阳　　B. 补中益气
   C. 益气固表　　D. 补气生血
5. 患者，女，55 岁。2 型糖尿病，症见多饮，多食，多尿，证属阴虚内热。宜选用的中成药是
   A. 消渴丸　　B. 玉泉丸
   C. 青娥丸　　D. 济生肾气丸
6. 右归丸的功能是
   A. 滋阴补肾，填精益髓　　B. 滋肾养阴，益气生津
   C. 温补肾阳，填精益髓　　D. 益气养阴，生津止渴

二、配伍选择题

A. 黄芪　　B. 当归　　C. 陈皮
D. 柴胡　　E. 人参

1. 补中益气丸中起升阳举陷作用的是

2. 补中益气丸中君药是
3. 补中益气丸中起养血和营作用的是

A. 滋阴补肾，填精益髓　　B. 益气养阴，清热生津
C. 滋阴益气，固本培元　　D. 温补肾阳，利水消肿
E. 补肝肾，益精血

4. 玉泉丸的功能是
5. 左归丸的功能是
6. 济生肾气丸的功能是

三、多项选择题

1. 四物合剂的组成有
A. 熟地黄　　B. 赤芍　　C. 生地黄
D. 白芍　　E. 牡丹皮
2. 能温补肾阳的方剂和中成药有
A. 左归丸　　B. 右归丸　　C. 桂附地黄丸
D. 济生肾气丸　　E. 四物汤
3. 四物合剂可用于治疗
A. 腰膝酸软　　B. 面色苍白　　C. 心悸气短
D. 遗精盗汗　　E. 大便溏薄
4. 含有化学成分的中成药有
A. 青娥丸　　B. 玉泉丸　　C. 消渴丸
D. 健脾生血颗粒　　E. 生脉饮

四、案例分析题

1. 处方分析

当归 6g　山药 6g　酒白芍 6g　茯苓 6g　山茱萸 6g　杜仲 5g　枸杞子 5g　牡丹皮 5g　盐泽泻 5g　熟地黄 6g　五味子 3g　鹿茸（去毛）2g　菟丝子 6g　红参 5g

请根据处方药物组成，分析此方适用于虚劳的何种证型，并简要说明理由。

2. 用药推荐分析

患者，男，47 岁。腹泻 2 年有余，食欲不振，面色萎黄，四肢乏力，形体消瘦，大便溏薄，舌淡苔白，脉虚弱。

请辨证分型，并为该患者推荐合适的中成药。

书网融合……

重点回顾　　微课

项目九　失眠用方药

学习目标

知识目标：

1. 掌握　朱砂安神丸、解郁安神颗粒、归脾汤、天王补心丸、养血安神丸、交泰丸、刺五加胶囊的组成、功能、主治、组方分析、临床应用及使用注意。

2. 熟悉　失眠的概念、分类、病因病机、治疗原则及注意事项。

3. 了解　磁朱丸、泻肝安神丸、舒眠胶囊、柏子养心丸、甘麦大枣汤、酸枣仁汤、枣仁安神颗粒、黄连阿胶汤、强力脑清素片、安神补脑液的功能、主治与使用注意。

技能目标：

能熟练完成失眠的问病荐药，能安全、合理地使用失眠方剂与中成药。

素质目标：

树立中医药的文化自信，养成爱岗敬业的职业精神，形成诚信友善的价值追求，争做守正创新的时代新人。

导学情景

情景描述：患者，女，49岁。失眠多梦一周。身体素虚，近日工作劳累后感觉心烦神乱、失眠多梦一周，午后发热，睡时汗出、醒时自止。大便干燥，舌红少苔，脉细数。

情景分析：患者处于围绝经期，工作劳累后导致失眠多梦，且伴有潮热、盗汗等症状。

讨论：该患者是什么疾病？病因是什么？应该选用什么中药进行治疗？

学前导语：该患者出现的失眠，当以何法治疗？治疗失眠的方剂和中成药有哪些？

失眠，是以频繁而持续的入睡困难和（或）睡眠维持困难，并导致睡眠感不满意为特征的睡眠障碍。主要表现为睡眠时间、深度的不足以及不能消除疲劳、恢复体力与精力，轻者入睡困难，或寐而不酣，时寐时醒，或醒后不能再寐，重则彻夜不寐。现代医学的神经官能症、更年期综合征、脑震荡后遗症等疾病，亦在本证范畴之内。

（1）失眠分类　失眠虽病位在心，但与肝、胆、脾、胃、肾关系密切。根据其病因和临床表现，可分为虚证和实证两类。其中实证有心火亢盛和肝郁化火之分，虚证有心脾两虚、阴血亏虚、心肾不交和脾肾两虚之别。

（2）病因病机　心火亢盛失眠：多由烦劳伤心，心火独旺，上扰心神，神不内守，而致心火亢盛失眠。

肝郁化火失眠：多由情志不遂，肝气郁结，肝郁化火，邪火扰动心神，心神不安而失眠；或由五志过极，心火内炽，心神扰动，而致肝郁化火失眠。

心脾两虚失眠：多因思虑太过，损伤心脾，心血暗耗，神不守舍；或因饮食不节，脾胃受损，宿食停滞；或过食肥甘厚味，酿生痰热，扰动心神；或饮食不节，脾胃受伤，脾失健运，气血生化不足，心血不足，心失所养，而心脾两虚失眠。

阴血亏虚失眠：多因病后、年迈久病血虚，或产后失血，或年迈血少，引起心血不足，心失所养，心神不安，而致阴血亏虚失眠。

心肾不交失眠：或因禀赋不足，心虚胆怯；素体阴盛，或因房劳过度，肾阴耗伤，不能上奉于心，水火不济，心火独亢；或因心虚胆怯，暴受惊恐，神魂不安，以致心肾不交失眠。

脾肾两虚失眠：多因久病或年老体衰，气血亏虚，肾精不足，髓海失养，心失所养，而致脾肾两虚失眠。

综上所述，失眠的病因虽多，但以情志、饮食或气血亏虚等内伤病因居多，由这些病因引起心、肝、胆、脾、胃、肾的气血失和，阴阳失调，其基本病机因心血虚、胆虚、脾虚、肾阴亏虚，导致心失所养，或由心火偏亢、肝郁、痰热、胃失和降，进而导致心神不安。

（3）治疗原则　失眠的病机关键在于心神不安，因而安神定志为本证的基本治法。补虚泻实，调整脏腑气血阴阳，是本病的基本治疗原则。实证，宜泻其有余，如疏肝解郁、降火涤痰、消导和中。虚证，宜补其不足，如益气养血、健脾、补肝、益肾。实证日久，气血耗伤，亦可转为虚证，虚实夹杂者，治宜攻补兼施。同时，结合临床使用安神定志法，分别选用养血安神、镇惊安神、清心安神等具体治法，并注意配合精神治疗，以消除紧张焦虑，保持精神舒畅。

（4）注意事项　要积极进行心理情志调整，克服过度的紧张、兴奋、焦虑、抑郁、惊恐、愤怒等不良情绪，做到喜怒有节，保持精神舒畅，尽量以放松的、顺其自然的心态对待失眠。要建立有规律的作息制度，进行适当的体力活动或体育锻炼、增强体质，持之以恒，促进身心健康。要养成良好的睡眠习惯。晚餐要清淡，不宜过饱，更忌浓茶、咖啡及吸烟。睡前避免从事紧张和兴奋的活动，养成定时就寝的习惯。注意睡眠环境的安宁，床铺要舒适，卧室光线要柔和，并减少噪声，祛除各种影响睡眠的外在因素。

任务一　心火亢盛失眠类方药

PPT

心火亢盛失眠，症状为心烦不寐，躁扰不宁，口干舌燥，小便短赤，口舌生疮，舌尖红，苔薄黄，脉数有力或细数。其病位在心，病因为热，证候为心火亢盛所致，治宜清心泻火，宁心安神。可选用朱砂等清热安神之品，代表方药有朱砂安神丸等。

朱砂安神丸
《内外伤辨惑论》

【方歌】朱砂安神东垣方，归连甘草合地黄，怔忡不寐心烦乱，清热养阴可复康。

【组成】朱砂（水飞）、黄连、炙甘草、生地黄、当归。

【功能】重镇安神，清心泻火。

【主治】心火亢盛，阴血不足证。症见失眠多梦，惊悸怔忡，心烦神乱，舌尖红，脉细数。

【组方分析】方中朱砂为君。朱砂甘微寒，专入心经，清心镇惊，安神，既能重镇安神，又可清心火，治标之中兼治本。

黄连为臣。黄连苦寒，入心经，清心泻火，以除烦热。君臣配伍，重镇安神，清心除烦。

生地黄、当归为佐。生地黄甘寒，清热养阴；当归辛甘温，补血和血。二药配伍，滋补阴血以养心。

炙甘草为使。炙甘草甘平，调和诸药，既防黄连苦寒伤中，又防朱砂质重碍胃。

本方配伍一泻偏盛之火，一补不足之阴血，清中有养，标本兼治，使心火下降，阴血上承，神自安宁，故名“安神”。

诸药合用，共奏重镇安神、清心泻火之功。

【临床应用】(1) 辨证要点 本方为治疗心火亢盛、阴血不足证的代表方。用于治疗心烦神乱，失眠，多梦，怔忡，惊悸，甚至欲吐不果，舌尖红，脉细数。以惊悸，失眠，舌尖红，脉细数为辨证要点。

(2) 现代应用 本品可用于神经衰弱所致的心悸、健忘、失眠或抑郁症引起的神志恍惚等属心火上炎，阴血不足者。

【用法用量】上四味为细末，另研朱砂，水飞如尘，阴干，为衣，汤浸蒸饼为丸，如黍米大，每服15丸(2g)，津唾咽之。

【使用注意】方中朱砂内含硫化汞，不宜多服或久服，以防汞中毒；作汤剂时朱砂用量一次不宜超过2g；朱砂冲服，不能入煎，以免汞析出中毒。

练一练

患者，女。失眠多梦，惊悸怔忡，心烦神乱，舌红，脉细数。宜选用

A. 温胆汤　　B. 酸枣仁汤　　C. 甘麦大枣汤　　D. 朱砂安神丸

答案解析

任务二 肝郁化火失眠类方药

PPT

肝郁化火失眠，症状为急躁易怒，不寐多梦，甚至彻夜不眠，伴有头晕头胀，目赤耳鸣，口干而苦，不思饮食，便秘溲赤，舌红苔黄，脉弦而数。其病位在肝，病因为热，证候为肝郁化火所致，治宜清肝泻火，镇心安神。可选用龙胆、柴胡等疏泻肝火之品，配伍石菖蒲、远志等安神之品，代表方药有解郁安神颗粒、泻肝安神丸、舒眠胶囊等。

解郁安神颗粒

《中华人民共和国药典》2020年版

【方歌】解郁安神柴菖枣，术半浮麦远胆草，百合郁金当龙齿，茯苓栀子枣仁炒。

【组成】柴胡、大枣、石菖蒲、姜半夏、炒白术、浮小麦、制远志、炙甘草、炒栀子、百合、胆南星、郁金、龙齿、炒酸枣仁、茯苓、当归。

【功能】疏肝解郁，安神定志。

【主治】情志不畅，肝郁气滞所致的失眠。症见失眠，健忘，易怒，烦躁，胸胁胀痛或窜痛，头痛，生气后加重，女子则出现经前乳房胀痛、痛经等。

【组方分析】方中柴胡、郁金为君。柴胡辛苦微寒，疏肝解郁；郁金辛苦寒，行气解郁，清心凉血。两药配伍，疏肝解郁，调节情志。

炒酸枣仁、百合为臣。炒酸枣仁甘酸平，养心补肝，宁心安神；百合甘寒，清心安神。

炒栀子、石菖蒲、炒白术、胆南星、姜半夏、龙齿、茯苓、制远志、当归、大枣、浮小麦为佐。炒栀子苦寒，泻火除烦；制远志苦辛温，安神益智，交通心肾；石菖蒲辛苦温，开窍豁痰，醒神益智；炒白术苦甘温，健脾燥湿，以资化源；胆南星苦微辛凉，清热化痰，息风定惊；姜半夏辛温，燥湿化痰；龙齿甘凉，镇心安神；茯苓甘淡平，健脾宁心；当归辛甘温，补血和血；大枣甘温、浮小麦甘平，和中缓急，养心安神。

炙甘草为使。炙甘草甘平，调和诸药。

【临床应用】(1) 辨证要点 本品为治疗情志不畅，肝郁气滞的常用方。用于治疗失眠，健忘，胸

胁胀痛或窜痛，头痛，生气后加重，女子则出现经前乳房胀痛、痛经。以失眠，心烦，焦虑，健忘为辨证要点。

（2）现代应用　本品可用于神经官能症、更年期综合征属肝郁气滞者。

【用法用量】开水冲服。一次1袋，一日2次。

【使用注意】本品含半夏，不宜与川乌、草乌和附子同用；含郁金，不宜与丁香同用；忌辛辣刺激之食。睡前不喝浓茶、咖啡；孕妇、哺乳期妇女禁用。

泻肝安神丸

《中华人民共和国药典》2020年版

【方歌】泻肝安神龙芩栀，珍珠牡蛎龙柏蒺，酸仁归地麦远志，茯苓泻甘盐车子。

【组成】龙胆、黄芩、栀子（姜炙）、珍珠母、牡蛎、龙骨、柏子仁、炒酸枣仁、制远志、当归、地黄、麦冬、蒺藜（去刺盐炙）、茯苓、盐车前子、盐泽泻、甘草。

【功能】清肝泻火，重镇安神。

【主治】肝火亢盛，心神不宁证。症见失眠多梦，心烦，神经衰弱等。

【组方分析】方中龙胆、珍珠母、龙骨、牡蛎为君。龙胆苦寒，清泻肝胆实火；珍珠母、龙骨、牡蛎咸寒，平肝潜阳，安神定惊。

黄芩、姜炙栀子、柏子仁、炒酸枣仁、制远志、茯苓为臣。黄芩、姜炙栀子苦寒，清泻肝火；柏子仁甘平，养心安神；炒酸枣仁甘酸平，养心补肝，宁心安神；制远志苦辛温，安神益智，交通心肾；茯苓甘淡平，健脾宁心。

盐泽泻、盐车前子、当归、地黄、蒺藜、麦冬为佐。盐泽泻甘淡寒、盐车前子性寒，渗湿泄热，引肝经之火泻下而去；地黄、麦冬甘寒，养血滋阴，清心除烦；当归辛甘温，补血活血，并可缓方中诸药寒凉之弊；蒺藜苦辛微温，平肝解郁，并引药入肝。

炙甘草为使。炙甘草甘平，调和诸药。

诸药合用，共奏清肝泻火、重镇安神之功。

【临床应用】（1）辨证要点　本品是治疗肝火亢盛，心神不宁证的常用方。用于治疗失眠多梦，心烦，急躁易怒，头晕耳鸣，头胀，目赤，口干苦，舌红苔黄，脉弦数。以失眠，心烦，急躁易怒，口干苦，舌红苔黄，脉弦数为辨证要点。

（2）现代应用　本品可用于神经衰弱、广泛性焦虑障碍等肝火亢盛，心神不宁者。

【用法用量】口服。一次6g，一日2次。

【使用注意】宜饭后服用；外感发热患者忌服；脾胃虚弱便溏者忌服。

舒眠胶囊

《中华人民共和国卫生部药品标准》

【方歌】舒眠胶囊酸仁蝉，柴胡白芍与僵蚕，合欢花皮灯心草，肝郁神伤入睡酣。

【组成】炒酸枣仁、柴胡（酒炒）、炒白芍、合欢花、合欢皮、炒僵蚕、蝉蜕、灯心草。

【功能】疏肝解郁，宁心安神。

【主治】肝郁神伤所致的失眠。症见失眠多梦，精神抑郁或急躁易怒，胸胁苦满或胸膈不畅，口苦目眩，舌边尖略红，苔白或微黄，脉弦。

【组方分析】方中炒酸枣仁、酒柴胡为君。炒酸枣仁甘酸平，养心补肝，宁心安神；酒柴胡辛苦微寒，疏肝解郁。

炒白芍、合欢花、合欢皮为臣。炒白芍苦酸微寒，养血柔肝；合欢花、合欢皮甘平，疏肝解郁，和血安神。

炒僵蚕为佐。炒僵蚕咸辛平，祛风定惊，化痰散结；蝉蜕甘寒，疏肝解痉。

灯心草为使。灯心草甘淡微寒，清心火，利小便，清上导下，引诸药归心。

诸药共用，共奏疏肝解郁、宁心安神之功。

【临床应用】（1）辨证要点　本品为治疗肝郁神伤证的常用方。用于治疗失眠多梦，精神抑郁或急躁易怒，胸胁苦满或胸膈不畅，口苦目眩，舌边尖略红，苔白或微黄，脉弦。以失眠多梦，精神抑郁或急躁易怒，胸胁苦满，口苦目眩为辨证要点。

（2）现代应用　本品可用于神经衰弱、抑郁症、神经官能症等属肝郁者。

【用法用量】口服。一次 3 粒，一日 2 次，晚饭后临睡前服用。

【使用注意】注意避免精神刺激、酗酒及过度疲劳。

任务三　心脾两虚失眠类方药

PPT

心脾两虚失眠，症状为多梦易醒，心悸健忘，神疲食少，头晕目眩，伴有四肢倦怠，面色少华，舌淡苔薄，脉细无力。其病位在心脾，病因为虚，证候为心脾气血两虚所致，治宜补益心脾，养血安神。可选用人参、白术、茯苓等补气健脾之品，配伍酸枣仁、柏子仁等养心安神之品，代表方药有归脾汤、柏子养心丸等。

归脾汤

《正体类要》

【方歌】归脾汤用术参芪，归草茯神远志齐，酸枣木香龙眼肉，兼加姜枣益心脾，怔忡健忘俱可却，肠风崩漏总能医。

【组成】白术、人参、黄芪、当归、甘草、茯苓、远志、酸枣仁、木香、龙眼肉、生姜、大枣。

【功能】益气补血，健脾养心。

【主治】心脾气血两虚所致的失眠。症见心悸怔忡，健忘失眠，盗汗，虚弱，体倦食少，面色萎黄，舌淡，苔薄白，脉细弱。

【组方分析】本方证为思虑过度，劳伤心脾，气血亏虚而设。心藏神而主血，脾主思而统血，思虑过度，心脾气血暗耗，脾气亏虚则体倦、食少、面色萎黄；心血不足则见惊悸、怔忡、健忘、不寐、盗汗；舌质淡，苔薄白，脉细缓，属气血不足之象。治宜益气健脾，养血安神。

方中黄芪、龙眼肉为君。黄芪甘温，补气养血；龙眼肉甘温，补益心脾，养血安神。

人参、白术、当归为臣。人参甘微温、白术苦甘温，健脾益气；当归辛甘温，补血和血。

茯苓、酸枣仁、远志、木香为佐。茯苓甘淡平，宁心安神；酸枣仁甘酸平，养心补肝，宁心安神；远志苦辛温，安神益智，交通心肾；木香辛温，理气醒脾。

甘草为使。炙甘草甘平，调和诸药。

诸药合用，共奏益气补血、健脾养心之功。

本方配伍，一是心脾同治，重在健脾，脾旺则气血生化有源，故名归脾；二是气血并补，重在补气，气旺则血自生，血足则心有所养；三是补气养血药中佐以木香理气醒脾，补而不滞。

【临床应用】（1）辨证要点　本方是治疗心脾气血两虚的常用方。用于治疗心悸怔忡，健忘失眠，盗汗，虚弱，体倦食少，面色萎黄，舌淡，脉细弱。以心悸失眠，体倦食少，便血或崩漏，舌淡，脉细弱为辨证要点。

（2）现代应用　本方可用于胃及十二指肠溃疡出血、功能性子宫出血、再生障碍性贫血、血小板减少性紫癜、神经衰弱，冠心病等心脾气血两虚及脾不统血者。

【用法用量】加生姜、大枣，水煎服。

【使用注意】出血属阴虚血热者慎用。

练一练

患者，心悸怔忡，健忘失眠，食少体倦，面色萎黄，舌质淡，苔薄白，脉细缓。宜选用

A. 天王补心丸　　B. 酸枣仁汤　　C. 归脾汤　　D. 甘麦大枣汤

答案解析

柏子养心丸

《中华人民共和国药典》2020 年版

【方歌】柏子养心草芪参，茯苓芎归朱枣仁，夏曲远志加桂味，除却惊悸自安神。

【组成】柏子仁、党参、炙黄芪、川芎、当归、茯苓、制远志、酸枣仁、肉桂、醋五味子、半夏曲、炙甘草、朱砂。

【功能】补气，养血，安神。

【主治】心气虚寒，心肾失调所致的失眠。症见心悸易惊，失眠多梦，健忘，精神恍惚，舌红少苔，脉细而数。

【组方分析】方中炙黄芪、党参为君。炙黄芪甘温、党参甘平，健脾益气，以助生化之源。

柏子仁、当归、川芎为臣。柏子仁甘平，养心安神；当归辛甘温、川芎辛温，补血活血。

茯苓、酸枣仁、醋五味子、制远志、肉桂、半夏曲、朱砂为佐。茯苓甘淡平，健脾宁心；酸枣仁甘酸平，养心补肝，宁心安神；醋五味子酸甘温，益气生津，补肾宁心；制远志苦辛温，安神益智，交通心肾；肉桂辛热，补火助阳，引火归元；半夏曲苦辛平，和胃祛痰；朱砂甘微寒，清心镇惊，安神。

炙甘草为使。炙甘草甘平，调和诸药。

诸药合用，共奏补气、养血、安神之功。

【临床应用】（1）辨证要点　本品为治疗心气虚寒、心肾失调证的常用方。用于治疗心气虚寒，心悸易惊，失眠多梦，健忘，舌淡苔白、脉细弱或结代。以心悸易惊，失眠多梦，健忘，肢冷畏寒，舌淡苔白，脉细弱为辨证要点。

（2）现代应用　本品可用于神经衰弱、神经症（神经官能症）、更年期综合征等证属心气虚寒者。

【用法用量】口服。水蜜丸一次 6g，小蜜丸一次 9g，大蜜丸一次 1 丸，一日 2 次。

【使用注意】孕妇慎用；阴虚火旺或肝阳上亢者禁用。

甘麦大枣汤

《金匮要略》

【方歌】金匮甘麦大枣汤，妇人脏躁喜悲伤，精神恍惚常欲哭，养心安神效力彰。

【组成】甘草、小麦、大枣。

【功能】养心安神，和中缓急。

【主治】心阴不足，肝气失和所致失眠。症见睡眠不安，精神恍惚，常悲伤欲哭，不能自主，心中烦乱，甚则言行失常，呵欠频作，舌淡红苔少，脉细微数。

【组方分析】本方证为忧思过度，心阴受损，肝气失和而设。心阴不足，心失所养，则精神恍惚，睡眠不安，心中烦乱；肝气失和，疏泄失常，则悲伤欲哭，不能自主，或言行妄为。治宜养心安神，

和中缓急。

方中小麦为君。小麦甘凉，养心阴，益心气，安心神，除烦热。

甘草为臣。甘草甘平，补益心气，和中缓急。

大枣为佐使。大枣甘温，补中益气，养血安神。

三药合用，甘润平补，养心调肝，使心气充，阴液足，肝气和，共奏养心安神、和中缓急之功。

【临床应用】（1）辨证要点 本方为治疗脏躁的常用方。用于治疗精神恍惚，常悲伤欲哭，不能自主，心中烦乱，甚则言行失常，呵欠频作，舌淡红苔少，脉细微数。以睡眠不安，精神恍惚，悲伤欲哭，舌淡红苔少，脉细微数为辨证要点。

（2）现代应用 本品可用于癔病、更年期综合征、神经衰弱、小儿夜啼等证属心阴不足、肝气失和者。

【用法用量】甘草9g、小麦15g、大枣10枚，以水6升，煮取3升，分3次温服。

【使用注意】痰火内盛之癫狂证，不宜使用。

看一看

脏躁，症见精神恍惚，常悲伤欲哭，不能自主，心中烦乱，睡眠不安，甚则言行失常，呵欠频作，舌淡红苔少，脉细微数。脏躁是五脏功能失调所致，系因忧思过度，心阴受损，肝气失和所致。心阴不足，心失所养，则精神恍惚，睡眠不安，心中烦乱；肝气失和，疏泄失常，则悲伤欲哭，不能自主，或言行妄为。治宜养心安神，和中缓急。

任务四 阴血亏虚失眠类方药

PPT

阴血亏虚失眠，症状为心烦不寐，心悸不安，腰酸足软，伴头晕耳鸣，健忘，遗精，口干津少，五心烦热，舌红少苔，脉细而数。其病位在心肾，病因为虚，证候为心血虚肾阴虚所致，治宜滋阴清热，养血安神。可选用酸枣仁、柏子仁、夜交藤等养心安神之品，配伍熟地黄、当归等补血之品，代表方药有天王补心丸、养血安神丸、酸枣仁汤、枣仁安神颗粒等。

天王补心丸

《中华人民共和国药典》2020年版

【方歌】补心丹用柏枣仁，二冬生地当归身，三参桔梗朱砂味，远志茯苓共养神。

【组成】丹参、当归、石菖蒲、党参、茯苓、五味子、麦冬、天冬、地黄、玄参、制远志、炒酸枣仁、柏子仁、桔梗、甘草、朱砂。

【功能】滋阴清热，养血安神。

【主治】阴虚血少，神志不安所致失眠。症见心悸怔忡，虚烦失眠，神疲健忘，或梦遗，手足心热，口舌生疮，大便干结，舌红少苔，脉细数。

【组方分析】方中地黄为君。地黄甘寒，清心凉血，养阴生津。

天冬、麦冬、炒酸枣仁、柏子仁、当归为臣。天冬甘苦寒，养阴润燥，清肺生津；麦冬甘微苦微寒，清心养阴生津；炒酸枣仁甘酸平，养心补肝，宁心安神；柏子仁甘平，养心安神；当归辛甘温，补血润燥。

玄参、茯苓、制远志、人参、石菖蒲、五味子、丹参、朱砂为佐。玄参甘苦咸微寒，清热凉血，滋阴降火；茯苓甘淡平，健脾宁心；制远志苦辛温，安神益智；人参甘微温，补气生津养血，安神益智；石菖蒲辛苦温，醒神益智；五味子酸甘温，益气生津，补肾宁心；丹参苦微寒，清心除烦，凉血安神；朱砂甘微寒，清心镇惊，安神。

桔梗、甘草为使。桔梗苦辛平，载药上行，以使药力缓留于上部心经；甘草甘平，调和诸药。

本方配伍，滋阴清热以治本，养心安神以治标，标本兼治，心肾两顾，共奏滋阴清热、养血安神之功。

【临床应用】（1）辨证要点　本方是治疗心肾阴血亏虚所致神志不安的常用方。用于治疗心悸怔忡，虚烦失眠，神疲健忘，或梦遗，手足心热，口舌生疮，大便干结，舌红少苔，脉细数。以心悸失眠，手足心热，口舌生疮，舌红少苔，脉细数为辨证要点。

（2）现代应用　本品可用于神经衰弱、精神分裂症、心脏病、甲状腺功能亢进症等证属心经阴亏血少者。

【用法用量】上为末，炼蜜为丸，如梧桐子大，用朱砂为衣，每服二三十丸（6～9g），临卧，竹叶煎汤送下。现代用法：上药共为细末，炼蜜为小丸，用朱砂水飞9～15g为衣，每服6～9g，温开水送下，或用桂圆肉煎汤送服；亦可改为汤剂，用量按原方比例酌减。

【使用注意】肝肾功能不全者禁用；不可与溴化物、碘化物同服；本方滋阴之品较多，脾胃虚弱、纳食欠佳、大便不实者不宜长期服用；服药期间不宜饮用浓茶、咖啡等刺激性饮品。

练一练

患者，心悸失眠，虚烦神疲，梦遗健忘，口舌生疮，舌红少苔，脉细数。宜选用

A. 朱砂安神丸　　B. 天王补心丸　　C. 酸枣仁汤　　D. 金锁固精丸

答案解析

养血安神丸
《中华人民共和国卫生部药品标准》

【方歌】养血安神阴血少，旱莲鸡血首鹤草，生熟二地合欢皮，滋阴养血心神疗。

【组成】仙鹤草、墨旱莲、鸡血藤、熟地黄、生地黄、合欢皮、首乌藤。

【功能】滋阴养血，宁心安神。

【主治】阴虚血少所致失眠。症见头眩心悸，失眠多梦，手足心热。

【组方分析】方中熟地黄为君。熟地黄甘温，滋补力强，滋阴养血。

首乌藤、墨旱莲、合欢皮为臣。首乌藤甘平，养血安神；墨旱莲甘酸寒，滋阴益肾，清热凉血；合欢皮甘平，安神解郁。

生地黄、鸡血藤、仙鹤草为佐。生地黄甘寒、鸡血藤苦甘温，行血养血。二药合用，滋阴养血，以助宁心安神；仙鹤草苦涩平，收敛补虚。

诸药合用，共奏滋阴养血、宁心安神之功。

【临床应用】（1）辨证要点　本品是治疗阴虚血少所致失眠的常用方。用于治疗头眩心悸，失眠多梦，手足心热。以失眠多梦，手足心热为辨证要点。

（2）现代应用　本品可用于神经衰弱以及神经症、更年期综合征等证属阴虚血少者。

【用法用量】口服。一次6g，一日3次。

【使用注意】孕妇禁用；外感发热患者禁用；忌烟、酒及辛辣、油腻食物。

酸枣仁汤
《金匮要略》

【方歌】酸枣仁汤治失眠，川芎知草茯苓煎，养血除烦清虚热，安然入睡梦香甜。

【组成】酸枣仁、甘草、知母、茯苓、川芎。

【功能】养血安神，清热除烦。

【主治】肝血不足，虚热内扰所致失眠。症见虚烦失眠，心悸不安，头目眩晕，咽干口燥，舌红，脉弦细。

【组方分析】本方证为肝血不足，阴虚内热而设。肝藏血，血舍魂；心藏神，血养心。肝血不足，则魂不守舍；心失所养，加之阴虚生内热，虚热内扰，故虚烦失眠、心悸不安。血虚无以荣润于上，多见头目眩晕、咽干口燥；舌红，脉弦细，乃血虚肝旺之征。治宜养血安神，清热除烦。

方中酸枣仁为君。酸枣仁甘酸平，养心补肝，宁心安神。

茯苓、知母为臣。茯苓甘淡平，宁心安神；知母苦甘寒，清热泻火，滋阴润燥。两药合用，助君安神除烦。

川芎为佐。川芎辛温，活血行气，调肝血而疏肝气。与酸枣仁相伍，辛散与酸收并用，补血与行血结合，养血调肝。

甘草为使。甘草甘平，调和诸药。

诸药相伍，标本兼治，养中兼清，补中有行，共奏养血安神、清热除烦之效。

【临床应用】（1）辨证要点　本方为治疗肝血不足，虚热内扰所致失眠的常用方。用于治疗虚烦失眠，心悸不安，头目眩晕，咽干口燥，舌红，脉弦细。以虚烦失眠，咽干口燥，舌红，脉弦细为辨证要点。

（2）现代应用　本方可用于失眠证属心肝血虚者。

【用法用量】以上五味，以水八升，煮酸枣仁得六升，内诸药，煮取三升，分温三服。现代用法以水煎，分三次温服。

【使用注意】凡心火上炎之心悸不寐者不宜使用。

枣仁安神颗粒

《中华人民共和国药典》2020 年版

【方歌】枣仁安神治失眠，再加丹参五味全，安神益智疗效好，补心养肝一并调。

【组成】炒酸枣仁、丹参、醋五味子。

【功能】养血安神。

【主治】心血不足所致失眠。症见失眠，健忘，心烦，头晕。

【组方分析】方中炒酸枣仁为君。炒酸枣仁甘酸平，养心补肝，宁心安神。

丹参为臣。丹参苦微寒，清心凉血，安神除烦。

醋五味子为佐。醋五味子甘酸温，益气生津宁心。

诸药合用，共奏养血安神之功。

【临床应用】（1）辨证要点　本品为治疗心血不足所致失眠的常用方。用于治疗失眠，健忘，多梦，心烦，头晕，面色少华。以失眠多梦，头晕健忘，面色少华为辨证要点。

（2）现代应用　本品可用于神经衰弱、神经症、更年期综合征等证属心血不足者。

【用法用量】开水冲服。一次 1 袋，一日 1 次，临睡前服。

【使用注意】孕妇慎用；胃酸过多者慎用。

练一练

患者，女。心中烦乱，睡眠不安，常悲伤欲哭，不能自主，舌淡苔少，脉细微数。宜选用

A. 枣仁安神颗粒　　B. 天王补心丸　　C. 酸枣仁汤　　D. 甘麦大枣汤

答案解析

PPT

任务五　心肾不交失眠类方药

心肾不交失眠，症状表现为心烦不寐，头晕耳鸣，烦热盗汗，咽干，精神萎靡，健忘，腰膝酸软；男子滑精阳痿；女子月经不调，舌红少苔，脉细数。其病位在心肾，病因为虚实夹杂，证候为肾阴亏损，心火偏亢所致，治宜泻南补北，交通心肾。可选用黄连、黄芩、阿胶、鸡子黄、肉桂，代表方药有磁朱丸、交泰丸、黄连阿胶汤等。

磁朱丸
《备急千金要方》

【方歌】磁朱丸中有神曲，安神潜阳治目疾，心悸失眠皆可用，癫狂痫证宜服之。

【组成】煅磁石、朱砂、炒六神曲。

【功能】益阴潜阳，重镇安神。

【主治】心肾不交证。症见心悸失眠，视物昏花，耳鸣耳聋。亦治癫痫。

【组方分析】方中煅磁石为君。煅磁石辛寒，镇惊安神，平肝潜阳。

朱砂为臣。朱砂甘微寒，清心镇惊，安神。

炒六神曲为佐使。炒六神曲甘温，健脾和胃，以助金石药运化，并可防君臣重镇伤胃。

全方药少力专，共奏益阴潜阳、重镇安神之功。

【临床应用】(1) 辨证要点　本方是治疗心肾不交失眠的代表方。用于治疗心悸失眠，视物昏花，耳鸣耳聋等。以心悸，失眠，耳鸣耳聋，视物昏花为辨证要点。

(2) 现代应用　本品可用于神经衰弱，高血压病，视网膜、视神经、玻璃体、晶状体病变，房水循环障碍等属心肾阴虚、心阳偏亢者。

【用法用量】口服。一次3g，一日2次。

【使用注意】孕妇忌服；磁石、朱砂均为重坠之品，不宜久服多服；不宜与碘化物、溴化物并用。

看一看

中医认为：心为阳，属火，居上焦；肾为阴，属水，居下焦，两脏之间有密切的关系，必须相互交通。《格致余论》曰："人之有生，心为火居上，肾为水居下，水能升而火有降，一升一降，无有穷已，故生意存焉。"由于心阳（即心火）下降而交于肾阴，肾阴（即肾水）上升而济于心阳，从而使心肾两脏的阴阳、水火、升降关系处于平衡、相济、协调状态，以维持人体正常的生命活动。反之，升降失常，水火不济，必然会产生心肾不交的一系列症状。

交泰丸
《韩氏医通》

【方歌】心肾不交交泰丸，一分桂心六分连，怔忡不寐心阳亢，心肾交时自可安。

【组成】川黄连、肉桂心。

【功能】交通心肾，清火安神。

【主治】心火偏亢，心肾不交所致失眠。症见心悸怔忡，失眠，口舌生疮，脉细数。

【组方分析】方中重用川黄连为君。川黄连苦寒入心，清降心火。

轻用肉桂心为臣佐。肉桂心辛甘大热，补火助阳，引火归元。

本方清心降火除烦，两药配伍，清中有温，以清为主，使寒而不遏，降心助肾，重在清心降火，相反相成，使心肾相交，水火既济，共奏交通心肾、清火安神之功。

【临床应用】（1）辨证要点　本方是治疗心火偏亢，心肾不交所致失眠证的常用方。用于治疗心悸怔忡，失眠，口舌生疮，舌红少苔，脉细数。以心悸怔忡，失眠，舌红少苔，脉细数为辨证要点。

（2）现代应用　本品可用于抑郁症、糖尿病视网膜病变、皮肤病、神经症、口腔疾病等属心火亢盛、肾阳虚弱者。

【用法用量】上为末，炼蜜为丸，空心淡盐汤送下。现代用法为研为细末，炼蜜为丸，每服 1 丸，每日 2 次。

【使用注意】阴虚火旺的失眠，不宜单独使用。

看一看

交泰丸是治疗心肾不交的著名中药方剂。主治胸中痞闷嘈杂，大便稀则胸中颇快，大便坚则痞闷难当，不思饮食。古代医学典籍中涉及多个交泰丸，此处所讲交泰丸来自于《韩氏医通》，主治心火偏亢，心肾不交，怔忡，失眠。方中取黄连苦寒，入手少阴心经，降心火，不使其炎上；取肉桂心辛热，入足少阴肾经，暖水脏，不使其润下；寒热并用，如此可得水火既济。

黄连阿胶汤
《伤寒论》

【方歌】黄连阿胶鸡子黄，黄芩芍药合成方，水亏火炽烦不卧，滋阴降火自然康。

【组成】黄连、黄芩、芍药、鸡子黄、阿胶。

【功能】滋阴降火，除烦安神。

【主治】阴虚火旺，心肾不交所致失眠。症见心烦不寐，头晕耳鸣，烦热盗汗，咽干，精神萎靡，健忘，腰膝酸软；男子滑精阳痿；女子月经不调，舌红少苔，脉细数。

【组方分析】本方证为肾阴亏虚，心火亢盛，心肾不得相交而设。其多由素体阴虚，复感外邪，邪从火化，致阴虚火旺而形成的少阴热化证。少阴属心肾，心属火，肾属水。肾水亏虚，不能上济于心，心火独亢于上则心中烦、不得卧；口干咽燥，手足心热，腰膝酸软或遗精；舌尖红少苔，脉细数，为阴虚火旺之象。治宜滋阴降火，除烦安神。

方中黄连、阿胶为君。黄连苦寒入心，清泻心火；阿胶甘平入肾，养血滋阴。二者相合，清滋结合，使心火降、肾阴旺，水火共济，心肾相交。

鸡子黄、芍药、黄芩为臣佐。鸡子黄、芍药，补阴血而清虚热；黄芩苦寒，清肺热以泻火除烦。三药相合，滋阴补血，泻火除烦。

方中重用味苦之黄连、黄芩泻心火，使心气下交于肾，正所谓“阳有余，以苦除之”；配伍味甘之芍药、阿胶、鸡子黄滋肾阴，使肾水上济于心，正所谓“阴不足，以甘补之”。诸药合用，苦寒与咸寒并进，降火与滋阴兼施，邪正兼顾，心肾交合，水升火降，共奏滋阴降火、除烦安神之功。

【临床应用】（1）辨证要点　本方是治疗阴虚火旺，心肾不交失眠证的常用方。用于治疗心中烦热，失眠不得卧，口燥咽干，舌红少苔，脉细数。以心烦不眠，口干咽燥，舌红少苔，脉细数为辨证要点。

（2）现代应用　本品可用于顽固性失眠症、神经衰弱、焦虑性神经官能症、慢性溃疡性口腔炎、失音、支气管扩张咯血、青春期子宫出血、肺结核、梦遗、阳痿等证属阴虚火旺、心肾不交者。

【用法用量】以水六升，先煮三物，取二升，去滓，纳胶烊尽，小冷，纳鸡子黄，搅令相得。温服七合，每日三次。

【使用注意】方中鸡子黄为血肉有情之品，擅长养心滋肾，需生用；纯实火所致的不寐证非本方所宜。

任务六　脾肾两虚失眠类方药

PPT

脾肾两虚失眠，症状表现为心悸失眠，健忘多梦，食欲不振，神疲乏力，腰膝酸痛，尿急尿频，体虚乏力。其病位在脾肾，病因为虚，证候为脾肾阳虚所致，治宜补肾健脾，养心安神。可选用刺五加、五味子、鹿茸等补益脾肾之品，代表方药有刺五加片、强力脑清素片、安神补脑液等。

想一想

心脾两虚失眠与脾肾两虚失眠症状有什么不同？各自的治法是什么？

答案解析

刺五加片

《中华人民共和国药典》2020 年版

【方歌】补肾安神刺五加，食欲不振体力乏，腰膝酸痛失眠多，脾肾阳虚服之佳。

【组成】刺五加浸膏。

【功能】益气健脾，补肾安神。

【主治】脾肾阳虚所致失眠。症见体虚乏力，食欲不振，腰膝酸痛，失眠多梦。

【组方分析】方中单用刺五加一味药。刺五加辛微苦温，益气健脾，补肾安神。

【临床应用】（1）辨证要点　本品是治疗脾肾阳虚所致失眠的常用方。用于治疗体虚乏力，食欲不振，腰膝酸痛，失眠多梦，舌淡苔白，脉沉。以失眠多梦，体虚乏力，食欲不振，腰膝酸痛，舌淡苔白，脉沉为辨证要点。

（2）现代应用　本品可用于冠心病、心绞痛、神经衰弱、更年期综合征等证属脾肾阳虚者。

【用法用量】口服。一次 2～3 粒，一日 3 次。

【使用注意】忌油腻食物；宜饭前服用；对本品过敏者禁用，过敏体质者慎用。

强力脑清素片

《中华人民共和国卫生部药品标准》

【方歌】强力脑清刺五加，五味鹿茸甘酸钠，心悸失眠食不振，尿频神衰疲力乏。

【组成】刺五加浸膏、五味子浸膏、鹿茸精、甘油磷酸钠。

【功能】补肾健脾，养心安神。

【主治】脾肾两虚，心神失养所致失眠。症见心悸失眠，食欲不振，神疲乏力，尿频，神经衰弱。

【组方分析】方中刺五加为君。刺五加辛微苦温，益气健脾，补肾安神，为扶正固本、镇静安神佳品。

鹿茸为臣。鹿茸甘咸温，壮肾阳，益精血。

五味子为佐。五味子甘酸温，益气生津，补肾宁心。

甘油磷酸钠为滋补强壮药，用于病后虚弱的辅助治疗。

诸药合用，扶正固本，共奏补肾健脾、养心安神之功。

【临床应用】（1）辨证要点　本品是治疗脾肾两虚，心神失养所致失眠的常用方。用于治疗心悸失眠，食欲不振，神疲乏力，尿频，神经衰弱。以心悸失眠，食欲不振，神疲乏力，尿频为辨证要点。

（2）现代应用　本品可用于神经衰弱证属脾肾两虚、心神失养者。

【用法用量】口服。一次 3 片，一日 2 次。

【使用注意】阴虚火旺者禁用；对本品过敏者禁用，过敏体质者慎用。

安神补脑液

《中华人民共和国药典》2020 年版

【方歌】安神补脑鹿茸乌，淫藿干姜和维素，甘草大枣紧相随，气血两亏精不足。

【组成】鹿茸、制何首乌、淫羊藿、干姜、甘草、大枣、维生素 B_1。

【功能】生精补髓，益气养血，强脑安神。

【主治】肾精不足，气血两亏所致的头晕，乏力，健忘，失眠。

【组方分析】方中以鹿茸、制何首乌为君。鹿茸甘温，壮肾阳，益精血；制何首乌甘温，补肝肾，益精血。

淫羊藿、干姜为臣。淫羊藿辛温，温肾阳，强筋骨，以助君温补肾阳；干姜辛热，以助君通脉散寒。

大枣为佐。大枣甘温，补脾益气，养血安神。

甘草为使。甘草甘平，调和诸药。

维生素 B_1 参与体内糖代谢，为机体提供能量。

诸药合用，共奏填精补髓、益气养血、强脑安神之功。

【临床应用】（1）辨证要点　本品是治疗肾精不足，气血两亏所致失眠的常用方。用于治疗头晕，乏力，健忘，失眠，耳鸣，视减听衰，食欲不振，腰膝酸冷，面色不华。以失眠健忘，乏力，腰膝酸冷，面色不华为辨证要点。

（2）现代应用　本品可用于失眠、神经衰弱、考前紧张综合征等证属肾精不足、气血两亏者。

【用法用量】口服。一次 10～20ml，一日 2 次。

【使用注意】忌油腻食物；宜饭前服用；对本品过敏者禁用，过敏体质者慎用。

药爱生命

失眠是临床常见病，虽不属于危重疾病，但影响生活、工作和学习，长期失眠不利于健康，甚至能加重或诱发心悸、胸痹、眩晕、头痛、中风等。顽固性的失眠，给患者带来长期的痛苦，若长时间服用某些西药镇静催眠，可能形成对安眠药物的依赖，引起医源性疾病。中医药通过调整人体脏腑气血阴阳的功能，能明显改善睡眠状况，且不引起药物依赖及医源性疾病，因而颇受欢迎，也充分体现了“以人为本”的传统价值理念。

目标检测

答案解析

一、单项选择题

1. 酸枣仁汤的组成药物中含有

A. 远志　　B. 知母

C. 茯神　　D. 柏子仁

2. 不属于磁朱丸组成的是

A. 炙甘草　　B. 朱砂

C. 炒六神曲　　D. 煅磁石

3. 天王补心丸的主治是
A. 心肾两亏，阴虚血少　　B. 心脾两虚，气血不足
C. 心阴不足，肝气失和　　D. 心阳偏亢，心肾不交

4. 泻肝安神丸的功能是
A. 散风清热，泻火止痛　　B. 活血化瘀，凉血止血
C. 清热解毒，凉血利咽　　D. 清肝泻火，重镇安神

5. 以镇心安神、清热养血为主要功能的是
A. 归脾汤　　B. 酸枣仁汤
C. 朱砂安神丸　　D. 天王补心丸

6. 具有益气补血、健脾养心功能的是
A. 温脾汤　　B. 实脾散
C. 归脾汤　　D. 健脾丸

7. 主治情志不畅、肝郁气滞所致失眠的中成药是
A. 枣仁安神颗粒　　B. 交泰丸
C. 刺五加片　　D. 解郁安神颗粒

8. 功能为补气、养血、安神，主治心气虚寒所致失眠的中成药是
A. 人参归脾丸　　B. 养血安神丸
C. 柏子养心丸　　D. 朱砂安神丸

二、配伍选择题

A. 滋阴降火，除烦安神　　B. 扶阴散热，交通心肾
C. 镇心安神，泻火养阴　　D. 交通心肾，清火安神
E. 补肾健脾，养心安神

1. 黄连阿胶汤的功能是
2. 交泰丸的功能是

A. 解郁安神颗粒　　B. 泻肝安神丸　　C. 舒眠胶囊
D. 酸枣仁汤　　E. 天王补心丸

3. 肝火亢盛所致心神不宁者，宜选用
4. 肝郁神伤所致失眠者，宜选用

A. 心火亢盛，阴血不足证　　B. 脾肾两虚，心失所养证
C. 心阴不足，肝气失和证　　D. 肝血不足，虚热内扰证
E. 肾精不足，气血两亏证

5. 强力脑清素片主治
6. 甘麦大枣汤主治

A. 安神补脑液　　B. 强力脑清素片　　C. 枣仁安神颗粒
D. 朱砂安神丸　　E. 泻肝安神丸

7. 心血不足所致失眠，治宜选用
8. 脾肾两虚所致失眠，治宜选用

三、多项选择题

1. 关于天王补心丸的使用注意，叙述正确的有

A. 肝肾功能不全者禁用 B. 脾胃虚寒、大便稀溏者慎用

C. 可长期服用 D. 不可与溴化物以及碘化物同服

E. 服药期间，不宜饮用浓茶、咖啡等刺激性饮品

2. 失眠用方剂和中成药可主治

A. 心悸怔忡 B. 失眠健忘 C. 烦躁不安

D. 惊狂易怒 E. 肌肤甲错

四、案例分析题

1. 处方分析

黄连 12g 黄芩 6g 芍药 6g 鸡子黄 2 枚 阿胶 9g

请根据处方药物组成，分析此方适用于失眠的何种证型，并简要说明理由。

2. 用药推荐分析

患者，女，48 岁。近一个月时常出现失眠多梦，精神抑郁，胸胁苦满，口苦目眩，舌边尖略红，苔白，脉弦。

请辨证分型，并为该患者推荐合适的中成药。

书网融合……

重点回顾 微课

项目十 胸痹用方药

学习目标

知识目标：

1. 掌握 血府逐瘀汤、速效救心丸、复方丹参片、冠心苏合胶囊、通心络胶囊、滋心阴口服液、瓜蒌薤白半夏汤、益心通脉颗粒的组成、功能、主治、临床应用和使用注意，理解其组方分析。

2. 熟悉 胸痹的概念、分类、病因病机、治疗原则及注意事项。

3. 了解 心可舒片、舒心口服液、正心泰片、心元胶囊、心通口服液的功能、主治和使用注意。

技能目标：

能熟练完成胸痹的问病荐药，能安全、合理地使用胸痹方剂与中成药。

素质目标：

树立中医药的文化自信，养成爱岗敬业的职业精神，形成诚信友善的价值追求，争做守正创新的时代新人。

导学情景

情景描述：患者，女，63岁。间断心胸刺痛三年余，部位固定，入夜尤甚，常于情绪波动后出现胸闷心悸，两胁胀痛，甚至痛引肩背，伴四肢不温。舌黯紫，有瘀点，苔白，脉沉涩。

情景分析：心胸刺痛，胸闷心悸，两胁胀痛，伴四肢不温。舌黯紫，有瘀点，苔白，脉沉涩。

讨论：患者是什么疾病？病因是什么？应该选用什么中药进行治疗？

学前导语：此患者情绪波动后出现胸闷心悸，疼痛彻背，当以何法予以治疗？治疗胸痛彻背的方剂和中成药有哪些？

胸痹，是指胸部闷痛，甚则胸痛彻背，以短气、喘息不得卧为主症的一种疾病。轻者感觉胸闷，呼吸欠畅；重者感到胸痛，严重者则心痛彻背，背痛彻心。胸痹以胸部闷痛、心前区疼痛，持续发作，疼痛剧烈为主要症状表现，常伴有心悸、气短、呼吸不畅，甚至喘促、惊恐不安、面色苍白、冷汗自出等，也可引起厥证、脱证等危重证候。现代医学的冠状动脉粥样硬化性心脏病、心绞痛、心包炎等均属中医胸痹范畴。

（1）胸痹分类 胸痹有气滞血瘀胸痹、气虚血瘀胸痹、阴虚血瘀胸痹、痰浊瘀阻胸痹和气阴两虚胸痹。其病因多与寒邪内侵、饮食不当、情志失调、年迈体衰等有关。其病机不外虚实两证两种。实证有寒凝、气滞、血瘀、痰阻，致胸阳痹遏，心脉阻滞；虚证有心脾肝肾亏虚，致心脉失养。但在临床中，胸痹患者以虚实夹杂为多，或以实证为主，或以虚证为主。

（2）病因病机 气滞血瘀胸痹：是由于情志内伤，抑郁不遂，气机阻滞，助血无力，而成血瘀，血行失畅，脉络不利，或瘀血已成，阻滞气机，瘀阻心脉，均可致气滞血瘀胸痹。

气虚血瘀胸痹：是由于过度劳累，久病耗气，或先天禀赋不足，而致气虚，气虚无以推血，而成血瘀，血行缓慢，心脉受阻，而致气虚血瘀胸痹。

阴虚血瘀胸痹：是由于肾阴亏虚，阴虚内热，血热妄行，溢出血络，而成瘀血；或虚火久蒸，干血内结，瘀滞不通，新血难生，致心脉失养，瘀血痹阻，而致气虚血瘀胸痹。

痰浊瘀阻胸痹：是由于饮食无制，或过食肥甘厚味，或嗜烟嗜酒，致脾胃损伤，运化失调，聚湿成痰；或郁怒伤肝，肝失疏泄，肝郁气滞，气郁化火，灼津成痰，痰犯心胸，阻遏心阳，痰阻脉络，心脉痹阻，而致痰浊瘀阻胸痹。

气阴两虚胸痹：是由于禀赋不足，或劳累过度，或热邪犯心，耗伤心阴，或思虑过度，劳气伤阴，气有亏损，运血无力，导致心脉瘀滞，而致气阴两虚胸痹。

此外，还有心肾阳虚胸痹、寒凝心脉胸痹等。

胸痹的主要病机为心脉痹阻。病位虽在心，但仍涉及肝、脾、肾等。气滞、血瘀、寒凝、痰湿等痹阻心脉，不通则痛；心、肝、脾、肾等气血阴阳不足，心脉失养，不荣则痛。

（3）治疗原则　胸痹的治疗，应先治其标，后顾其本；先从祛邪入手，然后再予扶正。祛邪治标常以活血化瘀、辛温通阳、泄浊豁痰为主，扶正固本常用温补阳气、益气养阴、滋阴益肾为法。

（4）注意事项　胸痹类中成药均为处方药，必须凭执业医师或执业助理医师处方方可购买和使用。

任务一　气滞血瘀胸痹类方药

PPT

气滞血瘀胸痹，症状有胸部刺痛，固定不移，入夜更甚，时或心悸不宁，舌质紫黯，脉沉涩。其病因多为瘀血阻滞，气滞不通，治宜活血化瘀，理气止痛。可选用桃仁、红花等活血化瘀之品，配伍枳壳、冰片等行气之品，代表方药有血府逐瘀汤、速效救心丸、复方丹参片、冠心苏合滴丸、心可舒片、麝香保心丸等。

血府逐瘀汤
《医林改错》

【方歌】血府当归生地桃，红花甘草壳赤芍，柴胡芎桔牛膝等，血化下行不作劳。

【组成】桃仁、红花、当归、生地黄、川芎、赤芍、牛膝、桔梗、柴胡、枳壳、甘草。

【功能】活血化瘀，行气止痛。

【主治】胸中血瘀证。症见胸痛，头痛，日久不愈，痛如针刺而有定处，或呃逆日久不止，或饮水即吐，干呕，或心悸怔忡，失眠多梦，急躁易怒，入暮潮热，舌质暗红或舌有瘀斑、瘀点，脉涩或弦紧。

【组方分析】胸中为气之所宗、血之所聚。胸中血瘀，阻滞气机，致清阳不升，不通则痛，则胸痛、头痛。日久不愈，痛如针刺，且有定处；胸中血瘀，阻碍胃气，通降失常，致胃气上逆，则呃逆干呕，甚至水入即吐；瘀久化热，则入暮潮热；瘀热扰心则心悸怔忡，失眠多梦；郁滞日久，肝失条达，故急躁易怒；舌质暗红或舌有瘀斑、瘀点，脉涩，为血瘀之象。治宜活血化瘀，行气止痛。

方中桃仁、红花为君。桃仁苦甘，活血祛瘀；红花辛温，散瘀止痛。二药同用，活血化瘀。

赤芍、川芎、牛膝为臣。赤芍苦微寒、川芎辛温，二者助君活血祛瘀；牛膝苦甘酸平，可活血通经，祛瘀止痛，引血下行。

生地黄、当归、桔梗、枳壳、柴胡为佐。生地黄甘寒，当归甘辛温，二药养血益阴活血；桔梗苦辛平、枳壳苦辛，二者一升一降，宽胸行气；柴胡辛苦微寒，疏肝解郁，升达清阳，与桔梗、枳壳同用，理气行滞，使气行则血行。

甘草、桔梗为使。桔梗苦辛平，载药上行；甘草甘平，调和诸药。

诸药同用，共奏活血化瘀、行气止痛之功。

【临床应用】（1）辨证要点　本方为治疗胸中血瘀证的常用方。用于治疗胸痛，头痛，日久不愈，痛如针刺而有定处，呃逆日久不止，饮水即吐，舌质暗红或舌有瘀斑、瘀点，脉涩。以胸痛，痛有定处，舌暗红或有瘀斑，脉涩或弦紧为辨证要点。

（2）现代应用　本方可用于冠心病心绞痛、风湿性心脏病、胸部挫伤、肋软骨炎、脑血栓、高血压病、高脂血症、血栓闭塞性脉管炎、神经症、脑震荡后遗症头痛、头晕等属瘀阻气滞者。

【用法用量】水煎服。一日1剂，分3次服。

【使用注意】因方中活血祛瘀药较多，孕妇忌用。

看一看

血府逐瘀汤，出自清代王清任的《医林改错》，为王清任活血化瘀诸方中最具有代表性的方剂，由桃红四物汤合四逆散加桔梗、牛膝而成。后世广泛用于临床各科的诸多病证，疗效显著。由本方开发出的中成药有血府逐瘀胶囊、颗粒、丸、口服液、注射剂等，均具有活血祛瘀、行气止痛之功效。临床研究显示，血府逐瘀汤不仅对胸胁疼痛诸证有效果，而且对周身各处的血瘀证有效。

速效救心丸

《中华人民共和国药典》2020年版

【方歌】速效救心药效真，川芎为君冰作臣，行气活血祛瘀痛，气滞血瘀速救心。

【组成】川芎、冰片。

【功能】行气活血，祛瘀止痛。

【主治】气滞血瘀型冠心病，心绞痛。增加冠脉血流量，缓解心绞痛。

【组方分析】方中川芎为君。川芎辛温，活血行气，通络止痛。

冰片为臣。冰片辛苦性凉，“性善走窜开窍，无往不达，芳香之气能解一切邪恶”，开窍醒神，辟秽化浊。

两药合用，共奏行气活血、祛瘀止痛之功。

【临床应用】（1）辨证要点　本品是治疗气滞血瘀胸痹常用方。用于治疗胸闷而痛，或心悸，或痛有定处，或牵引左臂内侧，舌紫黯，苔薄，脉细涩。以胸闷，痛有定处，牵引左臂内侧疼痛，舌紫黯，脉细涩为辨证要点。

（2）现代应用　本品可用于冠心病、心绞痛、胸闷、憋气、心前区痛等属气滞血瘀者。

【用法用量】含服。一次4~6粒，一日3次；急性发作时，一次10~15粒。

【使用注意】孕妇禁用；气阴两虚、心肾阴虚胸痹心痛，不宜单用；伴有中、重度心力衰竭的心肌缺血者慎用；心绞痛持续发作，宜加用硝酸酯类药物。

看一看

速效救心丸是治疗冠心病、心绞痛的必备良药，是由章臣桂教授历经多年组方筛选、研制成功的。速效救心丸具有疗效显著，服用剂量小，起效迅速，生物利用度高，服用方便的优点。服用后能扩张冠状动脉、舒张血管平滑肌、抗心肌缺血、保护心肌细胞、抑制粥样动脉形成、降低血黏度和显著解痉镇痛。临床上还可用于治疗中风后遗症、痛经、神经性头痛、脑动脉硬化症、脑震荡后综合征、脑梗死、尿路结石等。

复方丹参片

《中华人民共和国药典》2020年版

【方歌】复方丹参用三药，丹参三七冰片绕，活血化瘀又理气，气滞血瘀胸痹消。

【组成】丹参、三七、冰片。

【功能】活血化瘀，理气止痛。

【主治】气滞血瘀胸痹。症见胸闷、心前区刺痛；冠心病、心绞痛见上述证候者。

【组方分析】方中丹参为君。丹参苦寒，活血祛瘀，通经止痛。

三七为臣。三七甘苦温，化瘀止血，通络止痛。

冰片为佐。冰片辛苦微寒，芳香开窍，醒神止痛。

诸药合用，共奏活血化瘀、理气止痛之功。

【临床应用】（1）辨证要点　本品是治疗气滞血瘀冠心病、心绞痛的常用方。用于治疗胸前闷痛，或卒然心痛如绞，痛有定处，甚则胸痛彻背，背痛彻胸，舌紫黯或有瘀斑，脉弦涩或结代。以胸前闷痛，痛有定处，舌紫黯或有瘀斑，脉弦涩为辨证要点。

（2）现代应用　本品可用于心脑血管疾病如冠心病、心绞痛、心肌梗死的预防，亦可用于慢性心脑血管疾病的长期治疗。

【用法用量】口服。一次 3 片（每片重 0.32g 的薄膜衣片）或 1 片（每片重 0.8g 的薄膜衣片），一日 3 次

【使用注意】孕妇慎用；寒凝血瘀胸痹心痛者不宜使用；脾胃虚寒者慎用；忌食生冷、辛辣、油腻食物。

看一看

复方丹参滴丸，源于上海医科大学附属华山医院临床经验方。方中丹参含丹参酮Ⅰ、丹参酮$Ⅱ_A$、隐丹参酮、丹酚酸 B 丹参素$Ⅰ_A$，对心肌缺血缺氧起到保护作用。三七含人参皂苷、三七皂苷，具有抗心绞痛、抗心律失常的作用；冰片含龙脑，具有消炎、镇痛作用。全方主要具有改善心血管功能、缓解心绞痛等作用。本方主要剂型有片剂、胶囊剂、颗粒剂、气雾剂、注射剂等。可用于冠心病心绞痛、冠心病心绞痛合并高血压、血脂异常、脑梗死、周围血管病、缺血性视神经病变、退行性骨质增生、慢性乙型肝炎、偏头痛、慢性胃炎等的治疗，临床上广泛用于冠心病、心绞痛的预防、治疗、急救。

冠心苏合胶囊

《中华人民共和国药典》2020 年版

【方歌】冠心苏合有四香，苏乳檀土相扶将，再加冰片开郁痛，寒祛脉通气昂扬。

【组成】苏合香、冰片、醋乳香、檀香、土木香。

【功能】理气，宽胸，止痛。

【主治】寒凝气滞，心脉不通所致的胸痹。症见胸闷，心前区疼痛；冠心病心绞痛见上述证候者。

【组方分析】方中苏合香、冰片为君。苏合香辛温，开窍，辟秽，止痛；冰片辛苦微寒，芳香开窍，开郁止痛之功。二药同用，开窍止痛。

醋乳香、檀香为臣。醋乳香辛苦温，活血定痛，消肿生肌；檀香辛温，行气温中，开胃止痛。

土木香为佐。土木香辛温，健脾和胃，调气解郁，散寒止痛。

诸药合用，共奏理气、宽胸、止痛之功。

【临床应用】（1）辨证要点　本品是治疗寒凝气滞，心脉瘀阻胸痹的常用方。用于治疗心痛如绞，遇寒加重，形寒肢冷，甚则胸痛彻背，舌淡苔薄白，脉沉迟。以心前区痛，胸闷，遇寒加重，形寒肢冷，舌淡苔白，脉沉迟为辨证要点。

（2）现代应用　本品用于冠心病、心绞痛、心肌梗死、胸闷、银屑病、胃痛等寒凝气滞者。

【用法用量】含服或吞服。一次 2 粒，一日 1～3 次。临睡前或发病时服用。

【使用注意】孕妇禁用；阴虚血瘀胸痹者慎用；不宜长期服用；胃炎、胃溃疡、食管炎及肾脏疾病者慎用。

看一看

冠心苏合胶囊为“苏合香丸”经实验研究减味而成。苏合香丸是中医治疗寒闭的著名温通开窍古方，最早见于《外台秘要》卷十三引《广济方》，原名吃力伽丸，至宋代《太平惠民和济局方》始改称苏合香丸，延用至今。苏合香辛香气烈，有开窍醒神之效。用苏合香丸治疗冠心病、心绞痛，能较快地缓解疼痛，作用良好而持久，且无不良反应。也有用其治疗胆道蛔虫症者。

心可舒片

《中华人民共和国药典》2020 年版

【方歌】参葛三七活血功，木香山楂功用同，气滞血瘀胸闷痛，心可舒片辨证用。

【组成】山楂、丹参、葛根、三七、木香。

【功能】活血化瘀，行气止痛。

【主治】用于气滞血瘀引起的胸闷，心悸，头晕，头痛，颈项疼痛；冠心病心绞痛，高血压，高血脂，心律失常见上述证候者。

【组方分析】方中丹参为君。丹参苦寒，活血祛瘀，通经止痛。

葛根、三七为臣。葛根甘辛凉，通经活络；三七苦温，散瘀止血，消肿定痛。二药合用，活络化瘀，活络止痛。

山楂为佐。山楂甘温，行气散瘀，降脂化浊。

木香为使。木香辛苦温，行气止痛。

诸药合用，共奏活血化瘀、行气止痛之功。

【临床应用】（1）辨证要点　本品为治疗气滞血瘀胸痹的常用方。用于治疗胸闷，心悸，头晕，头痛，颈项疼痛，舌色暗红，脉涩。以胸闷，心悸，颈项疼痛，舌色暗红，脉涩为辨证要点。

（2）现代应用　本品可用于冠心病、心绞痛、心律失常、高脂血症、高血压、心脏神经官能症、脑心综合征等属气滞血瘀者。

【用法用量】口服。一次 4 片，一日 3 次。

【使用注意】孕妇慎用。

麝香保心丸

《中华人民共和国药典》2020 年版

【方歌】麝香为君开神窍，人参苏合臣药绕，牛蟾肉桂助阳气，冰片在使把心保。

【组成】人工麝香、人参提取物、人工牛黄、肉桂、苏合香、蟾酥、冰片。

【功能】芳香温通，益气强心。

【主治】气滞血瘀所致的胸痹。症见心前区疼痛，固定不移；心肌缺血所致的心绞痛、心肌梗死。

【组方分析】方中人工麝香为君。人工麝香辛温，开窍醒神，活血通经。

人参提取物、苏合香为臣。人参提取物甘苦，大补元气；苏合香辛温，开窍辟秽。

人工牛黄、蟾酥、肉桂为佐。人工牛黄苦凉，化痰开窍；蟾酥辛温，开窍解毒；肉桂辛甘，助阳化气，温通心脉。

冰片为使。冰片辛苦微寒，开窍醒神。

诸药合用，共奏芳香温通，益气强心之功。

【临床应用】（1）辨证要点　本品是治疗气滞血瘀胸痹的常用方。用于治疗心前区疼痛，固定不移，胸胁胀满疼痛，瘕聚，癥积，唇舌青紫，舌色紫黯，脉涩。以心前区疼痛，固定不移，胸胁胀满疼痛舌色紫黯，脉涩为辨证要点。

（2）现代应用　本品可用于冠心病的长期治疗，心绞痛的急救、动脉粥样硬化的改善等属气滞血瘀者。

【用法用量】口服。一次1～2丸，一日3次；或症状发作时服用。

【使用注意】孕妇及过敏者禁用；运动员慎用。

想一想

麝香保心丸与冠心苏合胶囊的区别是什么？

答案解析

任务二　气虚血瘀胸痹类方药

PPT

气虚血瘀胸痹，症状为胸闷憋气，胸部刺痛或绞痛，痛处固定不移，气短乏力、心悸，自汗，气短乏力，舌质紫黯，脉细涩或结代。其病因多为气虚无力助血行，而成瘀滞，治宜益养心气，活血通络。可选用人参、黄芪等补气之品，配伍水蛭、全蝎等活血通络之品，代表方药有通心络胶囊、舒心口服液等。

通心络胶囊
《中华人民共和国药典》2020年版

【方歌】通心络者参为要，蛭蝎鳖蜈蝉赤芍，檀香降香与乳香，冰片枣仁力偏饶。

【组成】人参、水蛭、全蝎、赤芍、蝉蜕、土鳖虫、蜈蚣、檀香、降香、乳香（制）、酸枣仁（炒）、冰片。

【功能】益气活血，通络止痛。

【主治】冠心病心绞痛属心气虚乏、血瘀络阻证。症见胸部憋闷，刺痛或绞痛，固定不移，心悸自汗，气短乏力，舌质紫黯或有瘀斑，脉细涩或结代。亦用于气虚血瘀络阻型中风病，症见半身不遂或偏身麻木，口舌歪斜，言语不利。

【组方分析】方中人参为君。人参甘苦，大补元气，益气以助血行。

水蛭、土鳖虫、赤芍、制乳香、降香为臣。水蛭咸苦平，力猛性平，破血通经，逐瘀消瘕；土鳖虫咸寒，泄散走窜，破血逐瘀通经；赤芍苦微寒，清热凉血，散瘀止痛；制乳香苦辛温，行气活血，散瘀止痛；降香辛温，活血行气止痛。诸药合用，行气通络，活血止痛。

全蝎、蜈蚣、檀香、冰片、蝉蜕、炒酸枣仁为佐。全蝎辛平、蜈蚣辛温，二者相须为用，通络止痛；檀香辛温，理脾肺之气，散寒止痛；冰片辛苦微寒，开窍止痛，醒神化浊，并引药入心经；蝉蜕甘寒，息风止痛；炒酸枣仁甘平，养心安神。

诸药相合，共奏益气活血、行气止痛之功。

【临床应用】（1）辨证要点　本品为治疗心气虚乏，血瘀络阻胸痹常用方。用于治疗心前区刺痛，心悸，气短，乏力，自汗，舌淡色紫，脉细涩。以心前区刺痛，气短乏力，舌淡色紫，脉细涩为辨证要点。

（2）现代应用　本品可用于气虚血瘀、脉络阻塞所致的冠心病心绞痛、中风、缺血性中风、慢性肺心病心力衰竭、心律紊乱、高脂血症、糖尿病神经周围病变等属气虚血瘀络阻者。

此外，本品还可以用于治疗椎基底动脉供血不足、偏头痛、非酒精性脂肪肝及糖尿病早期肾病。

【用法用量】口服。一次2~4粒，一日3次。

【使用注意】孕妇禁用；月经期妇女及有出血倾向者禁用。

看一看

现代药理研究认为，通心络胶囊成分中的人参可扩张冠状动脉，显著增加冠状动脉血流量，从而达到强心的作用；全蝎、蜈蚣可扩张血管，阻止纤维蛋白原激活，降低血液黏稠度，抑制血栓形成；水蛭、土鳖虫可防止血液凝固，扩张毛细血管；冰片芳香通窍，可将诸药紧密联系，能走能散，引诸药入络。

舒心口服液

《中华人民共和国药典》2020年版

【方歌】舒心口服黄芪党，红归三川与蒲黄，补益心气化血瘀，胸宽痛缓气绵长。

【组成】党参、黄芪、红花、当归、川芎、三棱、蒲黄。

【功能】补益心气，活血化瘀。

【主治】心气不足，瘀血内阻所致的胸痹。症见胸闷憋气，心前区刺痛，气短乏力；冠心病心绞痛见上述证候者。

【组方分析】方中党参、黄芪为君。党参甘平，补脾肺之气，气旺血行；黄芪甘温，益气升阳，补气行血，通脉养心。

红花、当归为臣。红花辛温，活血祛瘀，温通血脉；当归甘辛温，补血活血，温养心脉。

川芎、三棱、蒲黄为佐。川芎辛温、三棱辛苦，二者既活血化瘀，又行气止痛；蒲黄甘平，行血通经。消瘀止痛。

诸药相合，共奏补益心气、活血化瘀之功。

【临床应用】（1）辨证要点　本品是治疗心气不足、瘀血内阻胸痹的常用方。用于治疗心胸隐痛或刺痛，胸闷，心悸，气短懒言，倦怠乏力，动则易汗喘息，食后心慌，舌淡有齿痕，脉虚缓或结代。以胸闷憋气，心前区刺痛，气短乏力，舌淡有齿痕，脉结代为辨证要点。

（2）现代应用　本品可用于冠心病心绞痛、心律失常、室性早搏、抑郁性神经症等心气不足、瘀血内阻者。

【用法用量】口服。一次20ml，一日2次。

【使用注意】孕妇禁用；阴虚血瘀、痰瘀互阻胸痹心痛者慎用；月经期妇女慎用。

看一看

舒心口服液来源于临床经验方。现代药理学研究表明，舒心口服液具有改善冠状动脉血液循环，扩张血管，增强冠脉血流量，增加心肌营养血流，抗血小板聚集，降低血液黏稠度，降低胆固醇，清除自由基，改善血管内皮功能，改善心功能等作用。

正心泰片

《中华人民共和国药典》2020年版

【方歌】正心泰片用黄芪，葛根丹参与槲寄，山楂川芎胸闷痛，补气活血治胸痹。

【组成】黄芪、葛根、丹参、槲寄生、山楂、川芎。

【功能】补气活血，化瘀通络。

【主治】气虚血瘀所致的胸痹。症见胸痛，胸闷，心悸气短，乏力。

【组方分析】方中黄芪为君。黄芪甘温，补气，行滞通痹，气为血之帅，补气以祛瘀。

丹参、川芎为臣。丹参苦寒，活血祛瘀，通经止痛；川芎辛温，行气开郁，活血止痛。

槲寄生、葛根、山楂为佐。槲寄生苦平，补益肝肾；葛根甘寒、山楂甘温，二者可行瘀化浊。

诸药相合，共奏益气活血、化瘀通络之功。

【临床应用】（1）辨证要点　本品是治疗气虚血瘀胸痹的常用方。用于治疗胸闷，心痛，心悸气短，自汗，乏力，舌质淡紫，脉细涩。以胸闷，刺痛，乏力，舌质淡紫，脉细涩为辨证要点。

（2）现代应用　本品可用于冠心病、心绞痛、高血压、高脂血症等属气虚血瘀者。

【用法用量】口服。一次 4 片，一日 3 次。

【使用注意】孕妇慎用。

练一练

患者心前区刺痛，心悸，气短，乏力，自汗，舌淡色紫，脉细涩。宜选用

A. 心可舒片　　B. 通心络胶囊　　C. 正心泰片　　D. 苏冰滴丸

答案解析

任务三　阴虚血瘀胸痹类方药

PPT

阴虚血瘀胸痹，症状有胸闷胸痛、心悸盗汗、心烦不寐、腰膝酸软、耳鸣头晕、舌红或有紫斑、脉细带数或细涩。其病因多为心阴不足，瘀滞不通，治宜滋养心阴，活血化瘀。可选用麦冬、沙参等养阴之品，配伍丹参、赤芍等活血化瘀之品，代表方药有心元胶囊、滋心阴口服液等。

心元胶囊

《中华人民共和国药典》2020 年版

【方歌】心元胶囊首乌芪，西洋丹参与三七，天冬麦冬灵芝地，心肾阴虚瘀阻痹。

【组方】制何首乌、丹参、西洋参、黄芪、三七、天冬、麦冬、灵芝、地黄等。

【功能】滋肾养心，活血化瘀。

【主治】心肾阴虚，心血瘀阻胸痹。症见胸闷不适，胸部刺痛或绞痛，或胸痛彻背，固定不移，入夜更甚，心悸盗汗，心烦不寐，腰酸膝软，耳鸣头晕。

【组方分析】方中制何首乌为君。制何首乌苦甘微温，养血滋阴，益精生髓。

丹参为臣。丹参苦寒，化瘀止痛，清心安神。

西洋参、黄芪、三七、天冬、麦冬、灵芝、地黄为佐。西洋参甘寒，补气养阴，清火生津；黄芪甘温，补气固表；三七甘温，散瘀止血，消肿定痛；天冬甘寒，养阴润燥，清心生津；麦冬甘寒，养阴生津；灵芝甘平，补气安神；地黄甘寒，养阴生津。

方中诸药配伍，共奏滋肾养心、活血化瘀之功。

【临床应用】（1）辨证要点　本品是治疗心肾阴虚、心血瘀阻胸痹的常用方。用于治疗胸闷不适，胸部刺痛或绞痛，或胸痛彻背，固定不移，入夜更甚，心悸盗汗，心烦不寐，腰酸膝软，耳鸣头晕。以胸部刺痛或绞痛，固定不移，腰酸膝软为辨证要点。

（2）现代应用　本品可用于冠心病稳定型心绞痛、冠心病稳定型劳累性心绞痛、高脂血症等属心肾阴虚、心血瘀阻者。

【用法用量】口服。一次3～4粒，一日3次

【使用注意】孕妇慎用；忌食生冷、辛辣、油腻食物，忌烟酒、浓茶；治疗期间，若出现剧烈心绞痛、心肌梗死，见气促、汗出、面色苍白者，应及时救治。

看一看

心元胶囊为治疗冠心病的常用中成药。研究表明心元胶囊具有一定的改善和预防心肌缺血、减少心肌梗死范围、增加冠脉流量、降低冠脉阻力、降低心肌耗氧量、降低胆固醇和甘油三酯，降低全血黏度、改善血液流变性异常的作用，同时对动脉粥样硬化斑块有治疗和改善作用。

滋心阴口服液

《中华人民共和国药典》2020年版

【方歌】滋心阴者有麦冬，北参相配功效浓，赤芍三七同为用，滋养心阴且止痛。

【组成】麦冬、赤芍、北沙参、三七。

【功能】滋养心阴，活血止痛。

【主治】阴虚血瘀所致的胸痹。症见胸闷胸痛，心悸怔忡，五心烦热，夜眠不安，舌红少苔。

【组方分析】方中麦冬为君。麦冬甘寒，质柔多汁，滋养心阴，清心润肺。

北沙参为臣。北沙参甘微寒，养胃生津，与麦冬相伍，可增强养阴功能。

赤芍、三七为佐。赤芍苦微寒，清热凉血，活血化瘀；三七苦温，活血散瘀止痛。

诸药合用，共奏滋养心阴、活血止痛之功。

【临床应用】(1) 辨证要点　本品为治疗心阴亏虚，心血瘀阻胸痹常用方。用于治疗胸闷不舒，胸前区刺痛，心悸怔忡，五心烦热，夜寐不安，舌红少苔，脉细数等。以胸前区刺痛，五心烦热，舌红少苔，脉细数为辨证要点。

(2) 现代应用　本品可用于冠心病、心绞痛、肺源性心脏病、风湿性心脏病、心肌炎、高血压、神经官能症、更年期综合征等属阴虚血瘀者。

【用法用量】口服。一次10ml，一日3次。

【使用注意】孕妇慎用；心绞痛持续发作者应及时救治。

PPT

任务四　痰浊瘀阻胸痹类方药

痰浊瘀阻胸痹，症状为胸闷重，心痛轻，痰多气短，遇阴雨天而易发作或加重，倦怠乏力，纳呆便溏，口黏，恶心，咯吐痰涎，苔白腻或白滑，脉滑。其病因多为痰浊瘀滞，心脉失养，治宜祛痰宽胸，行气通阳。可选用瓜蒌、半夏等化痰之品，配伍薤白等通阳行气之品，代表方药有瓜蒌薤白半夏汤等。

瓜蒌薤白半夏汤

《金匮要略》

【方歌】瓜蒌薤白半夏汤，祛痰宽胸效显彰，三味再加酒同煎，宽胸散结又通阳。

【组成】瓜蒌、薤白、半夏、白酒（非现代之白酒，实为黄酒，或用醪糟代之亦可）。

【功能】行气解郁，通阳散结，祛痰宽胸。

【主治】痰浊瘀阻胸痹证。症见胸中满痛彻背，背痛彻胸，不能安卧，短气，喘息，咳唾，或痰多黏而白，舌质紫黯或有暗点，苔白或腻，脉迟。

【组方分析】诸阳受气于胸中而转行于背，胸中阳气不振，津液不得输布，津停痰聚，阻碍气机，故胸中满痛彻背，背痛彻胸；痰阻气滞，肺失宣降，则见短气，喘息，咳唾；阳虚痰凝气滞，故见舌苔白腻，脉迟。本证病机为胸阳不振，痰阻气滞。治宜行气解郁，通阳散结，祛痰宽胸。

方中瓜蒌为君。瓜蒌甘寒，清热化痰，宽胸散结。

半夏为臣。半夏辛温，辛散消痞，化痰散结。

薤白、白酒为佐。薤白辛温，辛温通阳，豁痰下气，理气宽胸；白酒辛热，通阳。

诸药合用，共奏行气解郁、通阳散结、祛痰宽胸之功。

【临床应用】（1）辨证要点　本方是治疗痰浊瘀阻胸痹的常用方。用于治疗胸中满痛彻背，背痛彻胸，不能安卧，短气，喘息，咳唾，或痰多黏而白，舌质紫黯或有暗点，苔白或腻，脉迟。以胸中满痛彻背，痰量多色白而黏，苔白腻，脉迟为辨证要点。

（2）现代应用　本品可用于冠心病心绞痛、风湿性心脏病、室性心动过速、肋间神经痛、乳腺增生、慢性阻塞性肺病、创伤性气胸、老年咳喘、慢性支气管肺炎、慢性胆囊炎等属痰浊瘀阻者。

【用法用量】水煎，分 3 次温服（成人常用剂量为 5 剂）。

【使用注意】孕妇禁用。

药爱生命

薤白，是古代著名医家张仲景瓜蒌薤白半夏汤的重要组成药物。同时，又是药食两用物品，具有防止心血管疾病、抗肿瘤、防衰老等保健功能。薤白来源于百合科植物小根蒜或薤的干燥鳞茎，有独特的葱蒜味，具有白净透明、皮软肉糯、脆嫩无渣、香气浓郁的特点，自古被视为佐餐佳品。现代研究表明，薤白还具有抗氧化、抑菌、调血脂、抗抑郁、抗动脉粥样硬化、镇痛等药理作用。扩大薤白的适用范围，开展薤白的综合利用与开发，将有助于增加产品的附加值，推进产业的高质量发展，更好满足人民群众的健康需求。

任务五　气阴两虚胸痹类方药

PPT

气阴两虚胸痹，症状为胸闷隐痛，时作时止，心悸气短，倦怠懒言，心悸，失眠，盗汗，头晕目眩遇劳则甚，舌红少苔，脉细弱无力。其病因多为气虚无力推动，阴虚无以濡养，治宜补气养阴，活血通络。可选用黄芪、人参等补气之品，配伍丹参、川芎等活血之品，代表方药有益心通脉颗粒、心通口服液、益心舒胶囊等。

想一想

气阴两虚胸痹与阴虚血瘀胸痹怎么区别？

答案解析

益心通脉颗粒

《中华人民共和国药典》2020 年版

【方歌】益心通脉用参黄，沙玄丹川郁金忙，再加甘草调诸药，气阴两虚胸痹藏。

【组成】黄芪、人参、北沙参、玄参、丹参、川芎、郁金、炙甘草。

【功能】益气养阴，活血通络。

【主治】气阴两虚，瘀血阻络所致的胸痹。症见胸闷，心痛，心悸气短，倦怠汗出，咽喉干燥。

【组方分析】方中人参、黄芪为君。人参甘苦温，大补元气，补脾益肺；黄芪甘温，补气固表；二者配伍，可补益心肺之气。

北沙参、玄参为臣。北沙参甘寒，养阴清肺，祛痰止咳；玄参甘苦微寒，清热凉血，滋阴降火。

丹参、川芎、郁金为佐。丹参苦寒，活血祛瘀，通经止痛；川芎辛温，行气开郁，活血止痛；郁金辛寒，活血止痛，行气解郁。

炙甘草为使。炙甘草甘平，补脾益肺，调和诸药。

诸药合用，共奏益气养阴、活血通络之功。

【临床应用】（1）辨证要点　本品是治疗气阴两虚，瘀血阻脉胸痹常用方。用于治疗胸闷，心痛，心悸，气短，倦怠，汗出，咽喉干燥，头晕，乏力，舌色黯，有瘀斑，苔少，脉细数。以胸闷，心痛，咽喉干燥，乏力，舌红少苔，脉细数为辨证要点。

（2）现代应用　本品可用于心悸、怔忡、胸闷、冠心病、心绞痛，心律失常等气阴两虚，瘀血阻脉者。

【用法用量】温开水冲服。一次 1 袋，一日 3 次。4 周为一疗程。

【使用注意】有出血性疾病者、孕妇及经期妇女慎用。

心通口服液

《中华人民共和国药典》2020 年版

【方歌】心通常备二参芪，麦乌羊葛共相益，当皂海昆与牡蛎，再添枳实此方毕。

【组成】黄芪、党参、麦冬、何首乌、淫羊藿、葛根、当归、丹参、皂角刺、海藻、昆布、牡蛎、枳实。

【功能】益气活血，化痰通络。

【主治】气阴两虚，痰瘀痹阻所致的胸痹。症见心痛，胸闷，气短，呕恶，纳呆；冠心病心绞痛见上述证候者。

【组方分析】方中黄芪、党参为君。黄芪甘温，补气固表；党参甘平，补中，益气，生津。二者配伍益气强心，复脉固脱。气行则血行，气旺则血自生。

麦冬、何首乌、当归、丹参为臣。麦冬甘寒，养阴清心；何首乌苦温，滋阴养肝肾，益精血，泻热通便；当归甘辛温、丹参苦寒，二者配伍，活血养血，化瘀通脉。诸药相配，益气养阴，活血化瘀而通心脉。

淫羊藿、葛根、皂角刺、海藻、昆布、枳实、牡蛎为佐。淫羊藿辛温，祛风湿，补肾阳，意在阳中求阴；葛根甘寒，通经活络，生津止渴；皂角刺辛温，消肿解毒；海藻苦寒、昆布咸寒，二者相合，清热消痰，软坚散结；枳实苦辛微寒，行气消积，化痰散痞；牡蛎咸寒，重镇安神，潜阳补阴，软坚散结。

诸药合用，共奏益气养阴、活血化瘀、化痰通络之功。

【临床应用】（1）辨证要点　本品是治疗气阴两虚，痰瘀互阻胸痹的常用方。用于治疗心胸疼痛，胸闷，气短，心悸，乏力，心烦，口干，头晕，少寐，舌淡红或黯或有齿痕，苔白腻，脉沉细、弦滑或结代。以心胸疼痛，胸闷，气短，乏力，心烦，舌黯苔白腻，脉沉细为辨证要点。亦可用于心悸，症见气短，乏力，心烦少寐，口干咽痛，舌红，脉涩等。以心悸，气短，乏力，舌红，脉涩为辨证要点。

（2）现代应用　本品用于冠心病心绞痛、心律失常、心力衰竭、慢性充血性心力衰竭等气阴两虚，痰瘀痹阻者。

【用法用量】口服。一次 10～20ml，一日 2～3 次。

【使用注意】孕妇禁用；服后泛酸者可于饭后服用。

看一看

临床试验表明，心通口服液治疗冠心病、心绞痛显效率 53.87%，总有效率达 95.86%；对改善缺血性心电图作用，显效率 20.4%，总有效率 62.2%；用药后检查血尿常规、肝肾功能、胸透等未见异常。极少数患者服药 1～4 天出现胃脘反酸不适现象，改为饭后服症状消失，无其他不良反应。

益心舒胶囊

《中华人民共和国药典》2020 年版

【方歌】益心舒君用人参，黄芪丹参共为臣，麦冬山芎五味子，益气活血养阴津。

【组成】人参、麦冬、五味子、黄芪、丹参、川芎、山楂。

【功能】益气复脉，活血化瘀，养阴生津。

【主治】气阴两虚，瘀血阻脉所致的胸痹。症见胸痛胸闷，心悸气短，脉结代；冠心病心绞痛见上述证候者。

【组方分析】方中人参为君。人参甘温，大补元气，补脾益肺，生津止渴。

黄芪、丹参为臣。黄芪甘温，补气升阳，生津养血；丹参苦寒，活血化瘀，通利血脉，通经止痛。

麦冬、五味子、川芎、山楂为佐。麦冬甘寒，生津养阴，宁心安神；五味子酸甘温，收敛固涩，益气生津；川芎辛温，行气活血，化瘀通络，配伍补气药黄芪，加强活血之功；山楂酸甘温，行气散瘀，化浊降脂。

诸药配合，同奏益气复脉、活血化瘀、养阴生津之功。

【临床应用】（1）辨证要点　本品是治疗气阴两虚，瘀血阻脉所致胸痹的常用方。用于治疗胸痛胸闷，气短乏力，头昏，困乏，少气懒言，舌干咽燥，失眠，容易出汗，舌紫黯或有瘀点，苔少，脉结代。以胸痛胸闷，气短，乏力，舌干，燥咽，舌紫黯或有瘀点，脉结代为辨证要点。

（2）现代应用　本品可用于心悸、怔忡、胸闷、冠心病心绞痛、心律失常等属气阴两虚，瘀血阻脉者。

【用法用量】口服。一次 3 粒，一日 3 次。

【使用注意】孕妇禁用。

稳心颗粒

《中华人民共和国药典》2020 年版

【方歌】稳心颗粒用党黄，三七琥珀甘松尝，益气养阴化血瘀，气短乏力胸闷痛。

【组成】党参、黄精、三七、琥珀、甘松。

【功能】益气养阴，活血化瘀。

【主治】气阴两虚，心脉瘀阻所致的心悸不宁，气短乏力，胸闷胸痛。室性早搏、房性早搏见上述证候者。

【组方分析】方中党参为君。党参甘平，补中益气，养血生津。

黄精为臣。黄精甘平，补气养阴，健脾，润肺，滋心阴。

三七、琥珀、甘松为佐。三七甘温，散瘀止血，消肿定痛；琥珀甘平，宁心安神，活血化瘀；甘松辛温，理气止痛。

诸药合用，共奏益气养阴、活血化瘀之功。

【临床应用】（1）辨证要点　本品是治疗气阴两虚，心脉瘀阻所致心悸不宁的常用方。用于治疗心悸不宁，气短乏力，胸闷胸痛，动则尤甚，面色苍白，舌色暗红或有瘀斑，脉细无力。以心悸，胸闷胸痛，乏力，舌色暗红或有瘀斑，脉细无力为辨证要点。

（2）现代应用　本品可用于头痛、心悸、胸闷、心律失常、室性早搏等属气阴两虚，心脉瘀阻者。

【用法用量】开水冲服。一次 1 袋，一日 3 次或遵医嘱。

【使用注意】偶见轻度头晕、恶心；缓慢性心律失常，禁用；孕妇慎用。

答案解析

目标检测

一、单项选择题

1. 血府逐瘀汤的主治是

A. 胸中瘀血证　　B. 胁下瘀血证
C. 上焦瘀血证　　D. 下焦瘀血证

2. 用于胸痹心肾阴虚、心血瘀阻证的是

A. 复方丹参片　　B. 益心通脉颗粒
C. 心元胶囊　　D. 舒心口服液

3. 用于气滞血瘀型冠心病、心绞痛的是

A. 益心通脉颗粒　　B. 心元胶囊
C. 速效救心丸　　D. 心通口服液

4. 冠心苏合胶囊的功能是

A. 益气养阴，活血通络　　B. 滋肾养心，活血化瘀
C. 补益心气，活血化瘀　　D. 理气，宽胸，止痛

5. 舒心口服液的功能是

A. 补益心气，活血化瘀　　B. 益气活血，养阴生津
C. 益气活血，化痰通络　　D. 活血化瘀，行气止痛

6. 具有芳香温通，益气强心功能的是

A. 稳心颗粒　　B. 复方丹参片
C. 益心舒胶囊　　D. 麝香保和丸

7. 心通口服液中黄芪的作用是

A. 补益固表　　B. 滋阴养血
C. 清热化阴　　D. 活血化瘀

8. 脾胃虚寒患者应慎用的是

A. 滋心阴口服液　　B. 稳心颗粒
C. 益心舒胶囊　　D. 复方丹参片

二、配伍选择题

A. 血府逐瘀汤　　B. 舒心口服液　　C. 心元胶囊
D. 益心通脉颗粒　　E. 心通口服液

1. 治疗气滞血瘀胸痹的方剂或中成药是
2. 治疗气虚血瘀胸痹的方剂或中成药是

3. 治疗气阴两虚胸痹的方剂或中成药是

A. 瓜蒌薤白半夏汤　B. 通心络胶囊　C. 滋心阴口服液
D. 心元胶囊　E. 速效救心丸

4. 治疗心肾阴虚，心血瘀阻的方剂或中成药是

5. 治疗心气虚乏，血瘀络阻胸痹的方剂或中成药是

6. 治疗痰浊瘀阻胸痹的方剂或中成药是

三、多项选择题

1. 主治气滞血瘀所致胸痹的中成药有

A. 复方丹参片　B. 心可舒片　C. 正心泰片
D. 心元胶囊　E. 速效救心丸

2. 复方丹参片的组成药物有

A. 丹参　B. 三七　C. 人参
D. 当归　E. 冰片

3. 孕妇慎用的有

A. 益心通脉颗粒　B. 稳心颗粒　C. 正心泰片
D. 复方丹参片　E. 心可舒片

4. 益心舒胶囊的功能有

A. 益气复脉　B. 养阴生津　C. 滋肾养心
D. 活血化瘀　E. 行气止痛

四、案例分析题

1. 处方分析

山楂 15g　丹参 20g　葛根 15g　三七 10g　木香 9g

请根据处方药物组成，分析此方适用于胸痹的何种证型，并说明理由。

2. 病例分析

患者，女，48 岁。近日来，胸闷不适，胸部常伴有刺痛或绞痛，其痛处固定不移，有时会引发至肩背，夜晚症状加重，时有盗汗，耳鸣头晕，心烦，表情忧思焦虑。

请辨证分型，并为该患者推荐合适的中成药。

书网融合……

重点回顾　微课

项目十一 风湿痹用方药

学习目标

知识目标：

1. 掌握 乌头汤、宣痹汤、独活寄生丸、小活络丸的组成、功能、主治、组方分析、临床应用及使用注意。

2. 熟悉 风湿痹的概念、分类、病因病机、治疗原则及注意事项。

3. 了解 风湿骨痛胶囊、薏苡仁汤、桃红饮的功能、主治与使用注意。

技能目标：

能熟练完成风湿痹的问病荐药，能安全、合理地使用风湿痹方剂与中成药。

素质目标：

树立中医药的文化自信，养成爱岗敬业的职业精神，形成诚信友善的价值追求，争做守正创新的时代新人。

导学情景

情景描述：患者，女，52岁。因不慎受寒，导致左肩关节疼痛，活动困难4个月，加重10天，伴局部发凉，怕冷，夜间为甚。经推拿、艾灸稍有好转，近10天症状加重，口服消炎、止痛类药物效果不明显。除上述症状外，还伴有纳差（与服止痛类药物有关），头晕目眩，腰膝酸软，四肢乏力，二便正常，舌质淡，脉细略弦。

情景分析：因为不慎受寒，引起肩关节疼痛，活动困难。伴局部发凉，怕冷，夜间为甚，头晕目眩，腰膝酸软，四肢乏力等症状。

讨论：此患者有什么疾病？病因是什么？应该选用什么中药进行治疗？

学前导语：此患者受寒、受凉出现肩关节疼痛，当以何法治疗？治疗风湿痹的方剂和中成药有哪些？

风湿痹，指正气不足，风、寒、湿、热等外邪侵袭人体，痹阻经络，气血运行不畅所导致的，以肌肉、筋骨、关节发生疼痛、麻木、重着、屈伸不利，甚至关节肿大灼热为主要临床表现的病证。现代医学风湿关节炎、类风湿性关节炎、强直性脊柱炎、骨性关节炎、坐骨神经痛等均在中医风湿痹范畴。

（1）风湿痹分类　风湿痹成因很复杂，病位在肌肉、筋骨、关节，常与肝脾胃及肾脏关系密切。根据其病因和临床表现，可分为实证与虚证两类。其中，实证有风寒湿痹、风湿热痹和瘀血阻络痹之分；虚证常见为肝肾亏虚久痹。

（2）病因病机　风湿痹：是因正气不足，感受外在的风寒湿热之邪而成。正气不足是风湿痹的内在因素和病变的基础。体虚腠理空疏，营卫不固，为感邪创造了条件，故《诸病源候论·风病·风湿痹候》说："由血气虚，则受风湿"。而外邪有风寒湿邪和风湿热邪两大类。

风寒湿痹：多由居处潮湿，涉水冒雨，或睡卧当风，或冒雾露，气候变化，冷热交错等原因，致风寒湿邪乘虚侵袭人体，而成风寒湿痹。

风湿热痹：多由处湿热环境，或农田作业，或野外施工，天暑地蒸，或处于较高湿度、温度的作坊、车间、实验室里，风湿热之邪乘虚而入；亦可因阳热之体、阴虚之躯，复感风寒湿邪，邪从热化，或因风寒湿郁久化热，而为风湿热之邪，致病邪留驻肌肉、筋骨、关节，造成经络壅塞，气血运行不畅，肢体筋脉拘急，而成风湿热痹。

瘀血阻络痹：是由痹病日久不愈，气血津液运行不畅，致血脉瘀阻，津液凝聚，痰瘀互结，闭阻经络，深入骨骼，甚或脏腑，出现脏腑痹，而成瘀血阻络痹病。

肝肾亏虚久痹：是由先天禀赋不足，或因饮食不节、惊恐郁怒，使肝肾精气受损，壅遏骨节，壅滞经络，深入筋骨，日久所致，而成肝肾亏虚久痹。

上述各种病因病机之间常常相兼为病，或互相转化。归纳起来，形成风湿痹的基本病机是正气不足，复感风、寒、湿、热病邪，留注肌肉、筋骨、关节，造成经络壅塞，气血运行不畅，肢体筋脉拘急失养。

（2）治疗原则　本病为邪气痹阻经络，气血运行不畅所致，故祛邪活络，缓急止痛，为本病的治疗原则。风寒湿痹，宜祛风散寒，除湿通络；风湿热痹，宜祛风通络，清热除湿；瘀血阻络痹病，宜化痰祛瘀，搜风通络；肝肾亏虚久痹，宜祛邪扶正，攻补兼施，在祛风散寒除湿的同时，加入补益气血，滋养肝肾之品。

（4）注意事项　痹证患者需改善阴冷潮湿等不良的工作、生活环境，避免外邪入侵。病后调摄护理方面，更需做好防寒保暖。大多数风湿痹类方药中含有有毒药物，因此，用量宜从小量开始，逐步增加，且应久煎。

任务一　风寒湿痹类方药

PPT

风寒湿痹，症状为关节疼痛，屈伸不利，肌肉关节疼痛酸麻，或有肿胀，遇阴雨寒冷则疼痛加剧，得热痛减，口淡不欲饮或喜热饮，舌质淡苔白腻，脉弦紧。治宜祛风散寒，除湿通络。可选用羌活、独活等祛风湿散寒之品，代表方药有乌头汤、薏苡仁汤、风湿骨痛胶囊等。

乌头汤

《金匮要略》

【方歌】乌头汤中有麻黄，黄芪白芍甘草镶，筋脉拘急遇寒甚，寒湿痹痛关节痛。

【组成】制川乌、麻黄、黄芪、芍药、炙甘草。

【功能】温经散寒，祛风除湿。

【主治】寒湿痹阻所致的风寒湿痹。症见肢体关节冷痛，疼痛较剧，痛有定处，得热痛减，遇寒加重，关节屈伸不利，舌苔薄白，脉弦紧。或脚气疼痛，不可屈伸因伤于寒湿者。

【组方分析】本方证为风寒湿邪闭阻经络而设。寒邪偏盛，寒为阴邪，其性凝滞，故痛有定处，疼痛较剧；得热则气血较为流畅，故痛减；遇寒则血凝涩，故痛更甚。治宜温经散寒，祛风除湿。

方中制川乌、麻黄为君。制川乌辛苦热，祛风除湿，温经止痛；麻黄辛微苦温，发汗散寒，利水消肿。

芍药、黄芪为臣。芍药苦酸微寒，柔肝止痛；黄芪甘温，益气温阳，固表止汗，并能利血通痹。

甘草为使。甘草甘平，调和诸药，缓急止痛。

诸药合用，共奏温经散寒、祛风除湿之功。

【临床应用】（1）辨证要点　本方是治疗风寒湿痹的常用方。用于治疗肢体关节冷痛，疼痛较剧，痛有定处，得热痛减，遇寒加重，关节屈伸不利，舌苔薄白，脉弦紧。以肢体关节冷痛，遇寒加重，舌苔薄白，脉弦紧为辨证要点。

（2）现代应用　本方可用于风湿性关节炎、类风湿关节炎、偏头痛、肩关节周围炎、坐骨神经痛、三叉神经痛、腰椎骨质增生等属寒湿痹阻者。

【用法用量】水煎服。每日1剂，分2~3次服。

【使用注意】因川乌有毒，应炮制后使用，用量宜从小量开始，逐步增加，且应久煎。

看一看

川乌头与草乌头，在明代以前多统称为乌头。至《本草纲目》始明确区分，云："乌头有两种，出彰明者即附子之母，今人谓之川乌头是也；其产江左、山南等处者，乃《本经》所列乌头，今人谓之草乌头者是也。"此说与目前商品川乌头、草乌头的来源基本符合。川乌头之栽培，始见于《本草图经》，故宋以前所称之川乌头，似亦属野生之乌头。

薏苡仁汤

《类证治裁》

【方歌】薏苡仁苍麻桂独，防羌芎归姜川乌，湿痹节痛重麻木，加己萆薢效更著。

【组成】薏苡仁、当归、川芎、桂枝、羌活、独活、防风、苍术、川乌、麻黄、甘草、生姜。

【功能】除湿通络，祛风散寒。

【主治】湿痹证。症见关节疼痛重着，痛有定处，手足沉重，或有麻木不仁，舌苔白腻，脉濡缓。

【组方分析】本方证为感受风寒湿邪而设。湿邪偏盛，湿性重浊黏滞，故关节疼痛重着，痛有定处，麻木重着；湿留肌肉，阻滞关节，故手足沉重，活动不便；湿邪偏盛，故舌苔白腻，脉象濡缓。治宜除湿通络，祛风散寒。

方中薏苡仁、苍术为君。薏苡仁甘淡凉，淡渗利湿，健脾止泻，除痹；苍术辛苦温，燥湿健脾，祛风散寒。

防风、羌活、独活、川乌、麻黄、桂枝为臣。防风辛甘微温，祛风胜湿；羌活、独活辛苦温，散风寒，祛风湿，止痹痛，助苍术祛风胜湿；川乌辛苦热，祛风除湿，温经止痛；麻黄、桂枝辛温，温经散寒，通络搜风。

当归、川芎为佐。当归、川芎辛温，养血活血兼以行气，有"治风先治血，血行风自灭"之意。

生姜、甘草为使。生姜辛温，解表散寒；甘草甘平，调和诸药。

诸药合用，共奏除湿通络、祛风散寒之功。

【临床应用】（1）辨证要点　本方是治疗湿痹关节痛的常用方。用于治疗关节疼痛重着，痛有定处，手足沉重，或有麻木不仁，舌苔白腻，脉象濡缓。以关节疼痛重着，手足沉重，舌苔白腻，脉濡缓为辨证要点。

（2）现代应用　本方可用于风湿性关节炎、类风湿关节炎、腰椎间盘突出症等属湿痹者。

【用法用量】水煎服。每日1剂，分2~3次服。

【使用注意】川乌有毒，宜久煎。

风湿骨痛胶囊

《中华人民共和国药典》2020年版

【方歌】风湿骨痛制二乌，麻甘梅红木瓜入，温经通络止痹痛，寒湿痹病效突出。

【组成】制川乌、制草乌、红花、甘草、木瓜、乌梅、麻黄。

【功能】温经散寒，通络止痛。

【主治】寒湿闭阻经络所致的痹病。症见腰脊疼痛，四肢关节冷痛；风湿性关节炎见上述证候者。

【组方分析】方中制川乌、制草乌为君。制川乌、制草乌辛苦热，祛风除湿，散寒止痛，温通经络。

麻黄、红花、木瓜为臣。麻黄辛温，疏散风寒；红花辛温，活血散瘀，血行则风自灭；木瓜酸温，舒筋活络，化湿和胃。三药合用，助君祛风散寒，通络止痛。

乌梅、甘草为佐。乌梅酸涩平，敛肺生津，以防君臣辛散太过；甘草甘平，调和诸药。

诸药合用，共奏祛风散寒、通络止痛之功。

【临床应用】（1）辨证要点　本品是治疗风寒湿痹的常用方。用于治疗腰脊疼痛，四肢关节疼痛，遇寒则重，舌苔白腻，脉濡缓。以腰脊疼痛，四肢关节冷痛，舌苔白腻，脉濡缓为辨证要点。

（2）现代应用　本品可用于风湿性关节炎、肩关节周围炎、坐骨神经痛、三叉神经痛、腰椎骨质增生等属寒湿痹阻者。

【用法用量】口服。一次2～4粒，一日2次。

【使用注意】本品含有毒性药，不可多服；孕妇忌服。

练一练

患者关节疼痛重着，痛有定处，手足沉重，麻木不仁，舌苔白腻，脉濡缓。宜选用

A. 乌头汤　　B. 薏苡仁汤　　C. 风湿骨痛胶囊　　D. 独活寄生丸

答案解析

任务二　风湿热痹类方药

PPT

风湿热痹，症状有关节疼痛，关节局部灼热红肿，得冷稍舒，痛不可触，可病及一个或多个关节，多兼有发热，恶风，口渴，烦闷不安，苔黄燥，脉滑数。治宜祛风通络，清热除湿。可选用防己、威灵仙等祛风湿之品，辅以连翘、栀子等清热之品，代表方药有宣痹汤等。

宣痹汤

《温病条辨》

【方歌】宣痹汤内用山栀，赤豆滑翘蚕沙施，苡杏半夏木防己，湿热痹痛此方医。

【组成】防己、苦杏仁、滑石、连翘、山栀、薏苡仁、半夏（醋炒）、蚕砂、赤小豆皮。

【功能】清化湿热，宣痹通络。

【主治】湿热阻络所致的风湿热痹。症见寒战发热，骨节烦疼，面色萎黄，小便短赤，舌苔黄腻。

【组方分析】本方证为湿热郁于经络而设。湿聚热蒸，灌于经络，则寒战热盛；流注骨节，故见骨节烦疼，活动不利；面色萎黄为湿郁；小便短赤为热盛；舌红，苔黄腻，是湿热俱盛的征象。湿热之邪，痹阻经络，治宜清利湿热，宣通经络。

方中防己为君。防己辛苦寒，清热利湿，通络止痛。

蚕砂、薏苡仁为臣。蚕砂苦寒，燥湿祛风，和胃化浊，活血定痛；薏苡仁甘淡凉，除湿行痹，通利关节。

连翘、山栀子、滑石、赤小豆皮、半夏、苦杏仁为佐。连翘苦微寒，清热解毒，疏散风热；山栀子苦寒，清泻三焦湿热；滑石、赤小豆皮甘淡寒，清热利湿，以助防己清热祛湿；半夏辛苦温，燥湿化浊；苦杏仁苦平，降气化痰，取“肺主一身之气，气化则湿亦化”之意。

诸药合用，共奏清热利湿、宣痹止痛之功。

【临床应用】(1) 辨证要点　本方是治疗风湿热痹的常用方。用于治疗寒战发热，骨节烦疼，面色萎黄，小便短赤，舌苔黄腻。以骨节烦疼，局部灼热红肿，面色萎黄，舌苔黄腻为辨证要点。

(2) 现代应用　本方可用于风湿性关节炎、肩关节周围炎、坐骨神经痛、三叉神经痛、腰椎骨质增生等属寒湿痹阻者。

【用法用量】水煎服。每日1剂，分2～3次服。

【使用注意】本品含有毒性药，不可多服；孕妇忌服。

想一想

风寒湿痹与风湿热痹有什么不同？为什么？

答案解析

任务三　肝肾亏虚久痹类方药

PPT

肝肾亏虚久痹，症状有日久不愈，关节屈伸不利，肌肉瘦削，腰膝酸软，或畏寒肢冷，或骨蒸劳热，心烦口干，舌质淡红，舌苔薄白或少津，脉沉细弱或细数。治宜补益肝肾，舒筋止痛。可选用独活、防风等祛风除湿之品，辅以桑寄生、牛膝等补益肝肾之品，代表方有独活寄生丸等。

独活寄生丸

《中华人民共和国药典》2020年版

【方歌】独活寄生艽防辛，芎归地芍桂苓均，杜仲牛膝党参草，冷风顽痹屈能伸。

【组成】独活、桑寄生、熟地黄、牛膝、细辛、秦艽、茯苓、肉桂、防风、川芎、党参、甘草、酒当归、白芍、盐杜仲。

【功能】养血舒筋，祛风除湿，补益肝肾。

【主治】风寒湿闭阻，肝肾两亏，气血不足所致的痹病。症见腰膝冷痛，屈伸不利，酸重无力，或麻木偏枯，冷痹日久不愈。

【组方分析】本方证为风寒湿闭阻，肝肾两亏，气血不足所致的痹病而设。风寒湿邪客于肢体关节，气血运行不畅，故见腰膝冷痛，久则肢节屈伸不利，或麻木不仁，正如《素问》所言："痹在于骨则重，在于脉则不仁。"治宜养血舒筋，祛风除湿，补益肝肾。

方中独活、桑寄生为君。独活辛苦微温，祛风除湿，通痹止痛；桑寄生苦甘平，祛风湿，补肝肾，强筋骨。两者合用，既可祛风湿，又可补肝肾。

秦艽、防风、细辛、盐杜仲、牛膝为臣。秦艽辛苦平，祛风湿，止痹痛；防风辛温，祛风止痛；细辛辛温，祛风除湿，散寒止痛；盐杜仲甘温、牛膝苦平，补肝肾，强筋骨。

酒当归、熟地黄、白芍、川芎、党参、茯苓、肉桂、甘草为佐使。酒当归、熟地黄、白芍、川芎，为四物方组成，养血和血；党参、茯苓、甘草，为四君子方去白术，补气健脾；肉桂辛热，散寒止痛，温通经脉。

诸药合用，共奏养血舒筋、祛风除湿、补益肝肾之功。

【临床应用】(1) 辨证要点　本品是治疗风寒湿闭阻，肝肾两亏，气血不足所致痹病的常用方。用于腰膝冷痛，屈伸不利，酸重无力，或麻木偏枯，冷痹日久不愈。以腰膝冷痛，酸重无力，屈伸不利，或麻木偏枯为辨证要点。

（2）现代应用　本品可用于慢性关节炎，坐骨神经痛等属肝肾不足，气血两亏者。

【用法用量】口服。水蜜丸一次6g，大蜜丸一次1丸，一日2次。

【使用注意】痹证之属湿热实证者忌用；孕妇慎用。

看一看

独活寄生丸，传承于《备急千金要方》独活寄生汤。独活寄生汤为唐代名医孙思邈所创。《备急千金要方》卷八："夫腰背痛者，皆有肾气虚弱，卧冷湿地当风得之。不时速治，喜流入脚膝为偏枯、冷痹、缓弱疼痛或腰痛、挛脚重痹，宜急服此方。"用于治疗肝肾两虚者又久居寒湿之地而复感风寒湿邪所致的久痹。

PPT

任务四　瘀血阻络痹类方药

瘀血阻络痹病，症状为疼痛时轻时重，关节肿大，甚至强直畸形，屈伸不利，舌质紫，苔白腻，脉细涩等。治宜化痰祛瘀，搜风通络。可选用制川乌、威灵仙等祛风除湿之品，辅以桃仁、红花等活血化瘀之品，代表方药有桃红饮、小活络丹等。

桃红饮

《类证治裁》

【方歌】桃红饮内有桃红，芎归灵仙煎煮汤，痹证日久瘀血阻，瘀化血活自然康。

【组成】桃仁、红花、川芎、当归尾、威灵仙。

【功能】活血祛瘀，祛风利痹。

【主治】瘀血阻滞所致痹证。症见肢节麻木疼痛，舌淡，苔白，脉弦细。

【组方分析】方中桃仁、红花为君。桃仁苦甘平，活血祛瘀；红花辛温，活血通经，散瘀止痛。

当归尾、川芎为臣。当归尾甘辛温，活血止痛；川芎辛苦温，活血行气，祛风止痛。两者共用，活血止痛，血行风自灭。

威灵仙为佐。威灵仙辛咸温，祛风湿，通经络。

诸药合用，共奏活血祛瘀、祛风利痹之功。

【临床应用】（1）辨证要点　本方是治疗痹证日久，瘀血闭阻经络关节的常用方。用于肢节麻木疼痛，舌淡苔白，脉弦细。以肢节麻木疼痛，舌淡苔白，脉弦细为辨证要点。

（2）现代应用　本方可用于膝骨关节炎、痛风性关节炎、痹证等属瘀血阻络者。

【用法用量】水煎，口服。

【使用注意】孕妇忌用；血热者慎用。

小活络丸

《中华人民共和国药典》2020年版

【方歌】小活络丹二乌同，乳没南星与地龙，寒湿瘀血成痹痛，祛风活血经络通。

【组成】胆南星、制川乌、制草乌、地龙、乳香（制）、没药（制）。

【功能】祛风散寒，化痰除湿，活血止痛。

【主治】风寒湿邪闭阻，痰瘀阻络所致的痹病。症见肢体关节疼痛，或冷痛，或刺痛，或疼痛夜甚，关节屈伸不利、麻木拘挛。

【组方分析】方中制川乌、制草乌为君。制川乌、制草乌辛热，祛风除湿，散寒止痛，温通经络。

胆南星为臣。胆南星苦微辛凉，祛风燥湿，清热化痰，以祛经络风痰。

地龙、制乳香、制没药为佐。地龙咸寒，性善走窜，搜风通络止痛；制乳香、制没药辛苦温，行气活血，化瘀通络，行痹止痛。

诸药合用，共奏祛风散寒、化痰除湿、活血止痛之功。

【临床应用】(1) 辨证要点　本品是治疗风寒湿邪闭阻，痰瘀阻络所致痹病的常用方。用于治疗肢体关节疼痛，或冷痛，或刺痛，或疼痛夜甚，关节屈伸不利，麻木拘挛。以肢体关节疼痛，或冷痛，或刺痛，或疼痛夜甚为辨证要点。

(2) 现代应用　本品可用于类风湿关节炎、慢性风湿性关节炎、骨质增生症、坐骨神经痛、肩周炎等属风寒湿，痰瘀留滞经络者。

【用法用量】黄酒或温开水送服。小蜜丸一次 3g（15 丸），大蜜丸一次 1 丸，一日 2 次。

【使用注意】孕妇禁用。

药爱生命

2014 年 4 月，云南白药药品说明书修订，正式公布配方中含有“草乌”。草乌中因含有乌头碱等生物碱，其块根有大毒，但入药能祛风除湿，温经止痛。云南白药属于国家保密方，处方不对外公开，因此在长期使用过程中，大众不知晓其中含有“草乌”成分。草乌对肾脏有一定毒性，超量使用会引起口唇和四肢麻痹、恶心、呕吐等。我们用中药前要了解其中所含成分，注意按规定剂量使用。

目标检测

答案解析

一、单项选择题

1. 乌头汤的功能是
   A. 温经散寒，利水祛湿　B. 祛风散寒，化痰除湿
   C. 温经散寒，祛风除湿　D. 活血祛瘀，祛风利痹
2. 关于薏苡仁汤使用注意，说法错误的是
   A. 因川乌有毒，应炮制后使用　B. 煎煮时间不宜太久
   C. 应久煎　D. 用量宜从小量开始，逐步增加
3. 关于乌头汤主治病证，说法错误的是
   A. 寒湿痹阻引起的肢体关节冷痛　B. 脚气疼痛，不可屈伸因伤于寒湿者
   C. 寒湿痹阻引起的关节屈伸不利　D. 湿热痹阻引起的关节肿痛
4. 关于独活寄生丸主治病证，说法错误的是
   A. 用于风寒湿邪痹证日久　B. 冷痹日久不愈
   C. 肝肾两亏，气血不足　D. 湿热痹阻引起的关节红肿热痛
5. 独活寄生丸的君药是
   A. 独活、桑寄生　B. 杜仲、牛膝
   C. 细辛、秦艽　D. 防风、川芎
6. 可用于治疗湿聚热蒸，阻于经络所致湿热痹证的是
   A. 乌头汤　B. 宣痹汤

C. 桃红饮　　D. 独活寄生丸

二、配伍选择题

A. 温经散寒，通络止痛　　B. 祛风散寒，化痰除湿
C. 清化湿热，宣痹通络　　D. 活血祛瘀，祛风利痹

1. 小活络丸的功能是
2. 桃红饮的功能是
3. 宣痹汤的功能是

A. 宣痹汤　　B. 独活寄生丸
C. 乌头汤　　D. 薏苡仁汤

4. 症见腰膝冷痛，酸重无力，屈伸不利，或麻木偏枯，冷痹日久不愈。可选用
5. 症见关节疼痛重着，痛有定处，手足沉重，或有麻木不仁，舌苔白腻，脉象濡缓等。可选用
6. 症见寒战发热，骨节烦疼，面色萎黄，小便短赤，舌苔黄腻。可选用

三、多项选择题

1. 含制川乌的方剂与中成药有
A. 乌头汤　　B. 宣痹汤　　C. 桃红饮
D. 独活寄生丸　　E. 小活络丸

2. 可用于治疗风寒湿痹的方剂与中成药有
A. 宣痹汤　　B. 桃红饮　　C. 乌头汤
D. 薏苡仁汤　　E. 风湿骨痛胶囊

3. 属于孕妇禁用的方剂与中成药有
A. 宣痹汤　　B. 桃红饮　　C. 乌头汤
D. 小活络丸　　E. 风湿骨痛胶囊

四、案例分析题

1. 处方分析

制川乌 6g　麻黄 9g　黄芪 9g　白芍 9g　炙甘草 9g

请根据处方药物组成，分析此方适用于痹证的何种证型，并简要说明理由。

2. 用药推荐分析

患者，男，52 岁。长期户外工作，3 日前汗出受风，出现左侧肩颈部疼痛，前来就诊。经查体，患者左侧肩颈部疼痛较剧烈，不得屈伸，痛处固定，得热痛减，遇寒加重，局部皮色不红，触之不热，苔薄白，脉弦紧。

请辨证分型，并为该患者推荐合适的中成药。

书网融合……

重点回顾　　微课　　习题

模块四

4 外科、皮肤科用方药

项目一　疮疡用方药

学习目标

知识目标：

1. 掌握　五味消毒饮、仙方活命饮、连翘败毒丸、如意金黄散的组成、功能、主治、组方分析、临床应用及使用注意。

2. 熟悉　疮疡的概念、分类、病因病机、治疗原则及注意事项。

3. 了解　生肌玉红膏、京万红软膏的功能、主治与使用注意。

技能目标：

能熟练完成疮疡的问病荐药，能安全、合理地使用疮疡用方剂与中成药。

素质目标：

树立中医药的文化自信，养成爱岗敬业的职业精神，形成诚信友善的价值追求，争做守正创新的时代新人。

导学情景

情景描述：患者，女，10岁。主诉：三天前突然恶寒发热，两天后右上臂阵发性针刺样疼痛。西医诊断为右上臂脓肿、败血症。予抗感染治疗，并将右上臂脓肿切开引流。但患者仍高热，应邀会诊。诊查：体温39℃，形寒发热，口略渴，汗出，脉滑数，舌质红润，微有黄苔。

情景分析：右上臂脓肿，同时引发感染，导致恶寒发热、口渴、汗出等症状。

讨论：该患者是什么疾病？病因是什么？应该选用什么中药进行治疗？

学前导语：患者右上臂脓肿，同时引发感染，当以何法治疗？治疗疮疡的方剂和中成药有哪些？

疮疡，是各种致病因素侵袭人体后引起的一切体表化脓感染性疾病的总称，包括急性和慢性两大类。疮疡是中医外科疾病中最常见的一大类病证，包括痈疽、疔疮、疖肿、流痰，流注、瘰疬等。其临床特点是在肿疡阶段一般以红肿热痛为主，在溃疡阶段则多以溃腐流脓及机体组织损伤为主要症状，可伴有功能障碍及全身中毒症状。疮疡好发于夏秋季，四季皆可发病。现代医学体表上的急、慢性化脓性感染等均在中医疮疡范畴。

（1）疮疡分类　分为初期、中期和后期。疮疡初期，人体正气充足，邪毒蕴结，疮疡未成脓，多见热毒蕴结或湿热壅滞等证。疮疡中期，热盛肉腐，脓肿已成。疮疡后期，若脓毒外解，腐肉脱落，新肉生长，则痊愈；若正气不足，邪毒内陷，则出现恶逆之症，甚至危及生命。

（2）病因病机　疮疡的致病因素有外感和内伤两大类，外感者有六淫邪毒、时疫之毒和外来伤害等，内伤有情志内伤、饮食不节、房室损伤等。外邪引起的疮疡，以热毒、火毒最为多见。风寒暑湿等引起的疮疡，在初起阶段，虽并不都具有热毒、火毒的红热现象，但在病中期，能显现火热之毒。这类疮疡一般都具有阳证疮疡的特点。内伤引起的疮疡，大多因虚致病，且多属于慢性，如肾虚络空，易为风寒痰浊侵袭而成流痰；肺肾阴亏，虚火上炎，灼津为痰而成瘰疬，这类疮疡的初、中期多具有阴证疮疡的特点。故疮疡的发生，普遍认为从外感受者轻，脏腑蕴毒从内而发者重。

（3）治疗原则　初期尚未成脓时，宜消散，常有清热解毒、和营行瘀；中期脓成不溃或脓出不畅，宜托毒，常有透托、补托；后期正气虚弱者，宜补益敛疮，常有益气养血、敛疮生肌等。

（4）注意事项　疮疡用方药中大多数为外用药，外用药不可内服；用药期间，忌食辛辣、海鲜食物。

PPT

任务一　热毒蕴结疮疡类方药

疮疡的发生，因病理变化不同，可造成症状不一。热毒蕴结疮疡宜清热解毒，消肿止痛。可选用金银花、野菊花等清热解毒之品，代表方药有五味消毒饮、仙方活命饮、连翘败毒丸等。

五味消毒饮
《医宗金鉴》

【方歌】五味消毒治诸疔，银花野菊蒲公英，紫花地丁天葵子，煎加酒服效非轻。

【组成】金银花、野菊花、蒲公英、紫花地丁、紫背天葵子。

【功能】清热解毒，散结消肿。

【主治】热毒蕴蒸疔疮痈肿证。症见疔疮初起，发热恶寒，疮形如粟，坚硬根深，状如铁钉，以及痈疡疖肿，红肿热痛，舌红苔黄，脉数。

【组方分析】本方证为热毒蕴蒸于肌肤，致疔疮痈肿而设。治宜清热解毒，散结消肿。

方中金银花为君。金银花甘寒，清热解毒，消散痈肿，尤善解中上焦之热毒，为痈疮疔毒之要药。

野菊花、蒲公英、紫花地丁、紫背天葵子为臣。野菊花苦辛微寒，清热解毒；蒲公英、紫花地丁苦寒，均清热解毒，为痈疮疔毒之要药；紫背天葵子苦寒，清热解毒，凉血消肿散结。

诸药合用，共奏清热解毒、散结消肿之功。

【临床应用】（1）辨证要点　本方是治疗热毒蕴蒸疔疮痈肿的常用方。用于疔疮初起，发热恶寒，疮形如粟，坚硬根深，状如铁钉，以及痈疡疖肿，红肿热痛，舌红苔黄，脉数。以疔疮痈肿，红肿热痛，发热恶寒，舌红苔黄，脉数为辨证要点。

（2）现代应用　本方可用于急性乳腺炎、蜂窝织炎等外科急性感染，急性泌尿系感染、胆囊炎、肺炎、流行性乙型脑炎等具有热毒证候者。

【用法用量】用水400ml，煎至300ml，加无灰酒100ml，再滚二三沸，去滓热服。盖被取汗。酒可佐助，因其辛热，通血脉，可利痈肿疔毒。

【使用注意】脾胃虚弱、大便溏薄者慎用；阴疽肿痛者忌用。

看一看

《医宗金鉴》，为清代吴谦编，分为90卷。包括《订正伤寒论注》《订正金匮要略注》《删补名医方论》及四诊、运气、伤寒、杂病、妇科、幼科、痘疹、种痘、外科、刺灸、眼科、正骨等心法要诀。各分子目，有图说方论，简明易学。

仙方活命饮
《校注妇人良方》

【方歌】仙方活命金银花，防芷归陈草芍加，贝母花粉兼乳没，山甲皂刺酒煎佳。

【组成】白芷、贝母、防风、赤芍药、当归尾、甘草节、皂角刺（炒）、穿山甲（炙）、天花粉、乳香、没药、金银花、陈皮。

【功能】清热解毒，消肿溃坚，活血止痛。

【主治】阳证痈疡肿毒初起证。症见红肿焮痛，或身热凛寒，苔薄白或黄，脉数有力。

【组方分析】本证为热毒壅聚，气滞血瘀痰结而设。热毒壅聚，营气郁滞，气滞血瘀，聚而成形，故见局部红肿热痛；邪正交争于表，故身热凛寒；正邪俱盛，相搏于经，则脉数有力。治以清热解毒，消肿溃坚，活血止痛。

方中金银花为君。金银花甘寒，清热解毒，为疮痈要药。

当归尾、赤芍、乳香、没药、陈皮为臣。当归尾辛甘温，活血化瘀；赤芍苦微寒，清热凉血化瘀；乳香、没药辛苦温，活血散瘀止痛；陈皮苦辛温，理气行滞，使气行血行，肿结自消。

白芷、防风、贝母、天花粉、穿山甲、皂角刺为佐。白芷辛温，散寒解表通窍；防风辛甘微温，祛风解表；贝母苦寒，清热化痰，散结消肿；天花粉甘微苦微寒，清热生津，散结消肿；穿山甲辛咸，通经络；皂角刺辛温，通络溃坚。

甘草为使。甘草甘平，清热解毒，调和诸药。

诸药合用，共奏清热解毒、消肿溃坚、活血止痛之功。

【临床应用】（1）辨证要点　本方是治疗热毒痈疡肿毒初起的常用方。用于治疗红肿焮痛，或身热凛寒，苔薄白或黄，脉数有力。以红肿焮痛，身热凛寒，苔薄黄，脉数有力为辨证要点。

（2）现代应用　本方可用于化脓性炎症、蜂窝织炎、化脓性扁桃体炎、乳腺炎、脓疱疮、疖肿、深部脓肿等属热毒壅聚者。

【用法用量】用酒一大碗，煎五七沸服。酒辛热，借其通行周身，以行药势，助药力直达病所。

【使用注意】本方只可用于痈肿未溃之时，若已溃，断不可用；本方性偏寒凉，阴证疮疡忌用；脾胃本虚、气血不足者应慎用。

连翘败毒丸

《中华人民共和国卫生部药品标准》

【方歌】连翘败毒双花地，天粉芩连苦黄芷，荆芥防风羌荷麻，柴胡当归甘草赤。

【组成】连翘、金银花、苦地丁、天花粉、黄芩、黄连、大黄、苦参、荆芥穗、防风、白芷、羌活、麻黄、薄荷、柴胡、当归、赤芍、甘草。

【功能】清热解毒，散风消肿。

【主治】脏腑积热，风热湿毒引起的疮疡初起。症见红肿疼痛，憎寒发热，风湿疙瘩、遍身刺痒，大便秘结。

【组方分析】方中连翘为君。连翘苦微寒，清热解毒，消肿散结，为疮家圣药。

金银花、苦地丁为臣。金银花甘寒，清热解毒；苦地丁苦寒，清热解毒，散结消肿。

赤芍、黄芩、黄连、大黄、苦参、天花粉、麻黄、白芷、荆芥穗、防风、薄荷、羌活、柴胡、当归为佐。赤芍苦微寒，清热凉血，散瘀止痛；黄芩苦寒，清热燥湿，泻上焦之热；黄连苦寒，清热燥湿，清中焦之火；大黄苦寒，清热泻火通便；苦参苦寒，清热燥湿利尿。大黄、苦参二药，清利热毒从二便排出。天花粉甘微苦微寒，清热泻火，消肿排脓；麻黄辛温，发汗解表；白芷辛温，解表散风，消肿排脓；荆芥穗辛而微温，解表散风，透疹，止痒；防风辛温，祛风解表；薄荷辛凉，疏散风热，透疹止痒；羌活辛温，祛风除湿；柴胡辛苦微寒，疏散退热；当归辛甘温，活血养血。

甘草为使。甘草甘平，调和诸药。

诸药合用，共奏清热解毒、散风消肿之功。

【临床应用】（1）辨证要点　本品是治疗脏腑积热，风热湿毒引起疮疡的常用方。用于红肿疼痛，憎寒发热，风湿疙瘩，遍身刺痒，大便秘结。以红肿疼痛，憎寒发热，遍身刺痒为辨证要点。

（2）现代应用　本品可用于疮疖、蜂窝织炎、急性淋巴结炎、流行性腮腺炎、化脓性腮腺炎、丹毒、天疱疮、脓疱疮以及渗出性皮肤病等属脏腑积热，风热湿毒者。

【用法用量】口服。一次6g，一日2次。

【使用注意】疮疡阴证者慎用；孕妇忌服。

想一想

连翘败毒丸与五味消毒饮在组成、功能和主治方面有什么不同？

答案解析

任务二　湿热瘀阻疮疡类方药

PPT

疮疡的发生过程中，因病理变化不同，可出现一些特殊形态，或由于功能障碍产生某些特殊形态，产生的症状不一。湿热瘀阻疮疡宜清热燥湿，活血解毒。可选用紫草、黄柏等清热燥湿之品，配伍当归、血竭等活血化瘀之品，代表方药有如意金黄散、生肌玉红膏、京万红软膏等。

如意金黄散

《中华人民共和国药典》2020年版

【方歌】如意金黄散大黄，白芷姜黄柏陈苍，南星厚朴草花粉，敷之百肿自安康。

【组成】姜黄、大黄、黄柏、苍术、厚朴、陈皮、甘草、生天南星、白芷、天花粉。

【功能】清热解毒，消肿止痛。

【主治】热毒瘀滞肌肤所致疮疡肿痛、丹毒流注。症见肌肤红、肿、热、痛。亦用于跌扑损伤。

【组方分析】本方证为热毒瘀滞肌肤所致的疮疡肿痛、丹毒流注而设。肌肤红、肿、热、痛，治宜清热解毒，消肿止痛。

方中天花粉为君。天花粉甘微苦微寒，消肿排脓，清热解毒。

大黄、黄柏、姜黄、白芷为臣。大黄苦寒，清热泻火，凉血解毒，逐瘀通经；黄柏苦寒，清热燥湿，解毒疗疮；姜黄辛苦温，破血行气，通经止痛；白芷辛温，燥湿止带，消肿排脓。

苍术、厚朴、陈皮、生天南星为佐。苍术辛苦温，燥湿祛风；厚朴苦辛温，燥湿消痰下气；陈皮苦辛温，燥湿化痰理气；生天南星苦辛温，消肿散结。

甘草为使。甘草甘平，缓急止痛，调和诸药。

诸药合用，共奏清热解毒、燥湿化痰、消肿止痛之功。

【临床应用】（1）辨证要点　本品是治疗疮疡肿痛的常用方。用于治疗疮疡肿痛，丹毒流注，肌肤红、肿、热、痛。以肌肤红、肿、热、痛为辨证要点。

（2）现代应用　本品可用于流行性腮腺炎、疖疮、黄水疮、跌打损伤、静脉炎、会阴切口硬结、重度压疮（褥疮）等属热毒瘀滞者。

【用法用量】外用。红肿，烦热，疼痛，用清茶调敷；漫肿无头，用醋或葱酒调敷，亦可用植物油或蜂蜜调敷。一日数次。

【使用注意】外用药，不可内服。

练一练

以下属于外用药，不可内服的是

A. 仙方活命饮　　B. 五味消毒饮　　C. 如意金黄散　　D. 普济消毒饮

答案解析

生肌玉红膏

《外科正宗》

【方歌】生肌玉红用轻粉，白芷虫白当归身，血竭甘紫及麻油，生肌祛腐效力臻。

【组成】白芷、甘草、归身、血竭、轻粉、虫白蜡、紫草、麻油。

【功能】活血祛腐，解毒生肌。

【主治】痈疽、发背等疮，溃烂流脓，以及疔疮、疔根脱出需长肉收口者。

【组方分析】本方证多由热毒将尽，余邪未清，正气已虚所致痈疽、发背等疮，溃烂流脓，以及疔疮、疔根脱出需长肉收口者。治宜活血祛腐，解毒生肌。

方中轻粉为君。轻粉辛寒，拔毒生肌。

血竭、白芷、紫草、虫白蜡为臣。血竭甘咸平，敛疮生肌；白芷辛温，祛风止痛，消肿排脓；紫草苦寒，凉血活血，解毒透疹；虫白蜡甘温，止血生肌。

归身、麻油为佐。归身辛甘温，补血活血；麻油甘温，养血润燥。

甘草为使。甘草甘平，调和诸药。

诸药合用，共奏解毒消肿、生肌止痛之功。

【临床应用】（1）辨证要点　本方是治疗热毒将尽，余邪未清，正气已虚，新肌难生的常用方。用于痈疽、发背等疮口不收者。以溃烂流脓，创口不收为辨证要点。

（2）现代应用　本方可用于慢性骨髓炎、烫伤、溃疡、皮肤热毒等病溃疡久不生肌收口者。

【用法用量】外用，创面洗清后外涂。一日1次。

【使用注意】外用药，切勿入口。

京万红软膏

《中华人民共和国药典》2020年版

【方歌】京万红治水火烫，创面溃烂肿痛疡，活血解毒祛腐肌，国家非遗代表方。

【组成】地榆、当归、桃仁、紫草、金银花、五倍子、白芷、血竭、木鳖子、冰片、罂粟壳、地黄、黄连、血余炭、棕榈、半边莲、土鳖虫、白蔹、黄柏、红花、大黄、苦参、槐米、木瓜、苍术、赤芍、黄芩、胡黄连、川芎、栀子、乌梅、乳香、没药。

【功能】活血解毒，消肿止痛，祛腐生肌。

【主治】轻度水、火烫伤，疮疡肿痛，创面溃烂。

【组方分析】方中地榆、黄柏为君。地榆、黄柏合用，清热凉血，消肿止痛。

黄芩、栀子、大黄、黄连、槐米、半边莲、金银花、紫草、苦参、胡黄连、白蔹、地黄为臣。黄芩、栀子、大黄、黄连合用，助君清热凉血；槐米、半边莲、金银花、紫草、苦参、胡黄连、白蔹、地黄合用，清热燥湿，凉血解毒，祛腐敛疮。

桃仁、红花、当归、川芎、血竭、赤芍、木鳖子、土鳖虫、乳香、没药、木瓜、罂粟壳、五倍子、乌梅、棕榈、血余炭、白芷、苍术、冰片为佐。桃仁、红花、当归、川芎、血竭、赤芍、木鳖子、土鳖虫、乳香、没药、木瓜合用，活血破瘀，溃痈生肌，消肿止痛；罂粟壳、五倍子、乌梅、棕榈、血余炭合用，收涩止血，敛疮消肿；白芷、苍术、冰片辛香走窜，散结止痛，活血排脓，收散并用。

诸药合用，共奏活血解毒、消肿止痛、祛腐生肌之功。

【临床应用】（1）辨证要点　本品是治疗水、火、电灼烫伤的常用方。用于水、火、电灼烫伤，疮疡肿痛，皮肤损伤，创面溃烂。以局部皮肤色红或起水疱，或疱下基底部皮色鲜红，疼痛为辨证要点。

（2）现代应用　本品可用于慢性溃疡、压疮、糖尿病足、带状疱疹、冻疮、新生儿尿布皮炎晒伤、皮肤缺损等。

【用法用量】用生理氯化钠溶液清理创面，涂敷本品或将本品涂于消毒纱布上，敷盖创面，用消毒纱布包扎。一日 1 次。

【使用注意】孕妇慎用；运动员慎用；若用药后出现皮肤过敏反应须及时停用；不可内服，不可久用；服药期间，忌食辛辣、海鲜食物。

药爱生命

仙方活命饮，为治阳证痈疡肿毒初起的常用方。其中当归尾、赤芍、乳香、没药活血散瘀止痛，同时配以陈皮助乳香、没药理气行滞，使气行血行。这体现中医对于气和血的认识，气为阳，血为阴，活血需行气，体现了阴阳之间互为根本、相互促进的关系，同时体现了中医调和阴阳的整体观念。

目标检测

答案解析

一、单项选择题

1. 治疗水、电、火灼烫伤，皮肤损伤的是

A. 如意金黄散　　B. 京万红软膏
C. 地榆槐角丸　　D. 生肌玉红膏

2. 关于五味消毒饮功能，说法正确的是

A. 清热解毒，散结消肿　　B. 清热解毒，祛腐生肌
C. 凉血化瘀，散结消肿　　D. 活血祛腐，解毒生肌

3. 仙方活命饮的主治病证是

A. 疔疮、疔根脱出需长肉收口者　　B. 阳证痈疡肿毒初起
C. 阴证痈疡肿毒　　D. 热毒瘀滞肌肤所致的疮疡肿痛，丹毒流注

4. 关于如意金黄散使用方法，正确的是

A. 内服，一日 1 次　　B. 外敷，也可以内服
C. 外用　　D. 内服，一日 2 次

5. 临床用于治疗慢性骨髓炎、烫伤、溃疡、皮肤热毒等病溃疡久不生肌收口的中成药是

A. 如意金黄散　　B. 京万红软膏
C. 地榆槐角丸　　D. 生肌玉红膏

6. 连翘败毒丸与京万红软膏中均含有的药味是

A. 黄芩、黄连、大黄　　B. 地黄、黄连、血余炭
C. 地榆、地黄、栀子　　D. 黄芩、黄连、黄柏

二、配伍选择题

A. 五味消毒饮　B. 京万红软膏　C. 仙方活命饮
D. 生肌玉红膏　E. 如意金黄散

1. 可用于治疗热毒蕴蒸疔疮痈肿的是
2. 可用于治疗阳证痈疡肿毒初起的是
3. 可用于治疗水、火、电灼烫伤，疮疡肿痛，皮肤损伤，创面溃烂的是

A. 清热解毒，消肿止痛　B. 活血祛腐，解毒生肌
C. 清热解毒，散风消肿　D. 清热解毒，散结消肿
E. 活血解毒，消肿止痛

4. 如意金黄散的功能是
5. 连翘解毒丸的功能是
6. 生肌玉红膏的功能是

三、多项选择题

1. 关于五味消毒饮，说法正确的是
   A. 含有五味中药，即金银花、野菊花、蒲公英、紫花地丁、紫背天葵子
   B. 功能是清热解毒，散结消肿
   C. 用酒一大碗，煎五七沸服。现代用法为水煎服，或水酒各半煎服
   D. 脾胃虚弱、大便溏薄者慎用；阴疽肿痛者忌用
   E. 可用于急性乳腺炎、蜂窝织炎等外科急性感染，急性泌尿系感染、胆囊炎、肺炎、流行性乙型脑炎等具有热毒证候者
2. 仙方活命饮的组成有
   A. 白芷、贝母　B. 赤芍、当归尾
   C. 皂角刺（炒）、穿山甲（炙）　D. 大黄、黄连
   E. 金银花、连翘
3. 下列关于如意金黄散，说法正确的是
   A. 方中天花粉为君药
   B. 功能是清热解毒，凉血化瘀，祛腐生肌
   C. 是治疗疮疡肿痛的常用方
   D. 外用药，不可内服
   E. 外用。红肿，烦热，疼痛，用清茶调敷；漫肿无头，用醋或葱酒调敷，亦可用植物油或蜂蜜调敷

四、案例分析题

1. 处方分析

白芷 3g　贝母 6g　防风 6g　赤芍 6g　当归尾 6g　甘草节 6g　皂角刺（炒）6g　穿山甲（炙）6g　天花粉 6g　乳香 6g　没药 6g　金银花 9g　陈皮 9g

请根据处方药物组成，分析此方适用于疮疡的何种证型，并简要说明理由。

2. 用药推荐分析

患者，女，27 岁。面部发生痤疮一月有余，外涂药膏，内服维生素等药，痤疮有增无减，因外观不雅甚为痛苦。除小便色黄外，手足心经常灼热，余无明显异常。素日喜食辛辣与鱼虾之品。视其舌

红、苔薄黄、脉弦细略数。

请辨证分型，并为该患者推荐合适的方剂或中成药。

书网融合……

重点回顾　　微课

项目二　疹痒用方药

学习目标

知识目标：

1. 掌握　消风散、消银胶囊的组成、功能、主治、组方分析、临床应用及使用注意。

2. 熟悉　疹痒的的概念、分类、病因病机、治疗原则及注意事项。

3. 了解　消风止痒颗粒、肤痒颗粒、乌蛇止痒丸的功能、主治与使用注意。

技能目标：

能熟练完成疹痒的问病荐药，能安全、合理地使用疹痒用方剂与中成药。

素质目标：

树立中医药的文化自信，养成爱岗敬业的职业精神，形成诚信友善的价值追求，争做守正创新的时代新人。

导学情景

情景描述：患者，女，65岁。于颈下衬衣第一粒纽扣处（即天突穴）生一瘾疹，约钱币大，其色浅黄，边缘不清，时隐时现，奇痒无比，搔破则有津水渗出。遇冷则减，遇热加剧。每年发作数次，多方医治无效。大便干结，舌红绛而裂、脉弦。

情景分析：此为风热夹湿浸于肌表，内不得疏泄，外不得透达，郁于皮毛腠理之间所致。

讨论：该患者是什么疾病？病因是什么？应该选用什么中药进行治疗？

学前导语：该患者颈下痒疹，当以何法治疗？治疗痒疹的方剂和中成药有哪些？

疹痒，是各种引起皮肤瘙痒的皮肤疾病的总称。疹痒以皮肤瘙痒为主要症状，常因剧烈、反复、频繁地搔抓后引起抓痕、血痂、皮肤肥厚、苔藓样变等皮疹特征。常见有湿疹湿疮、风疹瘙痒、瘾疹等皮肤瘙痒病证。现代医学急性荨麻疹、湿疹、皮炎等均在中医疹痒范畴。

（1）疹痒分类　疹痒发病的原因也比较复杂，病位在皮肤，但常与脾胃肝肾心等脏腑关系密切。《素问·至真要大论》认为："诸痛痒疮，皆属于心"。《外科正宗》认为本病与风湿、湿热、血热三者多相关联。根据其病因和临床表现，可分为风湿热郁疹痒和血虚风燥疹痒。

（2）病因病机　疹痒多因风湿热邪蕴阻于肌肤，或血虚风燥所致。凡禀性不耐，气血虚弱，卫外失固，气滞血瘀，血热内蕴等，均可成为本病的内在原因；六淫之邪侵袭，或食入辛辣鱼腥动风之品，以及皮毛、羽绒等衣物接触、摩擦等，均可为本病的外因。

风湿热郁疹痒：是由风、湿、热等邪气蕴阻于肌肤，导致气血失和。青壮年者，多血气方刚，血热内蕴，若感外邪侵袭，或饮食不节，过食辛辣、鱼腥发物，致脾胃运化失司，水湿内停，停久化热，湿热内蕴，湿热熏蒸肌肤，则致血热生风，肌肤瘙痒，而成风湿热郁疹痒。

血虚风燥疹痒：是由年老体虚，肝肾阴亏，生风生燥，肌肤失濡，或久病体虚者，气血亏虚，气虚则卫外失固，风邪乘隙外袭，血虚则生风，肌肤失养，发为瘙痒，而成血虚风燥疹痒。

（3）治疗原则　风湿热郁疹痒，多由风、湿、热等邪气蕴阻于肌肤，导致气血失和，治宜疏风除湿，清热止痒等；血虚风燥疹痒，多由素体阴血不足、血虚生风，受风寒湿热等邪气，治宜清热凉血，养血润燥，祛风止痒。

（4）注意事项　饮食不节是诱发疹痒的一个重要原因，因此用药期间，应忌食辛辣、鱼腥、烟酒、浓茶等。

看一看

纽扣风，多生于颈下天突穴之间。因汗出之后，邪风侵于皮里，起如粟米，瘙痒无度，抓破津水，误用水洗，则浸淫成片。治当以疏风为主，兼以清热利湿，惟“消风散”为合拍。《医宗金鉴》说：“消风散，治纽扣风，瘙痒无度，抓破津水，亦有津血者。”

PPT

任务一　风湿热郁疹痒类方药

风湿热郁疹痒，症状为皮肤瘙痒，抓痕明显，遇热痒剧，稍凉减轻，甚或皮损粗糙、肥厚，久治不愈，继发感染或苔藓样变，身热，苔黄，脉浮数，舌体胖，舌质黯，苔白或腻，脉缓。治宜疏风除湿，清热止痒。可选用荆芥、防风、蝉蜕等祛风解表止痒之品，代表方药有消风散、消风止痒颗粒、肤痒颗粒等。

消风散
《外科正宗》

【方歌】消风荆防蝉蒡苦，生地麻仁知苍术，归膏生甘木通煎，风毒湿热郁肌肤。

【组成】当归、生地黄、防风、蝉蜕、知母、苦参、胡麻仁、荆芥、苍术、牛蒡子、石膏、甘草、木通。

【功能】疏风养血，清热除湿。

【主治】风热或风湿所致风疹、湿疹。症见皮肤瘙痒，疹出色红，或遍身云片状斑点，抓破后渗出津水，苔白或黄，脉浮数。

【组方分析】本方证为风热或风湿所致风疹、湿疹而设。风热或风湿之邪侵袭人体，浸淫血脉，内不得疏泄，外不得透达，郁于肌肤腠理，故见皮肤瘙痒不绝，疹出色红，或抓破后津水渗出。治宜疏风养血，清热除湿。

方中荆芥、防风、牛蒡子、蝉蜕为君。荆芥辛而微温，祛风解表，透疹止痒；防风辛甘微温，祛风胜湿；牛蒡子辛苦寒，疏散风热，宣肺透疹，解毒；蝉蜕甘寒，疏散风热，透疹。

石膏、知母、生地黄、苍术、苦参、木通为臣。石膏辛甘大寒，清热泻火；知母苦甘寒，清热泻火；生地黄甘寒，清热凉血。三者合用，清热凉血。苍术辛苦温，祛风燥湿；苦参苦寒，清热燥湿；木通苦寒，利尿通淋。三者合用，除湿清热凉血。

当归、胡麻仁为佐。当归辛甘温，养血活血；胡麻仁甘平，养血祛风润燥。二者合用，养血活血，滋阴润燥。

甘草为使。甘草甘平，清热解毒，调和诸药。

诸药合用，使风去热清湿除，共奏疏风养血、清热除湿之功。

【临床应用】（1）辨证要点　本方是治疗风疹、湿疹的常用方。用于治疗皮肤瘙痒，疹出色红，或遍身云片状斑点，抓破后渗出津水，苔白或黄，脉浮数。以皮肤瘙痒，疹出色红，脉浮，苔黄，脉浮数为辨证要点。

(2) 现代应用　本方可用于急性荨麻疹、湿疹、皮炎等属风热或风湿者。

【用法用量】水煎，口服。每日1剂，分2~3次服。

【使用注意】忌食辛辣、鱼腥食物；忌烟酒、浓茶。

练一练

消风散的主要功能是

A. 疏风养血，清热除湿　　B. 祛风活血，除湿止痒

C. 清热凉血，养血润燥　　D. 养血祛风，燥湿止痒

答案解析

消风止痒颗粒

《中华人民共和国卫生部药品标准》

【方歌】消风止痒用荆防，蝉衣亚麻苍地黄，甘石地骨归木通，湿疹风疹服之康。

【组成】防风、蝉蜕、苍术（炒）、地黄、地骨皮、当归、荆芥、亚麻子、石膏、甘草、木通。

【功能】消风清热，除湿止痒。

【主治】风湿热邪蕴阻肌肤所致的湿疹、风疹瘙痒、小儿瘾疹。症见皮肤丘疹，水疱，抓痕，血疱，或见梭形或纺锤形水肿性风团，中央出现小水疱，瘙痒剧烈；湿疹、皮肤瘙痒症、丘疹、荨麻疹见上述证候者。

【组方分析】方中荆芥、防风、苍术、蝉蜕、亚麻子为君。荆芥辛而微温，祛风解表，透疹止痒；防风辛甘微温，祛风胜湿；苍术辛苦温，祛风燥湿；蝉蜕甘寒，疏散风热，透疹；亚麻子甘平，养血祛风，润燥通便。

石膏、木通、地骨皮为臣。石膏辛甘大寒，清热泻火；木通苦寒，利尿通淋；地骨皮甘寒，清肺凉血。

当归、地黄为佐。当归辛甘温，养血活血；地黄甘寒，清热凉血。

甘草为使。甘草甘平，调和诸药，兼以清热解毒。

诸药合用，共奏消风清热、除湿止痒之功。

【临床应用】(1) 辨证要点　本品是治疗风湿热邪蕴阻肌肤所致的湿疹、风疹、瘾疹的常用方。用于皮肤丘疹，水疱，抓痕，血疱，或见梭形或纺锤形水肿性风团，中央出现小水疱，瘙痒剧烈。以皮肤丘疹，水疱，血疱，舌苔薄黄，脉浮数等为辨证要点。

(2) 现代应用　本品可用于荨麻疹，丘疹，湿疹，皮肤瘙痒等属风热者。

【用法用量】口服。1岁以内每日15g，1~4岁每日30g，5~9岁每日45g，10~14岁每日60g，15岁以上每日90g，分2~3次服用。或遵医嘱。

【使用注意】忌食海鲜鱼腥、葱蒜辛辣等物；孕妇禁用。

肤痒颗粒

《中华人民共和国卫生部药品标准》

【方歌】肤痒颗粒地肤苍，川芎红花白英襄，荨麻疹出色又红，祛风活血止湿痒。

【组成】苍耳子（炒、去刺）、地肤子、川芎、红花、白英。

【功能】祛风活血，除湿止痒。

【主治】皮肤瘙痒病，荨麻疹。症见皮肤瘙痒，疹出色红。

【组方分析】方中地肤子为君。地肤子辛苦寒，清热利湿，祛风止痒，能清除皮肤中之湿热与风邪而止痒。

苍耳子、白英为臣。苍耳子辛苦温，散风寒，通鼻窍，祛风湿；白英甘苦寒，清热利湿，祛风，解毒。

川芎、红花为佐。川芎辛温，活血行气，祛风止痛；红花辛温，活血通经，散瘀止痛。二者合用，取治风先治血、血行风自灭之意。

诸药合用，共奏祛风活血、除湿止痒之功。

【临床应用】（1）辨证要点　本品是治疗风湿热郁皮肤瘙痒的常用方。用于治疗皮肤瘙痒病，荨麻疹等。以皮肤瘙痒，疹出色红为辨证要点。

（2）现代应用　本品可用于荨麻疹等属风湿热郁者。

【用法用量】开水冲服。一次 0.5 ~ 1 袋，一日 3 次。

【使用注意】孕妇忌服。

想一想

肤痒颗粒中川芎与红花配伍的目的是什么？

答案解析

任务二　血虚风燥疹痒类方药

PPT

血虚风燥疹痒，症状为皮肤干燥、脱屑，瘙痒昼轻夜重，心烦难寐，手足心热，皮损干燥、抓痕、血痂，舌淡苔薄，脉弦细数或弦数等。治宜清热凉血，养血润燥，祛风止痒。可选用地黄、当归等凉血养血之品，辅以白鲜皮、蝉蜕等祛风止痒之品，代表方药有消银胶囊、乌蛇止痒丸等。

消银胶囊

《国家药品标准　新药转正标准》

【方歌】消银胶囊丹地玄，银蒡归芍白苦参，蝉衣青叶防红花，血热血虚白疕安。

【组成】地黄、牡丹皮、赤芍、当归、苦参、金银花、玄参、牛蒡子、蝉蜕、白鲜皮、大青叶、红花、防风。

【功能】清热凉血，养血润燥，祛风止痒。

【主治】血热风燥型白疕和血虚风燥型白疕。症见皮疹为点滴状，基底鲜红色，表面覆有银白色鳞屑，或皮疹表面覆有较厚的银白色鳞屑，较干燥，基底淡红色，瘙痒较甚。

【组方分析】方中牡丹皮、地黄、玄参为君。牡丹皮苦辛微寒，清热凉血；地黄甘寒，清热凉血养阴；玄参甘苦咸微寒，清热凉血，滋阴降火，解毒散结。

金银花、大青叶、红花、当归、赤芍为臣。金银花甘寒，清热解毒，疏散风热；大青叶苦寒，清热解毒，凉血消斑；红花辛温，活血通经，散瘀止痛；当归辛甘温、赤芍苦微寒，活血凉血化瘀，寓有“治风先治血，血行风自灭”之意。

苦参、白鲜皮、防风、牛蒡子、蝉蜕为佐。苦参苦寒，清热燥湿；白鲜皮苦寒，清热燥湿，祛风止痒，解毒；防风辛温，祛风除湿；牛蒡子辛苦寒，疏散风热，宣肺透疹，解毒；蝉蜕甘寒，疏风散邪，使风去则痒止。

诸药合用，共奏清热凉血、养血润燥、祛风止痒之功。

【临床应用】（1）辨证要点　本品是治疗白疕的常用方。用于治疗皮疹为点滴状，基底鲜红色，表面覆有银白色鳞屑，或皮疹表面覆有较厚的银白色鳞屑，较干燥，基底淡红色，瘙痒较甚。以皮疹瘙痒，色鲜红或淡红、呈点滴状或片状，表面覆有白色鳞屑或鳞屑较厚，刮之可见薄膜为辨证要点。

（2）现代应用　本品可用于银屑病等属血热风燥和血虚风燥者。

【用法用量】口服。一次 5 ~7 粒，一日 3 次。1 个月为一疗程。

【使用注意】脾胃虚寒者慎用；孕妇禁用；忌食辛辣、油腻及海鲜等发物。

乌蛇止痒丸

《中华人民共和国药典》2020 年版

【方歌】乌蛇止痒归参须，蛇胆防床苍术苦，关柏丹皮牛黄随，燥湿养血风邪祛。

【组成】乌梢蛇（白酒炙）、防风、蛇床子、苦参、关黄柏、苍术（泡）、红参须、牡丹皮、蛇胆汁、人工牛黄、当归。

【功能】养血祛风，燥湿止痒。

【主治】风湿热邪蕴于肌肤所致的瘾疹、风瘙痒。症见皮肤风团色红，时隐时现，瘙痒难忍，或皮肤瘙痒不止，皮肤干燥，无原发皮疹。

【组方分析】方中当归、红参须为君。当归辛甘温，养血活血；红参须甘微苦温，益气养血。

蛇床子、乌梢蛇、苍术为臣。蛇床子辛苦温，燥湿祛风，杀虫止痒；乌梢蛇甘平，祛风湿，通经络；苍术辛苦温，祛风燥湿。

牡丹皮、苦参、关黄柏、人工牛黄、蛇胆汁为佐。牡丹皮苦辛微寒，清热凉血；苦参苦寒，清热燥湿止痒；关黄柏苦寒，清热燥湿泻火，善清下焦之火；人工牛黄甘凉、蛇胆汁苦寒，清热解毒。

防风为使。防风辛温，祛风解表胜湿。

诸药合用，共奏养血祛风、燥湿止痒之功。

【临床应用】（1）辨证要点　本品是治疗瘾疹、风瘙痒的常用方。用于治疗皮肤风团色红，时隐时现，瘙痒难忍，或皮肤瘙痒不止，皮肤干燥，无原发皮疹。以皮肤风团色红，时隐时现，瘙痒难忍等为辨证要点。

（2）现代应用　本品可用于慢性荨麻疹、皮肤瘙痒等属风湿热郁者。

【用法用量】口服。一次 2.5g，一日 3 次。

【使用注意】孕妇慎用。

药爱生命

中医对于皮肤瘙痒，除采用药物治疗之外，还有一点非常重要，那就是忌口，用药期间忌食海鲜鱼腥、葱蒜辛辣等食物，以免影响疗效，避免引发其他疾病，也体现了“上医不治已病治未病”的思想，这也是中医药文化的核心价值。

目标检测

答案解析

一、单项选择题

1. 消风散的功能是

A. 清热凉血，养血润燥　　B. 疏风养血，清热除湿

C. 温经散寒，祛风除湿　　D. 养血祛风，燥湿止痒

2. 关于消风散使用注意，说法正确的是

A. 忌食辛辣、鱼腥、烟酒、浓茶　　B. 孕妇禁用

C. 应久煎　　D. 用量宜从小量开始，逐步增加

3. 关于消风散主治病证，说法正确的是

A. 用于风热或风湿所致风疹、湿疹　　B. 血虚风燥型白疕

C. 血虚风燥型瘾疹、风瘙痒　　D. 湿热痹阻引起的关节肿痛

4. 消风止痒颗粒的功能是

A. 养血祛风，燥湿止痒　　B. 清热凉血，养血润燥

C. 消风清热，除湿止痒　　D. 清热凉血，除湿止痒

5. 消风散的君药是

A. 荆芥、防风　　B. 知母、苦参

C. 石膏、甘草　　D. 当归、生地

6. 可用于治疗血热风燥型白疕和血虚风燥型白疕的是

A. 消风散　　B. 消风止痒颗粒

C. 消银胶囊　　D. 乌蛇止痒丸

二、配伍选择题

A. 养血祛风，燥湿止痒　　B. 清热凉血，养血润燥

C. 消风清热，除湿止痒　　D. 祛风活血，除湿止痒

E. 疏风养血，清热除湿

1. 消风止痒颗粒的功能是
2. 乌蛇止痒丸的功能是
3. 肤痒颗粒的功能是

A. 消风散　　B. 消风止痒颗粒　　C. 消银胶囊

D. 乌蛇止痒丸　　E. 肤痒颗粒

4. 症见皮肤瘙痒，疹出色红，或遍身云片状斑点，抓破后渗出津水，苔白或黄，脉浮数。可选用

5. 症见皮肤风团色红，时隐时现，瘙痒难忍，或皮肤瘙痒不止，皮肤干燥，无原发皮疹等。可选用

6. 症见皮疹为点滴状，基底鲜红色，表面覆有银白色鳞屑，或皮疹表面覆有较厚的银白色鳞屑。可选用

三、多项选择题

1. 含荆芥和防风的方剂或中成药有

A. 消风散　　B. 消风止痒颗粒　　C. 消银胶囊
D. 乌蛇止痒丸　　E. 肤痒颗粒

2. 可用于治疗风湿热郁疹痒的方剂或中成药有
A. 消风散　　B. 消风止痒颗粒　　C. 消银胶囊
D. 乌蛇止痒丸　　E. 肤痒颗粒

3. 关于消风止痒颗粒主治病证，说法正确的有
A. 用于风湿热邪蕴阻肌肤所致的湿疹、风疹瘙痒、小儿瘾疹
B. 症见梭形或纺锤形水肿性风团，中央出现小水疱，瘙痒剧烈
C. 症见皮肤丘疹、水疱、抓痕、血疱
D. 用于湿疹、皮肤瘙痒症
E. 用于丘疹、荨麻疹

四、案例分析题

1. 处方分析

当归 6g　生地 6g　防风 6g　蝉蜕 6g　知母 6g　苦参 6g　胡麻 6g　荆芥 6g　苍术 6g　牛蒡子 6g　石膏 6g　甘草 3g　木通 3g

请根据处方药物组成，分析此方适用于疹痒的何种证型，并简要说明理由。

2. 用药推荐分析

患者，女，65 岁。近日就诊，于颈下衬衣第一粒纽扣处（即天突穴）生一瘾疹，约钱币大，其色浅黄，边缘不清，时隐时现，奇痒无比，搔破则有津水渗出。遇冷则减，遇热加剧。每年发作数次，多方医治无效。大便干结，舌红绛而裂，脉弦。

请辨证分型，并为该患者推荐合适的中成药。

书网融合……

重点回顾　　微课

项目三　痔疮用方药

学习目标

知识目标：

1. 掌握　槐花散、槐角丸、马应龙麝香痔疮膏的组成、功能、主治、组方分析、临床应用及使用注意。

2. 熟悉　痔疮的概念、分类、病因病机、治疗原则及注意事项。

3. 了解　痔康片、痔宁片、消痔软膏的功能、主治与使用注意。

技能目标：

能熟练完成痔疮的问病荐药，能安全、合理地使用痔疮用方剂与中成药。

素质目标：

树立中医药的文化自信，养成爱岗敬业的职业精神，形成诚信友善的价值追求，争做守正创新的时代新人。

导学情景

情景描述：患者，男，50岁，工人。患者主诉：大便时肛门出血，有时大便呈射血状，量约10ml，便后血止，反复发作一年余。经肛门镜检查，诊断为内痔。该患者平时爱好辛辣饮食，经常便秘。就诊时便后出血，血色鲜红，舌红苔黄，脉数。

情景分析：因为平素饮食偏好辛辣，导致内热壅盛，引起长期便秘，宿滞不散，气血不畅。故大便时肛门出血，血色鲜红，舌红苔黄，脉数。

讨论：该患者是什么疾病？病因是什么？应该选用什么中药进行治疗？

学前导语：该患者当以何法治疗？治疗痔疮的方剂和中成药有哪些？

痔疮，是直肠末端黏膜下、肛管和肛门缘皮下的静脉丛发生扩大、曲张所形成柔软的静脉团，或肛门缘皱襞皮肤发炎、肥大、结缔组织增生，或肛门静脉破裂、血液瘀滞形成血栓的一种疾病。痔疮是人类特有的疾病，任何年龄都可发生，但临床以20～40岁最为多见，儿童很少发生。据有关资料统计，其发病率为60%～70%，而且多数患者随着年龄增长逐渐加重。以痔疮肿痛、出血为主要症状，可伴有便秘、肛周潮湿瘙痒或痔核脱出等症状。现代医学内痔、外痔和混合痔等均在中医痔疮范畴。

（1）痔疮分类　根据发病部位不同，分为内痔、外痔和混合痔。按照痔疮证型的不同，常见热毒蕴结痔疮和湿热瘀阻痔疮。

（2）病因病机　痔疮病因不外乎风燥湿热四邪相合、饮食失节、久坐久立、负重远行、长期便秘和遗传。

热毒蕴结痔疮：由过食肥腻辛辣之品，或饥饱失常，或饮酒过量，致热积肠道，耗伤津液，遂成便结，擦伤痔核血络，而成热毒蕴结痔疮。

湿热瘀阻痔疮：多由内伤饮食，恣食肥甘，久居湿地，使湿热蕴阻肛门，经络阻隔，气血凝滞，而成湿热瘀阻痔疮。

（3）治疗原则　热毒蕴结痔疮，治宜清热解毒，凉血润燥；湿热瘀阻痔疮，治宜活血消肿，清热祛湿。

(4) 注意事项　饮食失节、久坐久立、长期便秘是引起痔疮的一个重要原因，因此平时需注意养成良好的生活习惯，加强体育锻炼，避免辛辣刺激食物，保持大便通畅等，积极治疗腹泻和便秘也是防止痔疮复发的主要方法。

PPT

任务一　热毒蕴结痔疮类方药

热毒蕴结痔疮，症状为痔核脱出，灼热疼痛，便血，色泽鲜红，口渴喜饮，唇燥咽干，大便干结，小便短赤，舌红苔黄，脉弦数。治宜清热解毒，凉血润燥。选用槐花、地榆等清热止血之品，代表方药有槐花散、槐角丸、痔康片等。

槐花散
《普济本事方》

【方歌】槐花散用治肠风，侧柏荆芥枳壳充，湿热壅肠伤血络，清肠止血疏风功。

【组成】槐花、侧柏叶、荆芥穗、枳壳。

【功能】清肠止血，疏风下气。

【主治】风热湿毒，壅遏肠道，损伤血络证。症见便前出血，或便后出血，或粪中带血，以及痔疮出血，血色鲜红或晦暗，舌红苔黄，脉数。

【组方分析】本方证为肠风、脏毒而设。风热湿毒，壅遏肠道血分，损伤脉络，血渗外溢，故见便前出血，或便后出血，或粪中带血，以及痔疮出血，血色鲜红或晦暗，舌红苔黄，脉数。治宜清肠止血，疏风下气。

方中槐花为君。槐花苦微寒，清大肠湿热，凉血止血。

侧柏叶、荆芥穗为臣。侧柏叶苦微寒，清热止血，助槐花凉血止血；荆芥穗辛微温入血分，祛风理血。

枳壳为佐使。枳壳苦辛酸微寒，行气宽肠，以达“气调则血调”。

诸药合用，共奏清肠止血、疏风下气之功。

【临床应用】(1) 辨证要点　本方是治疗肠风、脏毒下血的常用方。用于治疗便前出血，或便后出血，或粪中带血，以及痔疮出血，血色鲜红或晦暗，舌红苔黄，脉数。以便血，血色鲜红或晦暗，舌红，脉数为辨证要点。

(2) 现代应用　本方可用于痔疮出血、结肠炎出血、肠癌便血等属风热湿毒者。

【用法用量】为细末，每服6g，开水或米汤调下；亦可作汤剂，水煎服。

【使用注意】药性寒凉，只宜暂用，不宜久服；便血日久属气虚或阴虚者不宜使用。

看一看

肠风，为中医特有病名，是便血的一种，是指因外感得之，血清而色鲜，多在粪前，自大肠气分而来的便血。《太平圣惠方》卷六十：“大肠中久积风冷，中焦有虚热……风冷热毒，搏于大肠，大肠既虚，时时下血，故名肠风也。”《证治汇补》：“或外风从肠胃经络而入害，或内风因肝木过旺而下乘，故曰肠风。”

槐角丸
《中华人民共和国药典》2020 年版

【方歌】槐角丸中有榆枳，归芩防风六药齐，清肠疏风凉止血，脱肛痔血此方医。

【组成】炒槐角、地榆炭、当归、防风、黄芩、麸炒枳壳。

【功能】清肠疏风，凉血止血。

【主治】血热所致的肠风、痔疮。症见痔疮肿痛，便血，血色鲜红而清，舌红苔黄，脉浮弦。

【组方分析】方中炒槐角为君。炒槐角苦寒，清热泻火，凉血止血。

地榆炭、黄芩为臣。地榆炭苦酸涩微寒，凉血止血，解毒敛疮；黄芩苦寒，清热燥湿，泻火解毒，止血。

麸炒枳壳、当归为佐。麸炒枳壳苦辛酸微寒，炒用宽肠利气；当归辛甘温，活血养血。二药合用，一气一血，气血得调，便血得止。

防风为使。防风辛甘微温，祛风胜湿。

诸药合用，共奏清肠疏风、凉血止血之功。

【临床应用】(1) 辨证要点　本方是治疗肠风、痔疮的常用方。用于治疗痔疮肿痛，便血，血色鲜红而清，舌红苔黄，脉浮弦。以痔疮，便血，血色鲜红，舌红苔黄，脉浮弦为辨证要点。

(2) 现代应用　本方可用于痔疮出血、肛裂、慢性结肠炎、肠息肉出血、肛门直肠周围脓肿、慢性细菌性痢疾等属风热湿毒壅滞肠道者。

【用法用量】口服。水蜜丸一次 6g，小蜜丸一次 9g，大蜜丸一次 1 丸，一日 2 次。

【使用注意】阳虚出血者，忌用。

练一练

槐角丸与槐花散的组成中均含有的中药是

A. 枳壳　　B. 地榆　　C. 三七　　D. 荆芥

答案解析

痔康片

《中华人民共和国药典》2020 年版

【方歌】痔康片用槐花莶，地榆金银芩黄兼，热毒风盛湿热注，凉血泄热又通便。

【组成】豨莶草、金银花、槐花、地榆炭、黄芩、大黄。

【功能】清热凉血，泄热通便。

【主治】热毒风盛或湿热下注所致的便血、内痔。症见大便下血，肛门作痛，有下坠感。

【组方分析】方中地榆炭、槐花为君。地榆炭苦酸涩微寒，凉血止血，解毒敛疮；槐花苦微寒，清大肠湿热，凉血止血。

大黄、黄芩为臣。大黄苦寒，清热泻火，凉血解毒，逐瘀通经，泻下通便；黄芩苦寒，清热燥湿，泻火解毒，止血。

豨莶草、金银花为佐。豨莶草辛苦寒，祛风清热解毒；金银花甘寒，清热解毒，疏散风热。

诸药合用，共奏清热凉血、泄热通便之功。

【临床应用】(1) 辨证要点　本品是治疗热毒风盛或湿热下注所致便血、内痔的常用方。用于治疗痔疮肿痛，大便下血，肛门作痛，有下坠感。以痔疮肿痛，大便下血，有下坠感为辨证要点。

(2) 现代应用　本品可用于Ⅰ、Ⅱ期内痔等属风热及湿热下注者。

【用法用量】口服。一次 3 片，一日 3 次。7 天为一疗程，或遵医嘱。

【使用注意】孕妇禁用。

PPT

任务二　湿热瘀阻痔疮类方药

湿热瘀阻痔疮，症状有痔核小，质柔软，无疼痛，常因大便时痔核擦破而出血，血色鲜红，脱出痔核，舌质红，苔黄腻，脉滑数。治宜活血消肿，清热祛湿。可选用地榆、槐米等清热凉血之品，配以麝香、冰片等活血化瘀之品，代表方药有马应龙麝香痔疮膏、痔宁片、消痔软膏等。

想一想

湿热瘀阻痔疮与热毒蕴结痔疮有什么不同?

答案解析

马应龙麝香痔疮膏
《中华人民共和国药典》2020 年版

【方歌】应龙麝香痔疮膏，牛黄珍珠硼砂消，冰片琥珀煅炉甘，湿热瘀阻痔疮逃。

【组成】人工麝香、人工牛黄、珍珠、煅炉甘石粉、硼砂、冰片、琥珀。

【功能】清热燥湿，活血消肿，祛腐生肌。

【主治】湿热瘀阻所致的痔疮、肛裂。症见大便出血，或疼痛，有下坠感；亦用于肛周湿疹。

【组方分析】方中人工麝香、人工牛黄为君。人工麝香辛温，活血通经，消肿止痛；人工牛黄甘凉，清热解毒，消肿止痛。

冰片、硼砂、煅炉甘石粉、珍珠、琥珀为臣。冰片辛苦微寒，清热止痛；硼砂甘咸凉，清热解毒，祛腐生肌；煅炉甘石粉甘平，解毒止痒，收湿敛疮；珍珠甘咸寒，解毒生肌；琥珀甘平，化瘀止血。

诸药合用，共奏清热燥湿、活血消肿、祛腐生肌之功。

【临床应用】(1) 辨证要点　本品是治疗湿热瘀阻所致痔疮的常用方。用于治疗大便出血，或疼痛，有下坠感。以大便出血，或疼痛，有下坠感为辨证要点。

(2) 现代应用　本品可用于痔疮、肛裂、肛周湿疹等属湿热瘀阻者。

【用法用量】外用。取适量涂搽患处，一日 1 次。

【使用注意】本品为外用药，禁止内服；孕妇慎用。

痔宁片
《中华人民共和国药典》2020 年版

【方歌】痔宁片用榆柏枳，荆芥归芩槐米地，白芍乌梅猬皮甘，润燥疏风湿热痔。

【组成】地榆炭、侧柏叶炭、地黄、槐米、酒白芍、荆芥炭、当归、黄芩、枳壳、刺猬皮（制）、乌梅、甘草。

【功能】清热凉血，润燥疏风。

【主治】实热内结或湿热瘀滞所致的痔疮。症见痔疮肿痛，大便出血。

【组方分析】方中地榆炭、侧柏叶炭为君。地榆炭苦酸涩微寒，凉血止血，解毒敛疮；侧柏叶炭苦涩寒，凉血止血，擅治下焦血热出血。

黄芩、制刺猬皮、槐米、地黄、酒白芍、乌梅为臣。黄芩苦寒，清热燥湿，泻火解毒，止血；制刺猬皮苦甘平，化瘀止痛，收敛止血；槐米苦微寒，清大肠湿热，凉血止血；地黄甘寒，清热凉血；酒白芍苦酸微寒，养血润燥；乌梅酸涩平，敛肺涩肠。

荆芥炭、枳壳、当归为佐。荆芥炭辛微温，疏风止血；枳壳苦辛酸微寒，行气宽肠；当归甘辛温，活血养血。

甘草为使。甘草甘平，调和诸药。

诸药合用，共奏清热凉血、润燥疏风之功。

【临床应用】（1）辨证要点　本品是治疗实热内结或湿热瘀滞所致痔疮的常用方。用于治疗痔疮肿痛，大便出血，舌红苔黄，脉数。以痔疮出血、肿痛为辨证要点。

（2）现代应用　本品可用于痔疮等属实热内结或湿热瘀滞者。

【用法用量】口服。一次3～4片，一日3次。

【使用注意】孕妇慎用；忌食辛辣食物。

消痔软膏

《中华人民共和国药典》2020年版

【方歌】消痔软膏有神功，熊胆榆冰在方中，凉血止血消肿痛，风热瘀阻湿热壅。

【组成】熊胆粉，地榆，冰片。

【功能】凉血止血，消肿止痛。

【主治】炎性、血栓性外痔及Ⅰ、Ⅱ期内痔属风热瘀阻或湿热壅滞证。

【组方分析】方中熊胆粉为君。熊胆粉苦寒，清热解毒，凉血消肿，消痔止痛。

地榆为臣。地榆苦酸涩微寒，凉血止血，解毒敛疮。

冰片为佐。冰片辛苦微寒，清热止痛。

诸药合用，共奏凉血止血、消肿止痛之功。

【临床应用】（1）辨证要点　本品是治疗风热瘀阻或湿热壅滞痔疮常用方。用于炎性、血栓性外痔及Ⅰ、Ⅱ期内痔。以痔核脱出肿痛，伴有出血，血色鲜红，舌质红，苔黄腻，脉滑数为辨证要点。

（2）现代应用　本品可用于炎性、血栓性外痔及Ⅰ、Ⅱ期内痔等属风热瘀阻或湿热壅滞者。

【用法用量】外用，用药前用温水清洗局部。治疗内痔：将注入头轻轻插入肛内，把药膏推入肛内；治疗外痔：将药膏均匀涂敷患处，外用清洁纱布覆盖。一次2～3g，一日2次。

【使用注意】忌食辛辣、厚味食物。

药爱生命

痔疮是一种常见病症，俗话说："十男九痔、十女十痔"。女性患痔疮的概率非常大，尤其是孕妇。治疗痔疮的药物有很多种，但是有许多都属于孕妇禁用或慎用，一旦用错很可能危害胎儿。因此在使用痔疮用方药时，必须发挥"工匠精神"，把专业知识吃透消化，严格掌握痔疮用药的组成、用法用量及禁忌，为患者的健康和生命负责，这也是医药工作者必须遵守的职业道德。

目标检测

答案解析

一、单项选择题

1. 槐花散的功能是

A. 凉血止血，消肿止痛　　B. 清肠止血，疏风下气

C. 清热燥湿，活血消肿　　D. 清热凉血，泄热通便

2. 关于槐花散使用注意，说法正确的是

A. 气虚或阴虚便血日久者，则不宜使用
B. 孕妇禁用
C. 本品为外用药，禁止内服
D. 用量宜从小量开始，逐步增加

3. 下列关于槐角丸主治病证，说法正确的是

A. 用于肠风便血，痔疮肿痛
B. 用于湿热瘀阻所致的痔疮、肛裂
C. 用于热毒风盛所致的便血
D. 用于湿热下注所致的内痔

4. 槐角丸的功能是

A. 养血祛风，燥湿止痒
B. 清热燥湿，活血消肿
C. 清肠疏风，凉血止血
D. 清热凉血，泄热通便

5. 马应龙麝香痔疮膏的君药是

A. 人工麝香、人工牛黄
B. 人工麝香
C. 人工牛黄
D. 冰片

6. 可用于治疗炎性、血栓性外痔及Ⅰ、Ⅱ期内痔属风热瘀阻或湿热壅滞的是

A. 槐花散
B. 槐角丸
C. 消痔软膏
D. 痔宁片

二、配伍选择题

A. 清热燥湿，活血消肿，祛腐生肌
B. 清热凉血，润燥疏风
C. 清热燥湿，活血消肿
D. 清热凉血，泄热通便
E. 清肠疏风，凉血止血

1. 马应龙麝香痔疮膏的功能是
2. 痔康片的功能是
3. 痔宁片的功能是

A. 槐花散
B. 马应龙麝香痔疮膏
C. 痔康片
D. 痔宁片
E. 消痔软膏

4. 湿热瘀阻所致的痔疮、肛裂，症见大便出血，或疼痛、有下坠感。可选用
5. 风热湿毒，损伤血络，症见便前出血，或便后出血，或粪中带血，以及痔疮出血，血色鲜红或晦暗，舌红苔黄脉数。可选用
6. 实热内结或湿热瘀滞所致的痔疮出血、肿痛。可选用

三、多项选择题

1. 含地榆的方剂或中成药有

A. 槐花散
B. 槐角丸
C. 痔康片
D. 痔宁片
E. 消痔软膏

2. 可用于治疗痔疮的方剂或中成药有

A. 消风散
B. 槐角丸
C. 痔康片
D. 痔宁片
E. 消痔软膏

3. 以下属于消痔软膏正确用法用量的有

A. 外用
B. 用药前用温水清洗局部
C. 治疗内痔时，把药膏推入肛内
D. 一次2～3g，一日2次

E. 治疗外痔时，把药膏均匀涂敷患处，外用清洁纱布覆盖

四、案例分析题

1. 处方分析

槐花 12g　侧柏叶 12g　荆芥穗 6g　枳壳 6g

请根据处方药物组成，分析此方适用于痔疮的何种证型，并简要说明理由。

2. 用药荐药分析

患者，女，29 岁。痔疮反复出血，大便费力难解，血色鲜红或晦暗，舌红苔黄，脉数。素日喜食辛辣与鱼虾之品。

请辨证分型，并为该患者推荐合适的方剂或中成药。

书网融合……

重点回顾　微课　习题

5 模块五 妇科用方药

项目一　月经不调用方药

学习目标

知识目标：

1. 掌握　乌鸡白凤丸、八珍益母丸、逍遥丸、桂枝茯苓丸、艾附暖宫丸、固经丸的组成、功能、主治、组方分析、临床应用及使用注意。

2. 熟悉　月经不调的概念、分类、病因病机、治疗原则及注意事项。

3. 了解　妇科十味片、女金丸、七制香附丸、大黄䗪虫丸的功能、主治与使用注意。

技能目标：

能熟练完成月经不调的问病荐药，能安全、合理地使用月经不调方剂与中成药。

素质目标：

树立中医药的文化自信，养成爱岗敬业的职业精神，形成诚信友善的价值追求，争做守正创新的时代新人。

导学情景

情景描述：患者，女，17岁。患者自12岁时月经初潮，月经量一直多，经期常延长至十余天，自行服用断血流颗粒效果不明显。本次月经量多，神疲乏力，腰膝酸软，舌质淡，苔薄白，舌边有齿痕，脉细弱。

情景分析：月经量多，月经时间延长。伴有神疲乏力，腰膝酸软，舌质淡，苔薄白，舌边有齿痕。

讨论：该患者是何疾病？应该选用什么中成药进行治疗？

学前导语：该患者以月经量增多，月经期延长为主诉的月经不调，当以何法治疗？治疗月经不调的方剂和中成药有哪些？

月经不调，也称月经失调，是妇科常见疾病、多发病，表现为月经周期、经期、经量的异常，可伴有经前、经间期的腹痛及全身症状。

（1）月经不调分类　本病常见气血两虚月经不调、肝郁血虚月经不调、气滞血瘀月经不调、气虚血瘀月经不调和阴虚血热月经不调等，涉及的脏腑主要有肝、脾、肾和女子胞。

（2）病因病机　月经不调的病因，主要是寒热湿邪侵袭、情志因素、饮食失宜、劳倦过度和体质因素。月经不调的病机，主要是脏腑功能失常，血气不和，间接或直接损伤冲任督带和胞宫、胞脉、胞络，以及肾－天癸－冲任－胞宫轴失调。痛经、月经前后诸证等疾病，其所以随月经周期而发，除致病因素外，又与经期及经期前后特殊生理状态有关。未行经期间，由于冲任气血平和，致病因素尚不足以引起疾病发生。经期前后，血海由满而溢，因泻溢而骤虚，冲任气血变化急骤，或经断前后，肾气渐虚，天癸将竭，冲任二脉虚衰，肾阴阳失调，致病因素乘势而作导致发病。此外，体质因素对月经病的发生和发展也有重要的影响。

气血两虚月经不调：因素体虚弱，或饮食失节，或过劳久思，或大病久病，损伤脾气，导致脾化源不足，致营血亏虚，冲任不充，血海不能按时满溢，遂使月经后期，量少或点滴即净，经色淡，质清稀，形成气血两虚月经不调。

肝郁血虚月经不调：因情志抑郁，或忿怒伤肝，致肝气逆乱，疏泄失司，肝郁木旺乘脾土，脾虚而化源不足，以致冲任失调，血海不充，蓄溢失常，形成肝郁血虚月经不调。

气滞血瘀月经不调：因素体情志多忧郁，气机不宣，血为气滞，运行不畅，冲任阻滞，形成气滞血瘀月经不调。

气虚血瘀月经不调：因素体虚弱，或饮食失节，或过劳久思，或大病久病，损伤脾气，导致脾化源不足而气虚；气虚无以行血，血行缓慢，而成瘀滞，形成气虚血瘀月经不调。

阴虚血热月经不调：因素体阴虚，或失血伤阴，或久病阴亏，或多产房劳耗伤经血，以致阴液亏损，虚热内生，热伏冲任，血海不宁；亦可因素体阳盛，或肝郁化火，或过食辛辣动血之品，或外感热邪，热扰冲任，迫血妄行，而形成阴虚血热月经不调。

（3）治疗原则　月经不调治疗原则，重在治本以调经，通调气血以止痛。论治过程中，首辨他病、经病的不同。如因他病致月经不调者，当治他病，病去则经自调；若因经不调而生他病者，当予调经，经调则他病自愈。次辨标本缓急的不同，急则治其标、缓则治其本。如痛经剧烈，应以止痛为主；若经崩暴下，当以止血为先；缓则审证求因治其本，使经病得到彻底治疗。

（4）注意事项　根据月经周期各阶段的不同，经期血室正开，大寒大热之剂宜慎用。经前，血海充盛，切勿滥补，宜疏导；经后，血海空虚，勿强攻，宜调补，但总以证之虚实酌情使用攻补之剂。

任务一　气血两虚月经不调类方药

PPT

气血两虚月经不调，症状为月经后期，量少或点滴即净，色淡，质清稀，伴神疲乏力，气短懒言，或伴头晕眼花，小腹空痛，心悸怔忡，舌淡，苔薄，脉细弱。治宜益气养血，调经止带。可选用人参、黄芪、当归、熟地黄等补气、补血之品，代表方药有乌鸡白凤丸、八珍益母颗粒等。

乌鸡白凤丸

《中华人民共和国药典》2020 年版

【方歌】乌鸡白凤鹿霜胶，鳖牡银胡附桑蛸，二参芡草芪天冬，四物生地同山药。

【组成】乌鸡、鹿角胶、鳖甲（制）、牡蛎（煅）、桑螵蛸、人参、黄芪、当归、白芍、香附（醋制）、天门冬、生地黄、熟地黄、川芎、银柴胡、丹参、山药、芡实（炒）、鹿角霜、甘草。

【功能】补气养血，调经止带。

【主治】气血两虚之月经不调。症见痛经，崩漏，带下异常，身体虚弱，腰膝酸软等；功能失调性子宫出血、月经紊乱等见上述症状者。

【组方分析】本方证为气血两虚之月经不调而设。气血两虚，则腰膝酸软；气虚统血无力，血溢脉外，则月经不调，崩漏下血；血行不畅，瘀而致痛，而见月经不调，疼痛。治宜补气养血，调经止带。

方中乌鸡为君。乌鸡甘平，为血肉有情之品，滋阴清热，补肝益肾，健脾止泻。

鹿角胶、人参、黄芪、山药、当归、白芍、熟地黄、川芎、制鳖甲、银柴胡、地黄、丹参、天冬为臣。鹿角胶甘咸，温阳滋身；人参甘温，大补元气，补脾益肺，生津安神；黄芪甘温，补气固表；山药甘平，健脾补肺，固肾益精；当归甘辛温，补血活血，调经止痛；白芍苦酸微寒，养血调经，柔肝止痛；熟地黄甘微温，滋阴补血；川芎辛温，活血行气，止痛。四药同用，补血，活血，调经。制鳖甲、银柴胡、地黄、丹参、天冬同用，滋阴退热，凉血调经。

桑螵蛸、煅牡蛎、炒芡实、鹿角霜、醋香附为佐。桑螵蛸、煅牡蛎、炒芡实、鹿角霜，收敛固涩止带；醋香附辛微苦微甘，调经止痛，疏肝理气，使补而不滞。

甘草为使。甘草甘平，补脾益气，缓急止痛，调和诸药。

诸药合用，共奏补益气血、固摄冲任之功。

【临床应用】(1) 辨证要点　本品是治疗气血两虚之月经不调、痛经、崩漏带下的常用方。用于治疗月经后期，量少，色淡清稀，白带量多，面色无华，口唇色淡，倦怠乏力，腰膝酸软等。以月经后期，量少，色淡清稀，面色无华，倦怠乏力为辨证要点。

(2) 现代应用　本品可用于功能失调性子宫出血、产后恶露不尽、产后低热、少女青春期经期紊乱、更年期综合征等证属气血两虚者。

【用法用量】口服。水蜜丸一次 6g，小蜜丸一次 9g，大蜜丸一次 1 丸，一日 2 次。

【使用注意】孕妇禁用；诸实证慎用；不宜同时服用藜芦、五灵脂、皂荚或其制剂。

看一看

“戴云黑鸡”是福建省的珍稀品种之一，产自德化县戴云山，具有较高的营养和药用价值。戴云黑鸡是经过长期自然选择而形成的。它具有黑羽、乌喙、乌脚、乌骨、乌灰皮、乌灰肉、单片黑紫冠等特征，其黑色素沉积丰富，而且肉质结实、鲜美细嫩。具有抗疲劳、抗衰老和增强免疫功能等作用。

八珍益母丸

《中华人民共和国药典》2020 年版

【方歌】八珍益母妇科汤，四君四物合成方，益气养血并活血，调经双补效甚强。

【组成】益母草、党参、白术（炒）、茯苓、甘草、当归、川芎、熟地黄、白芍（酒炒）。

【功能】益气养血，活血调经。

【主治】气血两虚兼血瘀所致的月经不调。症见月经周期错后，行经量少，淋漓不净，精神不振，肢体乏力等。

【组方分析】方中益母草、党参、熟地黄为君。益母草苦辛微寒，活血调经；党参甘平，养血生津，健脾益气；熟地黄甘温，补血滋阴。

炒白术、茯苓、当归、白芍为臣。炒白术苦甘温、茯苓甘淡平，健脾利湿，助人参益气补脾；当归甘辛温、白芍苦酸微寒，养血和营，助熟地黄滋养心肝。

川芎为佐。川芎辛温，走而不守，既能行散，又入血分，以达行气活血之功。

甘草为使。甘草甘平，和中益气，调和诸药。

诸药合用，共奏益气养血、活血调经之功。

【临床应用】(1) 辨证要点　本品是治疗气血两虚兼夹瘀所致月经不调、痛经、崩漏带下的常用方。用于治疗月经后期，量少，血色暗红，血中夹带小血块，面色无华，头晕心悸，倦怠乏力，舌淡苔白，舌色暗舌边有瘀点等。以月经后期，量少，血色暗红有血块，倦怠乏力为辨证要点。

(2) 现代应用　本品可用于产后恶露不尽、产后腹痛、黄褐斑、鳞状毛囊角化症等属气血两虚兼夹瘀者。

【用法用量】口服。水蜜丸一次 6g，小蜜丸一次 9g，大蜜丸一次 1 丸，一日 2 次。

【使用注意】孕妇禁用；服药期间不宜吃生冷食物。

任务二　肝郁血虚月经不调类方药

PPT

肝郁血虚月经不调，症状为行经后错，经水量少，或伴肝气不舒，胸胁、乳房、少腹胀痛，或时叹息，嗳气食少。治宜疏肝解郁，养血调经。可选用柴胡、白芍等疏肝养血之品，代表方药有逍遥丸、妇科十味片等。

想一想

逍遥丸主治肝郁血虚脾弱证，为何将其命名为“逍遥”？

答案解析

逍遥丸

《中华人民共和国药典》2020 年版

【方歌】逍遥丸用归芍柴，苓术甘草姜薄偕，疏肝养血兼理脾，丹栀加入热能排。

【组成】柴胡、当归、白芍、白术（炒）、茯苓、薄荷、甘草（炙）、生姜。

【功能】疏肝健脾，养血调经。

【主治】肝郁血虚脾弱证。症见肝气不舒，胸胁胀痛，头晕目眩，食欲减退，月经不调，乳房胀痛。

【组方分析】方中柴胡为君。柴胡辛苦微寒，疏肝解郁，使肝气得以条达。

白芍、当归为臣。白芍酸苦微寒，养血敛阴，柔肝缓急；当归甘辛温，养血和血，与白芍、柴胡相伍，补肝体而助肝用，使血和肝和，血充肝柔。

炒白术、茯苓为佐。炒白术甘苦温，健脾益气，燥湿利水；茯苓甘淡平，利水渗湿，健脾宁心。二药合用，健脾祛湿，运化有权，使营血生化有源，实土以抑木，解木郁土衰、肝病传脾之弊。

薄荷、生姜、炙甘草为使。薄荷辛凉，疏散郁遏之气，透达肝经郁热；生姜辛温，降逆和中，且能辛散达郁；炙甘草甘平，益气补中，调和诸药。

诸药合用，肝郁得疏，血虚得养，脾弱得复，气血兼顾，肝脾同调，共奏疏肝健脾、养血调经之功。本方有顺肝条达之性，故名“逍遥”。

【临床应用】（1）辨证要点　本品是治疗肝郁血虚脾弱的代表方，也是妇科调经的常用方。用于治疗月经不调，两胁作痛，神疲食少，乳房胀痛，脉弦而虚等。以两胁作痛，神疲食少，月经不调，脉弦而虚为辨证要点。

（2）现代应用　本品可用于脾虚肝郁血虚所致月经先期，月经过多，经行吐衄，崩漏，更年期综合征，经前期紧张症，乳腺小叶增生等。慢性肝炎，早期肝硬化，胆石症，消化性溃疡，慢性胃炎，胃肠神经官能症等属肝郁血虚脾弱者。

【用法用量】口服。水蜜丸一次 6 ~ 9g，一日 1 ~ 2 次；小蜜丸一次 9g，一日 2 次；大蜜丸一次 1 丸，一日 2 次；浓缩丸一次 8g，一日 3 次。

【使用注意】孕妇忌用。

练一练

患者，女，35 岁。两胁作痛，头痛目眩，咽干口燥，神疲食少，月经不调，乳房胀痛，脉弦而虚。宜选用的中成药是

A. 女金丸　　B. 八珍益母丸　　C. 逍遥丸　　D. 香连丸

答案解析

妇科十味片

《中华人民共和国药典》2020 年版

【方歌】妇科十味藏四物，延胡白术醋香附，赤芍兼枣碳酸钙，养血疏肝月信复。

【组成】醋香附、川芎、当归、醋延胡索、白术、甘草、大枣、白芍、赤芍、熟地黄、碳酸钙。

【功能】养血疏肝，调经止痛。

【主治】血虚肝郁所致月经不调、痛经、月经前后诸证。症见行经后错，经水量少、有血块，行经小腹疼痛，血块排出痛减，经前双乳胀痛，烦躁，食欲不振。

【组方分析】方中醋香附、当归为君。醋香附辛微苦，疏肝理气，调经止痛；当归甘辛温，养血活血，调经止痛。

熟地黄、白芍、川芎、赤芍、醋延胡索为臣。熟地黄甘微温，滋阴补血，益精填髓；白芍苦酸微寒，养血调经，柔肝止痛；川芎辛温，活血行气，止痛；赤芍苦微寒，清热凉血，散瘀止痛；醋延胡索辛苦温，活血，行气，止痛。五药合用，养血活血，调经止痛。

白术、大枣、甘草、碳酸钙为佐使。白术苦甘温，益气健脾；大枣甘温，补中益气；甘草甘平，益气补中，调和诸药。三药合用，使脾运得健，气血化生。碳酸钙能补充体内钙质。

诸药合用，共奏养血疏肝、调经止痛之功。

【临床应用】（1）辨证要点　本品是妇科调经的常用方。用于治疗行经后错，经水量少，有血块，行经小腹疼痛，血块排出痛减，经前双乳胀痛，烦躁，食欲不振等。以行经后错，经水量少，有血块，经前双乳胀痛为辨证要点。

（2）现代应用　本品可用于月经不调，行经腹痛，乳腺增生，乳房纤维瘤，闭经等属血虚肝郁者。

【用法用量】口服。一次 4 片，一日 3 次。

【使用注意】孕妇禁用。

PPT

任务三　气滞血瘀月经不调类方药

气滞血瘀月经不调，症状为月经后期，量少，色黯红，或有血块，经行腹痛，或平时小腹胀痛，舌质黯或有瘀点。治宜理气活血，化瘀止痛。可选用赤芍、桃仁等活血化瘀之品，配伍陈皮、香附等理气之品，代表方药有桂枝茯苓丸、女金丸、七制香附丸、大黄䗪虫丸等。

桂枝茯苓丸

《中华人民共和国药典》2020 年版

【方歌】金匮桂枝茯苓丸，赤芍桃红与牡丹，等份为末蜜丸服，胞宫瘀血全可散。

【组成】桂枝、桃仁、牡丹皮、赤芍、茯苓。

【功能】活血，化瘀，消癥。

【主治】瘀阻胞宫证。症见妇人素有癥块，妊娠漏下不止，或胎动不安，血色紫黑晦暗，腹痛拒按，或经闭腹痛，或产后恶露不尽而腹痛拒按者，舌质紫黯或有瘀点，脉沉涩。

【组方分析】桂枝茯苓丸原治妇人素有癥块，致妊娠胎动不安、漏下不止之证。胞宫素有血瘀癥块，复因妊娠，阻遏经脉，以致血溢脉外，进而胎失所养，故漏下不止，血色紫黑晦暗，胎动不安；瘀血内阻胞宫，血行不畅，不通则痛，故腹痛拒按。治宜活血化瘀，缓消癥块。

方中桂枝为君。桂枝辛甘温，温通血脉，以行瘀滞。

桃仁为臣。桃仁苦甘平，破血祛瘀，为化瘀消癥之要药。与桂枝相配，化瘀消癥。

牡丹皮、赤芍、茯苓为佐。牡丹皮、赤芍苦而微寒，活血散瘀，凉血退热，缓急止痛；茯苓甘淡平，渗湿祛痰，健脾益胃，扶助正气，以助消癥。

诸药合用，共奏活血、化瘀、消癥之功。

【临床应用】（1）辨证要点　本品是治疗瘀血留滞胞宫，妊娠胎动不安，漏下不止的常用方。用于治疗月经不调，少腹有癥块，血色紫黑晦暗，腹痛拒按，或产后恶露不尽而腹痛拒按者，舌质紫黯或有瘀点，脉沉涩等。以少腹有癥块，血色紫黑晦暗，腹痛拒按，舌质紫黯或有瘀点，脉沉涩为辨证要点。

（2）现代应用　本品可用于慢性盆腔炎、附件炎、子宫内膜异位症、子宫肌瘤、卵巢囊肿、妇女经期综合征等属瘀阻胞宫者。

【用法用量】口服。一次 1 丸，一日 1 ~ 2 次。

【使用注意】孕妇慎用；忌食辛辣、油腻食物。

女金丸

《中华人民共和国药典》2020 年版

【方歌】女金四物四君延，肉桂母没芩牡丹，香附陈砂薇藁芷，鹿霜阿胶赤脂全。

【组成】当归、白芍、熟地黄、鹿角霜、阿胶、党参、炒白术、茯苓、甘草、益母草、牡丹皮、制没药 、醋延胡索、川芎、醋香附、砂仁、陈皮、肉桂、煅赤石脂、藁本、白芷、黄芩、白薇。

【功能】益气养血，理气活血，止痛。

【主治】气血两虚，气滞血瘀所致的月经不调。症见月经提前，月经错后，月经量多，神疲乏力，经水淋漓不净，行经腹痛。

【组方分析】本方证为气血不足、气滞血瘀而设。女子以血为本，气血不足，故神疲乏力；气不固摄，则月经量多，经水淋漓不净；血虚或血瘀，可见月经提前或错后，行经腹痛。治宜益气养血，理气活血，止痛。

方中党参、炒白术、茯苓、甘草、当归、白芍、熟地黄、川芎、益母草、醋延胡索为君。党参、炒白术、茯苓、甘草、当归、白芍、熟地黄、川芎，八药合成八珍汤，益气补血；益母草苦辛微寒，活血调经；醋延胡索辛苦温，活血行气止痛。

阿胶、牡丹皮、醋香附、制没药为臣。阿胶甘平，补血滋阴，止血；牡丹皮苦辛微寒，活血化瘀；醋香附辛微苦，理气解郁，调经止痛；制没药辛苦平，散瘀定痛。四药合用，行滞气，散瘀血，止痛。

砂仁、陈皮、藁本、白芷、煅赤石脂、鹿角霜、黄芩、白薇、肉桂为佐。砂仁辛温，理气温脾；陈皮辛温，理气健脾。二药合用，行气健脾，以防补而壅滞。藁本、白芷、煅赤石脂、鹿角霜，合而用之，温经与收涩并用，温经止漏；黄芩、白薇苦寒，清热止血；肉桂辛甘大热，温通经脉。

诸药合用，共奏益气养血、理气活血、止痛之功。

【临床应用】（1）辨证要点　本品是治疗气血不足，气滞血瘀所致月经不调的常用方。用于治疗月经提前，月经错后，月经量多，神疲乏力，经水淋漓不净，行经腹痛，面色无华，神疲气短。以月经不调，月经量多，面色无华，神疲气短为辨证要点。

（2）现代应用　本品可用于各种月经不调属气血不足、气滞血瘀者。

【用法用量】口服。水蜜丸一次 5g，大蜜丸一次 1 丸，一日 2 次。

【使用注意】孕妇慎用；湿热蕴结、阴虚火旺所致月经失调者慎用。

七制香附丸

《中华人民共和国药典》2020年版

【方歌】七制香附胶二仁，牛乳益苓艾八珍，胡天萸地茴稻米，疏肝理气养血真。

【组成】醋香附、地黄、茯苓、当归、熟地黄、川芎、炒白术、白芍、益母草、艾叶（炭）、黄芩、酒萸肉、天冬、阿胶、炒酸枣仁、砂仁、醋延胡索、艾叶、稻米、盐小茴香、人参、甘草、鲜牛乳。

【功能】疏肝理气，养血调经。

【主治】气滞血瘀所致月经不调，痛经。症见胸胁胀痛，经行量少，行经小腹胀痛，经前乳房胀痛。

【组方分析】方中醋香附为君。醋香附辛微苦微甘平，和肝解郁，疏通气滞。

当归、白芍、川芎、熟地黄、阿胶、益母草、醋延胡索为臣。当归辛甘温，补血养肝，和血调经；熟地黄甘温，滋阴补血；白芍苦酸微寒，养血柔肝和营；川芎辛温，活血行气，畅通气血。四药四物汤方，补而不滞，滋而不腻，养血活血。阿胶甘平，补血滋阴；益母草苦辛微寒，活血调经。阿胶、益母草二药相合，补血调经，行血不伤血。醋延胡索辛苦温，化瘀止痛，补血不滞血。

人参、茯苓、甘草、炒白术、砂仁、稻米、鲜牛乳、盐小茴香、艾叶炭、酒萸肉、炒酸枣仁，天冬、黄芩为佐。人参、茯苓、炒白术、甘草，四药四君子方，益气健脾；陈皮苦辛温，理气健脾；砂仁辛温，理气温脾；稻米甘平，补中益气；鲜牛乳甘微寒，补虚损，益肺胃，养血；盐小茴香辛温，理气和胃，散寒止痛；艾叶炭辛温涩，温经散寒止痛；酒萸肉酸涩微温，补肝肾，系胎元；炒酸枣仁酸甘平，养血补肝，宁心安神；天冬甘苦寒，安神除烦；黄芩苦寒，清热泻火，止血。

甘草为使。甘草甘平，调和诸药。

诸药合用，共奏疏肝理气、养血调经之功。

【临床应用】（1）辨证要点　本品是治疗气滞血瘀所致月经不调、痛经的常用方。用于治疗胸胁胀痛，经行量少，行经小腹胀痛，经前乳房胀痛，脉弦细等。以胸胁胀痛，经行量少，行经小腹胀痛，经前乳房胀痛为辨证要点。

（2）现代应用　本品可用于各种月经不调属气滞血瘀者。

【用法用量】口服。一次1袋（6g），一日2次。

【使用注意】孕妇禁用；忌生冷、油腻食物。

大黄䗪虫丸

《中华人民共和国药典》2020年版

【方歌】大黄䗪虫芩芍桃，地黄杏草漆蛴螬，水蛭虻虫和丸服，祛瘀生新干血疗。

【组成】熟大黄、炒土鳖虫、制水蛭、虻虫、炒蛴螬、煅干漆、桃仁、地黄、芍药、黄芩、炒苦杏仁、甘草。

【功能】活血破瘀，通经消癥。

【主治】瘀血内停所致的癥瘕、闭经。症见腹部肿块，肌肤甲错，面色黯黑，潮热羸瘦，经闭不行，舌质紫黯，或边有瘀斑，脉涩等。

【组方分析】本方证为瘀血内停所致的癥瘕、闭经而设。过饱，过饥，忧郁，房事、疲劳过度，营卫气血亏损，不能营养肌肉，则形体羸瘦；经脉失气血濡养，则血脉凝涩，则肌肤甲错；日久瘀血内阻，新血难生，阴血不能濡润肌肤，不能上荣于目，则皮肤粗糙如鱼鳞状，两眼周围呈黯黑色；瘀血久郁则可化热，故见潮热；脾虚失运，则腹满不能饮食，腹部肿块。治宜活血破瘀，通经消癥。

方中熟大黄、炒土鳖虫为君。熟大黄苦寒，攻下逐瘀，凉血清热；炒土鳖虫咸寒，破血逐瘀。

制水蛭、虻虫、炒蛴螬、煅干漆、桃仁为臣。制水蛭咸平，破血通经，逐瘀消癥；虻虫苦寒，逐瘀破积，痛经；炒蛴螬咸，破瘀散结；煅干漆辛温，破瘀痛经，消积杀虫；桃仁苦甘平，活血祛瘀。

黄芩、炒苦杏仁、地黄、芍药为佐。黄芩苦寒，清热燥湿，泻火解毒，配大黄以清瘀热；炒苦杏仁苦平，宣降利气，气行则血行，配桃仁可润燥结；地黄甘寒，滋阴清热，凉血补血；芍药酸苦微寒，养血敛阴，柔肝缓急。地黄、白芍二药合用，养血滋阴。

甘草为使。甘草甘平，和中补虚。

诸药相合，共奏活血破瘀、通经消癥之功。

【临床应用】（1）辨证要点　本品是治疗瘀血内停所致的癥瘕、闭经的代表方。用于治疗形体虚羸，腹满不能饮食，肌肤甲错，两目黯黑，或潮热，舌质紫黯，或边有瘀斑等。以形体虚羸，腹满食少，两目黯黑，脉涩为辨证要点。

（2）现代应用　本品可用于肝硬化、脂肪肝、慢性活动性肝炎、肝癌、周围血管疾病、慢性白血病等属瘀血内停者。

【用法用量】口服。水蜜丸一次 3g，小蜜丸一次 3～6 丸，大蜜丸一次 1～2 丸，一日 1～2 次。

【使用注意】血虚经闭者忌用；孕妇忌用；服药期间出现皮肤过敏应停服。

任务四　气虚血瘀月经不调类方药

PPT

气虚血瘀月经不调，症状为月经不调，行经后错，量少，色黯红，或有血块，经行小腹冷痛，腰膝酸软，舌质黯或有瘀点。治宜理气养血，化瘀止痛。可选用当归、白芍等活血养血之品，配伍香附、陈皮等理气之品，代表方药有温经汤、少腹逐瘀丸、艾附暖宫丸等。

艾附暖宫丸

《中华人民共和国药典》2020 年版

【方歌】艾附暖宫四物配，吴萸续断芪肉桂，香附艾叶暖胞宫，止带调经腹痛退。

【组成】当归、地黄、酒白芍、川芎、炙黄芪、艾叶炭、制吴茱萸、肉桂、续断、醋香附。

【功能】理气养血，暖宫调经。

【主治】血虚气滞，下焦虚寒所致的月经不调、痛经。症见行经后错，经量少，有血块，小腹疼痛，经行小腹冷痛喜热，腰膝酸痛。

【组方分析】本方证为血虚气滞，下焦虚寒而设。血虚寒凝，气血运行不畅，则月经不调，经行后错，量少有血块；寒凝胞宫，下焦失于温煦，则小腹冷痛，腰膝酸痛。治宜理气养血，暖宫调经。

方中艾叶炭、醋香附为君。艾叶炭苦涩温，温经止血，散寒止痛；醋香附辛微苦微甘平，理气解郁，调经止痛。

制吴茱萸、肉桂为臣。制吴茱萸辛苦热，散寒止痛，助阳；肉桂辛甘大热，补火助阳，散寒止痛，温通经脉。二药并用，温经散寒，通脉止痛。

当归、川芎、地黄、白芍、炙黄芪、续断为佐。当归甘辛温，补血活血，调经止痛；川芎辛温，活血行气止痛；地黄甘寒，清热凉血，养阴生津；白芍酸苦微寒，养血调经，平肝敛阴；炙黄芪甘温，补脾益气，以助化源；续断辛温，补益肝肾，温暖胞宫，活血通经。

诸药配伍，共奏暖宫调经、温补气血之功。

【临床应用】（1）辨证要点　本品是治疗血虚气滞，下焦虚寒所致月经不调、痛经的常用方。用于治疗月经不调，行经后错，量少有血块，经行小腹冷痛，腰膝酸痛等。以月经不调，经行小腹冷痛，腰膝酸软为辨证要点。

（2）现代应用　本品可用于不孕症、月经紊乱、闭经、宫颈炎等属子宫虚寒者。

【用法用量】口服。一次1丸（每丸重9g），一日2次。

【使用注意】感冒发热患者不宜服用；忌生冷食物；不宜用凉水洗澡。

PPT

任务五　阴虚血热月经不调类方药

阴虚血热月经不调，症状为月经行期延长，量少，色鲜红，质稀，无血块，咽干口燥，或见潮热颧红，或手足心热，舌红，苔少，脉细数。治宜养阴清热止血。可选用黄柏、黄芩等清热泻火之品，配伍龟甲、白芍等滋阴养血之品，代表方药有固经丸等。

固经丸

《中华人民共和国药典》2020年版

【方歌】固经龟甲白芍芩，黄柏椿根香附临，阴虚血热经量多，滋阴清热血瘀禁。

【组成】酒黄芩、盐关黄柏、麸炒椿皮、醋香附、炒白芍、醋龟甲。

【功能】滋阴清热，固经止带。

【主治】阴虚血热。症见月经先期，经血量多，血色紫黑，赤白带下，手足心热，腰膝酸软，舌红，脉弦数。

【组方分析】本方病机为阴虚火旺，损伤冲任，迫血妄行致月经过多，或崩中漏下，色紫黑；阴虚火旺，则手足心热；肾虚致腰府失养，则腰膝酸软。治宜滋阴清热，固经止带。

方中醋龟甲、炒白芍、酒黄芩为君。醋龟甲咸甘微寒，滋阴潜阳，养血补心，固经止崩，益肾滋阴而降火；炒白芍酸苦微寒，柔肝缓急，敛阴益血以养肝；酒黄芩苦寒，清热泻火，止血。三药合用，滋阴清热止血。

盐关黄柏为臣。盐关黄柏苦寒，泻火坚阴。既助酒黄芩清热，又助醋龟甲降火。

麸炒椿皮为佐。麸炒椿皮苦涩凉，清热燥湿，收涩止带，止泻，止血。

醋香附为使。醋香附辛微苦微甘平，疏肝理气，调经止痛。

诸药合用，共奏滋阴清热、固经止带之功。

【临床应用】（1）辨证要点　本品是治疗阴虚血热崩漏的常用方。用于治疗月经先期，或经血量多，血色紫黑，手足心热，腰膝酸软等。以经血量多，血色紫黑，舌红，脉弦数为辨证要点。

（2）现代应用　本品可用于功能失调性子宫出血、慢性附件炎、子宫肌瘤、绝经综合征致经行量多、产后恶露不尽等属阴虚血热者。

【用法用量】口服。一次6g，一日2次。

【使用注意】瘀血阻滞者禁用；本方寒凉伤胃，脾胃虚寒者慎用。

药爱生命

按照现代医学理论，女性怀孕期间应该尽可能少用或者不用药物，以防损伤胎儿，但是《黄帝内经》却有“有故无殒”的说法，其中，“故”指孕妇患有积聚病症，“殒”是损伤的意思，就是孕妇若患有积聚病症，不用药物就不能保全母子健康的情况下，可以适当使用较为峻猛的药物进行治疗，这样不会损伤孕妇和胎儿，但要适可而止，不可过用。

答案解析

目标检测

一、单项选择题

1. 肝郁血虚，脾失健运。症见两胁作痛，神疲食少，脉虚弦。治宜选用

A. 小柴胡汤颗粒　　B. 痛泻要方

C. 逍遥丸　　D. 妇科十味片

2. 逍遥丸中薄荷的用意是

A. 疏肝解郁　　B. 清利头目

C. 疏肝散热　　D. 散肝透邪

3. 八珍益母丸的功能是

A. 益气养血，活血调经　　B. 活血化瘀，利水通淋

C. 滋阴清热，固经止带　　D. 补气养血，滋阴清热

4. 具有补气养血、调经止带的功能，用于气血两虚所致月经不调，甚则痛经的方剂或中成药是

A. 艾附暖宫丸　　B. 乌鸡白凤丸

C. 桂枝茯苓丸　　D. 逍遥丸

5. 以下最适宜用于因寒凝所致血瘀型月经不调的是

A. 乌鸡白凤丸　　B. 固经丸

C. 艾附暖宫丸　　D. 逍遥丸

6. 以下最适宜用于气血两虚型月经不调的是

A. 固经丸　　B. 八珍益母丸

C. 调经止痛片　　D. 逍遥丸

7. 治疗阴虚血热之月经不调的中成药是

A. 乌鸡白凤丸　　B. 固经丸

C. 艾附暖宫丸　　D. 逍遥丸

8. 以下最适宜治疗瘀血内停所致癥瘕、闭经的中成药是

A. 大黄䗪虫丸　　B. 固经丸

C. 女金丸　　D. 逍遥丸

9. 下列最适宜用于气滞血瘀所致月经不调的中成药是

A. 艾附暖宫丸　　B. 花红片

C. 固经丸　　D. 七制香附丸

10. 下列不属于固经丸药物组成的是

A. 龟甲　　B. 熟地黄

C. 黄柏　　D. 香附

二、配伍选择题

A. 滋阴清热，固经止带　　B. 益气养血，活血调经

C. 养血疏肝，调经止痛　　D. 理气养血，暖宫调经

E. 活血破瘀，通经消癥

1. 艾附暖宫丸的功能是

2. 固经丸的功能是

A. 气血两虚　　B. 阴虚血热　　C. 气滞血瘀

D. 肝郁血虚　　E. 瘀阻胞宫

3. 七制香附丸主治病证是

4. 妇科十味片主治病证是

三、多项选择题

1. 可用于气血两虚月经不调的中成药有

A. 乌鸡白凤丸　　B. 固经丸　　C. 逍遥丸

D. 八珍益母丸　　E. 妇科十味片

2. 关于乌鸡白凤丸和八珍益母丸，说法正确的有

A. 二方均可用于气血虚弱型月经不调

B. 二方均用益母草活血调经

C. 二方均用四物汤以补血

D. 二方主证均可见阴虚发热

E. 二方均适用于气血两虚兼夹瘀所致月经不调

3. 桂枝茯苓丸的功能有

A. 活血　　B. 化瘀　　C. 消癥

D. 止血　　E. 补气

4. 组成中含有四物汤组方的中成药有

A. 乌鸡白凤丸　　B. 女金丸　　C. 艾附暖宫丸

D. 八珍益母丸　　E. 七制香附丸

四、案例分析题

1. 处方分析

艾叶 15g　香附 15g　白芍 15g　熟地黄 15g　当归 10g　川芎 10g　吴茱萸（制）10g　肉桂 10g　黄芪 15g　续断 10g　炙甘草 6g

请根据处方药物组成，分析此方适用于月经不调的何种证型，并简要说明理由。

2. 用药推荐分析

患者，女，36 岁。症见月经过多，血色紫黑，手足心热，腰膝酸软，舌红，脉弦数。

请辨证分型，并为该患者推荐合适的中成药。

书网融合……

重点回顾　　微课

项目二　带下病用方药

学习目标

知识目标：

1. 掌握　白带丸、消糜栓、除湿白带丸的组成、功能、主治、组方分析、临床应用及使用注意。

2. 熟悉　带下病的概念、分类、病因病机、治疗原则及注意事项。

3. 了解　妇科千金片、花红片、千金止带丸的功能、主治与使用注意。

技能目标：

能熟练完成带下病的问病荐药，能安全、合理地使用带下病方剂与中成药。

素质目标：

树立中医药的文化自信，养成爱岗敬业的职业精神，形成诚信友善的价值追求，争做守正创新的时代新人。

导学情景

情景描述：患者，女，28岁。患者行人流术后带下量增多，颜色黄，气味臭秽，每于经前更多，伴有外阴瘙痒，全身困重乏力，时有小腹作痛，自觉口腻口苦；小便黄少，大便黏滞难解，舌质红，苔黄腻，脉滑数。

情景分析：人流术后带下量增多、颜色黄、味臭，伴有外阴瘙痒，小腹作痛，口苦口腻，小便黄少，大便黏滞。

讨论：该患者所患属于带下病中的哪一类？应该选用什么中药进行治疗？

学前导语：该患者带下量增多、颜色黄、气味臭秽，结合伴随症状思考当以何法予以治疗？治疗带下病的方剂和中成药有哪些？

带下病，是指带下量明显增多或减少，色、质、气味发生异常，或伴全身或局部症状的总称。带下明显增多者，称为带下过多；带下明显减少者，称为带下过少。在某些生理情况下也可出现带下增多或带下减少，如月经期前后、排卵期、妊娠期带下增多而无其他不适者，为生理性带下；绝经前后白带量减少，而无不适者，亦为生理现象，不作病论。相当于现代医学的阴道炎、子宫颈炎、盆腔炎、妇科肿瘤等疾病引起的带下增多。

（1）带下病分类　带下病的主要病因是内外湿邪。内湿的产生与脏腑气血功能失调有密切的关系，脾肾功能失常是发病的内在条件。本病临床常见分型主要有湿热瘀阻带下病、脾肾阳虚带下病两大类。

（2）病因病机　饮食不节，劳倦过度；素禀肾虚，恣情纵欲；情志不畅，肝郁化火；经期产后，胞脉空虚，均可致带下病。其病位主要在前阴、胞宫，任脉损伤、带脉失约是带下病的致病核心。

湿热瘀阻带下病：是由素体湿热内蕴，或湿热内犯；或淋雨涉水，外感湿邪，蕴而化热，伤及任带；或脾虚生湿，湿蕴化热；或因肝郁化热，肝气乘脾，脾虚失运，肝火挟脾湿阻遏下焦，损伤任带二脉，而成湿热瘀阻带下病。

脾肾阳虚带下病：是由脾、肾久病耗气伤阳，或水邪久踞，导致肾阳虚衰不能温养脾阳，或脾阳久虚不能充养肾阳，终致脾肾阳气俱伤，而成脾肾阳虚带下病。

（3）治疗原则　临证时，需结合全身症状及病史等综合分析，方能做出正确的辨证。带下病治疗原则以健脾、升阳、除湿为主，辅以疏肝固肾。

（4）注意事项　带下病的治疗，应注意湿浊可以从阳化热而成湿热，也可以从阴化寒而成寒湿，所以要辨清寒热虚实，并佐以清热除湿、清热解毒、散寒除湿等法。

PPT

任务一　湿热瘀阻带下病类方药

湿热瘀阻带下病，症状为带下量多，色黄有味，小腹作痛，口苦口腻，小便短赤，舌红，苔黄或黄腻，脉滑数。治宜清热除湿。可选用黄柏、椿皮等清热燥湿之品，代表方药有白带丸、妇科千金片、花红片、消糜栓等。

白带丸

《中华人民共和国药典》2020年版

【方歌】白带丸中椿根皮，黄柏香附归芍齐，量多色黄又有味，清热除湿带下止。

【组成】酒黄柏、椿皮、当归、白芍、醋香附。

【功能】清热，除湿，止带。

【主治】湿热下注所致的带下病。症见带下量多，色黄有味。

【组方分析】本方证为湿热下注带下病而设。脾虚不运，湿浊下注成带，则带下量多，色黄、有味。治宜清热，除湿，止带。

方中椿皮为君。椿皮苦涩凉，清热燥湿，收涩止带。

酒黄柏为臣。酒黄柏苦寒，清热燥湿，除下焦湿热而止带。

当归、白芍、醋香附为佐。当归甘辛温，补血活血；白芍酸苦微寒，养血调经，柔肝止痛；醋香附辛微苦微甘平，疏肝解郁，调经止痛。三药相合，疏肝理气，运脾除湿止带，又养血敛阴，防苦燥太过而伤阴血。

诸药合用，共奏清热、除湿、止带之功。

【临床应用】（1）辨证要点　本品是治疗湿热下注所致带下病的常用方。用于治疗带下量多，色黄质稠，臭秽等。以带下量多，色黄，有味为辨证要点。

（2）现代应用　本品可用于宫颈炎、阴道炎等属湿热下注者。

【用法用量】口服。一次6g，一日2次。

【使用注意】虚寒性带下者禁用。

妇科千金片

《中华人民共和国药典》2020年版

【方歌】妇科千金拔千斤，穿心功劳单面针，党参当归鸡血藤，止带还需金樱根。

【组成】千金拔、金樱根、穿心莲、功劳木、单面针、当归、鸡血藤、党参。

【功能】清热除湿，益气化瘀。

【主治】湿热瘀阻所致的带下，腹痛。症见带下量多，色黄质稠，臭秽，小腹疼痛，腰骶酸痛，神疲乏力。

【组方分析】本方证为热瘀互结、湿热下注于前阴而设。湿热蕴结于下，则带下量多，色黄质稠，臭秽；湿热瘀阻胞脉，则小腹疼痛，腰骶酸痛。治宜清热除湿，益气化瘀。

方中千斤拔、金樱根为君。千斤拔辛温，祛风利湿，消瘀解毒；金樱根酸涩平，固涩止带。二药并用，清热除湿，固经止带。

穿心莲、功劳木、单面针为臣。穿心莲苦寒，清热解毒，凉血消肿；功劳木苦平，清热燥湿，泻火解毒；单面针辛苦凉，活血散瘀，行气止痛。

当归、鸡血藤、党参为佐。当归甘辛温，补血活血止痛；鸡血藤甘苦温，活血补血活络。二药共用，补血活血通络，调冲任止腹痛。党参甘平，健脾益气，扶助正气。

诸药合用，共奏清热除湿、益气化瘀之功。

【临床应用】(1) 辨证要点　本品为治疗湿热瘀阻所致带下病、腹痛的常用方。用于治疗带下量多，色黄质稠，臭秽，小腹疼痛，腰骶酸痛，神疲乏力等。以带下量多，色黄质稠，腰部酸痛为辨证要点。

(2) 现代应用　本品常可用于急慢性盆腔炎、宫颈炎、子宫内膜炎、阴道黏膜炎、产后恶露不尽等属湿热瘀阻者。

【用法用量】口服。一次 6 片，一日 3 次。

【使用注意】虚寒性带下者禁用。

想一想

妇科千金片名称中"千金"有何含义？

答案解析

花红片

《中华人民共和国药典》2020 年版

【方歌】花红菥蓂一点红，白花蛇舌鸡血藤，桃金娘根地桃花，白背叶根经带通。

【组成】一点红、白花蛇舌草、鸡血藤、桃金娘根、白背叶根、地桃花、菥蓂。

【功能】清热解毒，燥湿止带，祛瘀止痛。

【主治】湿热瘀阻所致带下病，月经不调。症见带下量多，色黄质稠，小腹隐痛，腰骶酸痛，经行腹痛。

【组方分析】本方证为湿热瘀阻所致带下病，月经不调而设。

方中一点红、白花蛇舌草为君。一点红苦寒，清热解毒，散瘀消肿；白花蛇舌草苦寒，清热解毒，利尿除湿。

鸡血藤、桃金娘根、白背叶根为臣。鸡血藤甘苦温，活血补血活络；桃金娘根甘涩，养血通络收敛；白背叶根苦涩，清热利湿消瘀。

地桃花、菥蓂为佐。地桃花辛凉，清热解毒，利湿活血；菥蓂辛微寒，清热利湿，解毒消肿。

诸药合用，共奏清热解毒、燥湿止带、祛瘀止痛之功。

【临床应用】(1) 辨证要点　本品是治疗湿热瘀阻所致带下病、月经不调的常用方。用于治疗带下量多，色黄质稠，小腹隐痛，腰骶酸痛，经行腹痛等。以带下量多，色黄质稠，经行腹痛为辨证要点。

(2) 现代应用　本品可用慢性盆腔炎、附件炎、子宫内膜炎等属湿热瘀阻者。

【用法用量】口服。一次 4 ~5 片，一日 3 次。

【使用注意】孕妇及妇女经期、哺乳期慎用；月经过多者慎用。

看一看

桃金娘根为桃金娘的根部，味甘涩、性平，具有养血、祛风通络、收敛的功效。桃金娘一名未见于本草，经查发现桃金娘别名山稔，主要分布于福建、广东、广西、云南等地。《本草求原》中载：“山稔，花如桃花，六七月子熟红黑色，叶对生，根治心气疼。”后《本草纲目拾遗》和《植物名实图考》引《花镜》云：“金丝桃一名桃金娘，与现在所用桃金娘相符。”

消糜栓

《中华人民共和国药典》2020 年版

【方歌】人参皂苷消糜栓，黄柏儿茶与枯矾，紫草苦参填冰片，色黄腥臭带下安。

【组成】人参茎叶皂苷、黄柏、枯矾、儿茶、紫草、苦参、冰片。

【功能】清热解毒，燥湿杀虫，祛腐生肌。

【主治】湿热下注所致的带下病。症见带下量多，色黄，质稠腥臭，阴部瘙痒。

【组方分析】本方证为湿热下注引起妇科疾病而设。湿热下注，带脉失约，故见带下量多，色黄，质稠腥臭，阴部瘙痒。治宜清热解毒，燥湿杀虫，祛腐生肌。

方中紫草、黄柏、苦参为君。紫草苦寒，清热凉血解毒，导热邪外出；黄柏苦寒，清热燥湿，利下焦湿热；苦参苦寒，清热燥湿，杀虫止痒。三药合用，清热燥湿，解毒杀虫。

儿茶、枯矾为臣。儿茶苦涩微寒，清热解毒，收湿敛疮，祛腐生肌；枯矾酸涩寒，燥湿杀虫止痒，清热解毒。二药合用，清热解毒，燥湿杀虫，止痒止带。

冰片、人参茎叶皂苷为佐。冰片苦寒，清热止痛，消肿生肌；人参茎叶皂苷，滋补强壮，增强免疫，促创面愈合。二药合用，祛邪扶助。

诸药合用，共奏清热解毒、燥湿杀虫、祛腐生肌之功。

【临床应用】(1) 辨证要点　本品是治疗湿热下注所致带下病的常用方。用于治疗带下量多，色黄，质稠腥臭，阴部瘙痒等。以带下量多，色黄，质稠腥臭为辨证要点。

(2) 现代应用　本品可用于滴虫性阴道炎、霉菌性阴道炎、非特异性阴道炎等属湿热下注者。

【用法用量】阴道给药。一次 1 粒，一日 1 次。

【使用注意】妊娠期禁用。

练一练

某患者近期出现身带下量增多，颜色偏黄，气味腥臭，同时伴有大便黏腻，小便黄。宜选用的中成药是

A. 除湿白带丸　　B. 千金止带丸　　C. 白带丸　　D. 花红片

答案解析

任务二　脾肾阳虚带下病类方药

PPT

脾肾阳虚带下病，症状为带下量多，色白，绵绵不断，质稀如水，畏寒肢冷，纳少便溏，小腹冷痛，舌质淡，苔白润，脉沉迟。治宜补肾健脾，调经止带。可选用党参、白术等补脾益气之品，配伍芡实、白果等固涩止带之品，代表方药有除湿白带丸、千金止带丸等。

除湿白带丸

《中华人民共和国药典》2020 年版

【方歌】除湿白带芍归芡，参术山药荆车前，海蛸牡蛎苍术柏，陈皮白果柴胡茜。

【组成】党参、炒白术、山药、白芍、芡实、炒车前子、当归、苍术、陈皮、白果仁、荆芥炭、柴胡、黄柏炭、茜草、海螵蛸、煅牡蛎。

【功能】健脾益气，清热止带。

【主治】脾虚湿盛所致带下病。症见带下量多，色白质稀，纳少，腹胀，便溏。

【组方分析】本方党参、炒白术、山药、苍术、炒车前子为君。党参甘平，补中益气，健脾化湿；炒白术甘温，健脾益气，燥湿利水；山药甘平，补脾益气，固肾益精；苍术辛温，健脾燥湿；炒车前子甘寒，清热利水渗湿。

荆芥炭、白果仁、芡实、海螵蛸、煅牡蛎为臣。荆芥炭辛涩，收敛止血；白果仁甘苦涩，敛肺气，止带浊；芡实甘涩，益肾固精，除湿止带；海螵蛸咸涩，收敛止血，涩精止带，收湿敛疮；煅牡蛎咸寒，潜阳补阴，软坚散结。五药共用，收涩止带。

当归、白芍、黄柏炭、茜草为佐。当归甘辛温，补血活血止痛；白芍酸苦微寒，养血调经，柔肝敛阴；黄柏炭苦寒，清热燥湿，泻火除蒸；茜草苦寒，凉血活血，祛瘀通经。四药合用，清热凉血。

柴胡、陈皮为使。柴胡辛苦微寒，和表升阳，疏肝解郁；陈皮苦辛温，理气健脾，燥湿化痰。二药配伍，升清降浊，共治脾虚湿盛之源。

诸药合用，标本皆治，气血兼调，共奏健脾益气、清热止带之功。

【临床应用】（1）辨证要点　本品是治疗肝郁脾虚或湿郁生热所致带下病的常用方。用于治疗带下色白或淡黄，质黏稠或清稀如水，无臭气，面色㿠白，四肢无力或足跗肿胀，舌质淡，苔白腻，脉濡缓；或带下黄稠，有腥臭味，伴腰骶酸痛，下腹不温，舌质稍红，苔淡黄腻，脉弦等。以带下量多，色白或淡黄，面色㿠白，舌淡苔白腻，脉濡缓为辨证要点。

（2）现代应用　本品可用于宫颈炎、宫颈糜烂、子宫内膜炎等属脾虚湿盛者。

【用法用量】口服。一次 6～9g，一日 3 次。

【使用注意】孕妇慎用。

千金止带丸

《中华人民共和国药典》2020 年版

【方歌】千金止带椿砂茴，黛续芎芍参术归，蛎仲附延补骨脂，木香鸡冠脾肾催。

【组成】党参、炒白术、当归、白芍、川芎、醋香附、木香、砂仁、小茴香（盐炒）、醋延胡索、盐杜仲、续断、盐补骨脂、鸡冠花、青黛、椿皮（炒）、煅牡蛎 。

【功能】健脾补肾，调经止带。

【主治】脾肾两虚所致的月经不调，带下病。症见月经先后不定期，量多或淋漓不净，色淡无块，或带下量多，色白清稀，伴有腰酸腹痛，四肢倦怠，小腹发凉，神疲乏力，舌淡苔白，脉细或迟。

【组方分析】本方证为脾肾两虚，冲任失调而设。肾虚不能封藏，脾虚失于统摄，则见月经先后不定期，量多或淋漓不净，或带下量多，色白清稀，神疲乏力，腰膝酸软。治宜健脾补肾，调经止带。

方中党参、盐补骨脂为君。党参甘平，健脾益气；盐补骨脂辛温，温脾止泻，温肾助阳。

炒白术、盐杜仲、续断、鸡冠花、炒椿皮、煅牡蛎、当归、白芍、川芎、延胡索为臣。炒白术甘温，健脾益气，燥湿利水；盐杜仲甘温、续断辛温，二药温肾散寒；鸡冠花甘凉涩，收敛止血，止带；炒椿皮苦涩寒，清热燥湿，收涩止带；煅牡蛎咸凉，收敛固涩；当归甘辛温，补血活血止痛；白芍酸苦微寒，养血调经，柔肝敛阴；川芎辛温，活血行气，祛风止痛；延胡索辛温，活血养血，行气止痛。

醋香附、木香、砂仁、盐小茴香、青黛为佐。醋香附辛微苦微甘平，疏肝解郁，调经止痛；木香辛苦温，行气止痛；砂仁辛温，化湿温脾；盐小茴香辛温，理气化湿，温中止痛；青黛咸寒，凉血清肝。

诸药合用，共奏健脾益肾、调经止带之功。

【临床应用】（1）辨证要点　本品是治疗脾肾两虚所致月经不调、带下病的常用方。用于治疗月经先后不定期，量多或淋漓不净，色淡无块，或带下量多，色白清稀，伴有腰酸腹痛，四肢倦怠，小腹发凉，神疲乏力等。以带下色白或淡黄，质黏稠或清稀如水，舌质淡，苔白腻，脉象濡缓为辨证要点。

（2）现代应用　本品可用于慢性盆腔炎、阴道炎、子宫内膜炎、慢性宫颈炎等属脾肾两虚者。

【用法用量】口服。大蜜丸，一次 1 丸，一日 2 次；水丸，一次 6 ~ 9g，一日 2 ~ 3 次。

【使用注意】孕妇忌用。

药爱生命

由各类炎症引起的白带异常，常常困扰广大女性。白带异常多与宫颈糜烂、宫颈息肉、阴道炎以及盆腔炎等疾病直接相关，甚则可引起不孕症，因此对于白带异常需要加以关注，平常生活中需要注意个人卫生及公共场所卫生。但是，有些女性为了让阴道更为干净，每天使用洗液来清洗阴道，甚至使用器械灌洗多次，这样做很容易把阴道弱酸性环境破坏，从而引起妇科炎症。实际上，阴道在健康的情况下具有自动清洁的功能，无须特意多次清洗。

目标检测

答案解析

一、单项选择题

1. 湿热瘀阻带下宜选用的是
   A. 妇科千金片　　B. 千金止带丸
   C. 除湿白带丸　　D. 女金丸
2. 白带丸的功能是
   A. 清热、除湿、止血　　B. 清热、利湿、止血
   C. 清热、除湿、止带　　D. 清热、化湿、止带
3. 治疗脾肾两虚所致带下病。症见带下量多，色白清稀，伴有腰酸腹痛，四肢倦怠，神疲乏力的中成药是
   A. 妇科千金片　　B. 千金止带丸
   C. 除湿白带丸　　D. 白带丸
4. 妇科千金片的功能是
   A. 清热除湿，益气化瘀　　B. 清热解毒，燥湿止带
   C. 清热止带，健脾益气　　D. 清热除湿止带
5. 具有清热解毒，燥湿杀虫，祛腐生肌功能的中成药是
   A. 除湿白带丸　　B. 消糜栓
   C. 花红片　　D. 白带丸

6. 不属于白带丸组成的是

A. 黄柏　　B. 当归

C. 白芍　　D. 茜草

7. 具有健脾益气，清热止带功能，用于脾虚湿盛所致带下病的中成药是

A. 除湿白带丸　　B. 妇科千金片

C. 千金止带丸　　D. 白带丸

8. 用于治疗湿热瘀阻所致带下病、月经不调的中成药是

A. 乌鸡白凤丸　　B. 七制香附丸

C. 花红片　　D. 千金止带丸

9. 患者，女，41 岁。自述带下量多，色白，清稀如水，面色㿠白，四肢无力，舌质淡，苔白腻，脉濡缓。宜选用

A. 小金丸　　B. 七制香附丸

C. 花红片　　D. 千金止带丸

二、配伍选择题

A. 白带丸　　B. 乌鸡白凤丸　　C. 花红片

D. 千金止带丸　　E. 七制香附丸

1. 带下病属虚寒的患者，不宜使用的中成药是
2. 带下病兼月经量过多的患者，不宜使用的中成药是

A. 消糜栓　　B. 花红片　　C. 除湿白带丸

D. 妇科千金片　　E. 七制香附丸

3. 含有人参茎叶皂苷的中成药是
4. 含有白花蛇舌草的中成药是

三、多项选择题

1. 患者，女，28 岁。自述带下量多，色白，质稀薄，无臭气，头晕耳鸣，畏寒肢冷，小便频数，纳少便溏。可选用

A. 固经丸　　B. 妇科千金片　　C. 花红片

D. 除湿白带丸　　E. 千金止带丸

2. 花红片的功能有

A. 清热解毒　　B. 燥湿止带　　C. 健脾益气

D. 清热止带　　E. 祛瘀止痛

3. 带下病常见的临床分型有

A. 脾虚　　B. 脾肾阳虚　　C. 肺阴虚

D. 心阳虚　　E. 湿热瘀阻

4. 除湿白带丸中具有升清降浊，治脾虚湿盛之源的药物有

A. 党参　　B. 柴胡　　C. 车前子

D. 茜草　　E. 陈皮

四、案例分析题

1. 处方分析

党参 15g　炒白术 15g　苍术 10g　陈皮 10g　怀山药 15g　白芍 10g　芡实 10g　炒车前子 15g　当

归 6g　白果 15g　荆芥炭 10g　柴胡 12g　黄柏炭 12g　茜草 10g　海螵蛸 15g　煅牡蛎 20g

请根据处方药物组成，分析此方适用于带下病的何种证型，并简要说明理由。

2. 用药推荐分析

患者，女，35 岁。自述带下量多，色白清稀，腰酸腹痛，月经先后不定期，淋漓不净、色淡无块，小腹发凉，纳少，小便清长，大便溏，神疲乏力，舌淡苔白，脉弱。

请辨证分型，并为该患者推荐合适的中成药。

书网融合……

重点回顾　　微课

项目三　产后病用方药

学习目标

知识目标：

1. 掌握　生化丸的组成、功能、主治、组方分析、临床应用及使用注意。
2. 熟悉　产后病的概念、分类、病因病机、治疗原则及注意事项。
3. 了解　下乳涌泉散、产复康颗粒的功能、主治与使用注意。

技能目标：

能熟练完成产后病的问病荐药，能安全、合理地使用产后病方剂与中成药。

素质目标：

树立中医药的文化自信，养成爱岗敬业的职业精神，形成诚信友善的价值追求，争做守正创新的时代新人。

导学情景

情景描述：患者，女，31 岁。因停经 48 天接受药物流产，孕囊物排出已 25 天，恶露缠绵，色暗红，少腹部隐痛，舌暗紫，苔薄，脉弦涩。体温 37.8℃，B 超检查子宫腔内有低回声暗区。考虑产后胞脉空虚，寒邪乘虚而入，血为寒凝，结而成瘀。治以活血化瘀，理血归经为主。处方：当归 15g、桃仁 6g、红花 6g、益母草 15g、川芎 6g、干姜 6g、蒲黄 6g、炙甘草 3g、延胡索 10g。

情景分析：小产后恶露缠绵，色暗红，伴有少腹部隐痛，舌暗紫，苔薄，脉弦涩。

讨论：该患者使用上述药物是否正确？为什么？

学前导语：该患者小产后出现恶露不尽，可否选择生化丸治疗？治疗产后病的方剂和中成药还有哪些？

产妇在产褥期内发生与分娩或产褥有关的疾病，称为“产后病”。从胎盘娩出至产妇全身各器官（除乳腺外）恢复至孕前状态的一段时间，称为“产褥期”，一般需 6～8 周；产后 1 日内，称为“新产后”。

（1）产后病分类　本病临床常见分型主要有肝郁气滞产后病、气虚血瘀产后病和寒凝血瘀产后病三大类。

（2）病因病机　肝郁气滞产后病：是因平素情志抑郁，加之产时失血，肝失所养，肝郁更甚；或产后情志不遂，肝失调达，气机不畅，致乳络不通，乳汁运行不畅，而成肝郁气滞产后病。

气虚血瘀产后病：是因素体虚弱，气血不足，复因产时、产后失血过多，因产重虚，血少气弱，运行无力，血行迟滞，而成气虚血瘀产后病。

寒凝血瘀产后病：是因素体阳虚，阴寒内生，因产重虚，胞脉失于温煦，气血运行不畅，或因产后起居不慎，感受寒邪，风寒乘虚而入，血为寒凝，胞脉受阻，而成寒凝血瘀产后病。

产后病的病因病机，可以概括为四个方面：一是亡血伤津。由于分娩用力、出汗、产创出血，导致阴血暴亡，虚阳浮散，易致产后血晕、产后痉证、产后发热、产后大便难、产后小便淋痛等。二是元气受损。由于产时用力耗气，或产程过长、耗气更甚，或失血过多、气随血耗，或产后操劳过早，导致气虚失摄，冲任不固，易致产后发热、产后恶露不绝、产后自汗、产后小便不通、产后乳汁自出等。三是瘀血内阻。分娩创伤，脉络受损，血溢脉外，离经成瘀；产后百脉空虚，起居不慎，寒热入侵，寒凝血瘀或热灼成瘀；元气亏虚，运血无力，血滞成瘀；情志所伤，气机不畅，气滞成瘀；胞衣残留，瘀血内阻，败血为病，易致产后血晕、产后发热、产后腹痛、产后恶露不绝、产后身痛、产后情志异常等。四是外感六淫或饮食房劳所伤。产后元气受损，气血俱伤，腠理疏松，卫表不固，所谓“产后百节空虚”，稍有不慎或调摄失当，便可发生产后痉证、产后发热、产后腹痛、产后恶露不绝、产后身痛等。总之，产后病以“虚”“瘀”居多，故形成了产后“多虚多瘀”的病机特点。

（3）治疗原则　产后病的治疗，应根据该病亡血伤津、瘀血内阻、多虚多瘀的特点，结合病情辨证论治。产后多虚，应以大补气血为主，但其用药须防滞邪、助邪之弊；产后多瘀，当以活血行瘀之法，又须佐以养血，使祛邪而不伤正，化瘀而不伤血。

（4）注意事项　产后病用药应注意“三禁”，即禁大汗，以防亡阳；禁峻下，以防亡阴；禁通利小便，以防亡津液。

任务一　肝郁气滞产后病类方药

PPT

肝郁气滞产后病，症状为产后乳少，甚或全无，乳汁浓稠，乳房胀硬、疼痛，胸胁胀满，情志抑郁，食欲不振，舌质正常，苔薄黄，脉弦或弦数。治宜疏肝解郁，通络下乳。可选择柴胡、白芍等疏肝养血之品，配伍王不留行、穿山甲等通经下乳之品，代表方药有下乳涌泉散等。

下乳涌泉散

《清太医院配方》

【方歌】下乳涌泉四物草，山甲留行白芷找，通草花粉漏芦桔，柴胡青皮解郁好。

【组成】柴胡、当归、白芍、地黄、川芎、炒王不留行、烫穿山甲、通草、漏芦、桔梗、麦芽、天花粉、白芷、甘草。

【功能】疏肝养血，催乳。

【主治】肝郁气滞所致的产后乳汁过少。症见产后乳汁不行，乳房胀硬作痛，胸闷胁胀。

【组方分析】方中柴胡、当归、白芍为君。柴胡辛苦微寒，疏肝解郁；当归甘辛温，辛温行散，补血活血；白芍酸苦微寒，养血柔肝。三药同用，疏解肝郁，养血补虚。

地黄、川芎、炒王不留行、烫穿山甲、通草、漏芦为臣。地黄甘苦寒，滋阴清热凉血，防肝郁化火伤阴；川芎辛温，活血行气，疏理气机；炒王不留行苦平，活血通经下乳；烫穿山甲咸微寒，活血散结，通经下乳；通草甘淡微寒，清热通气下乳；漏芦苦寒，清热解毒消痈，通下乳汁。合而用之，利气通乳。

桔梗、麦芽、天花粉、白芷为佐。桔梗苦辛平，开宣肺气而利于疏理肝气；麦芽甘平，疏肝通乳；天花粉甘微苦微寒，清热生津消肿；白芷辛温，通窍消肿止痛，又破宿血、生新血。四药合用，疏肝养血，清热通窍，消肿止痛。

甘草为使。甘草甘平，补中益气，调和诸药。

全方配伍，疏补并施，寒温同用，共奏疏肝养血、催乳之功。

【临床应用】（1）辨证要点　本品是治疗肝郁气滞所致产后乳汁过少的常用方。用于治疗产后乳汁不行，乳房肿胀，坚硬疼痛，胸闷胁胀等。以产后乳汁不行，乳房胀痛，胸闷胁胀为辨证要点。

（2）现代应用　本品可用于产后各种原因引起的缺乳症。

【用法用量】水煎服。每日1剂，分2～3次服。

【使用注意】孕妇忌用；恶露过多时不宜服用。

药爱生命

穿山甲由于在食用和药用上有巨大市场需求，是全球非法贸易最为猖獗的哺乳动物之一。2017 年 1 月，《濒危野生动植物物种国际贸易公约》将八种穿山甲全部列入，要求完全禁止国际贸易。近年来，我国穿山甲种群数量下降了 80%，加大对穿山甲的保护力度刻不容缓。2019 年 11 月，国家林业和草原局发布了《关于将穿山甲保护级别提升为国家一级保护动物的建议》，2020 年穿山甲已被升级为国家一级保护动物。国家加强对穿山甲的救助和对其栖息地的保护，严厉打击盗猎、非法经营、利用穿山甲的行为并加大惩罚力度。在行医用药中尽量采用其他植物类药物代替穿山甲。

任务二　气虚血瘀产后病类方药

PPT

气虚血瘀产后病，症状为产后腹痛，或产后恶露不绝，伴神疲乏力，头晕眼花，面色青白等。治宜补气养血，祛瘀生新。可选用人参、黄芪等补气之品，配伍益母草、桃仁等活血化瘀之品，代表方药有产复康颗粒等。

产复康颗粒

《中华人民共和国药典》2020 年版

【方歌】产妇康益芪昆布，当归蒲黄何首乌，熟地参术共桃仁，木耳并携醋香附。

【组成】人参、黄芪、白术、益母草、当归、桃仁、蒲黄、黑木耳、何首乌、熟地黄、醋香附、昆布。

【功能】补气养血，祛瘀生新。

【主治】气虚血瘀所致的产后恶露不绝。症见产后出血过多，淋漓不断，神疲乏力，腰腿酸软。

【组方分析】方中人参、黄芪为君。人参甘温，大补元气；黄芪甘温，补中益气。二药合用，能助生化之源，补气生血。

当归、益母草、桃仁、蒲黄、何首乌、熟地黄为臣。当归辛甘温，补血活血，既补血，又祛瘀生新；益母草苦辛微寒，活血祛瘀止痛；桃仁苦平，活血祛瘀生新；蒲黄甘平，活血化瘀止血；何首乌甘涩，补肝肾，益精血；熟地黄甘微温，补血滋阴。六药同用，补气养血，祛瘀生新。

醋香附、白术、黑木耳、昆布为佐。醋香附辛微苦微甘平，疏肝理气，调经止痛；白术甘苦温，健脾补气；黑木耳甘平，养血润燥，凉血止血；昆布咸寒，软坚散结。

全方配伍，补虚通利，共奏补气养血，祛瘀生新之功。

【临床应用】（1）辨证要点　本品是治疗气虚血瘀所致产后恶露不绝的常用方。用于治疗产后出血过多，淋漓不断，神疲乏力，腰腿酸软等。以产后恶露不绝，产后出血过多，神疲乏力为辨证要点。

（2）现代应用　本品可用于产后诸病属气虚血瘀者。

【用法用量】开水冲服。一次 20g，一日 3 次；5 ~ 7 天为一疗程。

【使用注意】孕妇忌用。

练一练

产复康颗粒中昆布主要作用为软坚散结，根据作用推断其味为

A. 酸　　B. 甘　　C. 咸　　D. 辛

答案解析

PPT

任务三　寒凝血瘀产后病类方药

寒凝血瘀产后病，症状表现为产后腹痛，得热痛减，或产后恶露量少，甚或不行，色紫黯有块，面色青白，四肢不温，舌质暗淡，苔白，脉沉紧。治宜温经散寒，活血止痛。可选用干姜、炮姜等温里散寒之品，配伍当归、桃仁等活血化瘀之品，代表方药有生化丸等。

看一看

生化汤为妇女产后常用的方剂，由清代妇科名家傅山创立。唐容川在《血证论》中说用此方“血瘀可化之，则所以生之，产后多用”。在我国一些地区，民间多有“不论寒热，产后必服生化汤”的说法，将生化汤作为产后必服之药。现代临床常用生化汤治疗产后子宫复旧不良、产后缩宫疼痛等。

生化丸

《中华人民共和国卫生部药品标准》

【方歌】生化汤是产后方，归芎桃草酒炮姜，消瘀活血功偏擅，止痛温经效益彰。

【组成】当归、川芎、桃仁、干姜（炒炭）、甘草。

【功能】养血祛瘀，温经止痛。

【主治】产后瘀血腹痛。症见产后恶露不行或行血不畅，小腹冷痛，舌淡，苔白滑，脉细而涩。

【组方分析】本方证为产后血虚寒凝、瘀血内阻而设。妇人产后，血亏气虚，寒邪极易乘虚而入，寒凝血瘀，故恶露不行；瘀阻胞宫，不通则痛，故小腹冷痛。产后血虚，本来应当用补法，但是瘀血不去，新血不生，故治宜养血祛瘀，温经止痛。

方中当归为君。重用当归取其一药三用，一取补血之功，以补产后血虚之不足；二取活血之用，以化瘀生新；三取温经散寒之效，以治小腹冷痛。

川芎、桃仁为臣。川芎辛温，活血行气止痛；桃仁苦甘平，活血祛瘀。

姜炭为佐。姜炭辛热，入血散寒，温经止血。

炙甘草为使。炙甘草甘平，和中缓急，调和诸药。

诸药配伍，共奏养血祛瘀、温经止痛之功。

【临床应用】（1）辨证要点　本品是治疗妇女产后瘀血腹痛的常用方。用于治疗产后恶露不行或行血不畅，小腹冷痛，舌淡，苔白滑，脉细而涩。以产后恶露不行，小腹冷痛为辨证要点。

（2）现代应用　本品可用于产后调理、流产后胎盘残留、人工流产后出血、产后子宫复旧不良与产后子宫收缩痛、子宫肌瘤、子宫肥大症、宫外孕等属血虚受寒、瘀血阻滞者。

【用法用量】口服。一次1丸，一日3次。

【使用注意】孕妇忌用；产后恶露过多、出血不止者慎用。

想一想

当归为何在生化丸中作为君药？

答案解析

目标检测

答案解析

一、单项选择题

1. 关于生化丸的描述，错误的是

A. 本方可化瘀血，生新血，故名生化　　B. 源于《傅青主女科》

C. 方中生姜散寒，温经止痛　　D. 当归为君药

2. 用于气虚血瘀所致产后恶露不尽的是

A. 生化丸　　B. 乌鸡白凤丸

C. 逍遥丸　　D. 产复康颗粒

3. 生化丸中选用的是

A. 生姜　　B. 姜炭

C. 干姜　　D. 煨姜

4. 下乳涌泉散的主治病证是

A. 肝郁气滞乳汁过少　　B. 气血两虚乳汁过少

C. 寒凝血瘀乳汁过少　　D. 湿热瘀阻乳汁过少

5. 新产后是指产后

A. 七日内　　B. 五日内

C. 二日内　　D. 一日内

6. 不属于产复康颗粒组成的是

A. 茯苓　　B. 白术

C. 人参　　D. 黄芪

7. 生化丸的功能是

A. 养血祛瘀，温经止痛　　B. 养血活血，健脾益气

C. 补气养血，祛瘀生新　　D. 疏肝养血，调经止痛

8. 下乳涌泉散中具有疏肝通乳作用的是

A. 白芷　　B. 川芎

C. 柴胡　　D. 麦芽

9. 具有补气养血、祛瘀生新功能的是

A. 产复康颗粒　　B. 逍遥丸

C. 花红片　　D. 桂枝茯苓丸

10. 以产后乳汁不行、乳房胀硬作痛、胸闷胁胀为辨证要点的是

A. 生化丸　　B. 八珍益母丸

C. 产复康颗粒　　D. 下乳涌泉散

11. 下乳涌泉散中具有破宿血、生新血作用的是

A. 麦芽　　B. 白芷

C. 天花粉　　D. 通草

12. 产复康颗粒中具有滋阴补血、填精益髓作用的是

A. 益母草　　B. 熟地黄

C. 黑木耳　　D. 当归

二、配伍选择题

A. 养血，调经　　B. 滋阴，补血　　C. 滋阴，清热，凉血

D. 养血，活血　　E. 清热，凉血

1. 产复康颗粒中地黄的作用是
2. 下乳涌泉散中地黄的作用是

三、多项选择题

1. 产后恶露过多，不可使用的方剂或中成药有

A. 固经丸　　B. 艾附暖宫丸　　C. 下乳涌泉散

D. 生化丸　　E. 乌鸡白凤丸

2. 属于产后病病因病机的是

A. 亡血伤津　　B. 元气受损　　C. 瘀血内阻

D. 外感六淫　　E. 饮食房劳

3. 生化汤中当归的功能是

A. 补气　　B. 补血　　C. 活血

D. 温经散寒　　E. 消肿止痛

四、案例分析题

1. 处方分析

当归 24g　川芎 9g　桃仁 6g　炮姜 2g　炙甘草 2g

请根据处方药物组成，分析此方适用于产后病的何种证型，并简要说明理由。

2. 用药推荐分析

患者，女，28 岁。产后出血过多，淋漓不断，伴神疲乏力，头晕眼花，小腹隐痛，腰腿酸软。请辨证分型，并为该患者推荐合适的中成药。

书网融合……

重点回顾　　微课

项目四　乳癖用方药

学习目标

知识目标：

1. **掌握**　乳癖消片的组成、功能、主治、组方分析、临床应用及使用注意。
2. **熟悉**　乳癖的概念、分类、病因病机、治疗原则及注意事项。
3. **了解**　小金丸、消乳散结胶囊的功能、主治与使用注意。

技能目标：

能熟练完成乳癖的问病荐药，能安全、合理地使用乳癖方剂与中成药。

素质目标：

树立中医药的文化自信，养成爱岗敬业的职业精神，形成诚信友善的价值追求，争做守正创新的时代新人。

导学情景

情景描述：患者，女，33岁。患者足月顺产一子，产后当天开始哺乳，乳汁量多，因半月后未哺乳发现左乳外上方有一鸡蛋大小肿块，质硬，伴有乳房疼痛，刺痛为主，自行热敷按摩后未见好转。治以软坚散结，活血消痈，清热解毒。

情景分析：半月未哺乳后出现左乳外上方肿块，质硬，伴有乳房疼痛，刺痛为主。

讨论：该患者是什么疾病？病因是什么？应该选用什么中药进行治疗？

学前导语：该患者半月未哺乳后，左乳外上方出现鸡蛋大小肿块，质硬，伴有乳房疼痛，刺痛为主，自行热敷按摩后未见好转，当以何法予以治疗？治疗乳癖的方剂和中成药有哪些？

乳癖，是指妇女乳房部常见的慢性良性肿块，以乳房肿块和胀痛为主症，常见于中青年妇女。相当于现代医学中的乳腺小叶增生、乳房囊性增生、乳房纤维瘤等疾病。

（1）乳癖分类　本病临床常见分型主要有痰热互结乳癖和痰气瘀滞乳癖两大类。

（2）病因病机　乳癖的病因：常以情志不遂，或受精神刺激，导致肝气郁结，气机阻滞，或思虑伤脾，脾失健运，痰浊内生，肝郁痰凝，气血瘀滞，阻于乳络而发；或因冲任失调，上则乳房痰浊凝结而发病，下则经水逆乱而月经失调。其病机主要以肝郁痰凝、冲任失调为主。

痰热互结乳癖：或因饮食不节，脾胃受损，痰湿内生，内蕴生热，痰热互结，阻于乳络，而成痰热互结乳癖。

痰气瘀滞乳癖，或因七情内伤，肝气郁结，郁而伤脾，脾失健运，水湿不化，凝而为痰，痰气瘀相互搏结，积聚成块，或因冲任失调，上则乳房痰浊凝结，而成痰气瘀滞乳癖。

（3）治疗原则　本病以行气活血，软坚散结，调理冲任为治疗原则。若夹杂痰凝者，宜化痰散结。痰热互结乳癖，宜清热化痰散结；痰气瘀滞乳癖，宜疏肝化痰散结。

（4）注意事项　乳癖用药期间，患者应注意调理情志，保持情绪乐观，忌食辛辣刺激性食物及其他发物。患者应经常自查乳房，注意肿块变化，预防肿块发生癌变。因本类方药多含有活血化瘀消痈药物，故孕妇禁用或慎用。

任务一　痰热互结乳癖类方药

PPT

痰热互结乳癖，症状为乳房胀痛或刺痛，伴失眠多梦，痰多，咽喉不利，小便黄，舌红，苔黄腻，脉滑数。治宜清热化痰散结。可选用蒲公英、连翘等清热散结之品，配伍三七、鸡血藤等活血之品，代表方药有乳癖消片等。

乳癖消片
《中华人民共和国药典》2020 年版

【方歌】乳癖藻漏翘蒲英，玄参丹红赤芍行，木香鹿角昆花粉，夏枯鸡血软结痈。

【组成】蒲公英、鹿角、昆布、海藻、天花粉、夏枯草、三七、鸡血藤、牡丹皮、赤芍、玄参、连翘、漏芦、红花、木香。

【功能】软坚散结，活血消痈，清热解毒。

【主治】痰热互结乳癖，乳痈。症见乳房结节，数目不等，大小形态不一，质地柔软，或产后乳房结块，红热疼痛。

【组方分析】本方证为痰热互结，乳络壅滞而设。痰瘀结聚，气血不畅，阻滞乳络，故见乳房结节；乳汁郁积化热，致乳络不通，化热成痈，故见产后乳房结块红热肿痛。治宜软坚散结，活血消痈，清热解毒。

方中昆布、海藻为君。昆布咸寒、海藻苦咸寒，消痰软坚散结。

夏枯草、牡丹皮、赤芍为臣。夏枯草苦寒，清肝散结消肿；牡丹皮苦微寒，清热凉血，活血化瘀；赤芍苦微寒，凉血活血，祛瘀止痛。

蒲公英、漏芦、连翘、玄参、天花粉为佐。蒲公英苦寒，清热解毒，消肿散结；漏芦苦寒，清热解毒，消痈散结，兼能通乳；连翘苦凉，清热解毒，消肿散结；玄参甘苦咸寒，清热凉血，解毒散结；天花粉甘微苦微寒，清热泻火，消肿排脓。

红花、鸡血藤、鹿角、三七、木香为使。红花辛温，活血通经，散瘀止痛；鸡血藤苦甘温，活血补血；鹿角咸温，行血消肿；三七甘温，化瘀止痛；木香辛温，行气止痛。

诸药合用，共奏软坚散结、活血消痈、清热解毒之功。

【临床应用】(1) 辨证要点　本品是治痰热互结所致的乳癖、乳痈的常用方。用于治疗乳癖（乳疡、乳痰），表现为乳房中发现形状、大小、数量不等的硬结肿块，质地较硬，推之可移，无恶寒发热，皮色不变，肿块可随情志喜怒而消散或增大。亦用于治疗乳痈，表现为妇女哺乳期内，乳房硬块肿胀疼痛，乳汁不通畅，寒热头痛，或局部红肿热痛初起，苔黄质红，脉弦数等。以乳房结节，数目不等，或产后乳房结块，红热疼痛为辨证要点。

(2) 现代应用　本品可用于乳腺囊性增生病、急性乳腺炎早期等属痰热互结者。

【用法用量】口服。小片（薄膜衣片，片重 0.34g；糖衣片）一次 5～6 片，大片（薄膜衣片，片重 0.67g）一次 3 片，一日 3 次。

【使用注意】孕妇忌用。

练一练

患者，女，31 岁。产后哺乳三月余，断乳期间发现右乳上方出现小肿块，质地柔软，红热胀痛，伴失眠多梦，小便黄。宜选用的中成药是

A. 小金丸　　B. 乳癖消片　　C. 四君子丸　　D. 花红片

答案解析

PPT

任务二 痰气瘀滞乳癖类方药

痰气瘀滞乳癖，症状表现为乳房结块，质坚胀痛，表面光滑，推之可移，边界清楚，乳房外形不变。治宜疏肝化痰散结。可选用柴胡、香附等疏肝之品，配伍贝母、瓜蒌等化痰散结之品，代表方药有小金丸、消乳散结胶囊等。

小金丸

《中华人民共和国药典》2020 年版

【方歌】小金丸内草乌麝，木鳖地龙归墨炭，灵脂枫香与乳没，诸疮肿痛均可散。

【组成】麝香或人工麝香、木鳖子（去壳去油）、制草乌、枫香脂、醋乳香、醋没药、醋五灵脂、酒当归、地龙、香墨。

【功能】散结消肿，化瘀止痛。

【主治】痰气凝滞所致瘰疬，乳癖，乳岩。症见肌肤或肌肤下肿块一处或数处，推之能动，或骨及骨关节肿大，皮色不变、肿硬作痛。

【组方分析】方中人工麝香、木鳖子为君。人工麝香辛温香窜，活血祛瘀，消肿止痛。木鳖子性温有毒，消肿散结。二药合用，散结消肿，化瘀止痛。

制草乌、枫香脂、醋五灵脂、地龙为臣。制草乌辛热，散寒止痛；枫香脂辛微苦，活血止痛，解毒祛痰；醋五灵脂苦甘，活血通脉止痛；地龙咸寒，清热通络祛痰。

醋乳香、醋没药、酒当归、香墨为佐。醋乳香辛温，活血行气止痛；醋没药辛苦，散瘀止痛；酒当归甘辛温，养血活血，化瘀止痛；香墨性平，化瘀消肿。

诸药合用，共奏散结消肿、化瘀止痛之功。

【临床应用】（1）辨证要点　本品是治疗痰气凝滞所致瘰疬、乳癖、乳岩的常用方。用于治疗肌肤或肌肤下肿块一处或数处，推之能动，或骨及骨关节肿大，皮色不变、肿硬作痛等。以局部肿胀钝痛，皮色不变，日久不愈为辨证要点。

（2）现代应用　本品可用于甲状腺瘤、甲状腺癌、颈淋巴结核、乳房小叶增生、乳房纤维瘤、乳房结核、乳腺癌、骨或关节结核、淋巴结核、头部疖肿等属痰气凝滞者。

【用法用量】打碎后口服。一次 1.2～3g，一日 2 次。

【使用注意】孕妇、哺乳期妇女禁用；不宜与贝母、瓜蒌、半夏、白蔹、白及和参类及含义上成分的制剂同用。

想一想

为什么服用小金丸时，要打碎用开水送服？

答案解析

看一看

由于小金丸中的地龙、木鳖子等含有大量动植物蛋白、多酚等大分子物质，属于完全抗原，如异体蛋白进入体内，会刺激机体产生相应的抗体，当抗原物与之再接触时，即发生过敏反应。提示医师、药师首先应询问患者有无药物过敏史，并告知患者过敏反应的症状和处理措施。首先应予以停药观察，如果症状未有好转，可服用脱敏药（如马来酸氯苯那敏等）治疗。过敏性体质患者，对于药物反应性各不相同，出现不良反应与剂量无关，由个体差异所致。

消乳散结胶囊

《中华人民共和国卫生部药品标准》

【方歌】消乳散结山慈菇，全蝎丹皮柴芍附，二参芩归猫爪草，夏枯蒌贝昆布牡。

【组成】醋柴胡、炒白芍、醋香附、玄参、昆布、瓜蒌、夏枯草、牡蛎、当归、猫爪草、黄芩、丹参、土贝母、山慈菇、全蝎、牡丹皮。

【功能】疏肝解郁，化痰散结，活血止痛。

【主治】肝郁气滞，痰瘀凝聚所致的乳腺增生，乳房胀痛。

【组方分析】方中醋柴胡、醋香附、夏枯草为君。醋柴胡辛苦微寒，疏肝解郁；醋香附辛微苦微甘平，疏肝解郁，理气宽中；夏枯草辛苦寒，清热消肿散结。三药同用，消肿散结，疏肝理气。

当归、炒白芍、玄参、牡丹皮、丹参为臣。当归甘辛温，补血活血；炒白芍酸苦微寒，养血补血，柔肝止痛；玄参苦寒，凉血滋阴，泻火解毒；牡丹皮苦微寒，清热凉血，活血化瘀；丹参苦微寒，活血散瘀，通经止痛。

黄芩、瓜蒌、猫爪草、土贝母、昆布、牡蛎、山慈菇、全蝎为佐使。黄芩苦寒，清热解毒；瓜蒌甘微苦寒，清热散结；猫爪草辛温，化痰散结，解毒消肿；土贝母苦寒，解毒散结消肿；昆布咸寒，消痰软坚散结；牡蛎咸凉，化痰软坚；山慈菇甘凉，清热化痰散结；全蝎辛平，攻毒散结，通络止痛。

诸药合用，肝气得舒，痰瘀可散，胀痛可除，共奏疏肝解郁、化痰散结、活血止痛之功。

【临床应用】（1）辨证要点　本品是治疗肝郁气滞，痰瘀凝聚导致乳腺增生的常用方。用于治疗乳房硬结肿块，质地较硬，推之可移，胸胁乳房胀痛，随情志或经期改变，伴心烦易怒，口苦，舌红，苔黄腻，脉弦等。以乳房硬结肿块，质硬不移，胸胁乳房胀痛，随情志或经期改变为辨证要点。

（2）现代应用　本品可用于乳腺增生、乳房胀痛等属气滞痰凝者。

【用法用量】口服。一次3粒，一日3次。

【使用注意】孕妇忌用。

答案解析

目标检测

一、单项选择题

1. 消乳散结胶囊的功能，不包括

A. 滋阴清热　　B. 化痰散结

C. 疏肝解郁　　D. 活血止痛

2. 要研碎吞服的是

A. 逍遥丸　　B. 槐角丸

C. 小金丸　　D. 乌鸡白凤丸

3. 患者，女，35岁。左乳房硬结肿块，质地较硬，推之可移，胸胁乳房胀痛，随情志或经期改

变，伴心烦易怒，口苦，舌红，苔黄腻，脉弦。可选用

A. 小金丸　　B. 乳癖消片

C. 产复康颗粒　　D. 消乳散结胶囊

4. 妇女乳房部常见的慢性良性肿块，以乳房肿块和胀痛为主症的疾病，中医称为

A. 结节　　B. 乳晕

C. 乳癖　　D. 乳岩

5. 属于小金丸组成的是

A. 白术　　B. 香墨

C. 白芍　　D. 红花

6. 具有软坚散结消痰作用的药物是

A. 当归　　B. 昆布

C. 牡丹皮　　D. 红花

7. 不宜与含有贝母、瓜蒌、半夏、白蔹、白及及参类的制剂同服的是

A. 八珍益母丸　　B. 艾附暖宫丸

C. 小金丸　　D. 白带丸

8. 用于痰热互结乳癖、乳痈的是

A. 固经丸　　B. 小金丸

C. 产复康颗粒　　D. 乳癖消片

9. 乳癖常见的病因是

A. 情志不遂　　B. 外感六淫

C. 饮食不节　　D. 劳倦过度

10. 用于痰气凝滞所致瘰疬、乳癖、乳岩的是

A. 小金丸　　B. 花红片

C. 乳癖消片　　D. 血府逐瘀汤

二、配伍选择题

A. 女金丸　　B. 妇科十味片　　C. 乳癖消片

D. 消乳散结胶囊　　E. 艾附暖宫丸

1. 以乳房硬结肿块，胸胁乳房胀痛，随情志或经期改变为辨证要点的是
2. 以乳房结节，数目不等，或产后乳房结块，红热疼痛为辨证要点的是

三、多项选择题

1. 乳癖消片的功能有

A. 软坚散结　　B. 疏肝解郁　　C. 活血消痈

D. 清热解毒　　E. 清热解表

2. 用于治疗乳腺增生的方剂或中成药有

A. 小金丸　　B. 乳癖消片　　C. 固经丸

D. 消糜栓　　E. 消乳散结胶囊

3. 乳癖消片和消乳散结胶囊都含有的药物有

A. 黄芩　　B. 昆布　　C. 夏枯草

D. 玄参　　E. 牡丹皮

四、案例分析题

1. 处方分析

醋柴胡 12g　炒白芍 12g　醋香附 9g　玄参 12g　昆布 15g　瓜蒌 9g　夏枯草 12g　牡蛎 12g　当归 9g　猫爪草 12g　黄芩 9g　丹参 12g　土贝母 6g　山慈菇 3g　全蝎 6g　牡丹皮 12g

请根据处方药物组成，分析此方适用于乳癖的何种证型，并简要说明理由。

2. 用药推荐分析

患者，女，43 岁。近日发现乳房中有形状、大小、数量不等的硬结肿块，质地较硬、推之可移，无皮色不变，随情志喜怒偶会出现隐隐热痛。

请辨证分型，并为该患者推荐合适的中成药。

书网融合……

重点回顾　　微课　　习题

6 模块六 五官科用方药

项目一　眼病用方药

学习目标

知识目标：

1. 掌握　明目地黄丸、石斛夜光丸、明目蒺藜丸、黄连羊肝丸的组成、功能、主治、组方分析、临床应用及使用注意。

2. 熟悉　眼病的概念、分类、病因病机、治疗原则及注意事项。

3. 了解　明目上清片、八宝眼药散的功能、主治与使用注意。

技能目标：

能熟练完成眼病的问病荐药，能安全、合理地使用眼病方剂与中成药。

素质目标：

树立中医药的文化自信，养成爱岗敬业的职业精神，形成诚信友善的价值追求，争做守正创新的时代新人。

导学情景

情景描述：患者，女，45岁。近日因生气后发病，出现眼睛红肿、疼痛。外用氯霉素眼药水效果不佳。自述：目赤肿痛，视物不清，畏光流泪，干呕，口苦，胸胁胀痛，舌红苔黄，脉弦数。

情景分析：在生活中，有的人生气后，会出现以目赤肿痛、视物不清、畏光流泪等为主要症状的眼部疾病。

讨论：该患者是什么疾病？病因是什么？应该选用什么中药进行治疗？

学前导语：该患者生气后出现目赤肿痛，视物不清，畏光流泪，当以何法治疗？治疗眼病的方剂和中成药有哪些？

眼病，是以目涩畏光，视物模糊，迎风流泪，或目赤肿痛为主要症状，常出现痒痛、眼睑水肿、视力减退、眼睛干涩、夜盲等。现代医学老年性白内障、干眼症、急性结膜炎等均在中医眼病范畴。

（1）眼病分类　眼病症状虽然单纯，但成因却很复杂，病位在眼，但常与肝、肾等脏腑关系密切。根据其病因和临床表现，可分为虚证与实证两类，其中，虚证以肝肾亏虚眼病为主，实证有风热上攻眼病和肝火旺盛眼病之分。

（2）病因病机　肝肾亏虚眼病：是由于过劳，伤血伤精，或素体阴虚，或年老体衰，肝肾亏虚，精血不足，上不荣于目；或由阴亏而致虚火上炎，引起肝肾亏虚眼病。

风热上攻眼病：是由于外感风热之邪，风热之邪为阳，轻扬升散，炎热上冲，侵袭头目，伤津腐肉，引起风热上攻眼病。

肝火旺盛眼病：是由情志不遂，或暴怒伤肝，致肝气郁结，久郁化火，肝火上冲，循经上攻头目，引起肝火旺盛眼病。

上述各种病因病机之间常常相兼为病，或互相转化。眼病总以虚实为纲，肝肾亏虚眼病属虚，风热上攻眼病、肝火旺盛眼病则属实。虚实之间可以转化，可由虚转实，可因虚致实，而虚实并见。归纳起来，形成眼病的基本病机是目失濡养或火热上攻头目。

（3）治疗原则 眼病的治疗应遵循“虚则补之，实则泻之”的治疗原则。肝肾亏虚眼病，治宜滋补肝肾；风热上攻眼病，治宜疏散风热，明目退翳；肝火旺盛眼病，治宜清肝明目。

（4）注意事项 眼病患者应合理用眼，注意眼部护理，用药期间忌辛辣、油腻食物。

PPT

任务一 肝肾亏虚眼病类方药

肝肾亏虚眼病，症状为视物模糊，眼睛干涩，畏光流泪，伴有潮热盗汗，咽干口燥，舌红少苔，脉细数等。治宜滋补肝肾。可选用枸杞子、熟地黄等滋补肝肾药，辅以菊花、决明子等清肝明目之品，代表方药有明目地黄丸、石斛夜光丸等。

明目地黄丸

《中华人民共和国药典》2020 年版

【方歌】明目地黄益肾肝，枸菊山茱泽泻丹，白芍蒺藜决明煅，茯苓当归山药掺。

【组成】熟地黄、山茱萸（制）、枸杞子、山药、当归、白芍、蒺藜、石决明（煅）、牡丹皮、茯苓、泽泻、菊花。

【功能】滋肾，养肝，明目。

【主治】肝肾阴虚所致的眼病。症见目涩畏光，视物模糊，迎风流泪。

【组方分析】方中熟地黄为君。熟地黄质润甘微温，入肝肾经，滋阴养血，填精固本。

制山茱萸、枸杞子、山药、当归、白芍为臣。制山茱萸酸甘温，补益肝肾；枸杞子甘平质润，滋补肝肾；山药甘平涩，补肾涩精；当归甘辛温，补血活血；白芍酸苦微寒，养血敛阴。五药相伍，助君补精养血，滋养明目。

蒺藜、煅石决明、牡丹皮、泽泻、茯苓为佐。蒺藜苦辛平，平肝疏肝，祛风明目；煅石决明咸寒，益阴平肝，清肝明目；牡丹皮苦辛微寒，凉血散瘀，既清血中郁热，又制山茱萸之温涩。泽泻甘寒，泄热利湿，配熟地黄以泻浮火，降浊；茯苓甘淡平，健脾。

菊花为佐使。菊花甘苦微寒，疏热散风，平肝，清热明目。既助蒺藜与石决明散风清热，平肝益阴，明目止泪，又引药上行到达病所。

诸药相合，滋补中兼清泄，共奏滋肾、养肝、明目之功。

【临床应用】（1）辨证要点 本品是治疗肝肾阴虚所致眼病的常用方。用于治疗目涩畏光，视物模糊，迎风流泪，头晕耳鸣，腰膝酸软，咽干口燥，遗精夜尿，舌红少苔，脉细无力。以目涩畏光，视物模糊，腰膝酸软，脉细无力为辨证要点。

（2）现代应用 本品可用于干眼症、糖尿病视网膜病变、视力减退，夜盲、视神经炎、玻璃体混浊、老年视弱等属肝肾阴虚者。

【用法用量】口服。水蜜丸一次 6g，小蜜丸一次 9g，大蜜丸一次 1 丸，一日 2 次。

【使用注意】忌烟、酒、辛辣刺激性食物；感冒时不宜服用。

石斛夜光丸

《中华人民共和国药典》2020 年版

【方歌】石斛夜光枳膝芎，二地二冬杞菟苁，青葙草决犀羚角，参味连苓蒺草风，再与杏菊山药配，养阴明目第一功。

【组成】石斛、天冬、麦冬、地黄、熟地黄、枸杞子、菟丝子、五味子、肉苁蓉、牛膝、人参、山药、茯苓、甘草、水牛角浓缩粉、山羊角、决明子、青葙子、黄连、菊花、蒺藜（盐炒）、川芎、防风、苦杏仁、麸炒枳壳。

【功能】滋阴补肾，清肝明目。

【主治】肝肾两亏，阴虚火旺所致眼疾。症见内障目暗，视物昏花。

【组方分析】方中石斛、天冬、麦冬、地黄为君。石斛甘而微寒，滋阴清热；天冬甘苦大寒，养阴生津；麦冬甘苦微寒，清热生津；地黄甘苦寒，清热养阴。四药相伍，既滋阴降火，又清热生津。

熟地黄、枸杞子、菟丝子、五味子、肉苁蓉、牛膝为臣。熟地黄质润甘补微温，益精填髓；枸杞子甘平，益精明目；菟丝子甘辛平，补益肝肾而明目；五味子酸甘而温，生津补肾；肉苁蓉甘咸温，补益精血；牛膝苦平而甘，补益肝肾，引血下行。六药相伍，既补肝肾，益精血而明目，又引火下行。

人参、山药、茯苓、甘草、水牛角浓缩粉、山羊角、决明子、青葙、黄连、菊花、盐蒺藜、川芎、防风、苦杏仁、麸炒枳壳为佐。人参甘温、山药甘平、茯苓甘淡平、甘草甘平，四药相伍，补脾益气，以助精血生化之源，增强补益肝肾之功；水牛角、山羊角咸寒，清肝明目；决明子、青葙子苦寒，清肝明目；黄连苦寒，清热泻火。五药相伍，清热泻火明目。菊花甘苦微寒，清肝明目；盐蒺藜苦辛，平肝明目；川芎辛香、防风辛散，祛风止痛。四药相合，既疏散风热，平肝疏肝，又清利头目。苦杏仁苦微温，降气化痰，兼润肠；麸炒枳壳苦微寒，理气宽胸，消积化痰。二者相伍，能行气，化痰，缓通大便，既能使补而不滞，又利于内障的消除。

甘草为使。甘草甘平，调和诸药。

诸药相合，融滋补，清泄，润降为一体，共奏滋阴补肾、清肝明目之功。

【临床应用】（1）辨证要点　本品是治疗肝肾两亏，阴虚火旺所致眼疾的常用方。用于治疗内障目暗，视物昏花，羞明流泪，头晕目眩，内障目暗。以内障目暗，视物昏花为辨证要点。

（2）现代应用　本品可用于老年性白内障、干眼症等属肝肾两亏、阴虚火旺者。

【用法用量】口服。水蜜丸一次 7.3g，小蜜丸一次 11g，大蜜丸一次 2 丸，一日 2 次。

【使用注意】忌辛辣刺激性食物；脾肾阳虚、肝郁气滞、肝火上炎、肝胆湿热者均忌用。

看一看

石斛夜光丸是眼科常用中成药之一。具有改善结膜微循环、延缓白内障形成、抗疲劳、增强机体抵抗力等药理作用。临床用于治疗干眼症、玻璃体混浊、中心性浆液性脉络膜视网膜病变、慢性葡萄膜炎、糖尿病视网膜病变、青光眼术后、溢泪症、白内障术后、神经性头痛、耳鸣耳聋、高血压、更年期综合征等疾病。

任务二　风热上攻眼病类方药

PPT

风热上攻眼病，症状为暴发火眼，红肿作痛，头晕目眩，眼边刺痒，大便燥结，小便赤黄，舌红苔黄，脉浮数等。治宜疏散风热，明目退翳。可选用蝉蜕、菊花、桑叶等疏散风热药，代表方药有明目蒺藜丸、明目上清丸等。

明目蒺藜丸

《中华人民共和国卫生部药品标准》

【方歌】明目蒺藜退眼翳，二决三黄蜕草地，旋蔓防芷木归荷，芎栀连菊荆芍密。

【组成】黄连、蒺藜（盐水炙）、旋覆花、蔓荆子（微炒）、密蒙花、栀子（姜水炙）、决明子（炒）、石决明、川芎、地黄、菊花、黄柏、防风、当归、黄芩、木贼、白芷、荆芥、薄荷、连翘、赤芍、甘草、蝉蜕。

【功能】清热散风，明目退翳。

【主治】上焦火盛引起的眼疾。症见暴发火眼，云蒙障翳，羞明多眵，眼边赤烂，红肿痛痒，迎风流泪。

【组方分析】方中盐蒺藜、菊花、蝉蜕为君。盐蒺藜苦辛，平肝疏肝，祛风明目止痒；菊花甘苦微寒，清热散风，平肝明目；蝉蜕甘寒质轻，疏散风热，明目退翳，止痒。三药相伍，既清热散风，又明目退翳，且能止痒。

炒决明子、石决明、黄芩、黄连、黄柏、姜栀子、薄荷、木贼、密蒙花、炒蔓荆子为臣。炒决明子甘苦微寒，清热明目；石决明咸寒，平肝潜阳，清肝明目。二药相伍，清泻肝火，平肝明目。黄芩、黄连、黄柏、姜栀子苦寒，清泻三焦火毒；薄荷辛凉、木贼微苦平凉，密蒙花甘寒、炒蔓荆子辛苦寒，四药相伍，疏散风热，清利头目而明目退翳止痒。十药相合，助君清热散风，明目退翳。

连翘、荆芥、防风、白芷、当归、赤芍、地黄、川芎为佐。连翘苦微寒，疏散风热；荆芥、防风辛而微温、白芷芳香辛温，祛风解表。四药相伍，疏散风热而止痒。当归甘辛温、川芎辛温，活血祛风；赤芍苦而微寒、地黄甘苦而寒，清热凉血。四药相伍，既养血活血，又凉血清热，还散风止痛。

旋覆花、生甘草为使。旋覆花苦辛，下气降逆，以利清泄上中焦实热火毒；生甘草甘平，清热解毒，调和诸药。

诸药相合，清泄疏散并用，共奏清热散风、明目祛翳之功。

【临床应用】（1）辨证要点　本品是治疗上焦火盛所致眼疾的常用方。用于治疗暴发火眼，云蒙障翳，羞明多眵，眼边赤烂，红肿痛痒，迎风流泪，舌红苔黄，脉数。以暴发火眼，云蒙障翳，舌红苔黄，脉数为辨证要点。

（2）现代应用　本品可用于急性结膜炎、单纯性角膜溃疡等属外感风热者。

【用法用量】口服。一次 9g，一日 2 次。

【使用注意】阴虚火旺及年老体弱者慎用；服药期间忌食辛辣、油腻食物。

练一练

上焦火盛引起的暴发火眼，云蒙障翳，羞明多眵，眼边赤烂。宜选用的中成药是

A. 石斛夜光丸　　B. 明目地黄丸　　C. 明目蒺藜丸　　D. 明目上清片

答案解析

明目上清片

《中华人民共和国药典》2020 年版

【方歌】明目上清治目疾，芩翘荆菊薄蝉栀，玄麦甘桔藜大黄，石花归车陈芍枳。

【组成】菊花、连翘、黄芩、黄连、薄荷脑、荆芥油、蝉蜕、蒺藜、栀子、熟大黄、石膏、天花粉、麦冬、玄参、赤芍、当归、车前子、枳壳、陈皮、桔梗、甘草。

【功能】清热散风，明目止痛。

【主治】外感风热所致眼病。症见暴发火眼，红肿作痛，头晕目眩，眼边刺痒，大便燥结，小便赤黄，舌红苔薄黄，脉浮数。

【组方分析】方中菊花、连翘、黄芩、黄连为君。菊花甘苦微寒，清热散风，平肝明目；连翘苦微寒，疏散风热，清热解毒，消肿散结；黄芩、黄连苦寒，清泻实火湿热。四药相伍，既清散外感之风热，又清解内郁之火毒，以达明目止痛。

薄荷脑、荆芥油、蝉蜕、蒺藜、栀子、石膏、天花粉、熟大黄为臣。薄荷脑辛凉，疏散风热，清利头目；荆芥油辛香而温，散风止痒；蝉蜕甘寒，疏散风热，明目退翳，止痒；蒺藜苦辛平凉，祛风明目止痒。四者相伍，既助君清热散风明目，又能止痒。栀子苦寒，既清热泻火凉血，又能利尿而导热邪从小便出；石膏辛甘大寒、天花粉甘微苦微寒，清肺胃实热火毒；熟大黄苦寒，既泻火凉血解毒，又泻热通便导热邪从大便出。四者相伍，既助君清解内郁之火毒，又导热邪从二便出。

麦冬、玄参、赤芍、当归、车前子、枳壳、陈皮为佐。麦冬甘苦微寒、玄参苦甘咸寒，二者相须为用，清热泻火，滋阴润燥滑肠，助熟大黄通腑泻热，防辛散苦泄之品伤阴；赤芍苦微寒、当归甘辛温，二者相伍，活血散瘀，消肿止痛；车前子甘寒，清肝明目，清热利尿，助栀子利小便而导邪热从小便出；枳壳苦辛酸微寒，理气宽中健胃，助熟大黄通肠泄热；陈皮苦辛温，理气燥湿健胃，以防苦寒甘腻之品伤胃。

桔梗、甘草为使。桔梗苦辛平，既宣散肺气以利清泄上焦火邪，又载药上行直达头面；甘草甘平，既清热解毒，又调和诸药。

诸药相合，疏散，清泄，通降并用，共奏清热散风、明目止痛之功。

【临床应用】（1）辨证要点　本品是治疗外感风热所致目疾的常用方。用于治疗暴发火眼，红肿作痛，头晕目眩，眼边刺痒，大便燥结，小便赤黄，舌红苔薄黄，脉浮数。以暴发火眼，红肿作痛，眼边刺痒，舌红苔薄黄，脉浮数为辨证要点。

（2）现代应用 本品可用于急性结膜炎、急性角膜炎等属外感风热者。

【用法用量】口服。一次 4 片，一日 2 次。

【使用注意】孕妇慎用；忌食辛辣、油腻食物。

药爱生命

明目上清丸是临床常用的中成药之一，含有“十八反”中的药物：天花粉、玄参、赤芍、甘草。天花粉反川乌、草乌、附子；玄参、赤芍反黎芦；甘草反甘遂、大戟、海藻、芫花。因此，联合用药时，应注意明目上清丸不宜与含有川乌、草乌、附子、黎芦、甘遂、大戟、海藻、芫花的中成药配伍使用。

中药配伍禁忌要记牢，临床应用多考虑，用药安全最重要。

任务三　肝火旺盛眼病类方药

PPT

肝火旺盛眼病，症状为目赤肿痛，视物昏暗，羞明流泪，胬肉攀睛，伴急躁易怒，胸胁胀痛，舌红苔黄，脉弦数等。治宜清肝明目。可选用决明子、夏枯草等清肝火药，代表方药有黄连羊肝丸、八宝眼药散等。

想一想

肝火旺盛眼病与风热上攻眼病临床表现有什么不同？为什么？

答案解析

黄连羊肝丸

《中华人民共和国药典》2015 年版

【方歌】黄连羊肝二决明，青皮黄柏芩密蒙，茺蔚木贼胡黄连，柴胡龙胆能夜明。

【组成】黄连、龙胆、胡黄连、黄芩、黄柏、密蒙花、木贼、茺蔚子、夜明砂、决明子（炒）、石决明（煅）、柴胡、青皮（醋炒）、鲜羊肝。

【功能】泻火明目。

【主治】肝火旺盛所致眼疾。症见目赤肿痛，视物昏暗，羞明流泪，胬肉攀睛。

【组方分析】方中黄连、龙胆为君。黄连、龙胆苦寒，相须为用，清肝泻火。

胡黄连、黄芩、黄柏、密蒙花、木贼、茺蔚子、夜明砂、炒决明子、煅石决明为臣。胡黄连、黄芩、黄柏苦寒，清热泻火；密蒙花甘寒、木贼微苦平凉，相伍为用，清肝火，散风热，养肝血而明目；茺蔚子甘寒、夜明砂辛苦微寒，清肝明目，散瘀血；炒决明子甘苦微寒、煅石决明咸寒，平肝潜阳，清肝明目。九药相合，既清肝平肝，泻火明目，以助君清泻肝火；又消散瘀血，以促进胬肉的消散。

柴胡、醋青皮、鲜羊肝为佐使。柴胡辛苦微寒、醋青皮苦辛而温，调畅气机，疏泄郁热，增强君臣清泻肝火；鲜羊肝甘苦凉，既补血养肝明目，又防芩、连、龙胆苦燥伤阴。

诸药相合，共奏泻火明目之功。

【临床应用】（1）辨证要点　本品是治疗肝火旺盛所致眼疾的常用方。用于治疗目赤肿痛，视物昏暗，羞明流泪，胬肉攀睛，视力急剧下降，口渴心烦，舌红苔黄，脉弦数。以目赤肿痛，视物昏暗，心烦，舌红苔黄，脉弦数为辨证要点。

（2）现代应用　本品可用于流行性角膜结膜炎、蒸发性干眼症等属肝火旺盛者。

【用法用量】口服。小蜜丸一次9g，大蜜丸一次1丸，一日1～2次。

【使用注意】忌烟、酒、辛辣刺激性食物；阴虚火旺、脾虚便溏、小儿及年老体弱者慎用。

八宝眼药散

《中华人民共和国卫生部药品标准》

【方歌】八宝眼药能明目，熊胆硼砂与地栗，海螵冰片珍珠配，麝香三黄飞煅炉。

【组成】炉甘石（三黄汤飞）、地栗粉、熊胆、硼砂（炒）、冰片、珍珠、朱砂、海螵蛸（去壳）、麝香。

【功能】消肿止痛，退翳明目。

【主治】肝胃火盛所致眼疾。症见目赤肿痛，眼缘溃烂，畏光怕风，眼角涩痒。

【组方分析】方中炉甘石为君。炉甘石甘平涩，收湿止痒，明目退翳；将其煅后研细，再用三黄（黄连、黄芩、黄柏）汤飞炒后，又兼清热燥湿，泻火解毒，消肿止痛。

地栗粉、熊胆、炒硼砂、冰片为臣。地栗粉甘寒，清热明目利湿；熊胆苦寒，清肝泻火明目；炒硼砂甘咸凉，清热解毒，防腐消肿；冰片辛香走窜，苦泄微寒，开窍清火，消肿止痛。四药相伍，既清热泻火，消肿止痛，退翳明目，又收湿敛疮。

珍珠、朱砂、海螵蛸为佐。珍珠甘咸寒，明目退翳，解毒敛疮；朱砂甘寒，重镇有毒，清热解毒明目；海螵蛸咸涩微温，外用收湿敛疮生肌。三药相伍，既清热退翳，又收湿生肌。

麝香为使。麝香辛香散窜温通，既活血消肿止痛，疗“目中肤翳（《名医别录》）”，又通行诸窍，引药入肌肤结膜。

诸药相合，主以清泄消散，兼以收敛，共奏消肿止痛、退翳明目之功。

【临床应用】（1）辨证要点　本品是治疗肝胃火盛所致目赤肿痛的常用方。用于治疗肝胃火盛所致眼疾，症见目赤肿痛，眼缘溃烂，畏光怕风，眼角涩痒，舌红苔黄，脉弦数。以目赤肿痛、眼缘溃烂，舌红苔黄，脉弦数为辨证要点。

（2）现代应用　本品可用于出血性结膜炎、流行性角膜结膜炎早期、眦部睑缘炎、溃疡性睑缘炎等属肝胃火盛者。

【用法用量】取少许，点于眼角，一日2～3次。点药后，轻轻闭眼5分钟以上。

【使用注意】孕妇慎用；忌食辛辣食物，忌吸烟，忌饮酒；如用水调滴眼时，宜摇匀后使用。

答案解析

目标检测

一、单项选择题

1. 治疗肝肾两亏，阴虚火旺所致的内障目暗，视物昏花的中成药是
   A. 明目地黄丸　B. 明目蒺藜丸
   C. 石斛夜光丸　D. 八宝眼药散
2. 黄连羊肝丸的功能是
   A. 清热泻火　B. 泻火明目
   C. 清肝明目　D. 滋肾明目
3. 明目蒺藜丸、明目上清片的共同功能是
   A. 疏散风寒，明目　B. 清热解毒，利尿
   C. 清肝明目，退翳　D. 清热散风，明目
4. 具有滋肾，养肝，明目功能的中成药是
   A. 明目地黄丸　B. 石斛夜光丸
   C. 明目蒺藜丸　D. 明目上清片
5. 具有滋阴补肾，清肝明目功能的中成药是
   A. 明目上清片　B. 明目地黄丸
   C. 石斛夜光丸　D. 明目蒺藜丸
6. 具有清热散风，明目退翳功能的中成药是
   A. 明目地黄丸　B. 八宝眼药散
   C. 明目蒺藜丸　D. 明目上清片
7. 治疗肝胃火盛所致目赤肿痛的药物是
   A. 明目蒺藜丸　B. 明目上清片
   C. 黄连羊肝丸　D. 八宝眼药散
8. 下列哪项不是明目蒺藜丸的使用注意
   A. 阴虚火旺者慎用　B. 年老体弱者慎用
   C. 孕妇慎用　D. 忌食辛辣油腻
9. 治疗外感风热所致暴发火眼的药物是
   A. 明目上清片　B. 八宝眼药散
   C. 明目蒺藜丸　D. 黄连羊肝丸
10. 下列哪项不是八宝眼药散的使用注意
    A. 孕妇慎用　B. 忌食辛辣食物
    C. 忌吸烟，忌饮酒　D. 年老体弱者慎用

二、配伍选择题

A. 明目地黄丸　B. 明目蒺藜丸　C. 八宝眼药散
D. 明目上清片　E. 明目地黄丸

1. 既可明目退翳，又可清热散风的是
2. 既可明目退翳，又可消肿止痛的是
3. 既可明目退翳，又可补益肝肾的是

三、多项选择题

1. 黄连羊肝丸可用于治疗
   A. 肝火旺盛　　B. 目赤肿痛　　C. 羞明流泪
   D. 视物昏暗　　E. 胬肉攀睛
2. 明目地黄丸的组成有
   A. 石决明　　B. 决明子　　C. 蒺藜
   D. 菊花　　E. 熟地黄
3. 八宝眼药散的组成有
   A. 麝香　　B. 冰片　　C. 炉甘石
   D. 珍珠　　E. 朱砂

四、案例分析题

1. 处方分析

熟地黄 15g　山药 15g　山茱萸 10g　知母 10g　黄柏 10g　枸杞子 10g　青葙子 10g　决明子 10g　菊花 10g　甘草 6g

请根据处方药物组成，分析此方适用于眼病的何种证型，并简要说明理由。

2. 用药推荐分析

患者，女，65 岁。近日出现内障目暗，视物昏花，双目干涩，伴腰膝酸软，咽干口燥，潮热盗汗，舌红少苔，脉细数。经检查为老年性白内障。

请辨证分型，并为该患者推荐合适的中成药。

书网融合……

重点回顾　　微课

项目二　耳病用方药

学习目标

知识目标：

1. 掌握　耳聋左慈丸、耳聋丸的组成、功能、主治、组方分析、临床应用及使用注意。

2. 熟悉　耳病的概念、分类、病因病机、治疗原则及注意事项。

3. 了解　通窍耳聋丸的功能、主治与使用注意。

技能目标：

能熟练完成耳病的问病荐药，能安全、合理地使用耳病方剂与中成药。

素质目标：

树立中医药的文化自信，养成爱岗敬业的职业精神，形成诚信友善的价值追求，争做守正创新的时代新人。

导学情景

情景描述：患者，男，63岁。双侧耳鸣15年，听力下降2年。现耳鸣，听力下降，伴腰膝酸软，潮热盗汗，失眠多梦，舌红少苔，脉细数。

情景分析：在生活中，有一些人随着年龄的增长，出现耳鸣、耳聋的症状，与肝肾阴虚有关。

讨论：该患者是什么疾病？病因是什么？应该选用什么中药进行治疗？

学前导语：该患者长期双侧耳鸣，听力下降，伴腰膝酸软，潮热盗汗，当以何法予以治疗？治疗耳病的方剂和中成药有哪些？

耳病，是以耳鸣、耳聋、耳疔等为主要症状，常伴有头晕头痛，咽干口燥，手足心热，盗汗，腰膝酸软，或耳内流脓，口苦，纳差，恶心呕吐等。现代医学神经性耳鸣、神经性耳聋、突发性耳鸣耳聋等均在中医耳病范畴。

（1）耳病分类　耳病症状虽然单纯，但成因却很复杂，病位在耳，但常与肝胆、肾等脏腑关系密切。耳为肾之窍，为十二经宗脉之所灌注，内通于脑，脑为髓之海，肾精充沛，髓海得濡则听觉正常。根据病因和临床表现，耳病可分为虚证与实证两类。其中，虚证以肝肾阴虚耳病为主，实证以肝胆湿热耳病为主。

（2）病因病机　肝肾阴虚耳病：是由于过劳，或素体阴虚，或年老体衰，伤血损精，肾精耗损，髓海空虚；肝为肾子，肝火上炎，肾水不济，肝火内郁，伤及肾阴，而成肝肾阴虚耳病。

肝胆湿热耳病：是由于感受湿热之邪，或肝胆之火，循经上壅，或嗜酒，或过食肥甘辛辣，致脾胃失健，清气不升，浊气蒙耳；同时，湿浊内生，痰蕴生热，湿热蕴结肝胆，疏泄失常，循经上冲，引起耳病。

上述各种病因病机之间常常相兼为病，或互相转化。耳病总以虚实为纲，肝肾阴虚耳病属虚，肝胆湿热耳病则属实。虚实之间可以转化，可由虚转实，可因虚致实，而虚实并见。归纳起来，形成耳病的基本病机是耳失濡养或湿热上扰。

（3）治疗原则　耳病由多由内伤引起，应遵循“虚则补之，实则泻之”的治疗原则，肝肾阴虚耳病，治宜滋肾聪耳；肝胆湿热耳病，治宜清利湿热。

（4）注意事项　临床选用内服药时，可适当配伍外用药，注意耳部护理。用药期间忌辛辣、油腻食物。

PPT

任务一　肝肾阴虚耳病类方药

肝肾阴虚耳病，症状为耳鸣耳聋，伴头晕头痛，咽干口燥，烦躁不宁，或手足心热，盗汗，腰膝酸软，舌红，苔少，脉弦细数。治宜滋肾聪耳。可选用磁石等聪耳明目之品，配伍熟地黄等滋补肝肾之品，代表方药有耳聋左慈丸等。

看一看

竹叶柴胡为伞形科柴胡属植物，广泛分布于四川北部、陕西南部、湖北西部、云南、贵州及甘肃等地。全草入药，味辛、苦，性微寒，归肝、胆、肺经，具解表和里、疏肝解郁、提升中气之功效。具有抗氧化、抗炎、镇痛、镇静、抗菌、抗病毒和抗肿瘤等药理作用，其主要活性成分为柴胡皂苷类、黄酮、挥发油及多糖类等。

耳聋左慈丸
《中华人民共和国药典》2020 年版

【方歌】耳聋左慈六地黄，磁石竹叶柴胡镶，肾阴亏损耳聋鸣，腰膝痿软目安康。

【组成】熟地黄、山茱萸（制）、山药、泽泻、茯苓、牡丹皮、竹叶柴胡、磁石（煅）。

【功能】滋肾平肝。

【主治】肝肾阴虚所致的耳鸣耳聋，头晕目眩。

【组方分析】方中熟地黄为君。熟地黄甘微温质润，滋阴养血，填精固本，以聪耳明目。

煅磁石、制山茱萸、山药为臣。煅磁石辛寒而咸，镇潜兼补，补肾益精，平肝潜阳，聪耳明目；制山茱萸酸涩微温，补益肝肾，收涩固脱；山药甘平，补脾养胃，补肾涩精。三者相伍，既增强君药滋肾养肝之功，又平肝潜阳。

牡丹皮、泽泻、茯苓、竹叶柴胡为佐。牡丹皮苦辛微寒，清热凉血，活血化瘀，既泄相火，又制山茱萸之温涩；泽泻甘寒，泄热利湿，配熟地黄以泻火降浊；茯苓甘淡平，利水渗湿健脾，配山药健运脾气而益肾；竹叶柴胡辛苦微寒，疏解肝郁，以利平抑肝阳。

诸药相合，滋补兼镇潜，共奏滋肾平肝之功。

【临床应用】（1）辨证要点　本品是治疗肝肾阴虚所致耳鸣耳聋的常用方。用于治疗肝肾阴虚所致的耳鸣耳聋，头晕目眩，面红目赤，口苦咽干，烦躁不宁，或有手足心热，盗汗，腰膝酸软，舌红少苔，脉弦细数。以耳鸣耳聋，头晕目眩，口苦，腰膝酸软，舌红少苔，脉弦细数为辨证要点。

（2）现代应用　本品可用于神经性耳鸣、神经性耳聋等属肝肾阴虚者。

【用法用量】口服。水蜜丸一次 6g，大蜜丸一次 1 丸，一日 2 次。

【使用注意】肝火上炎、痰瘀阻滞实证者不宜用；注意饮食调理，忌辛辣刺激及油腻食物。

练一练

具有滋肾平肝功能的中成药是

A. 耳聋丸　　B. 龙胆泻肝丸　　C. 通窍耳聋丸　　D. 耳聋左慈丸

答案解析

PPT

任务二　肝胆湿热耳病类方药

肝胆湿热耳病，症状为头晕头痛、耳聋耳鸣、耳内流脓，口苦，纳差，恶心呕吐，腹胀，大便或闭或溏，舌红，苔黄腻。治宜清利湿热。可选用龙胆、黄芩、栀子等清热燥湿之品，代表方药有耳聋丸、通窍耳聋丸等。

耳聋丸

《中华人民共和国药典》2020 年版

【方歌】耳聋丸用胆芩栀，羚角泽泻通生地，当归甘草九节菖，湿热脓耳总能医。

【组成】龙胆、黄芩、栀子、羚羊角、泽泻、木通、地黄、当归、九节菖蒲、甘草。

【功能】清肝泻火，利湿通窍。

【主治】肝胆湿热所致的头晕头痛，耳聋耳鸣，耳内流脓。

【组方分析】方中龙胆为君。龙胆苦寒，既泻肝胆实火，又清肝经湿热。

黄芩、栀子为臣。黄芩苦寒，清热泻火，燥湿解毒；栀子苦寒，清热泻火，凉血利湿。二者相伍，可助君清肝泻火除湿。

羚羊角、泽泻、木通、地黄、当归、九节菖蒲为佐。羚羊角咸寒，泻肝火，平肝阳，解热毒；泽泻甘寒，利湿热，泄相火；木通苦寒，清利湿热，通利血脉；地黄甘寒，清热凉血，滋阴生津；当归甘辛温，补血活血，通脉止痛；九节菖蒲辛苦温，化湿浊，通耳窍。六者相伍，既助君臣泻肝胆实火，除肝经湿热，又能滋阴养血，平抑肝阳，还可通耳窍，防苦燥再伤肝阴。

甘草为使。甘草甘平，既能清热解毒，缓急止痛，又能调和诸药。

诸药相合，清泄除湿开窍，共奏清肝泻火、利湿通窍之功。

【临床应用】（1）辨证要点　本品是治疗肝胆湿热所致耳鸣耳聋的常用方。用于治疗头晕目眩，耳鸣耳聋，烦躁易怒，面红目赤，口苦咽干，大便秘结，小便涩赤，舌红苔薄黄，脉弦数。以耳鸣耳聋，耳内流脓，烦躁易怒，口苦，舌红苔薄黄，脉弦数为辨证要点。

（2）现代应用　本品可用于突发性耳鸣耳聋、神经性耳鸣耳聋等属肝胆湿热者。

【用法用量】口服。水蜜丸一次 6g，大蜜丸一次 1 丸，一日 2 次。

【使用注意】脾胃虚寒者慎用；孕妇慎用；忌辛辣食物。

通窍耳聋丸

《中华人民共和国药典》2020 年版

【方歌】通窍耳聋君北柴，龙芦大黄芩青黛，星栀香归陈青皮，肝经热盛力能排。

【处方】北柴胡、龙胆、芦荟、熟大黄、黄芩、青黛、天南星、木香、醋青皮、陈皮、当归、栀子（姜炙）。

【功能】清肝泻火，通窍润便。

【主治】肝经热盛所致头目眩晕，耳聋蝉鸣，耳底肿痛，目赤口苦，胸膈满闷，大便燥结。

【组方分析】方中柴胡为君。柴胡辛苦微寒，疏散退热，疏肝解郁。

龙胆、芦荟为臣。龙胆苦寒清泄沉降，清泻肝胆实火，利肝胆湿热；芦荟苦寒，泻下通便，清肝泻火；二药合用，可助君清肝泻火。

熟大黄、黄芩、青黛、天南星、木香、醋青皮、栀子、陈皮、当归为佐。熟大黄苦寒，泻下通便；黄芩苦寒，清热泻火，燥湿解毒；青黛咸寒，清热解毒，清泻肝火；天南星苦辛温，燥湿化痰，散结消肿；木香辛温，行气止痛，健脾消食；醋青皮苦辛温，主入肝经，疏肝破气，消积化滞；栀子苦寒，清热泻火，凉血利湿；陈皮苦辛温，理气健脾，燥湿化痰；当归甘辛温，补血活血，润肠通便。诸药相伍，既助君臣泻肝胆实火，清肝经湿热，又能通便，还能开耳窍，防苦燥伤肝阴。

诸药相合，清泄利湿通便，共奏清肝泻火、通窍润便之功。

【临床应用】(1) 辨证要点　本品是治疗肝经热盛所致耳鸣耳聋的常用方。用于治疗头目眩晕，耳聋蝉鸣，耳底肿痛，目赤口苦，胸膈满闷，大便燥结，舌红苔黄，脉弦数。以耳鸣耳聋，耳底肿痛，目赤口苦，舌红苔黄，脉弦数为辨证要点。

(2) 现代应用　本品可用于突发性耳鸣耳聋、神经性耳鸣耳聋等属肝胆火旺者。

【用法用量】口服。一次 6g，一日 2 次。

【使用注意】忌食辛辣食物；孕妇忌服。

想一想

耳聋丸与通窍耳聋丸的应用有何不同？为什么？

答案解析

药爱生命

通窍耳聋丸为治疗肝胆火旺引起的突发性耳鸣耳聋、神经性耳鸣耳聋的常用中成药。应注意其药物组成里含有孕妇忌用药，如芦荟、熟大黄、天南星等。为避免药品不良反应的发生，要扎实学习中成药相关知识，树立“为患者解除痛苦，为大众健康服务”的理念。

目标检测

答案解析

一、单项选择题

1. 治疗肝肾阴虚所致耳鸣耳聋、头晕目眩的中成药是
   A. 通窍耳聋丸　　B. 耳聋左慈丸
   C. 耳聋丸　　D. 龙胆泻肝丸
2. 治疗肝胆湿热所致头晕头痛、耳聋耳鸣、耳内流脓的中成药是
   A. 耳聋丸　　B. 黄连羊肝丸
   C. 通窍耳聋丸　　D. 耳聋左慈丸
3. 治疗肝经热盛所致头目眩晕、耳聋蝉鸣、耳底肿痛、目赤口苦的中成药是
   A. 耳聋丸　　B. 耳聋左慈丸
   C. 通窍耳聋丸　　D. 黄连羊肝丸
4. 孕妇忌服的中成药是
   A. 通窍耳聋丸　　B. 八宝眼药散
   C. 明目蒺藜丸　　D. 耳聋丸
5. 耳聋左慈丸的君药是
   A. 熟地黄　　B. 磁石
   C. 山药　　D. 山茱萸

二、配伍选择题

A. 耳聋丸　　B. 耳聋左慈丸　　C. 通窍耳聋丸

D. 黄连羊肝丸　　E. 六味地黄丸

1. 既可清肝泻火，又可通窍润便的是
2. 既可清肝泻火，又可利湿通窍的是

A. 耳聋左慈丸　　B. 耳聋丸　　C. 黄连羊肝丸

D. 通窍耳聋丸　　E. 益气聪明丸

3. 辨证要点为耳鸣耳聋，头晕目眩，口苦，腰膝酸软，舌红少苔，脉弦细数。可选用
4. 辨证要点为耳鸣耳聋，耳底肿痛，目赤口苦，舌红苔黄，脉弦数。可选用
5. 辨证要点为耳鸣耳聋，耳内流脓，烦躁易怒，口苦，舌红苔薄黄，脉弦数。可选用

三、多项选择题

1. 通窍耳聋丸的组成包括

A. 熟大黄　　B. 芦荟　　C. 龙胆

D. 黄芩　　E. 青黛

2. 耳聋左慈丸的使用注意为

A. 肝火上炎不宜用　　B. 痰瘀阻滞实证不宜用　　C. 注意饮食调理

D. 忌辛辣刺激食物　　E. 孕妇慎用

3. 耳聋丸的使用注意为

A. 肝火上炎不宜用　　B. 孕妇慎用　　C. 脾胃虚寒者慎用

D. 忌辛辣刺激食物　　E. 痰瘀阻滞实证不宜用

4. 耳聋丸的组成包括

A. 龙胆　　B. 地黄　　C. 栀子

D. 黄芩　　E. 羚羊角

四、案例分析题

1. 处方分析

柴胡 10g　龙胆 6g　黄芩 10g　栀子 10g　地黄 10g　当归 10g　青皮 10g　陈皮 10g　法半夏 10g　郁金 15g　木通 6g　甘草 6g

请根据处方药物组成，分析此方适用于耳病的何种证型，并简要说明理由。

2. 用药推荐分析

患者，男，28 岁。平时喜食辛辣、油腻食物，近日出现左耳内疼痛，耳内流脓伴耳聋耳鸣，急躁易怒，口苦，食欲不振，舌红苔黄腻，脉弦滑。经检查为急性中耳炎。

请辨证分型，并为该患者推荐合适的中成药。

书网融合……

重点回顾　　微课

项目三　鼻病用方药

学习目标

知识目标：

1. 掌握　鼻炎康片、千柏鼻炎片、藿胆丸、辛芩颗粒的组成、功能、主治、组方分析、临床应用及使用注意。

2. 熟悉　鼻病的概念、分类、病因病机、治疗原则及注意事项。

3. 了解　辛夷鼻炎丸、鼻窦炎口服液、鼻渊舒口服液的功能、主治与使用注意。

技能目标：

能熟练完成鼻病的问病荐药，能安全、合理地使用鼻病方剂与中成药。

素质目标：

树立中医药的文化自信，养成爱岗敬业的职业精神，形成诚信友善的价值追求，争做守正创新的时代新人。

导学情景

情景描述：患者，男，23 岁。近日外感风热后，出现鼻塞，涕黄稠且量多，嗅觉差，鼻黏膜红肿，伴头痛，发热，汗出，胸闷，咳嗽，痰多，舌红苔黄，脉浮数。

情景分析：患者因外感风热，症状以鼻塞，涕黄稠而量多，嗅觉差，鼻黏膜红肿为主。

讨论：该患者是什么疾病？病因是什么？应该选用什么中药进行治疗？

学前导语：该患者外感风热后，出现鼻塞，涕黄稠且量多，嗅觉差，鼻黏膜红肿。当以何法予以治疗？治疗鼻病的方剂和中成药有哪些？

鼻病，是以鼻流浊涕，嗅觉减退为主要症状，常伴有嗅觉减退或消失，发热，口苦，或遇冷症状加重，恶风自汗等。现代医学急性鼻炎、慢性鼻炎、过敏性鼻炎、鼻窦炎等均在中医鼻病范畴。

（1）鼻病分类　鼻病症状虽然单纯，但成因却很复杂，病位在鼻，但常与肺、胆等脏腑关系密切。根据其病因和临床表现，可分为实证与虚证两类。其中，实证有风热犯肺鼻病、胆腑郁热鼻病之分；虚证以正虚邪盛鼻病为主。

（2）病因病机　风热犯肺鼻病：是由于外感风热之邪，风热袭肺，肺失清肃，宣降失常，肺开窍于鼻，鼻窍不利，引起风热犯肺鼻病。

胆腑郁热鼻病：是由于情志不遂，郁而化热，或胆经郁热，胆腑疏泄失职，移热于脑，灼伤鼻窍，引起胆腑郁热鼻病。正如《素问》云："胆移热于脑，则辛頞鼻渊，鼻渊者，浊涕下不止也。"

正虚邪盛鼻病：是由于久病咳喘，耗伤肺气，或脾虚失运，生化不足，肺失充养，又外感风邪，致肺气亏虚，卫外不固，风邪上扰鼻窍，引起正虚邪盛鼻病。

上述各种病因病机之间常常相兼为病，或互相转化。鼻病总以虚实为纲，风邪犯肺鼻病和胆腑郁热鼻病，属实；正虚邪盛鼻病，则属虚。虚实之间可以转化，可由虚转实，亦可因虚致实，而虚实并见。归纳起来，形成鼻病的基本病机是邪犯鼻窍湿热熏蒸，或肺气不足，外感风邪所致。

（3）治疗原则　鼻病由邪气客于鼻窍引起，应遵循"虚则补之，实则泻之"的治疗原则。风热犯肺鼻病，治宜清热解毒通窍；胆腑郁热鼻病，治宜清胆泻热通窍；正虚邪盛鼻病，治宜益气祛风通窍。

（4）注意事项　用药期间忌辛辣、烟酒；增强体质，避免感受外邪；积极防治鼻咽部的慢性疾病。

任务一　风邪犯肺鼻病类方药

PPT

风热犯肺鼻病，症状为鼻塞，涕黄稠而量多，嗅觉差，鼻黏膜红肿，头痛，发热，汗出，胸闷，咳嗽，痰多，舌红苔黄，脉浮数。治宜清热解毒，宣通鼻窍。可选用麻黄、菊花等散风解表之品，配伍苍耳子、白芷等宣通鼻窍之品，代表方药有鼻炎康片、千柏鼻炎丸、辛夷鼻炎丸等。

鼻炎康片

《中华人民共和国药典》2020 年版

【方歌】鼻炎康用野菊花，芩苍藿胆薄荷麻，当归不食扑尔敏，宣肺通窍消肿佳。

【组成】野菊花、黄芩、猪胆粉、麻黄、薄荷油、苍耳子、广藿香、鹅不食草、当归、马来酸氯苯那敏。

【功能】清热解毒，宣肺通窍，消肿止痛。

【主治】风邪蕴肺证所致的急、慢性鼻炎，过敏性鼻炎。

【组方分析】方中野菊花、黄芩、猪胆粉为君。野菊花苦寒，疏散风热，清热解毒；黄芩苦寒，清热燥湿，泻火解毒；猪胆粉苦寒，清热解毒。三药配伍，疏散风热，清热解毒。

麻黄、薄荷、苍耳子为臣。麻黄辛微苦温、薄荷辛凉，宣肺散邪；苍耳子辛温，解表散风，通窍止痛。三药辅君，以助疏风散邪，宣肺通窍。

广藿香、鹅不食草、当归为佐。广藿香辛温芳香，化湿解表；鹅不食草辛温，散风鼻窍；当归辛苦温，和血行血，以防辛温燥烈之品耗伤气血。

马来酸氯苯那敏（扑尔敏）为抗组胺西药，有拮抗 H_1 受体、抗过敏的作用。

诸药相合，标本兼顾，共奏清热解毒、宣肺通窍、消肿止痛之功。

【临床应用】（1）辨证要点　本品是治疗风邪蕴肺所致鼻炎的常用方。用于治疗鼻塞较重，鼻流黏稠黄涕，擤出不爽，鼻黏膜色红肿胀，鼻道有黄色脓涕积留，伴发热，头痛，微恶风，口渴，咳嗽，痰黄黏稠，舌尖红，苔薄黄，脉浮数。以鼻塞，流涕黄稠，嗅觉减退，喷嚏，舌尖红，苔薄黄，脉浮数为辨证要点。

（2）现代应用　本品可用于急性鼻炎、慢性鼻炎，过敏性鼻炎等属风邪蕴肺者。

【用法用量】口服。一次 4 片，一日 3 次。

【使用注意】肺脾气虚或气滞血瘀者慎用；过敏性鼻炎属虚寒证者慎用；孕妇慎用；用药期间不宜驾驶车辆、管理机器及高空作业；忌食辛辣食物；不宜过量、久服。

药爱生命

鼻炎康片常用于治疗急、慢性鼻炎和过敏性鼻炎，疗效确切可靠。鼻炎康片是甲类非处方药，需在药师指导下购买，按照说明书服用。因为本品含有马来酸氯苯那敏（扑尔敏），服用后，个别患者会出现困倦、嗜睡、口渴等症状，所以用药期间不能从事驾驶和机械操作等工作。孕妇及高血压病患者等需在医师指导下用药。

为确保用药安全，请及时提醒患者，用药期间不从宜事驾驶车辆、管理机器及高空作业等，为自己、家人和社会负责。

千柏鼻炎片

《中华人民共和国药典》2020 年版

【方歌】千柏鼻炎麻黄芎，白芷决明羌活从，解毒活血通鼻窍，鼻塞鼻痒见之囧。

【组成】千里光、卷柏、川芎、麻黄、白芷、决明子、羌活。

【功能】清热解毒，活血祛风，宣肺通窍。

【主治】风热犯肺，内郁化火，凝滞气血所致的鼻塞，鼻痒气热，流涕黄稠，或持续鼻塞，嗅觉迟钝；急、慢性鼻炎，急、慢性鼻窦炎见上述证候者。

【组方分析】方中千里光为君。千里光苦寒，入肺肝经，清热解毒，利湿。

卷柏、川芎、麻黄、白芷为臣。卷柏辛平，活血通经；川芎辛温，活血行气，祛风止痛；麻黄辛苦微温，发散风寒，宣肺通窍；白芷辛温香窜，散风通窍，消肿排脓。四药相伍，活血祛风，宣肺通窍。

决明子、羌活为佐。决明子甘苦微寒，清泻肝火；羌活辛温，祛风解表。二药相伍，助君臣清热散风。

诸药相合，苦泄辛散寒清，共奏清热解毒、活血祛风、宣通鼻窍之功。

【临床应用】(1) 辨证要点　本品是治疗风热犯肺所致鼻炎的常用方。用于治疗鼻塞，鼻痒气热，流涕黄稠，或持续鼻塞，嗅觉迟钝，发热，恶风，咳嗽，痰多，舌红苔黄，脉浮数。以鼻塞，鼻痒，流涕黄稠，舌红苔黄，脉浮数为辨证要点。

(2) 现代应用　用于治疗急、慢性鼻炎，急、慢性鼻窦炎等属风热犯肺者。

【用法用量】口服。一次 4 片，一日 3 次。

【使用注意】忌辛辣、鱼腥食物；孕妇慎用。

辛夷鼻炎丸

《中华人民共和国药典》2020 年版

【方歌】辛夷鼻炎苏薄甘，藿香苍耳鹅板蓝，白芷防风鱼腥草，菊花三叉治鼻炎。

【组成】辛夷、薄荷、紫苏叶、甘草、广藿香、苍耳子、鹅不食草、板蓝根、山白芷、防风、鱼腥草、菊花、三叉苦。

【功能】祛风宣窍，清热解毒。

【主治】风热上攻，热毒蕴肺所致的鼻塞，鼻流清涕或浊涕，发热，头痛。

【组方分析】方中辛夷为君。辛夷辛温，散风邪，通鼻窍。

苍耳子、薄荷、紫苏叶为臣。苍耳子辛温，祛风解表，宣通鼻窍；薄荷辛凉，疏散风热，清利头目；紫苏叶辛温，疏风解表。三药相伍，以助君祛风通窍。

广藿香、板蓝根、鹅不食草、防风、鱼腥草、菊花、三叉苦、山白芷为佐。广藿香辛温芳香，化湿解表；板蓝根苦寒，清热解毒；鹅不食草辛温，散风鼻窍；防风辛温，祛风解表；鱼腥草、菊花辛寒，清热解毒；三叉苦苦寒，清热解毒，祛风除湿；山白芷辛温，祛风行气，消肿止痛。八药合用，以助君臣祛风通窍，清热解毒。

甘草为使。甘草甘平，清热解毒，调和诸药。

诸药相合，辛散寒清，共奏祛风宣窍、清热解毒之功。

【临床应用】(1) 辨证要点　本品是治疗风热上攻，热毒蕴肺所致鼻炎的常用方。用于治疗鼻塞、鼻流清涕或浊涕、发热、头痛，舌苔薄黄，脉浮数。以鼻塞，流浊涕，舌苔薄黄，脉浮数为辨证要点。

（2）现代应用　本品可用于慢性鼻炎、过敏性鼻炎、神经性头痛等属风热犯肺、热毒蕴肺者。

【用法用量】口服。一次 3g，一日 3 次。

【使用注意】忌辛辣、鱼腥食物；用药后如感觉唇部麻木应停药。

看一看

苍耳子为中医治疗鼻渊头痛之要药，药用历史悠久，资源丰富，临床应用广泛。苍耳子主要成分有挥发油、脂肪酸、酚酸类等，具有抗炎、镇痛、抗菌、抗病毒、降血糖、降血脂、抗过敏、调节免疫、抗肿瘤等药理作用。临床常用于治疗急、慢性鼻炎，过敏性鼻炎，风湿性关节炎，皮肤病等与免疫异常相关的疾病。苍耳子具有肝肾毒性、胃肠道毒性等，尤其是肝损伤严重因此临床用苍耳子，需合理炮制、合理配伍、严控量程等，避免产生药品不良反应。

任务二　胆腑郁热鼻病类方药

PPT

胆腑郁热鼻病，症状为脓涕量多，色黄或黄绿，或有臭味，鼻塞重，嗅觉差，鼻黏膜红赤，头痛较剧，口苦，咽干，目眩，耳鸣，耳聋，寐少梦多，烦躁易怒，小便黄赤，舌质红，舌苔黄或腻，脉弦数。治宜清胆泻热通窍。可选用龙胆、栀子等清利热湿之品，配伍苍耳子、辛夷等宣通鼻窍之品。代表方药有鼻窦炎口服液、藿胆丸、鼻渊舒口服液等。

想一想

何为鼻渊？类似于西医学的什么疾病？

答案解析

鼻窦炎口服液

《中华人民共和国药典》2020 年版

【方歌】鼻窦炎用二辛苍，栀芎柴薄芩芷襄，苓木桔梗芪龙胆，鼻塞黄涕服之康。

【组成】辛夷、苍耳子、栀子、黄芩、竹叶柴胡、薄荷、川芎、细辛、白芷、茯苓、川木通、桔梗、黄芪、龙胆草。

【功能】疏散风热，清热利湿，宣通鼻窍。

【主治】风热犯肺，湿热内蕴所致的鼻塞不通，流黄稠涕。

【组方分析】方中辛夷、苍耳子为君。辛夷、苍耳子辛温，祛风解表，宣通鼻窍。

栀子、黄芩、竹叶柴胡、薄荷、川芎、细辛、白芷为臣。栀子苦寒，泻火除烦，清热利湿，解毒消肿；黄芩苦寒，清热燥湿，泻火解毒；竹叶柴胡辛苦微寒，疏解肝胆郁热；薄荷辛凉，疏散风热，清利头目；川芎辛通，活血行气，祛风止痛；细辛辛温，有小毒，解表散风，通窍止痛；白芷辛温，散风通窍，燥湿止痛，消肿排脓。七药相伍，既助君祛风解表，宣通鼻窍，又清泄肺火，解胆腑郁热，消肿排脓。

茯苓、川木通、龙胆草、桔梗、黄芪为佐使。茯苓甘淡平、川木通苦寒、龙胆草苦寒，三者同用，清热利湿；桔梗苦辛平，既宣散肺气，又载药上行而直达头面；黄芪甘温，既补气行滞，托毒排脓，又利水以祛湿。

诸药相合，辛香通散，苦寒清利，共奏疏风清热、祛湿排脓、通窍止痛之功。

【临床应用】（1）辨证要点　本品是治疗风热犯肺，湿热内蕴所致的鼻塞不通、流黄稠涕的常用方。用于治疗鼻塞不通，流黄稠涕，发热，恶风，舌红苔黄腻，脉数。以鼻塞，流涕黄稠，舌红苔黄腻，脉数为辨证要点。

（2）现代应用　本品可用于急、慢性鼻炎，鼻窦炎等属风热犯肺、湿热内蕴者。

【用法用量】口服。一次10ml，一日3次。20天为一疗程。

【使用注意】忌烟酒、辛辣、鱼腥食物。

练一练

治疗风热犯肺、湿热内蕴所致的鼻塞不通、流黄稠涕的中成药是

A. 鼻窦炎口服液　　B. 藿胆丸　　C. 千柏鼻炎片　　D. 鼻渊舒口服液

答案解析

藿胆丸

《中华人民共和国药典》2020年版

【方歌】化浊清热藿胆丸，藿香猪胆滑石全，湿浊内蕴胆经郁，鼻塞流涕前额安。

【组成】广藿香叶、猪胆粉。辅料滑石粉、黑氧化铁。

【功能】芳香化浊，清热通窍。

【主治】湿浊内蕴，胆经郁火所致的鼻塞，流清涕或浊涕，前额头痛。

【组方分析】方中广藿香为君。广藿香辛温芳香，化湿浊而通鼻窍。

猪胆粉为臣。猪胆粉苦寒，清胆经郁热，化痰浊。

滑石粉既是辅料也为佐。滑石粉甘寒，清热利湿。

三药相合，芳化，辛散，清泄，共奏芳香化浊、清热通窍之功。

【临床应用】（1）辨证要点　本品是治疗湿浊内蕴，胆经郁火所致鼻炎的常用方。用于治疗鼻塞，流清涕或浊涕，前额头痛，口苦黏腻，舌红苔黄腻，脉弦滑数。以鼻塞，流涕，前额头痛，舌红苔黄腻，脉弦滑数为辨证要点。

（2）现代应用　本品可用于急性鼻炎、急性鼻窦炎等属湿浊内蕴、胆经郁火者。

【用法用量】口服。一次3～6g，一日2次。

【使用注意】忌烟酒、辛辣、鱼腥食物。

鼻渊舒口服液

《中华人民共和国药典》2020年版

【方歌】鼻渊舒中有夷苍，栀芎柴薄白芷襄，芩木桔梗细芪苓，肺热胆郁服之康。

【组成】苍耳子、辛夷、薄荷、白芷、黄芩、栀子、柴胡、细辛、川芎、黄芪、川木通、桔梗、茯苓。

【功能】疏风散热，祛湿通窍。

【主治】鼻炎、鼻窦炎属肺经风热及胆腑郁热证者。

【组方分析】方中辛夷、苍耳子为君。辛夷、苍耳子，二药辛温，祛风解表，宣通鼻窍。

栀子、黄芩、柴胡、薄荷、川芎、细辛、白芷为臣。栀子苦寒，泻火除烦，清热利湿，解毒消肿；黄芩苦寒，清热燥湿，泻火解毒；柴胡辛苦微寒，疏解肝胆郁热；薄荷辛凉，疏散风热，清利头目；

川芎辛通，活血行气，祛风止痛；细辛辛温，有小毒，解表散风，通窍止痛；白芷辛温，散风通窍，燥湿止痛，消肿排脓。七药相伍，既助君祛风解表，宣通鼻窍，又清泄肺火，解胆腑郁热，消肿排脓。

茯苓、川木通、桔梗、黄芪为佐使。茯苓甘平渗利，川木通苦寒，二者同用，清热利湿；桔梗苦辛平，既宣散肺气，又载药上行而直达头面；黄芪甘温，既补气行滞，托毒排脓，又利水以祛湿。

诸药相合，辛香通散，苦寒清利，共奏疏风清热、祛湿通窍之功。

【临床应用】（1）辨证要点　本品是治疗肺经风热，胆腑郁热所致鼻窦炎的常用方。用于治疗鼻塞，流涕黄稠，发热，恶风，舌红苔黄腻，脉数。以鼻塞，流涕黄稠，发热，舌红苔黄腻，脉数为辨证要点。

（2）现代应用　本品可用于鼻炎、鼻窦炎等属肺经风热、胆腑郁热者。

【用法用量】口服。一次10ml，一日2~3次，7天为一疗程。

【使用注意】忌烟酒辛辣鱼腥食物。

任务三　正虚邪盛鼻病类方药

PPT

正虚邪盛鼻病，症状为鼻痒，喷嚏，流清涕，易感冒。治宜益气固表，祛风通窍。可选用黄芪、白术等补气之品，配伍苍耳子、辛夷等宣通鼻窍之品。代表方药有辛芩颗粒等。

辛芩颗粒

《中华人民共和国药典》2020年版

【方歌】辛芩颗粒芪芷防，荆术苍桂与石菖，补气固表通鼻窍，过敏鼻炎服之康。

【组成】黄芪、白芷、白术、防风、荆芥、细辛、苍耳子、桂枝、石菖蒲、黄芩。

【功能】益气固表，祛风通窍。

【主治】肺气不足，风邪外袭所致的鼻痒，喷嚏，流清涕，易感冒；过敏性鼻炎见上述证候者。

【组方分析】方中黄芪、白芷为君。黄芪甘温，补气升阳，益卫固表；白芷辛温，散风通窍，燥湿止痛，消肿排脓。二者相伍，既益气固表，又祛风通窍。

白术、细辛、苍耳子、防风、荆芥为臣。白术甘苦温，补气固表；健脾除湿；细辛、苍耳子辛温，解表散风，通窍止痛；防风、荆芥辛而微温，散风发表，止痒。五者相伍，既助君益气固表，祛风通窍，又止痒除湿止涕。

桂枝、石菖蒲、黄芩为佐。桂枝辛甘温通，发表散风，温经通脉；石菖蒲辛香温化，开窍化湿；黄芩苦寒，清热燥湿，泻火解毒。三者相合，既鼓舞气血生长而助益气固表，又祛风通窍除湿而利除痒止涕，还免温燥太过而再生邪热。

诸药相合，甘温补固，辛温宣散，共奏益气固表、祛风通窍之功。

【临床应用】（1）辨证要点　本品是治疗肺气不足，风邪外袭所致过敏性鼻炎的常用方。用于治疗肺气不足，风邪外袭所致的鼻痒，喷嚏，流清涕，易感冒，倦怠乏力，气短，恶寒发热，背部畏风寒，舌淡苔薄白，脉浮无力。以鼻痒，喷嚏，流清涕，倦怠乏力，舌淡苔薄白，脉浮无力为辨证要点。

（2）现代应用　本品可用于变应性鼻炎、过敏性鼻炎等属肺气不足、风邪外袭者。

【用法用量】开水冲服。一次1袋，一日3次。20日为一疗程。

【使用注意】儿童及老年人慎用；孕妇、婴幼儿及肾功能不全者禁用。

答案解析

目标检测

一、单项选择题

1. 千柏鼻炎丸的功能不包括

A. 清热解毒　　B. 活血祛风

C. 宣肺通窍　　D. 消肿止痛

2. 用于风邪蕴肺所致的急、慢性鼻炎，过敏性鼻炎的中成药是

A. 鼻炎康片　　B. 千柏鼻炎丸

C. 辛夷鼻炎丸　　D. 藿胆丸

3. 具有祛风宣窍、清热解毒功能的中成药是

A. 藿胆丸　　B. 千柏鼻炎丸

C. 辛夷鼻炎丸　　D. 鼻渊舒口服液

4. 用于风热犯肺、湿热内蕴所致的鼻塞不通、流黄稠涕的中成药是

A. 鼻渊舒口服液　　B. 鼻窦炎口服液

C. 辛夷鼻炎丸　　D. 千柏鼻炎丸

5. 具有芳香化浊，清热通窍功能的中成药是

A. 藿胆丸　　B. 千柏鼻炎丸

C. 鼻渊舒口服液　　D. 鼻窦炎口服液

6. 用于鼻炎、鼻窦炎属肺经风热及胆腑郁热证者的中成药是

A. 鼻炎康片　　B. 鼻渊舒口服液

C. 辛夷鼻炎丸　　D. 千柏鼻炎丸

二、配伍选择题

A. 千柏鼻炎片　　B. 鼻渊舒口服液　　C. 辛夷鼻炎丸

D. 辛芩颗粒　　E. 鼻炎康片

1. 既可疏风散热，又可祛湿通窍的是
2. 既可益气固表，又可祛风通窍的是
3. 既可祛风宣窍，又可清热解毒的是
4. 既可清热解毒，又可活血祛风的是

三、多项选择题

1. 鼻炎康的功能是

A. 清热解毒　　B. 祛湿通窍　　C. 宣肺通窍

D. 祛风通窍　　E. 消肿止痛

2. 鼻窦炎口服液的功能是

A. 疏散风热　　B. 活血祛风　　C. 宣通鼻窍

D. 清热利湿　　E. 消肿止痛

3. 辛芩颗粒的使用注意是

A. 儿童慎用　　B. 孕妇禁用　　C. 肾功能不全者禁用

D. 老年人慎用　　E. 婴幼儿禁用

4. 鼻炎康片的使用注意是

A. 孕妇慎用

B. 用药期间不宜驾驶车辆、管理机器

C. 用药期间不宜高空作业

D. 忌食辛辣食物

E. 不宜过量、久服

四、案例分析题

1. 处方分析

苍耳子 10g　辛夷 10g　黄芩 10g　白芷 10g　川芎 10g　当归 10g　羌活 10g　广藿香 10g　卷柏 10g　薄荷 6g　鱼腥草 15g　甘草 6g

请根据处方药物组成，分析此方适用于鼻病的何种证型，并简要说明理由。

2. 用药推荐分析

患者，男，18 岁。近日感冒后出现鼻塞，涕黄稠而量多，嗅觉差，鼻黏膜红肿，伴鼻痒气热，头痛，舌红苔黄，脉浮数。经检查为急性鼻窦炎。

请辨证分型，并为该患者推荐合适的中成药。

书网融合……

重点回顾　　微课

项目四　咽喉病用方药

学习目标

知识目标：

1. **掌握**　清咽丸、黄氏响声丸、复方鱼腥草片、冰硼散、桂林西瓜霜、玄麦甘桔颗粒、铁笛丸的组成、功能、主治、组方分析、临床应用及使用注意。

2. **熟悉**　咽喉病的概念、分类、病因病机、治疗原则及注意事项。

3. **了解**　复方草珊瑚含片、金嗓开音丸、利咽解毒颗粒、清咽利膈丸、六神丸、青果丸、金果饮咽喉片的功能、主治与使用注意。

技能目标：

能熟练完成咽喉病的问病荐药，能安全、合理地使用咽喉病方剂与中成药。

素质目标：

树立中医药的文化自信，养成爱岗敬业的职业精神，形成诚信友善的价值追求，争做守正创新的时代新人。

导学情景

情景描述：患者，女，20岁。近日因食用辛辣食物后，咽部疼痛，吞咽困难，咽部红肿明显，口渴喜饮，大便秘结、小便短赤，舌红苔黄，脉数有力。

情景分析：生活中，经常有人因食辛辣助热之品后出现咽喉肿痛等症。

讨论：该患者是什么疾病？病因是什么？应该选用什么中药进行治疗？

学前导语：该患者食辛辣食物后，症状以咽部肿痛明显，口渴喜饮，大便秘结，小便短赤。当以何法予以治疗？治疗咽喉病的方剂和中成药有哪些？

咽喉病，是以咽喉肿痛、声音嘶哑等为主要症状，常伴有发热恶风，头痛，咳嗽痰黄，口渴喜饮，小便短赤，大便秘结，或颧红潮热，耳鸣多梦等。现代医学的扁桃体炎、百日咳、咽喉炎等均在中医咽喉病范畴。

（1）咽喉病分类　咽喉为肺之门户，咽喉病症状虽然单纯，但成因复杂，病位在咽喉，但常与肺胃及肾脏关系密切。根据其病因和临床表现，可分为实证与虚证两类。其中，实证有风热袭肺证和热毒蕴结证，虚证为虚火上炎证。

（2）病因病机　风热袭肺咽喉病：是由于外感风热，由口鼻入，内伤于肺，或风寒郁久化热，肺失清肃，邪滞喉窍，致咽喉不利，而生风热袭肺咽喉病。

热毒蕴结咽喉病：是由于素体阳盛，肺胃积热，或过食醇甘厚味，或过食辛辣，或过服热药，或热病之后，余热留恋，致火毒上攻，蕴结咽喉，气血壅滞，而生热毒蕴结咽喉病。

虚火上炎咽喉病：是由于先天禀赋不足，素体阴虚，或房劳过度，或热病伤阴，或久病未愈，阴液暗耗，肺肾阴亏，津液不能上承，喉窍失濡，加之阴虚内热，虚火上炎，熏灼喉窍，而生咽喉肿痛虚火上炎咽喉病。

上述各种病因病机之间常常相兼为病，或互相转化。咽喉病总以虚实为纲，风热袭肺咽喉病、热毒蕴结咽喉病，属实；虚火上炎咽喉病，属虚。虚实之间可以转化，可由虚转实，可因虚致实，而虚实并见。归纳起来，形成咽喉病的基本病机是热邪蕴结咽喉或虚火熏蒸咽喉。

（3）治疗原则　咽喉病由邪气客于咽喉引起，应遵循“虚则补之，实则泻之”的治疗原则。风热袭肺咽喉病，治宜疏风清热，消肿利咽；热毒蕴结咽喉病，治宜泄热解毒，清利咽喉；虚火上炎咽喉病，治宜滋阴降火，清肺利咽。

（4）注意事项　用药期间忌辛辣、烟、酒；保持大便通畅；经常接触粉尘或刺激性气体的患者应戴口罩。

PPT

任务一　风热袭肺咽喉病类方药

风热袭肺咽喉病，症状为咽部疼痛，逐渐加重，吞咽或咳嗽时疼痛加剧，咽部红肿，发热恶风，头痛，咳嗽痰黄，舌质红，苔黄，脉浮数。治宜疏风清热，消肿利咽。可选用薄荷、蝉蜕等疏散风热之品，配伍金银花、连翘等解毒利咽之品，代表方药有清咽丸、黄氏响声丸、复方鱼腥草片、复方草珊瑚含片、金嗓开音丸、利咽解毒颗粒等。

清咽丸
《中华人民共和国药典》2020 年版

【方歌】清咽丸用寒水石，桔梗甘草荷诃子，梅黛硼砂与冰片，肺胃热盛咽痛止。

【组成】桔梗、北寒水石、薄荷、诃子肉、甘草、乌梅肉、青黛、硼砂（煅）、冰片。

【功能】清热利咽，生津止渴。

【主治】肺胃热盛所致的咽喉肿痛，声音嘶哑，口舌干燥，咽下不利。

【组方分析】方中桔梗、北寒水石为君。桔梗苦辛平，专入肺经，载药上行直达病所，宣肺利咽开音；北寒水石咸寒，清热泻火，消肿利咽。二药相合，清热利咽。

薄荷、青黛为臣。薄荷辛凉，疏散风热，清利咽喉；青黛咸寒，清热泻火，凉血消肿。二药相合，助君清热利咽。

诃子肉、乌梅肉、煅硼砂、冰片为佐。诃子肉、乌梅肉酸涩平，敛阴生津，清肺利咽开音；煅硼砂、冰片性寒，清热解毒利咽，消肿止痛。四药相合，既助君臣清热利咽，又能敛肺生津开音。

甘草为使。甘草甘平，既解毒利咽，又调和诸药。

诸药相合，辛散寒凉酸涩并用，共奏清热利咽、生津润燥之功。

【临床应用】（1）辨证要点　本品是治疗肺胃热盛所致咽喉肿痛的常用方。用于治疗肺咽喉红肿疼痛，痛连耳根及颌下，声音嘶哑，口舌干燥，咽下不利，有堵塞感，或喉核红肿，悬雍垂肿胀，喉底滤泡肿大，颌下有臀核，舌红苔黄，脉数。以咽喉红肿疼痛，声音嘶哑，舌红苔黄，脉数为辨证要点。

（2）现代应用　本品可用于急性扁桃体炎、急性咽炎等属肺胃热盛者。

【用法用量】口服或含化。小蜜丸一次 6g，大蜜丸一次 1 丸，一日 2～3 次。

【使用注意】风寒音哑者忌用；忌烟酒、辛辣之物。

黄氏响声丸
《中华人民共和国药典》2020 年版

【方歌】黄氏响声蝉梗荷，薄芎儿茶大黄诃，甘草胖海翘浙贝，化痰散结疏风热。

【组成】桔梗、薄荷、蝉蜕、诃子肉、胖大海、浙贝母、儿茶、川芎、酒大黄、连翘、甘草、薄荷脑。

【功能】疏风清热，化痰散结，利咽开音。

【主治】风热外束，痰热内盛所致的急、慢性喉瘖。症见声音嘶哑，咽喉肿痛，咽干灼热，咽中有痰，或寒热头痛，或便秘尿赤。

【组方分析】方中桔梗为君。桔梗苦辛平，开宣肺气，祛痰宽胸，利咽开音。

薄荷、薄荷脑、蝉蜕、诃子肉、胖大海、浙贝母、儿茶为臣。薄荷、薄荷脑、蝉蜕辛凉，疏散风热，开宣肺气，利咽开音；诃子肉苦酸，清咽开音，敛肺止咳；胖大海甘寒，清宣肺热，化痰利咽，开音治瘖，润肠通便；浙贝母苦寒，清肺化痰散结；儿茶苦涩性凉，清肺化痰生津。

川芎、大黄、连翘为佐。川芎辛温，活血行气止痛；大黄苦寒，攻积导滞，清热泻火；连翘苦微寒，清热解毒，消肿散结，疏散风热。三药相伍，活血行气，通便泄热，疏散风热，利咽开音。

甘草为使。甘草甘平，清热解毒，并调和诸药。

诸药相合，辛散苦泄，共奏疏风清热、化痰散结、利咽开音之功。

【临床应用】(1) 辨证要点　本品是治疗风热外束，痰热内盛所致喉瘖的常用方。用于治疗声音嘶哑，咽喉肿痛，咽干灼热，咽中有痰，或寒热头痛，或便秘尿赤，舌红，苔黄，脉数。以声音嘶哑，咽喉肿痛，咽干灼热，咽中有痰，舌红，苔黄，脉数为辨证要点。

(2) 现代应用　本品可用于急、慢性喉炎，声带小结，声带息肉初起等属风热外束、痰热内盛者。

【用法用量】口服。一次 8 丸（炭衣丸，每丸重 0.1g），一日 3 次，饭后服用；儿童减半。

【使用注意】阴虚火旺所致急、慢喉瘖者慎用；声嘶、咽痛，兼见恶寒发热、鼻流清涕等外感风寒者慎用；胃寒便溏者慎用。

复方鱼腥草片

《中华人民共和国药典》2020 年版

【方歌】复方鱼腥用黄芩，银花连翘板蓝根，清热解毒擅利咽，风热喉痹乳蛾忿。

【组成】鱼腥草、黄芩、板蓝根、连翘、金银花。

【功能】清热解毒。

【主治】外感风热所致的急喉痹、急乳蛾。症见咽部红肿，咽痛；急性咽炎、急性扁桃体炎见上述证候者。

【组方分析】方中鱼腥草为君。鱼腥草辛微寒，主入肺经，清肺经热毒，消痈排脓。

金银花、连翘为臣。金银花甘寒、连翘苦微寒，二药同用，清热解毒，疏散风热，透邪辟秽。

黄芩、板蓝根为佐。黄芩苦寒，泻火解毒，清热燥湿；板蓝根苦寒，清热解毒，凉血利咽。两药相伍，助君臣清热解毒，利咽消痈。

诸药相合，辛散苦寒并用，共奏清热解毒之功。

【临床应用】(1) 辨证要点　本品是治疗外感风热所致急喉痹、急乳蛾的常用方。用于治疗咽部红肿，咽痛，舌尖红，苔薄黄，脉浮数。以咽部红肿，咽痛，舌尖红，苔薄黄，脉浮数为辨证要点。

(2) 现代应用　本品可用于急性咽炎、急性扁桃体炎等属外感风热者。

【用法用量】口服。一次 4 ~6 片，一日 3 次。

【使用注意】忌烟、酒、辛辣、鱼腥食物。

复方草珊瑚含片

《中华人民共和国药典》2020 年版

【方歌】复方珊瑚肿节风，清利咽喉消肿痛，声哑失音咽喉炎，疏风清热有此功。

【组成】肿节风浸膏、薄荷脑、薄荷素油。

【功能】疏风清热，消肿止痛，清利咽喉。

【主治】外感风热所致的喉痹。症见咽喉肿痛，声哑失音；急性咽喉炎见上述证候者。

【组方分析】方中肿节风浸膏为君。肿节风浸膏性平偏寒，清热解毒，祛风止痛。

薄荷脑为臣。薄荷脑辛散性凉，通利六阳之会首，疏散风热，辟秽解毒。

薄荷素油为佐。薄荷素油辛凉，疏风清热，清利头目。

诸药相合，既能清泄在里邪热，又能疏散在表热邪，共奏疏风清热、消肿止痛、清利咽喉之功。

【临床应用】（1）辨证要点　本品是治疗外感风热所致喉痹的常用方。用于治疗咽喉肿痛，声哑失音，舌尖红，苔薄黄，脉浮数。以咽喉肿痛，舌尖红，苔薄黄，脉浮数为辨证要点。

（2）现代应用　本品可用于急性咽喉炎等属外感风热者。

【用法用量】含服。一次2片（每片重0.44g）或一次1片（每片重0.44g），每隔2小时1次，一日6次。

【使用注意】忌烟酒、辛辣、鱼腥食物。

金嗓开音丸

《中华人民共和国药典》2020年版

【方歌】金嗓开音银翘玄，赤芩桑菊大海前，蚕牛蝉蝶泻杏板，疏风解毒咽喉安。

【组成】金银花、连翘、玄参、板蓝根、赤芍、黄芩、桑叶、菊花、前胡、苦杏仁（去皮）、牛蒡子、泽泻、胖大海、僵蚕（麸炒）、蝉蜕、木蝴蝶。

【功能】清热解毒，疏风利咽。

【主治】风热邪毒引起的咽喉肿痛，声音嘶哑。

【组方分析】方中金银花、连翘为君。金银花甘寒、连翘苦微寒，二药同用，清热解毒，疏散风热，辟秽利咽。

玄参、板蓝根、黄芩为臣。玄参甘苦微寒，养阴清热，解毒散结利咽；板蓝根苦寒，清热解毒利咽；黄芩苦寒，清热燥湿，泻肺火，解热毒。三药相伍，助君清热解毒利咽。

赤芍、桑叶、菊花、前胡、苦杏仁、牛蒡子、胖大海、蝉蜕、木蝴蝶、麸炒僵蚕、泽泻为佐。赤芍苦微寒，清热凉血散瘀；桑叶、菊花辛散寒凉，疏散风热，清热解毒；前胡苦辛微寒，降气化痰；苦杏仁苦降，降气利肺；牛蒡子辛散苦寒，疏散风热，解毒利咽；胖大海甘寒，清热润肺，利咽开音；蝉蜕甘寒，疏散风热，清利咽喉；木蝴蝶苦甘凉，清肺利咽；麸炒僵蚕咸辛平，祛风止痛；泽泻甘淡寒，泄热。诸药合用，共助君臣清热解毒，疏散风热，清肺利咽。

诸药相合，辛散苦泄，共奏清热解毒、疏风利咽之功。

【临床应用】（1）辨证要点　本品是治疗风热邪毒所致咽喉肿痛的常用方。用于治疗咽喉肿痛，声音嘶哑，舌红，苔黄，脉浮数。以咽喉肿痛，舌红，苔黄，脉浮数为辨证要点。

（2）现代应用　本品可用于急性咽炎、亚急性咽炎、喉炎等属风热邪毒者。

【用法用量】口服。水蜜丸一次60~120丸，大蜜丸一次1~2丸，一日2次。

【使用注意】忌烟、酒及辛辣食物。

利咽解毒颗粒

《中华人民共和国药典》2020年版

【方歌】利咽解毒银翘蓝，薄牛山青麦梗蚕，玄贝芩地大黄粉，清肺利咽力正酣。

【组成】板蓝根、金银花、连翘、薄荷、牛蒡子（炒）、山楂（焦）、桔梗、大青叶、僵蚕、玄参、黄芩、地黄、天花粉、大黄、浙贝母、麦冬。

【功能】清肺利咽，解毒退热。

【主治】外感风热所致的咽痛。症见咽喉疼痛，咽干，喉核红肿，发热恶寒；急性扁桃体炎、急性咽炎见上述证候者。

【组方分析】方中板蓝根为君。板蓝根苦寒，清热解毒，凉血利咽。

金银花、连翘、薄荷、炒牛蒡子为臣。金银花甘寒，清热解毒，疏散风热；连翘苦微寒，清热解毒，消肿散结，疏散风热；薄荷辛凉，疏散风热，利咽；炒牛蒡子辛散苦寒，疏散风热，清利头目，解毒利咽。四药相伍，助君清热解毒利咽。

焦山楂、桔梗、大青叶、僵蚕、玄参、地黄、黄芩、大黄、天花粉、浙贝母、麦冬为佐。焦山楂酸甘微温，活血化瘀；桔梗苦辛平，宣肺利咽开音；大青叶苦寒，清热解毒利咽；僵蚕辛平，祛风止痛，化痰散结；玄参、地黄甘苦微寒，清热凉血，养阴利咽；黄芩、大黄苦寒，清热燥湿，泻火解毒；天花粉甘微苦微寒，清热泻火，消肿排脓；浙贝母苦寒，清热化痰，散结消痈；麦冬甘寒，养阴润燥。诸药合用，助君臣清泻肺热，利咽解毒。

诸药相合，辛散苦泄养阴并用，共奏清肺利咽、解毒退热之功。

【临床应用】(1) 辨证要点　本品是治疗外感风热所致咽喉肿痛的常用方。用于治疗咽痛，咽干，喉核红肿，发热恶寒，舌尖红，苔薄黄，脉浮数。以咽喉肿痛，咽干舌尖红，苔薄黄，脉浮数为辨证要点。

(2) 现代应用　本品可用于急性扁桃体炎、急性咽炎等属外感风热者。

【用法用量】开水冲服。一次 1 袋，一日 3 ~4 次。

【使用注意】忌食辛辣及过咸食物。

任务二　热毒蕴结咽喉病类方药

PPT

热毒蕴结咽喉病，症状为咽喉疼痛，吞咽困难，咽喉如梗，咽部红肿明显，伴有发热，口渴喜饮，头痛剧烈，小便短赤，大便秘结，舌红苔黄，脉数有力。治宜泄热解毒，利咽消肿。可选用板蓝根、射干等清热解毒利咽之品，代表方药有冰硼散、桂林西瓜霜、清咽利膈丸、六神丸、青果丸等。

想一想

风热袭肺证与热毒蕴结证的咽喉肿痛，其临床表现有什么不同？为什么？

答案解析

冰硼散

《中华人民共和国药典》2020 年版

【方歌】热毒蕴结咽喉冰硼散，朱砂玄明紧相伴，清热解毒消肿痛，咽喉牙龈口疮患。

【组成】冰片、硼砂（煅）、朱砂、玄明粉。

【功能】清热解毒，消肿止痛。

【主治】热毒蕴结所致的咽喉疼痛、牙龈肿痛、口舌生疮。

【组方分析】方中冰片为君。冰片辛散香窜微寒，外用清热止痛，消肿生肌。

煅硼砂为臣。煅硼砂甘咸性凉，外用清热解毒，防腐消肿。

朱砂、玄明粉为佐。朱砂甘寒有毒，外用清热解毒消肿；玄明粉苦泄咸寒，外用清火散结消肿。二者相合，助君臣清热利咽，散结消肿。

诸药相合，清解消散，共奏清热解毒、消肿止痛之功。

【临床应用】(1) 辨证要点　本品是治疗热毒蕴结所致咽喉肿痛的常用方。用于咽喉疼痛，牙龈肿痛，口舌生疮，舌红苔黄，脉数。以咽喉疼痛，牙龈肿痛，口舌生疮为辨证要点。

(2) 现代应用　本品可用于急性扁桃体炎、口腔溃疡等属热毒蕴结者。

【用法用量】吹敷患处。每次少量，一日数次。

【使用注意】忌食辛辣。

看一看

冰硼散源自《外科正宗》卷二。由冰片五分、硼砂（煅）五钱、朱砂五分、玄明粉五钱组成。具有清热解毒、消肿止痛之功效，主治热毒肿痛证。其现代临床应用广泛，可用于口舌生疮、牙龈肿痛、咽喉肿痛及牙周炎、扁桃体炎、口腔溃疡等口腔疾病，流行性腮腺炎、百日咳、新生儿脐炎、带状疱疹、急慢性中耳炎、霉菌性阴道炎、宫颈糜烂、慢性宫颈炎、原发性肝癌中重度疼痛等热毒蕴结之证。

桂林西瓜霜

《中华人民共和国药典》2020 年版

【方歌】西瓜霜治喉痹效，硼砂射干薄荷脑，山豆青黛无患冰，芩连柏贝大黄草。

【组成】西瓜霜、煅硼砂、黄柏、黄连、山豆根、射干、浙贝母、青黛、冰片、无患子果（炭）、大黄、黄芩、甘草、薄荷脑。

【功能】清热解毒，消肿止痛。

【主治】风热上攻，肺胃热盛所致的乳蛾、喉痹、口糜。症见咽喉肿痛，喉核肿大，口舌生疮，牙龈肿痛或出血。

【组方分析】方中西瓜霜为君。西瓜霜寒凉，清热解毒，散结消肿。

黄芩、黄连、黄柏、射干、山豆根为臣。黄芩、黄连、黄柏苦寒，清热燥湿，泻火解毒；射干、山豆根苦寒，清热解毒，消肿利咽。

大黄、浙贝母、青黛、薄荷脑、无患子果（炭）、冰片、煅硼砂为佐。大黄苦寒，泻火解毒，活血化瘀；浙贝母苦寒，清热化痰，消肿散结；青黛咸寒，清热解毒，凉血消肿；薄荷脑辛凉，疏散风热，辟秽解毒；无患子果（炭）苦平，清热祛痰；冰片辛苦微寒，清热解毒，消肿止痛；煅硼砂苦辛温，解毒生肌。

甘草为使。甘草甘平，清热解毒，调和诸药。

诸药相合，苦寒清泄，共奏清热解毒、消肿止痛之功。

【临床应用】(1) 辨证要点　本品是治疗风热上攻，肺胃热盛所致的乳蛾、喉痹的常用方。用于治疗咽喉肿痛，喉核肿大，口舌生疮，牙龈肿痛或出血，舌红苔黄，脉数。以咽喉疼痛，牙龈肿痛，舌红苔黄，脉数为辨证要点。

(2) 现代应用　本品可用于急、慢性咽炎，扁桃体炎，口腔炎，口腔溃疡，牙龈炎等属风热上攻，肺胃热盛者。

【用法用量】外用，喷、吹或敷于患处。一次适量，一日数次；重症者兼服，一次 1 ~ 2g，一日 3 次。

【使用注意】忌烟酒，忌辛辣、鱼腥食物。

清咽利膈丸

《中华人民共和国药典》2020 年版

【方歌】清咽利膈连荆防，芩薄牛蒡射大黄，玄参栀甘桔梗花，外感风邪热积脏。

【组成】射干、连翘、栀子、黄芩、熟大黄、炒牛蒡子、薄荷、天花粉、玄参、荆芥穗、防风、桔梗、甘草。

【功能】清热利咽，消肿止痛。

【主治】外感风邪，脏腑积热所致的咽喉病。症见咽部红肿，咽痛，面红腮肿，痰涎壅盛，胸膈不利，口苦舌干，大便秘结，小便黄赤。

【组方分析】方中黄芩为君。黄芩苦寒，清肺胃之热，清热解毒，消肿利咽。

射干、连翘、栀子、熟大黄为臣。射干苦寒，清热解毒，祛痰利咽；连翘苦微寒，疏散风热，清热解毒，散结消肿；栀子苦寒，清热泻火，凉血解毒；熟大黄苦寒，泻火。

防风、荆芥穗、薄荷、牛蒡子、天花粉、玄参、桔梗为佐。防风、荆芥穗辛温，辛而不烈，温而不燥，可辛散透表；薄荷辛凉，疏散风热利咽；牛蒡子辛苦寒，疏散风热，解毒利咽；天花粉甘微苦微寒，清热泻火，生津润燥；玄参甘寒，养阴清热，解毒散结利咽；桔梗苦辛平，开宣肺气，化痰利咽。

甘草为使。甘草甘平，清热解毒，调和诸药。

诸药相合，苦寒清泄，共奏清热利咽、消肿止痛之功。

【临床应用】（1）辨证要点　本品是治疗外感风邪，脏腑积热所致咽喉肿痛的常用方。用于治疗咽部红肿，咽痛，面红腮肿，痰涎壅盛，胸膈不利，口苦舌干，大便秘结，小便黄赤，舌红苔黄，脉数。以咽部红肿，咽痛，胸膈不利，舌红苔黄，脉数为辨证要点。

（2）现代应用　本品可用于急性扁桃体炎、腮腺炎、咳嗽、便秘等属外感风邪、脏腑积热者。

【用法用量】开水冲服。一次 5 ~ 10g，一日 3 ~ 4 次。

【使用注意】忌食辛辣；孕妇忌用。

六神丸

《中华人民共和国卫生部药品标准》

【方歌】六神丸治烂喉痧，每服十丸效可夸，珠粉雄黄冰片麝，牛黄还与蟾酥加。

【组成】珍珠粉、牛黄、麝香、雄黄、蟾酥、冰片。

【功能】消肿解毒，止痛退热，镇惊安神。

【主治】喉风喉痹、喉痛、双单乳蛾等咽喉诸症。

【组方分析】方中牛黄、珍珠为君。牛黄甘凉，能清心开窍，清热解毒；珍珠甘咸寒凉，安神定惊，解毒生肌。两药合用，清热解毒，安神定惊。

蟾酥、雄黄为臣。蟾酥辛温有毒，解毒止痛；雄黄辛温有毒，解毒除秽，散结止痛。两药合用，助君解毒止痛。

冰片、麝香为佐。冰片辛苦微寒，清热止痛；麝香辛温，芳香走窜，活血消肿止痛。两药合用，助君臣消肿解毒止痛。

诸药相合，寒凉辛散，共奏消肿解毒、止痛退热、镇惊安神之功。

【临床应用】（1）辨证要点　本品是治疗火毒内蕴所致咽喉肿痛的常用方。用于疗治咽喉肿痛，烂喉丹痧，乳蛾喉痹，水浆不下，口舌腐烂，腮项肿痛，痈疽疮疖，无名肿毒，舌尖红，脉浮数等。以咽喉肿痛，烂喉丹痧，舌尖红，脉浮数为辨证要点。

（2）现代应用　本品可用于急性扁桃体炎、疔毒、痈疮、小儿急热惊风、一般红肿热痛等属火毒内蕴者。

【用法用量】（1）口服。一日 3 次，温开水吞服。1 岁每次服 1 粒，2 岁每次服 2 粒，3 岁每次服 3 ~ 4粒，4 ~ 8 岁每次服 5 ~ 6 粒，9 ~ 10 岁每次服 8 ~ 9 粒，成年人每次服 10 粒。

2. 外用　外敷在皮肤红肿处，取丸十数粒，用冷开水或米醋少许，盛食匙中化散，数搽四周，每日数次常保潮润，直至肿退为止。如红肿已将出脓或已穿烂，切勿再敷。

【使用注意】新生儿禁用；孕妇禁用。

药爱生命

六神丸的临床应用较为广泛，但使用不当易发生不良反应，甚至危及生命。因其含有多种毒性成分，如蟾酥、雄黄、冰片、麝香。其中冰片、麝香的毒性低，蟾酥、雄黄的毒性强，且中毒症状严重。①蟾酥中的蟾毒素，对心血管系统有直接毒性，对胃肠道有强烈刺激作用。过量服用后，有胸闷、恶心、呕吐、腹痛、腹泻、头痛、头晕、心悸、心动过缓、血压下降、发绀、四肢及口唇发麻等表现，严重者可抽搐、昏迷，甚至死亡。②雄黄中的硫化砷有较大毒性，在胃酸作用下生成砷离子，长期或过量使用可致精神萎靡、神志不清等中毒性神经衰弱症状，甚至发生慢性砷中毒及肝、肾损害等不良反应。③麝香能引起子宫收缩，冰片有催生作用，可导致孕妇流产或早产。

使用六神丸时，应谨遵其用法用量与注意事项，确保用药安全。

青果丸

《中华人民共和国药典》2020 年版

【方歌】青果丸中金银花，黄芩北豆玄参加，麦冬白芍与桔梗，利咽消肿人人夸。

【组成】青果、金银花、黄芩、北豆根、麦冬、玄参、白芍、桔梗。

【功能】清热利咽，消肿止痛。

【主治】肺胃蕴热所致咽喉病。症见咽部红肿，咽痛，失音声哑，口干舌燥，干咳少痰。

【组方分析】方中青果为君。青果甘酸平凉，归肺胃经，清热解毒，利咽生津。

金银花、黄芩、北豆根为臣。金银花甘寒，清热解毒，疏散风热；黄芩苦寒，清肺胃之火，清热燥湿，泻火解毒；北豆根苦寒，清热解毒，祛风止痛。三药相合，助君清热解毒利咽。

麦冬、玄参、白芍、桔梗为佐。麦冬甘寒微苦，养阴清肺生津；玄参甘苦咸微寒，生津润燥，解毒散结；白芍酸苦微寒，养血敛阴；桔梗苦辛平，宣肺利咽，载药上浮直达病所。

诸药相合，酸甘生津，苦寒清泄，共奏清热利咽、消肿止痛之功。

【临床应用】（1）辨证要点　本品是治疗肺胃蕴热所致咽喉肿痛的常用方。用于治疗咽部红肿，咽痛，失音声哑，口干舌燥，干咳少痰，舌红苔黄，脉数。以咽喉红肿疼痛，失音声哑，舌红苔黄，脉数为辨证要点。

（2）现代应用　本品可用于急性扁桃体炎、咳嗽、声音嘶哑等属肺胃蕴热者。

【用法用量】口服。水蜜丸一次 8g，大蜜丸一次 2 丸，一日 2 次。

【使用注意】忌食辛辣食物。

任务三　阴虚火旺咽喉病类方药

PPT

阴虚火旺咽喉病，症状为咽部干燥，微痛，干痒，灼热，有异物感，干咳少痰，或痰中带血，或颧红潮热，耳鸣多梦，舌红，苔少，脉细数。治宜滋阴降火，清肺利咽。可选用玄参、麦冬等养阴生津之品，配伍桔梗、甘草等解毒利咽之品，代表方药有玄麦甘桔颗粒、铁笛丸、金果饮咽喉片等。

玄麦甘桔颗粒

《中华人民共和国药典》2020 年版

【方歌】玄麦甘桔治咽方，仲景加味桔梗汤，口鼻干燥喉肿痛，祛痰利咽虚火旺。

【组成】玄参、麦冬、甘草、桔梗。

【功能】清热滋阴，祛痰利咽。

【主治】阴虚火旺，虚火上浮证。症见口鼻干燥，咽喉肿痛。

【组方分析】方中玄参为君。玄参甘苦咸微寒，滋阴降火，解毒散结，治阴虚火旺引起的咽喉肿痛。

麦冬为臣。麦冬甘寒微苦，养阴清肺润燥，以治肺燥干咳。

桔梗、甘草为佐。桔梗苦辛平，宣肺祛痰，利咽开音，载药上浮直达病所；甘草甘平，清热解毒，祛痰止咳。

甘草亦为使。甘草甘平，调和诸药。

诸药相合，甘寒苦泄，共奏清热滋阴、祛痰利咽之功。

【临床应用】（1）辨证要点　本品是治疗阴虚火旺所致咽喉肿痛的常用方。用于治疗阴虚火旺，虚火上浮，口鼻干燥，咽喉肿痛。以咽喉红肿疼痛、咽干口燥为辨证要点。

（2）现代应用　本品可用于急性咽炎、慢性咽炎、乳蛾、喉痹、急性喉炎、咽部脓肿、支气管炎等属阴虚火旺者。

【用法用量】开水冲服。一次 1 袋，一日 3 ~4 次。

【使用注意】外感表证未解，或痰湿内盛者，忌用；忌烟酒、辛辣、鱼腥食物。

练一练

治疗阴虚火旺所致咽喉肿痛，宜选用

A. 黄氏响声丸　　B. 复方鱼腥草片　　C. 冰硼散　　D. 玄麦甘桔颗粒

答案解析

铁笛丸

《中华人民共和国药典》2020 年版

【方歌】阴虚肺热铁笛丸，麦冬青果诃子玄，蒌皮凰衣与桔梗，浙贝茯草润肺咽。

【组成】麦冬、玄参、瓜蒌皮、诃子肉、青果、凤凰衣、桔梗、浙贝母、茯苓、甘草。

【功能】润肺利咽，生津止渴。

【主治】阴虚肺热津亏证。症见咽干声哑，咽喉疼痛，口渴烦躁。

【组方分析】方中玄参为君。玄参甘苦咸微寒，滋阴降火，解毒散结，治阴虚火旺引起的咽喉肿痛。

麦冬、青果、诃子肉、瓜蒌皮为臣。麦冬甘寒微苦，养阴清肺润燥，以治肺燥干咳；青果甘酸平凉，清热解毒，利咽生津；诃子肉苦酸涩平，降火利咽；瓜蒌皮甘寒，清热润肺化痰，利气宽胸。

凤凰衣、桔梗、浙贝母、茯苓为佐。凤凰衣甘淡平，养阴清肺；桔梗苦辛平，宣肺祛痰，利咽开音，载药上浮直达病所；浙贝母苦寒，清热化痰，解毒散结；茯苓甘淡平，健脾宁心，防苦寒之品伤脾。

甘草为使。甘草甘平，清热解毒利咽，调和诸药。

诸药相合，甘寒苦泄，共奏润肺利咽、生津止渴之功。

【临床应用】（1）辨证要点　本品是治疗阴虚肺热所致咽喉肿痛的常用方。用于治疗咽干声哑，咽喉疼痛，口渴烦躁，咳嗽无力，形体消瘦，午后潮热，五心烦热，盗汗，舌红少津，脉细数。以咽喉红肿疼痛，咽干声哑，舌红少津，脉细数为辨证要点。

（2）现代应用　本品可用于慢性咽炎、急性喉炎、慢性喉炎等属阴虚肺热者。

【用法用量】口服或含化。一次2丸，一日2次。

【使用注意】外感风寒者忌用；忌烟、酒及辛辣食物。

金果饮咽喉片

《中华人民共和国药典》2020年版

【方歌】金果饮中增液方，陈南太子大海藏，青果蝉蜕薄荷油，清热利咽肺阴伤。

【组成】地黄、玄参、西青果、蝉蜕、麦冬、胖大海、南沙参、太子参、陈皮、薄荷油。

【功能】养阴生津，清热利咽。

【主治】肺热阴伤证。症见咽部红肿，咽痛，口干咽燥；急、慢性咽炎见上述证候者。亦可用于放疗引起的咽干不适。

【组方分析】方中地黄为君。地黄甘寒质润，清热凉血，养阴生津。

玄参、西青果、蝉蜕、胖大海为臣。玄参甘苦咸微寒，滋阴降火，解毒散结；西青果苦酸涩平，清热生津解毒；蝉蜕甘寒，疏散风热，宣肺开音；胖大海甘寒，清肺润燥，利咽开音。四药相合，助君养阴生津利咽。

麦冬、南沙参、太子参、陈皮、薄荷油为佐。麦冬甘寒微苦，养阴清肺润燥；南沙参甘而微寒，养肺阴润肺燥；太子参甘平微苦，补脾肺之气，养阴生津；陈皮辛散苦温，理气健脾，使诸药补而不滞；薄荷油辛凉，疏散风热，清利咽喉。

诸药相合，甘寒苦泄，共奏养阴生津、清热利咽之功。

【临床应用】（1）辨证要点　本品是治疗肺热阴伤所致咽喉肿痛的常用方。用于治疗咽部红肿，口干咽燥，干咳少痰，痰中带血，舌红少苔，脉细数。以咽喉红肿疼痛，咽干口燥，舌红少苔，脉细数为辨证要点。

（2）现代应用　本品可用于急、慢性咽炎，放疗引起的咽干不适等属肺热阴伤者。

【用法用量】含服。每小时4片（每片0.5g）或每小时2片（每片1g）。

【使用注意】忌食辛辣、油腻、厚味食物。

目标检测

答案解析

一、单项选择题

1. 用于外感风热所致的急喉痹、急乳蛾的中成药是
   A. 冰硼散　　B. 金嗓开音丸
   C. 桂林西瓜霜　　D. 复方鱼腥草片
2. 治疗风热外束、痰热内盛所致急、慢性喉痦的中成药是
   A. 金嗓开音丸　　B. 黄氏响声丸
   C. 复方鱼腥草片　　D. 复方草珊瑚含片
3. 具有清热解毒、疏风利咽功能的中成药是
   A. 复方鱼腥草片　　B. 黄氏响声丸
   C. 金嗓开音丸　　D. 利咽解毒颗粒

4. 治疗热毒蕴结所致咽喉疼痛、牙龈肿痛、口舌生疮的中成药是
A. 黄氏响声丸　　B. 玄麦甘桔颗粒
C. 冰硼散　　D. 复方草珊瑚含片
5. 用于风热上攻、肺胃热盛所致乳蛾、喉痹、口糜的中成药是
A. 桂林西瓜霜　　B. 玄麦甘桔颗粒
C. 冰硼散　　D. 复方草珊瑚含片
6. 具有清热利咽、消肿止痛功能的中成药是
A. 六神丸　　B. 板蓝根颗粒
C. 冰硼散　　D. 清咽利膈丸
7. 用于阴虚肺热津亏引起咽干声哑、咽喉疼痛、口渴烦躁的中成药是
A. 清咽丸　　B. 玄麦甘桔颗粒
C. 铁笛丸　　D. 青果丸
8. 具有养阴生津，清热利咽功能的中成药是
A. 青果丸　　B. 清咽丸
C. 金果饮咽喉片　　D. 六神丸

二、配伍选择题

A. 青果丸　　B. 清咽丸　　C. 利咽解毒颗粒
D. 铁笛丸　　E. 板蓝根颗粒
1. 既可清肺利咽，又可解毒退热的是
2. 既可清热利咽，又可生津止渴的是
3. 既可清热利咽，又可消肿止痛的是
4. 既可润肺利咽，又可生津止渴的是

三、多项选择题

1. 黄氏响声丸的功能有
A. 疏风清热　　B. 化痰散结　　C. 宣肺通窍
D. 利咽开音　　E. 消肿止痛
2. 复方草珊瑚含片的功能有
A. 清热解毒　　B. 疏风清热　　C. 清利咽喉
D. 清热利湿　　E. 消肿止痛
3. 孕妇禁用的中成药有
A. 清咽利膈丸　　B. 清咽丸　　C. 六神丸
D. 金果饮咽喉片　　E. 青果丸
4. 具有清热解毒功能的中成药有
A. 冰硼散　　B. 复方鱼腥草片　　C. 金嗓开音丸
D. 桂林西瓜霜　　E. 板蓝根颗粒

四、案例分析题

1. 处方分析

板蓝根 10g　金银花 15g　连翘 15g　薄荷 6g　菊花 10g　桔梗 10g　玄参 10g　黄芩 10　麦冬 15g　鱼腥草 15g　胖大海 10g　甘草 6g

请根据处方药物组成，分析此方适用于咽喉病的何种证型，并简要说明理由。

2. 用药推荐分析

患者，女，21 岁。近日食辛辣后，出现咽喉肿痛，口舌生疮，口干，伴有大便秘结，小便黄赤，舌红苔黄，脉数。

请辨证分型，并为该患者推荐合适的中成药。

书网融合……

重点回顾　　微课　　习题

7 模块七
儿科用方药

项目一　小儿感冒用方药

学习目标

知识目标：

1. 掌握　解肌宁嗽丸、小儿热速清口服液、小儿豉翘清热颗粒的组成、功能、主治、组方分析、临床应用以及注意事项。

2. 熟悉　小儿感冒的概念、分类、病因病机、治疗原则及注意事项。

3. 了解　儿感清口服液的功能、主治与使用注意。

技能目标：

能熟练完成小儿感冒的问病荐药，能安全、合理地使用小儿感冒方剂与中成药。

素质目标：

树立中医药的文化自信，养成爱岗敬业的职业精神，形成诚信友善的价值追求，争做守正创新的时代新人。

导学情景

情景描述：患儿，女，4岁。昨日在幼儿园与小伙伴玩闹出汗较多未及时更换衣物，下午气温骤降，今晨出现鼻塞流涕，咽痛，咳嗽，口渴，体温38.3℃，舌红苔薄白，脉浮数。

情景分析：气温突变，衣物汗湿未换而受寒。出现鼻塞流涕，咽痛，咳嗽，口渴，体温38.3℃，舌红苔薄白，脉浮数。

讨论：该患儿是什么疾病？病因是什么？应该选用什么中药进行治疗？

学前导语：该患儿受凉出现感冒咳嗽，当以何法予以治疗？治疗感冒的方剂与中成药有哪些？

小儿感冒，是由于小儿感受风寒或风热之邪，引起肺卫功能失调，出现恶寒，发热，鼻塞，流涕，喷嚏，咽痛，头痛，全身不适等主要临床表现的一种外感疾病。现代医学小儿普通感冒、上呼吸道感染、时行感冒等，均在中医小儿感冒范畴。

（1）小儿感冒分类　小儿感冒病因为外感表邪，常兼杂寒、热、滞等，病位主要在肺卫。根据其病因和临床表现，可分为小儿风寒感冒、小儿风热感冒及小儿夹滞感冒。

（2）病因病机　小儿风寒感冒：是由于风寒外束，卫表不和。肌表为寒邪所束，经气不得宣畅，故恶寒发热，无汗，头痛，全身不适；风邪犯肺，肺气失宣，故喉痒，喷嚏咳嗽；苔薄白，脉浮紧，为风寒征象。

小儿风热感冒：是由于风热外袭，肺卫不利。感受风热或寒从热化，腠理开泄，发热重而有汗出；风热上乘，肺气失宣，故咳嗽流涕，痰黏，咽红或肿；热易伤津，口干而渴；舌红苔薄黄，脉浮数，为风热征象。

小儿夹滞感冒：是由于风寒外感，食滞中焦。食滞中焦则脘腹胀满；升降失司则呕恶、纳呆、泄泻；食积化腐则口气秽浊，大便酸臭；苔垢腻脉滑，为内有积滞征象。

（3）治疗原则　感冒的基本治疗原则为疏风解表。根据所感外邪寒热及夹滞的不同，而分别选用辛温解表法、辛凉解表法和解表和中法。另外，小儿“纯阳”之体，感冒容易寒从热化，或热为寒闭，形成寒热夹杂之证，单用辛凉汗出不透，单用辛温恐助热化火，常取辛凉辛温并用。

（4）注意事项　因小儿为稚阴稚阳之体，发汗不宜太过，以免耗损津液。体质虚弱者，不宜过于发表，可采用扶正解表法。反复呼吸道感染患儿，应在感冒之后及时调理，改善体质，增强免疫力。

看一看

小儿“纯阳”学说，是我国古代医家关于小儿生理特点的学说之一。不能将“纯阳”理解成正常小儿为有阳无阴或阳亢阴亏之体。“纯”指小儿先天所禀之元阴元阳未曾耗散，“阳”指小儿的生命活力，如旭日之初升，草木之方萌，蒸蒸日上，欣欣向荣的生理现象。

小儿充满生机，在生长发育过程中，无论在机体的形态结构方面，还是各种生理功能活动方面，都是在不断地、迅速地向着成熟、完善方向发展。这种生机蓬勃、发育迅速的生理特点，在年龄越是幼小的儿童表现越是突出，体格生长和智能发育的速度越快。

任务一　小儿风寒感冒类方药

PPT

小儿风寒感冒，症状为恶寒发热，无汗，头痛，鼻塞流涕，喷嚏，咳嗽，喉痒，舌淡，苔薄白，脉浮紧。治宜宣肺散寒。可选用紫苏叶、生姜等解表散寒之品，代表方药有解肌宁嗽丸、儿感清口服液。

解肌宁嗽丸

《中华人民共和国药典》2020 年版

【方歌】解肌宁嗽小儿门，参苏方中去人参，再添杏贝玄花粉，解表化痰药效真。

【组成】紫苏叶、葛根、前胡、苦杏仁、桔梗、浙贝母、陈皮、半夏（制）、茯苓、木香、枳壳、玄参、天花粉、甘草。

【功能】解表宣肺，止咳化痰。

【主治】外感风寒，痰浊阻肺所致的小儿感冒发热，咳嗽痰多。

【组方分析】方中紫苏叶、葛根、桔梗为君。紫苏叶辛温，发表散寒，理气宽中；葛根甘辛凉，解肌发表；桔梗苦辛平，开宣肺气，祛痰利咽。三药合用，既辛散解表，又宣肺祛痰。

前胡、苦杏仁、浙贝母、制半夏、陈皮为臣。前胡苦辛微寒，宣散风热，降气祛痰；苦杏仁苦温，降气止咳平喘；浙贝母苦寒，清热化痰；制半夏、陈皮苦温，燥湿化痰。五药合用，宣肺化痰止咳。

茯苓、枳壳、木香、天花粉、玄参为佐。茯苓甘淡平，渗利健脾祛痰湿；枳壳苦辛微寒，行气化痰除痞；木香辛温，行气止痛，健脾消痰；天花粉甘微苦微寒，清肺泻火；玄参甘咸性寒，降火解毒，与天花粉同用，可防寒郁化火，并能泄热润燥。五药合用，可助君臣化痰止咳。

甘草为使。甘草甘平，既化痰止咳，又能调和诸药。

诸药相合，共奏解表宣肺、止咳化痰之功。

【临床应用】（1）辨证要点　本品是治疗外感风寒，痰浊阻肺的常用方。用于治疗小儿感冒发热，咳嗽，痰多色白，鼻塞流涕，舌苔白，脉浮紧。以发热，咳嗽，痰多色白，舌苔白，脉浮紧为辨证要点。

（2）现代应用　本品可用于小儿上呼吸道感染、支气管炎、肺炎等属外感风寒、痰浊阻肺者。

【用法用量】口服。小儿周岁一次半丸，1～3 岁一次 1 丸；一日 2 次。

【使用注意】风热感冒咳嗽者慎用；服药期间，忌食辛辣、生冷、油腻食物。

儿感清口服液

《中华人民共和国卫生部药品标准》

【方歌】儿感清中紫苏荆，橘夏薄芩甘草梗，小儿表寒肺胃热，解表宣肺化痰功。

【组成】紫苏叶、荆芥穗、薄荷、黄芩、桔梗、化橘红、法半夏、甘草。

【功能】解表清热，宣肺化痰。

【主治】小儿外感风寒，肺胃蕴热证。症见发热恶寒，鼻塞流涕，咳嗽有痰，咽喉肿痛，口渴。

【组方分析】方中紫苏叶、荆芥穗、薄荷为君。紫苏叶辛温，发表散寒，理气宽中；荆芥穗辛而微温，散风发表；薄荷辛凉芳香，疏散风热，清利头目，利咽。

黄芩、桔梗为臣。黄芩苦寒，清热泻火；桔梗苦辛平，开宣肺气，祛痰利咽。二药合用，清宣肺气，祛痰利咽。

化橘红、法半夏为佐。化橘红辛温，燥湿理气化痰；法半夏辛温，燥湿化痰。二药合用，助君臣祛痰止咳。

甘草为使。甘草甘平，既祛痰止咳，又调和诸药。

全方配伍，疏清宣散，共奏解表清热、宣肺化痰之功。

【临床应用】（1）辨证要点　本品是治疗小儿外感风寒，肺胃蕴热证的常用方。用于治疗小儿发热恶寒，鼻塞流涕，咳嗽有痰，咽喉肿痛，口渴，舌红苔薄白，脉浮数。以发热恶寒，流涕，咽喉肿痛，舌红苔薄白，脉浮数为辨证要点。

（2）现代应用　本品可用于小儿普通感冒、流行性感冒、上呼吸道感染等属外感风寒、肺胃蕴热者。

【用法用量】口服。1～3岁，每次10ml，一日2次；4～7岁，每次10ml，一日3次；8～14岁，每次20ml，一日3次。

【使用注意】忌食辛辣、生冷、油腻食物。

练一练

可用于治疗小儿外感风寒、痰浊阻肺的是

A. 解肌宁嗽丸　B. 小儿咽扁颗粒　C. 小儿热速清口服液　D. 儿感清口服液

答案解析

任务二　小儿风热感冒类方药

PPT

小儿风热感冒，症状为发热重，恶风，有汗或无汗，头痛，鼻塞，流浊涕，喷嚏，咳嗽，痰黄黏，咽红或肿，口干而渴，舌质红，苔薄白或黄，脉浮数。宜辛凉解表。可选用柴胡、葛根等解表之品，代表方药有小儿热速清口服液等。

小儿热速清口服液

《中华人民共和国药典》2020年版

【方歌】热速清中双黄连，柴葛大黄牛角蓝，高热头痛咽喉肿，清热解毒又利咽。

【组成】柴胡、黄芩、金银花、连翘、葛根、板蓝根、水牛角、大黄。

【功能】清热解毒，泻火利咽。

【主治】小儿外感风热所致的感冒。症见高热，头痛，咽喉肿痛，鼻塞流涕，咳嗽，大便干结。

【组方分析】方中柴胡、黄芩为君。柴胡苦辛苦微寒，疏散退热；黄芩苦寒，清热解毒。二药同用，清疏相合，表里同解。

金银花、连翘、葛根为臣。金银花甘寒、连翘苦微寒，相须为用，疏散风热，清热解毒；葛根甘辛凉，解肌退热。三药合用，可助君清热疏表解毒。

板蓝根、水牛角为佐。板蓝根苦寒，清热解毒，凉血利咽；水牛角苦咸寒凉，泻火解毒，清热凉血。二药合用，泻火解毒，凉血利咽。

大黄为使。大黄苦寒，攻积通便，清热泻火。

诸药合用，共奏清热解毒、泻火利咽之功。

【临床应用】(1) 辨证要点　本品是治疗小儿外感风热所致感冒的常用方。用于治疗小儿高热，头痛，咽喉肿痛，鼻塞流涕，咳嗽，大便干结，舌红苔黄，脉浮数。以高热，咽喉肿痛，流涕，舌红苔黄，脉浮数为辨证要点。

(2) 现代应用　本品可用于普通感冒、流行性感冒、上呼吸道感染等属外感风热证者。

【用法用量】口服。1 周岁以内，一次 2.5 ~ 5ml；1 ~ 3 岁，一次 5 ~ 10ml；3 ~ 7 岁，一次 10 ~ 15ml；7 ~ 12 岁，一次 15 ~ 20ml；一日 3 ~ 4 次。

【使用注意】风寒感冒或脾虚便溏者慎用；服药期间，忌食辛辣、生冷、油腻食物；病情较重或服药 24 小时后疗效不明显者，可酌情增加剂量。

想一想

小儿风寒感冒和风热感冒有什么不同？

答案解析

任务三　小儿夹滞感冒类方药

PPT

小儿夹滞感冒，症状为恶寒发热，头痛身楚，脘腹胀满，不思饮食，呕吐酸腐，口气秽浊，大便酸臭，或腹痛泄泻，舌苔垢腻，脉滑。治宜解表和中。可选用淡豆豉、荆芥等解表之品，配伍厚朴、广藿香等化湿之品，代表方药有小儿豉翘清热颗粒等。

小儿豉翘清热颗粒

《中华人民共和国药典》2020 年版

【方歌】豉翘清热薄荷荆，栀黄青蒿赤芍槟，厚朴黄芩半柴草，外感风热里滞清。

【组成】连翘、淡豆豉、薄荷、荆芥、炒栀子、大黄、青蒿、赤芍、槟榔、厚朴、黄芩、半夏、柴胡、甘草。

【功能】疏风解表，清热导滞。

【主治】小儿风热感冒夹滞证。症见发热咳嗽，鼻塞流涕，咽红肿痛，纳呆口渴，脘腹胀满，便秘或大便酸臭，溲黄。

【组方分析】方中连翘、淡豆豉为君。连翘苦微寒，清热解毒，疏散风热；淡豆豉苦辛凉，解表除烦，宣发郁热。两药合用，疏风解表，清热解毒。

薄荷、荆芥、炒栀子、大黄为臣。薄荷辛凉，疏散风热，清利头目，利咽；荆芥辛而微温，散风解表；炒栀子苦寒，泻火除烦，清热解毒；大黄苦寒，清热通腑，泻火解毒。四药合用，疏散风热，通腑泻热。

青蒿、赤芍、槟榔、厚朴、半夏、黄芩、柴胡为佐。青蒿苦辛寒，解表热；赤芍苦微寒，清热凉血止痛；槟榔苦辛温，消积行气；厚朴苦辛温，消痰燥湿，下气除满；黄芩苦寒，清热燥湿，泻火解毒；半夏苦温，燥湿化痰，降逆止呕，消痞散结；柴胡辛苦微寒，疏散退热。

甘草为使。甘草甘平，既顾护胃气，又调和诸药。

全方配伍，疏散风热与泻热降逆并用，共奏疏风解表、清热导滞之功。

【临床应用】（1）辨证要点　本品是治疗小儿风热感冒夹滞证的常用方。用于治疗发热咳嗽，鼻塞流涕，咽红肿痛，纳呆口渴，脘腹胀满，便秘或大便酸臭，溲黄，舌苔厚腻而浊，脉滑数。以发热，流涕，咽红肿痛，脘腹胀满，舌苔厚腻而浊，脉滑数为辨证要点。

（2）现代应用　本品可用于小儿普通感冒、流行性感冒、上呼吸道感染等属外感风热、内伤食积证者。

【用法用量】开水冲服。0.5～1岁，一次1～2g；1～3岁，一次2～3g；4～6岁，一次3～4g；7～9岁，一次4～5g；10岁以上，一次6g；一日3次。

【使用注意】风寒感冒者慎用。

药爱生命

小儿豉翘清热颗粒中君药用到了淡豆豉，中药淡豆豉由成熟的黑色大豆发酵加工而成，经炮制后，淡豆豉成为了一味药食两用的品种。淡豆豉具有解表、除烦等功效，对小孩儿感冒，积食，体热烦心都有很好的调理作用。中医药是我国传统文化的瑰宝，中药炮制技术是一门很深的学问，传承和发扬中药炮制技术，守正创新，在继承传统的基础上，加大科技创新力度，更好地服务健康中国战略。

目标检测

答案解析

一、单项选择题

1. 解肌宁嗽丸的君药是
   A. 紫苏叶，桔梗　　B. 葛根，桔梗
   C. 紫苏叶，葛根　　D. 紫苏叶，葛根，桔梗
2. 解肌宁嗽丸的功能是
   A. 解肌宣肺，止咳化痰　　B. 发汗解表，宣肺平喘
   C. 解肌发表，宣肺止咳　　D. 解表散寒，止咳化痰
3. 儿感清口服液的主治病证是
   A. 小儿外感风热，肺胃蕴热证　　B. 小儿外感风寒，肺胃蕴热证
   C. 小儿外感风热，里热炽盛证　　D. 小儿外感风寒，里热炽盛证
4. 主治小儿风热感冒的中成药是
   A. 解肌宁嗽丸　　B. 儿感清口服液
   C. 小儿热速清口服液　　D. 小儿豉翘清热颗粒
5. 儿感清口服液的君药是
   A. 紫苏叶、荆芥穗　　B. 荆芥穗、薄荷
   C. 紫苏叶、薄荷　　D. 紫苏叶、荆芥穗、薄荷
6. 小儿豉翘清热颗粒的君药是

A. 连翘、淡豆豉　　B. 连翘、淡豆豉、薄荷
C. 连翘、淡豆豉、紫苏叶　　D. 连翘、淡豆豉、荆芥穗

二、配伍选择题

A. 小儿热速清口服液　　B. 解肌宁嗽丸
C. 小儿豉翘清热颗粒　　D. 儿感清口服液
E. 小儿宝泰康颗粒

1. 治疗小儿外感风寒，肺胃蕴热证的是
2. 治疗小儿外感风寒，痰浊阻肺证的是

A. 解表清热，宣肺化痰　　B. 解表宣肺，止咳化痰
C. 清热解毒，泻火利咽　　D. 疏风解表，清热导滞
E. 解表清热，止咳化痰

3. 儿感清口服液的功能是
4. 小儿豉翘清热颗粒的功能是

A. 小儿风热感冒夹滞证　　B. 小儿外感风寒，肺胃蕴热证
C. 小儿外感风热所致感冒　　D. 小儿外感风寒，痰浊阻肺证
E. 小儿外感风热，痰火内盛证

5. 小儿热速清口服液的主治是
6. 小儿豉翘清热颗粒的主治是

三、多项选择题

1. 小儿热速清口服液的君药有
   A. 柴胡　　B. 黄芩
   C. 金银花　　D. 连翘
   E. 葛根
2. 小儿热速清口服液的使用注意有
   A. 风寒感冒慎用　　B. 服药期间，忌食辛辣、生冷、油腻食物
   C. 风热感冒慎用　　D. 脾虚便溏者慎用
   E. 病情较重服药24小时后疗效不明显者，可酌情增加剂量

四、案例分析题

1. 处方分析

柴胡12g　黄芩12g　金银花10g　连翘10g　葛根12g　板蓝根10g　水牛角5g　大黄5g

请根据处方药物组成，分析此方适用于小儿感冒的何种证型，并简要说明理由。

2. 用药推荐分析

患儿，女，4岁。昨日感冒，症见发热恶寒，鼻塞流涕，咳嗽有痰，咽喉肿痛，口渴。

请辨证分型，并为该患儿推荐合适的中成药。

书网融合……

重点回顾　　微课

项目二　小儿咳嗽用方药

学习目标

知识目标：

1. **掌握**　清宣止咳颗粒、儿童清肺丸、小儿消积止咳口服液、鹭鸶咯丸的组成、功能、主治、组方分析、临床应用及使用注意。

2. **熟悉**　小儿咳嗽的概念、分类、病因病机、治疗原则及注意事项。

3. **了解**　小儿咳喘灵颗粒的功能、主治及使用注意。

技能目标：

能熟练完成小儿咳嗽的问病荐药，能安全、合理地使用小儿咳嗽的方剂与中成药。

素质目标：

树立中医药的文化自信，养成爱岗敬业的职业精神，形成诚信友善的价值追求，争做守正创新的时代新人。

导学情景

情景描述：患儿，男，5岁。近日因春季温度骤升骤降变化无常而感冒，出现恶寒、发热，咳嗽咯痰多、舌淡苔白腻，脉滑。

情景分析：天气骤变感冒、咳嗽。出现恶寒、发热，咳嗽咯痰多、舌淡苔白腻，脉滑。

讨论：该患儿是什么疾病？病因是什么？应该选用什么中药进行治疗？

学前导语：该患儿受凉出现感冒、咳嗽，当以何法予以治疗？治疗咳嗽的方剂与中成药有哪些？

小儿咳嗽，是因感受外邪或脏腑功能失调，影响肺的正常宣肃功能，造成肺气上逆作咳，咯吐痰涎的病证。冬春季节及寒温不调之时尤为多见。现代医学小儿气管炎、小儿支气管炎均在中医小儿咳嗽范畴。

（1）小儿咳嗽分类　小儿咳嗽有外感咳嗽和内伤咳嗽两类。外感咳嗽往往病程短，伴有表证，多属实证。内伤咳嗽，发病多缓，病程较长，多兼有不同程度的里证，常呈由实转虚的证候变化。小儿咳嗽有小儿风热咳嗽、小儿风寒咳嗽、小儿食积咳嗽、小儿痰浊咳嗽等。

（2）病因病机　形成咳嗽的病因主要是感受外邪，以风邪为主，肺脾虚弱是其内因。病位主要在肺脾。感受外邪主要为感受风邪。小儿冷暖不知自调，风邪致病，首犯肺卫。肺主气，司呼吸，肺为邪侵，壅阻肺络，气机不宜，肃降失司，肺气上逆，则为咳嗽。风为百病之长，常夹寒夹热，而致临床有风寒、风热之区别。内伤病因小儿脾虚生痰，上贮于肺，致肺之清肃失司而发为痰浊咳嗽或食积咳嗽。

小儿风热咳嗽：是由于风热犯肺，肺失清肃。肺开窍于鼻，风热犯肺，肺失清肃，气道不宣，故咳嗽不爽，鼻流浊涕；肺主皮毛，风热束表，客于皮毛，疏泄失司，故发热头痛，恶风微汗出；肺热上熏于咽，则咽痛；舌苔薄黄、脉浮红，为风热邪在肺卫之象。病因为外感风热，病位在肺。

小儿风寒咳嗽：是由于风寒束肺，肺气失宣。肺主卫表，司开合，风寒犯肺，肺气失宣，则见咳嗽频作，喉痒声重；风寒外束，腠理闭塞，故而发热恶寒；风寒外袭，经气不畅，见全身酸痛；舌苔薄白、指纹浮红为邪在表之象，病因为外感风寒，病位在肺。

小儿食积咳嗽：是由于外感风热化火入里，炼液成痰，痰随气逆，故咳嗽痰多，乳食内积，气机郁滞，故脘腹胀满疼痛，嗳腐恶心，呕吐酸馊乳食，气火上升，里热熏蒸故面红唇赤，口苦作渴，烦躁不宁；舌红苔黄、脉滑数，指纹紫是痰热之象。病因为食积痰热，病位在肺脾。

小儿痰浊咳嗽：是由于痰浊中阻，肺失宣降，脾胃滋生痰湿，上贮于肺，则咳嗽痰壅，色白而稀；痰浊中阻，气机失畅，则胸闷纳呆；苔白腻，脉濡为痰浊内停之象。病因为痰浊阻肺，病位在肺。

小儿咳嗽病因虽多，但其发病机制则一，皆为肺脏受累，宣肃失司而成。外感咳嗽病起于肺；内伤咳嗽可因肺病迁延，也可由他脏先病累及于肺所致。其病理因素主要为痰。外感咳嗽，为六淫之邪，侵袭肺系，致肺气壅遏不宣；清肃之令失常，痰液滋生。内伤咳嗽，多为脾虚生痰，痰阻气道，影响肺气出入，致气逆作咳。

（3）治疗原则　本病证的治疗，应分清邪正虚实及外感内伤。外感咳嗽，一般邪气盛而正气未虚，治宜疏散外邪，宣通肺气为主，邪去则正安，不宜过早使用苦寒、滋腻、收涩、镇咳之药，以免留邪。内伤咳嗽，则应辨明由何脏累及，随证立法。痰盛者，化痰以宣肃肺气，依痰热、痰湿之不同，分别予以清热化痰或燥湿化痰。

（4）注意事项　外感咳嗽一般忌敛涩留邪，当因势利导，使肺气宣畅则咳嗽自止；内伤咳嗽应防宣散伤正，注意调理脏腑，顾护正气。治疗绝不能单纯见咳止咳，必须按照不同的病因分别处理。

任务一　小儿风热咳嗽类方药

PPT

小儿风热咳嗽，症状为咳嗽不爽，痰黄黏稠，不易咯出，口渴咽痛，鼻流浊涕，伴有发热头痛，恶风，微汗出，舌质红，苔薄黄，脉浮数。治宜疏风清热，宣肺止咳。可以选用桑叶、薄荷等疏散风热之品，配伍桔梗、瓜蒌等化痰止咳之品，代表方药有清宣止咳颗粒、小儿咳喘灵颗粒等。

清宣止咳颗粒

《中华人民共和国卫生部药品标准》

【方歌】清宣止咳薄桑叶，杏仁紫菀陈皮桔，枳壳白芍同甘草，疏风清热又止咳。

【组成】桑叶、薄荷、苦杏仁、桔梗、紫菀、陈皮、白芍、枳壳、甘草。

【功能】疏风清热，宣肺止咳。

【主治】小儿外感风热所致的咳嗽。症见咳嗽，咯痰，发热，鼻塞，流涕，微恶风寒，咽红或痛，苔薄黄。

【组方分析】方中桑叶、薄荷为君。桑叶甘苦寒，疏散风热，清肺润燥；薄荷辛凉，疏散风热，清利咽喉。二药合用，疏散风热，清肺止咳，利咽。

苦杏仁、桔梗、紫菀、陈皮为臣。苦杏仁苦温，降气化痰，止咳平喘；桔梗苦辛平，宣肺祛痰，利咽止咳；紫菀辛温，润肺下气，止咳化痰；陈皮辛苦而温，燥湿化痰，理气健脾。四药合用，宣肺止咳化痰。

白芍、枳壳为佐。白芍酸苦微寒，益阴敛阴，以防辛散温燥耗伤阴液；枳壳苦辛微寒，理气宽中，行滞消积，气行则痰消。

甘草为使。甘草甘平，既润肺止咳，又调和诸药。

全方配伍，寒温相制，散中有敛，共奏疏风清热、宣肺止咳之功。

【临床应用】(1) 辨证要点　本品是治疗小儿外感风热所致咳嗽的常用方。用于治疗咳嗽，咯痰，发热，鼻塞，流涕，微恶风寒，咽红或痛，苔薄黄，脉浮数。以咳嗽，发热，微恶风寒，流涕，苔薄黄，脉浮数为辨证要点。

(2) 现代应用　本品可用于小儿感冒咳嗽属外感风热者。

【用法用量】开水冲服。1～3岁，每次1/2包；4～6岁，每次3/4包；7～14岁，每次1包；一日3次。

【使用注意】风寒咳嗽忌用；脾虚易腹泻者慎服；服药期间，忌食辛辣、生冷、油腻食物。

小儿咳喘灵颗粒

《中华人民共和国卫生部药品标准》

【方歌】麻杏石甘咳喘灵，瓜蒌银花板蓝迎，小儿外感风热喘，止咳平喘肺热清。

【组成】麻黄、石膏、苦杏仁、瓜蒌、金银花、板蓝根、甘草。

【功能】宣肺清热，止咳祛痰，平喘。

【主治】小儿外感风热所致的感冒，咳喘。症见发热，恶风，微有汗出，咳嗽咯痰，咳喘气促；上呼吸道感染、支气管炎、肺炎见上述证候者。

【组方分析】方中麻黄、石膏为君。麻黄辛微苦温，重在宣肺，解表平喘；石膏辛甘大寒，清肺泻火，解肌透热。二药合用，既宣肺解表，又泄热平喘。

苦杏仁、瓜蒌、金银花为臣。苦杏仁苦温，降气止咳平喘；瓜蒌甘寒，清热化痰，利气宽胸；金银花甘寒，疏散风热，清热解毒。三药合用，清热宣肺，化痰平喘。

板蓝根为佐。板蓝根苦寒，清热解毒，凉血利咽。

甘草为使。甘草甘平，既解毒止咳，又调和诸药。

诸药合用，宣清相兼，共奏宣肺清热、止咳祛痰、平喘之功。

【临床应用】(1) 辨证要点　本品是治疗小儿外感风热所致咳嗽的常用方。用于治疗发热，恶风，微有汗出，咳嗽咯痰，咳喘气促，舌红苔黄，脉浮数。以发热，恶风，咳喘，舌红苔黄，脉浮数为辨证要点。

(2) 现代应用　本品可用于小儿上呼吸道感染、支气管炎、肺炎等属外感风热者。

【用法用量】开水冲服。2岁以内一次1g；3～4岁一次1.5g；5～7岁一次2g；一日3～4次。

【使用注意】风寒感冒者慎用；服药期间，忌食辛辣、生冷、油腻食物。

药爱生命

小儿咳喘灵颗粒药物组成中的麻黄、苦杏仁、甘草、石膏四味药，也是经典方剂麻杏甘石汤的组成药物。麻杏甘石汤来源于中医经典《伤寒论》，此方正是中医药抗击新型冠状病毒肺炎疗效显著的清肺排毒汤的主要组成，在新型冠状病毒肺炎患者救治中发挥了重要作用，展示了中医药的独特优势。

PPT

任务二　小儿风寒咳嗽类方药

小儿风寒咳嗽，症状为咳嗽频作，咽痒声重，痰白清稀，鼻塞流涕，恶寒少汗，或有发热头痛，全身酸痛，舌苔薄白，脉浮紧。治宜散寒宣肺。可选用麻黄、紫苏叶等解表散寒之品，配伍枇杷叶、葶苈子等降气止咳之品，代表方药有儿童清肺丸等。

儿童清肺丸
《中华人民共和国卫生部药品标准》

【方歌】 儿童清肺麻苏杏，辛薄芩膏蓝桑葶，花粉苏子枇夏红，二前贝蒌菖草礞。

【组成】 麻黄、炒苦杏仁、紫苏叶、细辛、薄荷、黄芩、石膏、蜜桑白皮、板蓝根、蜜枇杷叶、天花粉、炒紫苏子、葶苈子、法半夏、橘红、浙贝母、前胡、白前、瓜蒌皮、石菖蒲、煅青礞石、甘草。

【功能】 清肺，解表，化痰，止嗽。

【主治】 小儿风寒外束，肺经痰热所致的面赤身热，咳嗽气促，痰多黏稠，咽痛声哑。

【组方分析】 方中麻黄、紫苏叶、细辛、薄荷为君。麻黄辛微苦温，宣肺解表；紫苏叶辛温，散肺经风寒；细辛辛温，散风寒，除寒饮；薄荷辛凉，散上焦风热。四药同用，能散风解表。

石膏、板蓝根、蜜桑白皮、瓜蒌皮、天花粉、黄芩为臣。石膏辛甘大寒，清泄肺热，透表解热；板蓝根苦寒，清热解毒，利咽消肿；蜜桑白皮甘寒，泻肺中之热邪，行肺中之痰水；瓜蒌皮甘寒，既清肺润肺涤痰，又宽胸利气止咳；天花粉甘微苦微寒，清肺润肺；黄芩苦寒，清肺中之热。诸药同用，能清肺热，润肺燥，利咽祛痰。

橘红、法半夏、炒紫苏子、白前、石菖蒲、葶苈子、浙贝母、蜜枇杷叶、炒苦杏仁、前胡、煅青礞石为佐。橘红辛苦温、法半夏辛温，燥湿化痰；炒紫苏子辛温，降气消痰，止咳平喘；白前苦辛微温，降气祛痰止咳；石菖蒲辛苦，开窍化痰。诸药同用，燥湿化痰，降气止咳。葶苈子苦辛大寒，消除痰饮，泻肺平喘；浙贝母苦寒，开热郁，散痰结；蜜枇杷叶苦凉，清肺止咳；炒苦杏仁苦平，降气止咳平喘；前胡辛苦微寒，宣散肺气，降气祛痰；煅青礞石甘咸平，下气坠痰。诸药同用，能清肺降气，祛痰止咳。

甘草为使。甘草甘平，祛痰止咳，调和诸药。

全方配伍，辛散苦燥，清疏相合，共奏清肺解表、化痰止嗽之功。

【临床应用】 （1）辨证要点　本品是治疗小儿风寒外束，肺经痰热咳嗽的常用方。用于治疗小儿面赤身热、咳嗽气促、痰多黏稠、咽痛声哑，舌红苔黄，脉数。以面赤身热，咳嗽气促，痰多黏稠，舌红苔黄，脉数为辨证要点。

（2）现代应用　本品可用于小儿上呼吸道感染、支气管炎、肺炎等属风寒外束、肺经痰热者。

【用法用量】 口服。一次 1 丸，一日 2 次；3 岁以下一次半丸。

【使用注意】 阴虚燥咳、体弱久咳者慎用；服药期间，忌食辛辣、生冷、油腻食物。

想一想

小儿风寒咳嗽和风热咳嗽如何辨别？

答案解析

任务三　小儿食积咳嗽类方药

PPT

小儿食积咳嗽，症状为咳嗽痰多，稠黏难咯，伴脘腹胀满疼痛，嗳腐恶心，呕吐酸馊乳食，面红唇赤，口苦作渴，烦躁不宁，舌红苔黄，脉滑数。治宜清热消积止咳。可选用枇杷叶、葶苈子等清肺平喘之品，配伍山楂、莱菔子等消食之品，代表方药有小儿消积止咳口服液等。

小儿消积止咳口服液

《中华人民共和国药典》2020 年版

【方歌】消积止咳枇杷葶，瓜蒌枳实莱菔子，桔梗槟榔蝉连山，小儿痰热食积滞。

【组成】枇杷叶（蜜炙）、葶苈子（炒）、瓜蒌、枳实、连翘、桔梗、山楂（炒）、莱菔子（炒）、槟榔、蝉蜕。

【功能】清热肃肺，消积止咳。

【主治】小儿饮食积滞，痰热蕴肺所致的咳嗽，夜间加重，喉间痰鸣，腹胀，口臭。

【组方分析】方中蜜炙枇杷叶、炒葶苈子为君。蜜炙枇杷叶苦微寒，清肺止咳，降逆止呕；炒葶苈子辛苦寒，泻肺平喘，行水消肿。二药合用，清热肃肺。

瓜蒌、枳实、连翘、蝉蜕、桔梗为臣。瓜蒌甘寒，清热化痰，宽胸散结；枳实苦辛微寒，破气消积，化痰散痞；连翘苦微寒，清热解毒，疏散风热；蝉蜕甘寒，疏散清透，宣肺利咽；桔梗苦辛平，开宣肺气，祛痰止咳。

炒山楂、炒莱菔子、槟榔为佐。炒山楂酸甘微温，消化食积；炒莱菔子辛甘平，行气消积，降气化痰；槟榔苦辛温，消积行气。

诸药合用，苦降清泄兼消，共奏清热肃肺、消积止咳之功。

【临床应用】（1）辨证要点　本品是治疗小儿饮食积滞，痰热蕴肺常用方。用于治疗小儿咳嗽，夜间加重，喉间痰鸣，腹胀，口臭。以咳嗽，夜间加重，喉间痰鸣，腹胀为辨证要点。

（2）现代应用　本品可用于小儿上呼吸道感染、支气管炎、肺炎等属饮食积滞、痰热蕴肺者。

【用法用量】口服。周岁以内一次 5ml；1～2 岁一次 10ml；3～4 岁一次 15ml；5 岁以上一次 20ml；一日 3 次，5 天为一疗程。

【使用注意】体质虚弱、肺气不足、肺虚久咳、便溏者慎用；3 个月以下婴儿忌用。

任务四　小儿痰浊咳嗽类方药

PPT

小儿痰浊咳嗽，症状为咳嗽痰壅，色白而稀，胸闷纳呆，苔白腻，脉濡。治宜宣肺化痰止咳。可选用陈皮、半夏等燥湿化痰之品，代表方药有鹭鸶咯丸等。

看一看

顿咳，中医病名。小儿时期感受时行邪毒引起的肺系时行疾病，临床以阵发性痉挛咳嗽，咳后有特殊的鸡啼样吸气性吼声为特征。本病因其咳嗽特征又名顿呛、顿嗽、鹭鸶咳，因其具有传染性，故又称天哮呛、疫咳。顿咳好发于冬春季节，以 5 岁以下小儿最易发病，年龄愈小，病情大多愈重，10 岁以上则较少罹患。病程愈长，对小儿身体健康影响愈大，若不及时治疗，可持续 2～3 个月以上。

鹭鸶咯丸

《中华人民共和国药典》2020 年版

【方歌】鹭鸶咯丸治顿咳，麻杏石甘辛天射，芥子牛蒡紫苏随，瓜蒌青黛栀牛蛤。

【组成】麻黄、苦杏仁、石膏、甘草、细辛、炒紫苏子、炒芥子、炒牛蒡子、瓜蒌皮、射干、青黛、蛤壳、天花粉、栀子（姜制）、人工牛黄。

【功能】宣肺，化痰，止咳。

【主治】痰浊阻肺所致的顿咳、咳嗽。症见咳嗽阵作，痰鸣气促，咽干声哑；百日咳见上述证候者。

【组方分析】方中麻黄、苦杏仁为君。麻黄辛微苦温，宣肺平喘；苦杏仁苦平，降气止咳平喘。二药合用，宣肺止咳平喘。

石膏、炒紫苏子、瓜蒌皮、天花粉、蛤壳为臣。石膏辛甘大寒，清肺泄热而止咳平喘；炒紫苏子辛温，降气消痰，止咳平喘；瓜蒌皮甘寒，清肺化痰，理气宽胸；天花粉甘微苦微寒，清肺热，润肺燥；蛤壳苦寒咸，清肺热，去稠痰。五药相合，寒温并用，清肺化痰止咳。

炒芥子、细辛、射干、炒牛蒡子、姜栀子、人工牛黄、青黛为佐。炒芥子辛温，温肺气，豁寒痰，利气机；细辛辛温，温肺散寒，化痰除饮；射干苦寒，清热解毒，祛痰利咽；炒牛蒡子辛苦寒，宣肺利咽；姜栀子苦寒，能泻三焦之火，清热除烦；人工牛黄苦凉，清热解毒，化痰开窍，利咽；青黛咸寒，清热解毒利咽。

甘草为使。甘草甘平，清热止咳，调和诸药。

诸药相合，宣泄并用，共奏宣肺、化痰、止咳之功。

【临床应用】（1）辨证要点　本品是治疗小儿痰浊阻肺所致咳嗽的常用方。用于治疗咳嗽阵作，痰鸣气促，咽干声哑。以咳嗽，痰鸣，气促，声哑为辨证要点。

（2）现代应用　本品可用于小儿上呼吸道感染、支气管炎、肺炎、百日咳等属痰浊阻肺者。

【用法用量】口服。梨汤或温开水送服。一次1丸，一日2次。

【使用注意】体虚久咳者慎用；服药期间避免接触异味、烟尘，忌食辛辣等刺激性食物；不宜长期服用；运动员慎用。

练一练

患儿，女，5岁。1个月来，咳嗽阵作，痰鸣气促，咽干声哑。病属痰浊阻肺之顿咳。宜选用的中成药是

A. 鹭鸶咯丸　B. 解肌宁嗽丸　C. 小儿消积止咳口服液　D. 清宣止咳颗粒

答案解析

目标检测

答案解析

一、单项选择题

1. 清宣止咳颗粒的功能是
   A. 疏风清热，宣肺止咳　B. 疏风散寒，宣肺止咳
   C. 解表清热，宣肺止咳　D. 疏风解表，宣肺止咳
2. 小儿咳喘灵颗粒的君药是
   A. 麻黄　B. 石膏
   C. 麻黄、石膏　D. 麻黄、石膏、杏仁
3. 儿童清肺丸的主治是
   A. 小儿风寒外束，肺经痰热　B. 小儿风热袭表，肺经痰热
   C. 小儿风寒外束、肺经痰湿　D. 小儿风热袭表、肺经痰湿
4. 小儿消积止咳口服液的主治是
   A. 小儿饮食积滞，寒湿蕴肺　B. 小儿饮食积滞，痰热蕴肺
   C. 小儿饮食积滞，风痰蕴肺　D. 小儿饮食积滞，痰气阻肺
5. 下列哪项不是清宣止咳颗粒的辨证要点
   A. 咳嗽　B. 流涕
   C. 发热，微恶风寒　D. 苔薄白
6. 下列哪项不是儿童清肺丸的辨证要点

A. 面赤身热　　B. 咳嗽气促
C. 痰少黏稠　　D. 舌红苔黄，脉数

二、配伍选择题

A. 宣肺，化痰，止咳　　B. 清热肃肺，消积止咳
C. 清肺，解表，化痰，止嗽　　D. 宣肺清热，止咳祛痰，平喘
E. 疏风清热，宣肺止咳

1. 儿童清肺丸的功能是
2. 小儿咳喘灵口服液的功能是
3. 小儿消积止咳口服液的功能是
4. 鹭鸶咯丸的功能是

A. 小儿外感风热所致的咳嗽　　B. 小儿外感风寒所致的咳嗽
C. 小儿外感风热所致的感冒、咳喘　　D. 小儿外感风寒所致的感冒、咳喘
E. 小儿饮食积滞、痰热蕴肺所致的咳嗽

5. 清宣止咳颗粒的主治是
6. 小儿咳喘灵颗粒的主治是

三、多项选择题

1. 清宣止咳颗粒的使用注意有

A. 风寒咳嗽忌用　　B. 脾虚易腹泻者慎用
C. 服药期间，忌食辛辣、生冷、油腻食物　　D. 风热咳嗽忌用
E. 寒湿泄泻者慎用

2. 儿童清肺丸的君药有

A. 麻黄　　B. 紫苏叶　　C. 细辛
D. 薄荷　　E. 荆芥

四、案例分析题

1. 处方分析

桑叶 12g　薄荷 12g　苦杏仁 12g　桔梗 12g　紫菀 12g　陈皮 12g　白芍 12g　麸炒枳壳 12g　甘草 12g

请根据处方药物组成，分析此方适用于小儿咳嗽的何种证型，并简要说明理由。

2. 用药推荐分析

患儿，5 岁。昨日外出吹风后出现咳嗽，咯痰，伴发热微恶风寒，鼻塞，流涕，咽痛，苔薄黄。请辨证分型，并为该患儿推荐合适的中成药。

书网融合……

重点回顾　　微课

项目三　小儿热证用方药

学习目标

知识目标：

1. 掌握　小儿咽扁颗粒、牛黄抱龙丸的组成、功能、主治、组方分析、临床应用及使用注意。

2. 熟悉　小儿热证的概念、分类、病因病机、治疗原则及注意事项。

3. 了解　小儿化毒散的功能、主治与使用注意。

技能目标：

能熟练完成小儿热证的问病荐药，能安全、合理地使用小儿热证方剂与中成药。

素质目标：

树立中医药的文化自信，养成爱岗敬业的职业精神，形成诚信友善的价值追求，争做守正创新的时代新人。

导学情景

情景描述：患儿，女，6 岁。因感冒咳嗽、鼻塞、流涕，咽痛伴口疮，经治疗咳嗽好转但口疮一直不除，症见口疮溃烂肿痛，口渴便秘，舌红苔黄，脉数。

情景分析：感冒咳嗽后口疮不除，口疮溃烂肿痛，口渴便秘，舌红苔黄，脉数。

讨论：该患儿口疮的病因是什么？应该选用什么方药进行治疗？

学前导语：该患儿口疮当以何法予以治疗？治疗口疮的方剂与中成药有哪些？

小儿热证，是由于小儿感受温邪、热毒或寒邪化热而引起的热性证候。常伴有身热汗多、咽喉肿痛、发热喜冷、手足烦热、烦躁不宁、脉虚弱。或见面赤烦躁、口渴喜冷饮、神昏谵语、便秘或泄泻热臭，小便短赤，舌红苔黄燥，脉洪、大、滑、数等。现代医学小儿急性咽炎、急性扁桃体炎、小儿化脓性脑膜炎等均在中医小儿热证范畴。

（1）小儿热证分类　初起主要是由于感受温热邪毒，热毒炽盛表现为肺胃热盛；若是热毒炽盛或温邪化热入里，则表现为热入心包。

（2）病因病机　多因外感温邪、热毒或寒邪化热入里；或饮食不节，积蓄为热，致阳热有余或阴津不足。

小儿肺胃热盛：是由于小儿感受温邪、热毒，致肺胃火旺，出现咽痛、口舌糜烂、疮疡溃烂，烦躁口渴，舌红苔黄燥及脉洪数等，病因为温热邪毒，病位在肺胃。

小儿热入心包：是由于小儿感受温邪化热入里，出现高热、神昏、谵语或昏沉不语等，甚则昏迷不醒，四肢厥逆，或见抽搐等。病因为热邪，病位在心包。

（3）治疗原则　根据热所在部位进行治疗，肺胃有热者，治以清热解毒为主；热入心包者，治以清热开窍为主。

（4）注意事项　儿科热证用方药大多为苦寒之品，易伤脾胃，故脾胃虚弱、食少便溏者慎用；不宜久服，应中病即止。

PPT

任务一　小儿肺胃热盛类方药

小儿肺胃热盛，症状为咽痛，口舌糜烂，疮疡溃烂，烦躁口渴，舌红苔黄燥，脉洪数等。治宜清热解毒。可选用金银花、人工牛黄等清热解毒之品，代表方药有小儿咽扁颗粒、小儿化毒散等。

小儿咽扁颗粒

《中华人民共和国药典》2020 年版

【方歌】小儿咽扁治喉痹，银花射牛果榄继，桔梗冰片玄麦冬，喉肿咳嗽口舌糜。

【组成】金银花、射干、金果榄、桔梗、玄参、麦冬、人工牛黄、冰片。

【功能】清热利咽，解毒止痛。

【主治】小儿肺胃热盛所致的喉痹、乳蛾。症见咽喉肿痛，咳嗽痰盛，口舌糜烂；急性咽炎、急性扁桃体炎见上述证候者。

【组方分析】方中金银花、射干为君。金银花甘寒，清热解毒，疏风清热；射干苦寒，清热解毒，祛痰利咽，散结止痛。二药合用，清宣肺卫，解毒利咽。

金果榄、桔梗、玄参、麦冬为臣。金果榄苦寒，清热解毒，利咽消肿；桔梗苦辛平，开宣肺气，祛痰利咽；玄参甘苦寒，解毒散结利咽，清热滋阴；麦冬甘苦微寒，清肺养阴。四药合用，清热祛痰，解毒利咽。

人工牛黄、冰片为佐。人工牛黄苦凉，清热解毒而利咽；冰片辛苦微寒，清热止痛而消肿。二药合用，解毒利咽止痛，并能凉肝以防肝热生风。

诸药合用，清解祛痰，共奏清热利咽、解毒止痛之功。

【临床应用】（1）辨证要点　本品是治疗小儿肺胃热盛所致喉痹、乳蛾的常用方。用于治疗小儿咽喉肿痛，咳嗽痰盛，口舌糜烂，口渴口干，舌红苔黄，脉数。以咽喉肿痛，咳嗽痰盛，口舌糜烂，舌红苔黄，脉数为辨证要点。

（2）现代应用　本品可用于小儿急性咽炎、急性扁桃体炎等属于肺胃热盛者。

【用法用量】开水冲服。1～2 岁一次 4g，一日 2 次；3～5 岁一次 4g，一日 3 次；6～14 岁一次 8g，一日 2～3 次。

【使用注意】虚火乳蛾、喉痹者慎用；服药期间忌食生冷、辛辣、油腻食物。

看一看

“喉痹”一词，最早见于帛书《五十二病方》，之后《内经》认为喉痹为阴阳气血郁结、瘀滞痹阻所致。《素问·阴阳别论》曰：“一阴一阳结，谓之喉痹。”痹者，闭塞不通之意。

临床症状表现为咽部疼痛或微痛，咽干，咽痒，灼热感，异物感。局部检查可见咽部黏膜微红或充血明显，微肿，悬雍垂色红、肿胀，或见咽黏膜肥厚增生，喉底红肿，咽后壁或有颗粒状隆起，或见脓点，或见咽黏膜干燥。喉核肿胀不明显为其特征。

喉痹的发生，常因气候急剧变化，起居不慎，风邪侵袭，肺卫失固；或外邪不解，壅盛传里，肺胃郁热；或温热病后，或久病劳伤，脏腑虚损，咽喉失养，或虚火上烁咽部所致。

小儿化毒散

《中华人民共和国药典》2020 年版

【方歌】小儿化毒治口疮，大牛连珠贝雄黄，花粉赤草乳没片，热蕴肿痛溃烂疡。

【组成】人工牛黄、大黄、黄连、珍珠、雄黄、川贝母、天花粉、赤芍、乳香（制）、没药（制）、冰片、甘草。

【功能】清热解毒，活血消肿。

【主治】小儿热毒内蕴，毒邪未尽所致的口疮肿痛，疮疡溃烂，烦躁口渴，大便秘结。

【组方分析】方中人工牛黄、大黄、珍珠为君。人工牛黄甘凉，清热解毒，定惊安神；大黄苦寒，清热泻火，泻下攻积；珍珠甘咸寒，清热解毒，镇心安神。

黄连、雄黄、天花粉、赤芍为臣。黄连苦寒，清热泻火解毒；雄黄辛温，解毒；天花粉甘微苦微寒，清热泻火，生津止渴；赤芍苦微寒，清热凉血，活血祛瘀。

川贝母、制乳香、制没药、冰片为佐。川贝母苦甘微寒，清热化痰，消肿散结；制乳香、制没药辛苦平，活血止痛，消肿生肌；冰片辛苦微寒，开窍醒神，清热止痛。

甘草为使。甘草甘平，清热解毒，调和诸药。

诸药合用，共奏清热解毒、活血消肿之功。

【临床应用】(1) 辨证要点　本品是治疗小儿热毒内蕴，毒邪未尽所致口疮的常用方。用于治疗口疮肿痛，疮疡溃烂，烦躁口渴，大便秘结。以口疮肿痛，疮疡溃烂，大便秘结为辨证要点。

(2) 现代应用　本品可用于小儿急性咽喉炎、急性扁桃体炎、急性牙周炎、复发性口腔溃疡等属于热毒内蕴、毒邪未尽者。

【用法用量】口服。一次0.6g，一日1~2次；3岁以内小儿酌减。外用，敷于患处。

【使用注意】脾虚易腹泻者慎用；因含有雄黄，不宜过量或久服。

练一练

患儿，女，5岁。因热毒内蕴、毒邪未尽导致口疮肿痛、烦躁口渴、大便秘结。医师诊断后给予小儿化毒散。患儿口服数日后口疮痊愈。小儿化毒散除能清热解毒外，又能

A. 敛疮生肌　　B. 活血消肿　　C. 消肿结散　　D. 拔毒消肿

答案解析

任务二　小儿热入心包类方药

PPT

小儿热入心包，症状为高热，神昏，谵语，甚则昏迷不醒，四肢厥逆，或见抽搐等。治宜清热镇惊。可选用麝香等开窍之品，配伍朱砂、牛黄等清心之品，代表方药有牛黄抱龙丸等。

想一想

小儿热证用药应注意哪些问题？

答案解析

牛黄抱龙丸

《中华人民共和国药典》2020年版

【方歌】牛黄抱龙治惊风，天竺全蝎胆南星，蚕砂琥珀麝雄苓，小儿高热风痰壅。

【组成】牛黄、胆南星、天竺黄、全蝎、炒僵蚕、朱砂、琥珀、人工麝香、雄黄、茯苓。

【功能】清热镇惊，祛风化痰。

【主治】小儿风痰壅盛所致的惊风。症见高热，神昏，惊风，抽搐。

【组方分析】方中牛黄、胆南星为君。牛黄苦寒，清热解毒，清心豁痰，息风定惊；胆南星苦寒，清热化痰定惊。二药合用，清热定惊，祛痰止痉。

天竺黄、琥珀、朱砂、茯苓、人工麝香为臣。天竺黄甘寒，清热豁痰，凉心定惊；琥珀甘平，重镇安神定惊；朱砂甘寒有毒，清心安神；茯苓甘淡平，健脾运，除痰湿，安心神；人工麝香辛香走窜，开窍醒神。

全蝎、炒僵蚕、雄黄为佐使。全蝎辛平有毒，走窜搜剔，息风止痉；炒僵蚕咸辛平，息风止痉，祛风止痛，化痰散结；雄黄辛温有毒，祛痰定惊。

诸药合用，清泄祛风，共奏清热镇惊、祛风化痰之功。

【临床应用】（1）辨证要点　本品是治疗小儿风痰壅盛所致惊风的常用方。用于治疗小儿高热神昏，惊风抽搐，舌红苔黄，脉数。以高热，神昏，惊风，抽搐，舌红苔黄，脉数为辨证要点。

（2）现代应用　本品可用于小儿化脓性脑膜炎、大叶性肺炎、中毒性痢疾、中暑等急性热病的极期属风痰壅盛者。

【用法用量】口服。一次1丸，一日1～2次；周岁以内小儿酌减。

【使用注意】慢惊风或阴虚火旺所致虚风内动者慎用；本品含朱砂、雄黄，故不宜过量或久服；服药期间，饮食宜清淡，忌食辛辣、油腻食物。

药爱生命

牛黄抱龙丸用于治疗小儿高热神昏，热入心包，惊风抽搐等。心者，君主之官，神明出焉，心包是保护君主、代心受邪的六腑之一。心主神明，心神之明与不明，直接决定生命的存与亡。因此，我们要热爱生命，保护好“神明”。

目标检测

答案解析

一、单项选择题

1. 小儿咽扁颗粒的功能是
   A. 清热利咽，解毒止痛　　B. 清热解毒，活血消肿
   C. 清热泻火，解毒消肿　　D. 清热泻火，消肿止痛
2. 小儿咽扁颗粒的君药是
   A. 金银花、射干　　B. 金果榄、桔梗
   C. 玄参、麦冬　　D. 人工牛黄、冰片
3. 小儿化毒散的功能是
   A. 清热利咽，解毒止痛　　B. 清热解毒，活血消肿
   C. 清热泻火，解毒消肿　　D. 清热泻火，消肿止痛
4. 牛黄抱龙丸的功能是
   A. 清热解毒，化痰开窍　　B. 清热解毒，息风止痉
   C. 清热镇惊，祛风化痰　　D. 清热镇惊，化痰开窍
5. 下列哪项不是小儿咽扁颗粒的辨证要点
   A. 咽喉肿痛　　B. 咳嗽痰盛
   C. 咽干喑哑　　D. 口舌糜烂
6. 小儿化毒散的主治不包括

A. 口疮肿痛 B. 疮疡溃烂
C. 大便稀溏 D. 烦躁口渴

二、配伍选择题

A. 小儿咽扁颗粒 B. 小儿化毒散 C. 牛黄抱龙丸
D. 琥珀抱龙丸 E. 小儿热速清口服液

1. 主治小儿风痰壅盛所致惊风的中成药是
2. 主治小儿肺胃热盛所致喉痹、乳蛾的中成药是

A. 牛黄、大黄、珍珠 B. 金银花、射干
C. 牛黄、胆南星 D. 金果榄、桔梗
E. 琥珀、朱砂

3. 小儿化毒散的君药是
4. 牛黄抱龙丸的君药是

A. 虚火乳蛾、喉痹者慎用 B. 含朱砂、雄黄，故不宜过量或久服
C. 过敏体质者慎用 D. 小儿高热惊风慎用
E. 脾虚腹泻者者慎用

5. 小儿咽扁颗粒的使用注意是
6. 牛黄抱龙丸的使用注意是

三、多项选择题

1. 小儿咽扁颗粒的药物组成有
   A. 金银花、射干 B. 金果榄、桔梗
   C. 玄参、麦冬 D. 人工牛黄、冰片
   E. 板蓝根、山豆根
2. 小儿化毒散的使用注意有
   A. 脾虚易腹泻者慎用 B. 体质虚弱者慎用
   C. 因含有雄黄，不宜过量或久服 D. 含朱砂、雄黄，故不宜过量或久服
   E. 过敏体质者慎用

四、案例分析题

1. 处方分析

金银花 12g 射干 10g 金果榄 10g 桔梗 6g 玄参 6g 麦冬 6g 人工牛黄 1g 冰片 1g

请根据处方药物组成，分析此方适用于小儿热证的何种证型，并简要说明理由。

2. 用药推荐分析

患儿，男，7 岁。急性扁桃体发炎，症见咽喉肿痛，咳嗽痰盛，口舌糜烂。

请辨证分型，并为该患儿推荐合适的中成药。

书网融合……

重点回顾 微课

项目四　小儿泄泻用方药

学习目标

知识目标：

1. 掌握　止泻灵颗粒的组成、功能、主治、组方分析、临床应用及使用注意。
2. 熟悉　小儿泄泻的概念、分类、病因病机、治疗原则和注意事项。
3. 了解　小儿泻速停颗粒的功能、主治与使用注意。

技能目标：

能熟练完成小儿泄泻的问病荐药，能安全、合理地使用小儿泄泻方剂与中成药。

素质目标：

树立中医药的文化自信，养成爱岗敬业的职业精神，形成诚信友善的价值追求，争做守正创新的时代新人。

导学情景

情景描述：患儿，女，4 岁。腹痛泄泻 2 日，大便稀为水样、蛋花汤样，量多，无特殊臭味，日行十余次，口渴多饮，不进食物。

情景分析：腹泻量多，无特殊臭味，日行十余次，口渴多饮，不进食物。

讨论：该患儿泄泻应该选用什么方药进行治疗？

学前导语：该患儿泄泻当以何法予以治疗？治疗泄泻的方剂与中成药有哪些？

小儿泄泻，是以大便次数增多，粪质稀薄或如水样为特征的一种小儿常见病。本病以 2 岁以下的小儿最为多见。虽一年四季均可发生，但以夏秋季节发病率为高，秋冬季节发生的泄泻容易引起流行。现代医学的小儿秋泻、小儿急慢性肠炎等均在中医小儿泄泻范畴。

（1）小儿泄泻分类　小儿脾常不足，运化力弱，饮食不知自节，若调护失宜，乳哺不当，饮食失节或不洁，过食生冷瓜果或不消化食物，皆能损伤脾胃而发生泄泻。主要分为小儿脾虚泄泻和小儿湿热泄泻。

（2）病因病机　小儿泄泻发生的原因，以感受外邪，内伤饮食，脾胃虚弱为多见。其主要病变在脾胃，因胃主受纳腐熟水谷，脾主运化水谷精微，若脾胃受病，则饮食入胃，水谷不化，精微不布，清浊不分，合污而下，而成泄泻。

小儿脾虚泄泻：由于脾胃虚弱，清阳不升，运化失职，故大便稀溏，色淡不臭，时轻时重；脾胃虚弱，运纳无权，故多于食后作泻；泄泻较久，脾虚不运，精微不布，生化乏源，气血不足，故面色萎黄，形体消瘦，神疲倦怠，舌淡苔白，脉缓弱。病因为脾虚，病位在脾胃。

小儿湿热泄泻：由于湿热之邪，蕴结脾胃，下注肠道，传化失司，故泻下稀薄如水样，量多次频。湿性黏腻，热性急迫，湿热交蒸，壅阻胃肠气机，故泻下急迫，色黄而臭，或见少许黏液，腹痛时作，烦闹不安；湿困脾胃，故食欲不振，甚或呕恶，神疲乏力；若伴外感，则发热；热重于湿，则口渴；湿热下注，则小便短黄；舌红，苔黄腻，脉滑数，均为湿热之征。病因为湿热，病位在大肠。

（3）治疗原则　泄泻治疗以运脾化湿为基本法则。实证，以祛邪为主，治宜清热利湿，健脾止泻；

虚证，以扶正为主，治宜健脾益气，渗湿止泻。

（4）注意事项　由于小儿具有“稚阴稚阳”的生理特点，以及“易虚易实，易寒易热”的病理特点，且小儿泄泻病情较重时，利下过度，又易损伤气液，出现气阴两伤，甚至阴伤及阳，导致阴竭阳脱的危重变证。若久泻不止，土虚木旺，肝木无制而生风，可出现慢惊风；脾虚失运，生化乏源，气血不足以荣养脏腑肌肤，久则可致疳证。

看一看

小儿“稚阴稚阳”学说，为清代医家吴鞠通通过长期临床观察，从阴阳学说出发，认为小儿时期的机体柔嫩，气血未充，脾胃薄弱，肾气未充，腠理疏松，神气怯弱，筋骨未坚，可以归纳为：“稚阳未充，稚阴未长”。这里，阴，指体内精、血、津液，及脏腑、筋骨、脑髓、血脉、肌肤等有形之质；阳，指体内脏腑的各种生理功能活动。“稚阴稚阳”学说进一步说明，小儿时期，无论在物质基础还是生理功能方面，都是幼稚娇嫩和未曾完善的，随着年龄的逐步增长才能趋向健全和成熟。

任务一　小儿脾虚泄泻类方药

PPT

小儿脾虚泄泻，症状为大便稀溏，色淡不臭，多于食后作泻，时轻时重，面色萎黄，形体消瘦，神疲倦怠，舌淡苔白，脉缓弱。治宜健脾止泻。可选用党参、白术等健脾益气之品，代表方药有止泻灵颗粒。

止泻灵颗粒

《中华人民共和国卫生部药品标准》

【方歌】止泻灵治脾胃虚，党参白术苡仁茯，陈扁莲山药甘泽，溏泄食少腹胀除。

【组成】党参、白术（炒）、薏苡仁（炒）、茯苓、白扁豆（炒）、山药、莲子、陈皮、泽泻、甘草。

【功能】健脾益气，渗湿止泻。

【主治】小儿脾胃虚弱所致的泄泻。症见大便溏泄，饮食减少，腹胀，倦怠懒言；慢性肠炎见上述证候者。

【组方分析】方中党参、炒白术、茯苓为君。党参甘平，健脾益肺；炒白术苦甘温，健脾益气，燥湿利水；茯苓甘淡平，利水渗湿，健脾。三者合用，健脾益气，渗湿止泻。

山药、莲子、炒白扁豆、炒薏苡仁为臣。山药甘平，补脾养胃；莲子甘涩平，补脾止泻；炒白扁豆甘微温，健脾化湿；炒薏苡仁甘淡凉，利水渗湿，健脾止泻。四者合用，助君健脾益气，渗湿止泻。

陈皮、泽泻为佐。陈皮苦辛温，理气健脾，燥湿化痰；泽泻甘淡寒，利水渗湿，泄热化浊。

甘草为使。甘草甘平，补脾益气，调和诸药。

诸药合用，共奏健脾益气、渗湿止泻之功。

【临床应用】（1）辨证要点　本品是治疗小儿脾胃虚弱所致泄泻的常用方。用于治疗小儿大便溏泄，饮食减少，腹胀，倦怠懒言。以大便溏泄，腹胀，倦怠懒言为辨证要点。

（2）现代应用　本品可用小儿慢性肠炎属于脾胃虚弱者。

【用法用量】口服。一次 12g，6 岁以下儿童减半或遵医嘱，一日 3 次。

【使用注意】感受外邪、内伤饮食或湿热腹泻者慎用；服药期间忌食辛辣、油腻、刺激食物。

药爱生命

止泻灵颗粒组成中包含党参、白术、茯苓、甘草，为四君子汤方（原方中为人参），是健脾益气的基础方，此方温而不燥，补而不峻，犹如宽厚谦和之君子，不偏不倚，故名之。以四君子汤为基础进行加减而成的方药有异功散、六君子汤、香砂六君子汤等。

任务二　小儿湿热泄泻类方药

PPT

小儿湿热泄泻，症状为大便水样，或如蛋花汤样，泻下急迫，量多次频，气味秽臭，或见少许黏液，腹痛时作，食欲不振，或伴呕恶，神疲乏力，或发热烦闹，口渴，小便短黄，舌红，苔黄腻，脉滑数。治宜清热利湿止泻。可选用地锦草、黄连等清热燥湿之品，代表方药有小儿泻速停颗粒等。

想一想

小儿脾虚泄泻与小儿湿热泄泻有何不同？

答案解析

小儿泻速停颗粒

《中华人民共和国药典》2020 年版

【方歌】泻速停中地锦草，茯茶梅楂甘白芍，便溏腹泻薄如水，清热利湿药效高。

【组成】地锦草、茯苓、儿茶、乌梅、焦山楂、白芍、甘草。

【功能】清热利湿，健脾止泻，缓急止痛。

【主治】小儿湿热蕴结大肠所致的泄泻。症见大便稀薄如水样，腹痛，纳差；小儿秋季腹泻及迁延性、慢性腹泻见上述证候者。

【组方分析】方中地锦草为君。地锦草苦辛平，清热解毒，利湿止痢。

茯苓、儿茶、乌梅为臣。茯苓甘淡平，健脾止泻；儿茶苦涩凉，收敛止泻，清热解毒；乌梅酸平，涩肠止泻。三药合用，健脾利湿，涩肠止泻。

焦山楂、白芍、甘草为佐。焦山楂酸甘微温，消食导滞止泻；白芍酸苦微寒、甘草甘平，二者同用，缓急止痛。

甘草亦为使。甘草甘平，清热解毒，调和诸药。

全方配伍，清利收涩，补虚缓急，共奏清热利湿、健脾止泻、缓急止痛之功。

【临床应用】(1) 辨证要点　本品是治疗小儿湿热蕴结大肠所致泄泻的常用方。用于治疗大便稀薄如水样，腹痛，纳差，舌红，苔黄腻，脉滑数。以大便稀薄，腹痛，舌红，苔黄腻，脉滑数为辨证要点。

(2) 现代应用　本品可用小儿秋季腹泻及迁延性、慢性腹泻等属湿热蕴结大肠者。

【用法用量】口服。6 个月以下，一次 1.5～3g；6 个月～1 岁以内，一次 3～6g；1～3 岁，一次 6～9g；3～7 岁，一次 10～15g；7～12 岁，一次 15～20g；一日 3～4 次，或遵医嘱。

【使用注意】虚寒泄泻者不宜使用；忌食生冷、油腻、刺激食物。

练一练

小儿泻速停颗粒的主治病证是

A. 脾虚泄泻　　B. 食积泄滞　　C. 湿热泄泻　　D. 寒湿泄泻

答案解析

目标检测

答案解析

一、单项选择题

1. 止泻灵颗粒的功能除了渗湿止泻，还有
   A. 清热利湿　　B. 健脾益气
   C. 清热解毒　　D. 温中止呕
2. 止泻灵颗粒的主治是
   A. 脾虚泄泻　　B. 食积泄滞
   C. 湿热泄泻　　D. 寒湿泄泻
3. 小儿泻速停颗粒的功能除了健脾止泻、缓急止痛，还有
   A. 清热利湿　　B. 健脾益气
   C. 清热解毒　　D. 温中止呕
4. 小儿泻速停颗粒的主治是
   A. 脾虚泄泻　　B. 食积泄滞
   C. 湿热泄泻　　D. 寒湿泄泻
5. 下列哪项不是止泻灵颗粒的辨证要点
   A. 大便溏泄　　B. 倦怠懒言
   C. 腹胀　　D. 口渴
6. 下列哪项不是小儿泻速停颗粒的辨证要点
   A. 大便稀薄　　B. 舌红苔黄腻
   C. 脉滑数　　D. 口臭

二、配伍选择题

A. 党参、炒白术、茯苓　　B. 山药、莲子肉、炒白扁豆、炒薏苡仁
C. 地锦草　　D. 茯苓、儿茶、乌梅
E. 陈皮、泽泻

1. 止泻灵颗粒的君药是
2. 止泻灵颗粒的臣药是
3. 小儿泻速停颗粒的君药是
4. 小儿泻速停颗粒的臣药是

A. 止泻灵颗粒　　B. 小儿泻速停颗粒　　C. 小儿咽扁颗粒
D. 小儿化毒散　　E. 小儿泻痢片

5. 小儿脾胃虚弱所致的泄泻，宜选用

6. 小儿湿热蕴结大肠所致的泄泻，宜选用

三、多项选择题

1. 止泻灵颗粒的使用注意有
   A. 感受外邪者慎用
   B. 服药期间忌食辛辣、油腻、刺激食物
   C. 内伤饮食者慎用
   D. 脾虚泄泻者慎用
   E. 湿热腹泻者慎用
2. 小儿泻速停颗粒的使用注意有
   A. 虚寒泄泻者不宜使用
   B. 服药期间，如病情较重可酌情增加剂量
   C. 有脱水者可口服或静脉补液
   D. 忌食生冷、油腻、刺激食物
   E. 脾湿泄泻者慎用

四、案例分析题

1. 处方分析

地锦草 10g　茯苓 10g　儿茶 6g　乌梅 6g　焦山楂 9g　白芍 6g　甘草 3g

请根据处方药物组成，分析此方适用于小儿泄泻的何种证型，并简要说明理由。

2. 用药推荐分析

患儿，女，5 岁。因过食油腻昨日开始腹痛时作，食欲不振，泻下大便稀薄如水样，舌红，苔黄腻，脉滑数。

请辨证分型，并为该患儿推荐合适的中成药。

书网融合……

重点回顾　　微课

项目五　小儿伤食用方药

学习目标

知识目标：

1. 掌握　小儿化食丸、健脾消食丸的组成、功能、主治、组方分析、临床应用及使用注意。

2. 熟悉　小儿伤食的概念、分类、病因病机、治疗原则及注意事项。

3. 了解　一捻金的功能、主治与使用注意。

技能目标：

能熟练完成小儿伤食的问病荐药，能安全、合理地使用小儿伤食方剂与中成药。

素质目标：

树立中医药的文化自信，养成爱岗敬业的职业精神，形成诚信友善的价值追求，争做守正创新的时代新人。

导学情景

情景描述：患儿，男，8个月。近期不思乳食，脘腹胀满，烦躁啼哭，夜卧不安，大便干燥，次数减少，舌淡，苔白腻。

情景分析：不思乳食，脘腹胀满，烦躁啼哭，夜卧不安，大便干燥，次数减少，舌淡，苔白腻。

讨论：该患儿患有什么疾病？应该选用什么方药进行治疗？

学前导语：该患儿当以何法予以治疗？治疗伤食的方剂与中成药有哪些？

小儿伤食，是因小儿喂养不当，内伤乳食，停积胃肠，脾运失司所引起的一种小儿常见的脾胃病证。临床以不思乳食，腹胀嗳腐，大便酸臭或便秘为特征。现代医学小儿消化功能紊乱在中医小儿伤食范畴。

（1）小儿伤食分类　小儿各年龄段皆可发病，但以婴幼儿多见。分为小儿伤食实证和小儿伤食虚证。

（2）病因病机　小儿脾胃虚弱，先天不足以及人工喂养的婴幼儿容易反复发病。少数患儿食积日久，迁延失治，脾胃功能严重受损，导致营养和生长发育障碍，形体日渐羸瘦，可转化成疳证。

小儿伤食实证：是由乳食内积，气机郁滞，故脘腹胀满，疼痛拒按；胃肠不适，则夜卧不安，烦躁哭闹；中焦积滞，胃失和降，气逆于上，则乳食不思，食欲不振或拒食，嗳腐恶心，呕吐酸馊乳食；腐秽壅积，脾失运化，则大便秽臭；中焦郁积化热，则有低热，肚腹热甚；舌红苔腻，为乳食内积实证之象。病因为饮食积滞，病位在胃肠。

小儿伤食虚证：是由脾胃虚弱，中气不运，不能化生精微，气血无源，机体失养，则见神倦乏力，面色萎黄，形体消瘦，唇舌色淡；脾胃虚弱，运纳失职，乳食积滞，气机不畅，故不思乳食，食则饱胀，腹满喜按，上则呕吐酸馊乳食，下则大便溏薄酸臭，甚夹不消化物；苔白腻，脉沉细而滑，为脾虚夹积所致。病因为脾胃虚弱，病位在脾胃。

（3）治疗原则　小儿伤食实证，以消食导滞为主；小儿伤食虚证，以健脾消食，消补兼施为法。

（4）注意事项　儿科伤食用方药大多为消积行气之品，易耗气，故脾虚或无积滞者当慎用。

任务一　小儿伤食实证类方药

PPT

小儿伤食实证，症状为小儿乳食不思，食欲不振或拒食，脘腹胀满，疼痛拒按，嗳腐恶心，呕吐酸馊乳食，烦躁，哭闹，夜卧不安，低热，肚腹热甚，大便秽臭，舌红苔腻。治宜消食化积。可选用山楂、神曲、麦芽等消食导滞之品，代表方药有小儿化食丸、一捻金等。

看一看

小儿疳证是由于喂养不当，或因多种疾病的影响，导致脾胃受损、气液耗伤而形成的一种小儿慢性病证。临床以形体消瘦，面黄发枯，精神萎靡或烦躁，饮食异常，大便不调为特征。本病相当于西医学营养不良。“疳”有两种含义：一为“疳者甘也”，谓其病由恣食肥甘厚腻所致；二为“疳者干也”，是指病见气液干涸，形体干瘪消瘦的临床特征。前者言其病因，后者言其病机和症状。由于本病起病缓慢，病程较长，迁延难愈，严重影响小儿生长发育，甚至导致阴竭阳脱，卒然而亡。故前人视为恶候，列为儿科四大要证之一。

小儿化食丸

《中华人民共和国药典》2020 年版

【方歌】化食君用焦三仙，焦槟三棱莪术牵，消食化滞又泻火，大黄通便食积安。

【组成】焦山楂、六神曲（炒焦）、焦麦芽、焦槟榔、醋莪术、三棱（制）、牵牛子（炒焦）、大黄。

【功能】消食化滞，泻火通便。

【主治】小儿食滞化热所致的积滞。症见厌食，烦躁，恶心呕吐，口渴，脘腹胀满，大便干燥。

【组方分析】方中焦三仙为君。焦山楂、焦六神曲、焦麦芽，合为焦三仙，既消各种食积，又健胃和中。

焦槟榔、醋莪术、制三棱为臣。焦槟榔苦辛而温，行气消积；醋莪术辛苦温，行气消积，除胀止痛；制三棱苦平，行气消积止痛。三药合用，可消食积，行气除胀。

焦牵牛子、大黄为佐。焦牵牛子苦寒，攻积通便；大黄苦寒清，攻积导滞，泻热通便。

诸药合用，消中通泄，共奏消食化滞、泻火通便之功。

【临床应用】（1）辨证要点　本品是治疗小儿食滞化热所致积滞的常用方。用于治疗小儿厌食，烦躁，恶心呕吐，口渴，脘腹胀满，大便干燥。以厌食，烦躁，恶心呕吐，大便干燥为辨证要点。

（2）现代应用　本品可用于小儿消化功能紊乱属于食滞化热者。

【用法用量】口服。周岁以内一次 1 丸，周岁以上一次 2 丸，一日 2 次。

【使用注意】脾虚食积者慎用；服药期间不宜过食生冷、辛辣、油腻食物；中病即止，不宜长期服用。

一捻金

《中华人民共和国药典》2020 年版

【方歌】一捻金中大黄牵，槟榔人参朱砂参，脾胃不和痰食滞，消食祛痰又通便。

【组成】大黄、炒牵牛子、槟榔、人参、朱砂。

【功能】消食导滞，祛痰通便。

【主治】小儿脾胃不和，痰食阻滞所致的积滞。症见停食停乳，腹胀便秘，痰盛喘咳。

【组方分析】方中大黄、炒牵牛子为君。大黄苦寒通降，荡涤肠胃而攻下通便，涤痰化食；炒牵牛子苦寒有毒，攻积通便，消痰涤饮。二药相须为用，消食导滞，祛痰通便。

槟榔、人参为臣。槟榔苦辛温，消积，行气，利水，通便；人参甘微苦微温，补脾益气，扶助正气，以防诸药克伐太过。二药一泻一补，既行气消积，又益气扶正。

朱砂为佐。朱砂甘微寒，镇心逐痰，祛邪降火。

诸药合用，攻消兼补，共奏消食导滞、祛痰通便之功。

【临床应用】（1）辨证要点　本品是治疗小儿脾胃不和，痰食阻滞所致积滞的常用方。用于治疗小儿停食停乳，腹胀便秘，痰盛喘咳。以停食，停乳，腹胀，便秘，喘咳为辨证要点。

（2）现代应用　本品可用于小儿消化功能紊乱属脾胃不和、痰食阻滞者。

【用法用量】口服。1 岁以内，一次 0.3g；1 ~3 岁，一次 0.6g；4 ~6 岁，一次 1g。一日 1 ~2 次。

【使用注意】脾胃虚弱、无痰食积滞者慎用；不宜过食生冷、油腻食物；本方含有朱砂，不宜久服；肝肾功能不全者慎用。

药爱生命

一捻金，“一捻”之意即一点点，可捻在手指间。在此形容药物用量极小，因为一捻金含有药性峻猛或有毒性药物大黄、牵牛子、朱砂等，考虑用药安全宜中病即止，不宜多服。当处方配伍用药中涉及毒性峻猛的药物时，尤其要注重用药安全，做到安全、合理用药。

任务二　小儿伤食虚证类方药

PPT

小儿伤食虚证，症状为神倦乏力，面色萎黄，形体消瘦，夜寐不安，不思乳食，食则饱胀，腹满喜按，呕吐酸馊乳食，大便溏薄，夹有乳凝块或食物残渣，舌淡红，苔白腻，脉沉细而滑。治宜健脾消食。可选用白术等健脾益气之品，配伍鸡内金、麦芽等消食之品，代表方药有健脾消食丸等。

想一想

小儿伤食实证与小儿伤食虚证有何不同？

答案解析

健脾消食丸

《中华人民共和国卫生部药品标准》

【方歌】健脾消食脾虚疳，白术枳实木香参，槟榔草蔻内金荸，小儿乳食腹胀满。

【组成】炒白术、炒枳实、木香、焦槟榔、草豆蔻、鸡内金（醋炙）、荸荠粉。

【功能】健脾和胃，消食化滞。

【主治】小儿脾胃气虚所致的疳证。症见小儿乳食停滞，脘腹胀满，食欲不振，面黄肌瘦，大便不调。

【组方分析】方中炒白术为君。炒白术甘温，健脾益气，助脾运以资生化之源。

炒枳实、木香、焦槟榔、醋鸡内金为臣。炒枳实苦辛酸微寒，行气消积，化滞除胀；木香辛温，行肠胃气滞而调中；焦槟榔苦辛而温，行气消积除胀；醋鸡内金甘平，运脾健胃，消化食积。四药合用，消食行气，消除胀满。

草豆蔻、荸荠粉为佐。草豆蔻辛温，燥湿行气，除胀消满；荸荠粉甘寒，开胃下食，消积。二药相成，消食和中。

诸药相合，补消同用，共奏健脾和胃、消食化滞之功。

【临床应用】(1) 辨证要点　本品是治疗小儿脾胃气虚所致疳证的常用方。用于治疗小儿乳食停滞，脘腹胀满，食欲不振，面黄肌瘦，大便不调。以小儿乳食停滞，食欲不振，面黄肌瘦，大便不调为辨证要点。

(2) 现代应用　本品可用于小儿消化功能紊乱属脾胃气虚者。

【用法用量】口服。1 岁以内，一次服 1/2 丸；1 ~ 2 岁，一次服 1 丸；2 ~ 4 岁，一次服 1 丸半；4 岁以上，一次服 2 丸；一日 2 次。

【使用注意】脾胃虚弱无积滞者慎用；服药期间，宜食用清淡易消化食物，养成良好的饮食习惯。

练一练

患儿，男，1 岁半。患消化不良，症见停食停乳，大便秘结。医师处以一捻金。该药的功能是

A. 消食导滞，祛痰通便　　B 健胃消积，行气止痛

C. 消食导滞，健脾和胃　　D 健脾养胃，消积驱虫

答案解析

目标检测

答案解析

一、单项选择题

1. 小儿化食丸的功能是

A. 消食化滞，泻火通便　　B. 消食导滞，祛痰通便

C. 健脾和胃，消食化滞　　D. 泻火通便

2. 一捻金的功能是

A. 消食化滞，泻火通便　　B. 消食导滞，祛痰通便

C. 健脾和胃，消食化滞　　D. 泻火通便

3. 健脾消食丸的功能是

A. 消食化滞，泻火通便　　B. 消食导滞，祛痰通便

C. 健脾和胃，消食化滞　　D. 泻火通便

4. 肝肾功能不全者慎用的是

A. 小儿消食片　　B. 小儿化食丸

C. 健脾消食丸　　D. 一捻金

5. 以下哪项不是小儿化食丸的辨证要点

A. 厌食，大便干燥　　B. 烦躁

C. 恶心呕吐　　D. 口不渴

6. 以下哪项不是健脾消食丸的辨证要点

A. 乳食停滞　　B. 食欲不振

C. 面黄肌瘦　　D. 大便干燥

二、配伍选择题

A. 食滞化热　B. 脾胃不和，痰食阻滞　C. 脾气虚弱
D. 脾胃不和　E. 食积内停

1. 小儿化食丸的主治是
2. 一捻金的主治是

A. 大黄、炒牵牛子　B. 焦山楂、焦神曲、焦麦芽
C. 焦槟榔、醋莪术、制三棱　D. 槟榔、人参
E. 草豆蔻、荸荠粉

3. 小儿化食丸的君药是
4. 一捻金的君药是
5. 小儿化食丸的臣药是
6. 一捻金的臣药是

三、多项选择题

1. 一捻金中的有毒药物是
A. 牵牛子　B. 朱砂　C. 砒石
D. 雄黄　E. 硫黄

2. 小儿化食丸的使用注意是
A. 脾虚食积者慎用　B. 服药期间不宜过食生冷、辛辣、油腻食物
C. 中病即止，不宜长期服用　D. 肝肾功能不全者慎用
E. 体弱者慎用

四、案例分析题

1. 处方分析

焦山楂 9g　六神曲（炒焦）9g　焦麦芽 9g　焦槟榔 6g　醋莪术 5g　三棱（制）5g　牵牛子（炒焦）5g　大黄 5g

请根据处方药物组成，分析此方适用于小儿伤食的何种证型，并简要说明理由。

2. 用药推荐分析

患儿，男，3 岁。2 天来，出现停食停乳，腹胀便秘，痰盛喘咳。

请辨证分型，并为该患儿推荐合适的中成药。

书网融合……

重点回顾　微课　习题

8 模块八
中成药的合理使用

项目一　中成药的合理使用

学习目标

知识目标：

1. **掌握**　中成药合理应用的原则和基本方法。
2. **熟悉**　影响中成药疗效的因素；如何避免不良反应的发生。
3. **了解**　常见的不合理用药。

技能目标：

能够负责处方的审核、监督及调配，提供用药咨询与信息，指导合理用药。

素质目标：

树立中医药的文化自信，养成爱岗敬业的职业精神，形成诚信友善的价值追求，争做守正创新的时代新人。

导学情景

情景描述：患者，女，45 岁。患类风湿关节炎，长期服用解热镇痛药。近期咽喉肿痛、牙痛，邻居介绍服用新癀片。患者购药时向药师咨询，希望了解该药的更多信息。药师问清患者一般情况和用药目的后，结合患者既往治疗情况，阻止该患者购买新癀片。因为新癀片含有解热镇痛成分，为防止重复用药，药师阻止了患者购药。

情景分析：患者患有类风湿关节炎，长期服用解热镇痛药，又因牙痛咽肿，欲购买新癀片，药师发现存在不合理用药情况，遂指出。

讨论：患者重复用药会导致什么风险？

学前导语：合理用药的意义和目的在于力求使药物应用得当，趋利避害，让其发挥应有的生物医学效益、社会效益和经济效益。因为药物的作用具有两面性，既有防治疾病、保障健康有益的一面，也有对人体造成不良反应、对社会造成危害不利的一面。那么我们该如何合理用药呢？

中成药的合理应用，是指在中医理论指导下，在辨证论治和充分掌握所用中成药药性的基础上，安全、有效、简便、经济地使用中成药，最大限度地达到减毒增效的目的，防止或减少不良反应，充分利用医药资源，避免浪费。

由于中成药疗效确切，携带和使用方便，因而在临床上应用广泛。但是如果缺乏对中成药的全面了解，可能会导致不合理用药，影响疗效，甚至会产生严重的不良反应。

PPT

任务一　中药注射剂的合理使用

中药注射剂是传统中医药理论与现代生产工艺相结合的产物，突破了中药传统的给药方式，是中药现代化的重要产物，具有生物利用度高、疗效确切、剂量比较准确、作用迅速的特点。中药注射剂由于不受消化道吸收过程中的影响，适用于不宜口服的患者或急危重症患者，已被广泛应用于临床。

看一看

世界卫生组织（WHO）把合理用药定义为：合理用药要求患者接受的药物适合他们的临床需要，药物的剂量符合他们个体需要，疗程足够，药价对患者及其社区最为低廉。

一、中药注射剂应用原则

中药注射剂，是由从药材中提取的有效物质制成的可供注入人体内，包括肌内、穴位、静脉注射和静脉滴注使用的灭菌溶液或乳状液、混悬液，以及供临用前配成溶液的无菌粉末或浓溶液等注入人体的制剂。

（一）合理选择给药途径

在使用中药注射剂时应选择合理的给药途径，能口服给药的，不选用注射给药；能肌内注射给药的，不选用静脉注射或滴注给药。

（二）辨证施药，严格掌握功能主治

中医药学历来强调辨证求因、审因论治、以法统方，在中药注射剂的临床使用中亦应遵循这一原则。根据中医理论，药物性味、功能主治及目标病证的选择均有严格规范。临床使用应辨证用药，严格按照药品说明书规定的功能主治使用，禁止超功能主治用药。只有对疾病做出正确的中医辨证后，才能安全、合理地使用药物，达到药效最优，不良反应最小。

（三）严格掌握用法用量及疗程

按照药品说明书推荐剂量、疗程使用药品，做到不超剂量、不过快滴注和不长期连续用药。

（四）严禁药品混合配伍，谨慎联合用药

中药注射剂应单独使用，避免与其他药品混合配伍使用。如确需联合其他药品使用时，应谨慎考虑其他药品与中药注射剂的间隔时间以及药物的相互作用。

（五）仔细询问过敏史

用药前注意询问过敏史，过敏体质者应慎用。患有过敏性疾病者，过敏反应的发生率比无过敏性疾病者高，应避免使用中药注射剂；曾有对某种中药注射剂中的成分过敏者，不宜再使用含有此种成分的中药注射剂。

（六）关注特殊人群

特殊人群和初次使用者慎重使用，加强监测。长期使用者每疗程间要有一定的时间间隔。

（七）加强用药监护

使用中药注射剂的过程中，应加强用药监护，密切观察患者的反应。尤其应加强对首次使用的患者和开始给药后30分钟之内的观察，发现异常立即停药，采取积极救治措施。

二、中药注射剂不合理使用举例

（一）药证不符

应用中药注射剂时，应注意根据中医药特点，选择合理的目标病证。如参附注射液由红参、黑附片提取物组成，具有回阳救逆、益气固脱的功能，若临床用于治疗急性胰腺炎、支气管肺炎、急性外伤等临床表现以热证、实证为主者，有悖中医理论，会导致口舌干糙、面部潮红、发热、烦热等不良

反应；鱼腥草注射液性凉，适用于痰热咳喘、热痢、热淋、痈肿疮毒等热证，但不适于寒性病证。

（二）超功能主治用药

超功能主治用药是指超出药品说明书所标明的适应证范围而用药的行为。如穿琥宁注射液用于病毒性肺炎、病毒性上呼吸道感染，但是不能治疗细菌性感染，如扁桃体炎。

（三）给药途径或方式不当

中药注射剂应严格按照说明书中标注的给药途径给药，否则可能出现不良反应，甚至出现危险。如野木瓜注射液给药途径和方式为肌内注射，若作腰椎束旁痛点封闭注射，则可能引起胸闷、心悸、全身麻木等不良反应。

想一想

有人认为，中药现代化就是要弄清中药的有效成分，就是搞植物提取物，就是与国际接轨，就是得到美国 FDA 的认可，就是进入世界主流医药市场。你对此持什么看法？

答案解析

（四）超剂量使用

如果没有按照药品说明书规定的剂量，随意加大注射剂量，会造成中药注射剂超剂量使用。如注射用丹参多酚酸盐的药品说明书标注单次使用量为200mg，用量过大则易造成不良反应。

（五）溶剂选用不当

参麦注射液一次 20～100ml，用5%葡萄糖注射液 250～500ml 稀释后应用，若与 0.9% 氯化钠注射液配伍后可能产生大量不溶性微粒，引发不良反应。

（六）溶剂用量不足

在临床应用中，一些注射剂需要先用溶剂溶解或稀释后加，才能注入患者体内。如果溶剂选择不当，则使药物与溶剂混合后发生变化，出现变色、浑浊等现象，严重的可能导致药害性不良事件的发生。艾迪注射液应严格按照说明书推荐剂量，使用 0.9% 氯化钠注射液或 5%、10% 葡萄糖注射液 400～450ml 稀释，临床给药过程中药品浓度过大或给药速度过快，可能导致头晕、疼痛、刺激性皮炎等不良反应。

（七）违反配伍禁忌

中药注射剂确需配伍其他药物使用的一定要注意说明书上的配伍禁忌，如清开灵注射液不能与硫酸庆大霉素、青霉素 G 钾、肾上腺素、间羟胺、乳糖酸红霉素、多巴胺、山梗菜碱、硫酸美芬丁胺等药物配伍使用。

（八）配制不规范

黄芪注射液与丹香冠心注射液，宜用5%或10%葡萄糖注射液稀释后使用，不宜在同一容器中与其他药物混合使用。

PPT

任务二　中成药的联合用药

中成药的联合用药，是指临床上根据病情的需要，将一种中成药与其他中药（中成药、汤药等）或西药联合在一起使用。中成药的组成固定，有特定的适应证，所以相对于汤剂等中药剂型而言，难以适应临床复杂的病情需要。临床使用中成药，针对比较单纯的病情，只需使用一种即可；但针对复杂的病情，就需要选择两种或两种以上的中成药联合应用。

然而某些中成药配伍应用会产生毒性或降低药物疗效，因而中成药联合用药一定要注意它们之间的配伍禁忌，常见的形式有如下几种。

一、含“十八反”“十九畏”药味中成药的配伍禁忌

中成药是由单味或多种药物构成的有机整体，在需要联合用药的情况下，应该避免“十八反”和“十九畏”配伍禁忌的情况出现。例如，含有附子的大活络丹、尪痹冲剂、天麻丸、人参再造丸等中成药，不宜与止咳化痰的川贝枇杷露、蛇胆川贝液、通宣理肺丸等中成药联用。因川贝枇杷露、蛇胆川贝液、通宣理肺丸含有川贝、半夏，附子与川贝、附子与半夏，均属“十八反”配伍禁忌，依据配伍禁忌原则，应避免合用。又如，含有海藻的心通口服液和内消瘰疬丸，不宜与祛痰止咳颗粒、橘红痰咳颗粒、通宣理肺丸、镇咳宁胶囊等中成药联用。因祛痰止咳颗粒、橘红痰咳颗粒、通宣理肺丸、镇咳宁胶囊等含有甘草，海藻与甘草，也属于“十八反”的配伍禁忌。再如，利胆排石片、胆乐胶囊、胆宁片等利胆中成药含有中药郁金，不宜与六应丸、苏合香丸、妙济丸、纯阳正气丸、紫雪散等中成药联用。因六应丸、苏合香丸、妙济丸、纯阳正气丸、紫雪散中含丁香（母丁香），丁香畏郁金，符合“十九畏”的配伍禁忌。

二、含有毒药物中成药的联用

功能相似的中成药，联合应用会增强疗效。但是，当其处方组成中含有相同药味，尤其是相同药味为有毒药物时，联用势必会增加不良反应发生的概率。因此，在中成药的联合应用时，必须要考虑药物增量的问题。如含附子的大活络丹与含附子的天麻丸合用、含朱砂的朱砂安神丸与含朱砂的天王补心丸合用，会导致附子或朱砂用量增加，毒性增强。又如，复方丹参滴丸和速效救心丸均含有药性寒凉的冰片，均可治疗气滞血瘀型胸痹，如同时服用，势必剂量过大，伤人脾胃，致胃痛胃寒。

三、不同功能药物联用的辨证论治和禁忌

有些中成药治疗的证候不同，若将药物合用，可影响整体药效的发挥，故使用中成药时，一定要注意辨证论治，否则，会产生不注意证候的不合理用药。如附子理中丸不宜与牛黄解毒片联用，因附子理中丸具有温中散寒、益气健脾之功，用于中焦虚寒证，治疗脾胃虚寒之冷、痛、吐、利诸症，而牛黄解毒片具有清热泻火之功，用于火热内盛证，治疗热毒内盛诸症，两者治疗证候不同，不可联用。

四、药物的相互作用

麻黄中的活性成分为麻黄碱，麻黄碱具有收缩血管、升高血压等药理作用。含麻黄的中成药，忌与速效救心丸、山海丹、活心丹、心宝丸、益心丸、滋心阴口服液、补心气口服液等扩张冠脉的中成药联用；也忌与复方罗布麻片、降压片、珍菊降压片、牛黄降压丸等降血压的中成药并用。含朱砂的磁朱丸、更衣丸、安宫牛黄丸等中成药，忌与含溴离子或碘离子的消瘿五海丸、内消瘰疬丸等长期同服，否则，会在肠内形成有刺激性的溴化汞或碘化汞，导致药源性肠炎、赤痢样大便。

练一练

患者，男，56岁。平素关节疼痛，现因咳嗽痰多就诊。

诊断：痹证，证属痛痹；咳嗽，证属痰热壅肺。

处方：橘红丸（橘红、贝母、制半夏、茯苓、苦杏仁、陈皮、紫苏子、桔梗、石膏、地黄、麦冬、紫菀、款冬花、瓜蒌皮、甘草），活络丸（制川乌、制草乌、制乳香、制没药、地龙、胆南星）。

执业药师对该处方进行审核，试分析其中的配伍问题。

答案解析

PPT

任务三　中西药的联合应用

中西药的合理、联合用药，可增强疗效，减少药物的不良反应。如果中西药配伍不当或用法不妥时，会降低药效或药效消失、增加不良反应或引起药源性疾病，延误病情。

一、联合用药特点

（一）协同增效

中西药联用后，呈现药物间的协同作用，常能使疗效增高。如黄连、黄柏与四环素、呋喃唑酮（痢特灵）、磺胺甲基异噁唑合用，治疗痢疾、细菌性腹泻有协同增效作用。金银花与青霉素联用，能显著加强对耐药性金黄色葡萄球菌的杀菌作用。丙谷胺与甘草、白芍、冰片合用，对治疗消化性溃疡有协同增效作用。甘草与氢化可的松同用，能增强抗炎、抗变态反应的疗效。丹参注射液、黄芪注射液、川芎嗪注射液与低分子右旋糖酐能量合剂同用，可提高心肌梗死的抢救成功率。丹参注射液与间羟胺（阿拉明）、多巴胺等升压药同用，不但能增强升压作用，而且能减少对升压药的依赖性。

（二）降低不良反应

某些西药不良反应较大，适当配伍中药，能减少不良反应。肿瘤患者化疗后，常出现燥热伤津的阴虚内热或气阴两虚，用滋阴润燥清热或益气养阴的中药治疗会取得良好的效果。甘草与呋喃唑酮配合治疗肾盂肾炎，既可保留呋喃唑酮杀菌作用，又可防止胃肠道反应。

（三）降低用药剂量

某些西药与中药合用，在达到相同治疗效果的情况下，西药剂量会比单用时降低。地西泮与苓桂术甘汤合用，地西泮用量仅需单用时的1/3。

二、中西药联用的相互作用

（一）在药动学上的相互作用

中西药的配伍可影响某些药在体内的吸收、分布、代谢、排泄等。

1. 影响吸收　有些药物联用会影响药物透过生物膜吸收，影响药物疗效。牛黄解毒片、麻仁丸、七厘散等含大黄、虎杖、五倍子、石榴皮等鞣质类的中成药，不宜与口服的红霉素、利福平含士的宁成分的药物等同用；含蒲黄炭、荷叶炭、茜草炭等炭类的中成药，不宜与生物碱、酶制剂同用；六味地黄丸、人参归脾丸等含山茱萸、山楂等果胶类的中成药，不宜与林可霉素同用；含麻黄、颠茄、洋金花、曼陀罗等生物碱的中成药，不宜与红霉素、洋地黄类药物同用。

2. 影响分布　红灵散、女金丹、痧气散等碱性中成药，不能与链霉素、庆大霉素、卡那霉素、阿米卡星等氨基糖苷类抗生素同用。因其同用会增加抗生素在脑组织中的药物浓度，使耳毒性增加，造成暂时性或永久性耳聋。含独活、白芷、羌活等香豆素类成分的中成药，不宜与甲苯磺丁脲合用。因其同用，会将甲苯磺丁脲置换出来而引起低血糖。

3. 影响代谢

（1）酶促反应　乙醇是常见的酶促剂，中药酒剂、酊剂中含有一定浓度的乙醇。乙醇能使肝药酶的活性增强，加速苯巴比妥、苯妥英钠、利福平、二甲双胍、胰岛素等药酶诱导剂在体内的代谢，缩短半衰期，使药效下降；乙醇在与盐酸氯米帕明、丙米嗪、阿米替林及多塞平等三环类抗抑郁药配伍使用时，由于肝药酶的诱导作用，使代谢产物增加，从而增强三环类抗抑郁药的不良反应。

（2）酶抑反应　白芷、当归与地西泮、硝苯地平联用时，会减慢代谢，增强药效；富含大黄、山茱萸、诃子、五倍子、地榆、石榴皮、虎杖、侧柏叶等鞣质的中药，在与淀粉酶、蛋白酶、胰酶、乳酶生等含酶制剂联用时，可降低酶的效价，影响药物的代谢；呋喃唑酮、异烟肼、丙卡巴肼、司来吉兰等氧化酶抑制药，可通过抑制体内单胺氧化酶的活性，使去甲肾上腺素、多巴胺、5－羟色胺等神经递质不被破坏，而贮存于神经末梢，若此时服用含麻黄碱成分的中成药，如大活络丹、千柏鼻炎片、蛤蚧定喘丸、通宣理肺丸等，可促进单胺类神经递质的大量释放，严重时可出现高血压危象和脑出血，故临床上应避免联用。

4. 影响排泄　冰硼散可使尿液碱化，加快青霉素与磺胺类药物的排泄速度，降低药物有效浓度和抗菌作用；含乌梅、山茱萸、陈皮、木瓜、川芎、青皮、山楂、女贞子等有机酸的中成药，与氢氧化铝、氢氧化钙、碳酸钙、枸橼酸镁、碳酸氢钠、氨茶碱、氨基糖苷类抗生素等碱性药物合用时，会发生酸碱中和，从而降低或失去药效；酸性较强的药物联用，可酸化体液，减少药物排泄，增加毒副作用；含乌梅、山茱萸、陈皮、木瓜、川芎、青皮、山楂、女贞子等有机酸成分的中成药，与磺胺类药物合用时，可导致尿中析出结晶，引起结晶尿或血尿。

（二）在药效学上的相互作用

中西药联用的相互作用，主要表现为药效学的协同作用、药理作用相加产生不良反应和药效学上的拮抗作用。

1. 协同作用　香连丸联用甲氧苄啶，能够增强疗效；妇科千金片、云南白药、六味地黄丸、桂枝茯苓丸等与甲硝唑联用，能够增效减毒；清燥救肺汤联用孟鲁司特钠，能够协同增效，并且降低不良反应。

2. 不良反应　六神丸、救心丹等含蟾酥、罗布麻、夹竹桃等强心苷成分的中成药，与洋地黄、地高辛、毒毛花苷K联用，过量使用，会引起中毒；防风通圣丸、荆防颗粒等含荆芥、麻黄、生姜等发汗解表的中成药，与阿司匹林等解热镇痛药联用，会出现发汗太过，导致虚脱。

3. 拮抗作用　人参鹿茸丸、全鹿丸等含甘草、鹿茸的中成药，与胰岛素、甲苯磺丁脲、格列本脲等磺酰脲类降糖药合用，会降低降糖药的药效，因甘草、鹿茸含糖皮质激素样物质，可使血糖升高。

三、中西药联用举例

（一）中西药合理联用

中西药合理联用，可以提高疗效，降低化学药物的用量和减少不良反应，缩短疗程和促进体质恢复。中西药合理联用，主要体现在协同增效和减少不良反应。

1. 协同增效　逍遥散或三黄泻心汤与西药镇静催眠药联用，既可提高对失眠的疗效，又可逐渐摆脱对西药的依赖性；石菖蒲、地龙与苯妥英钠等抗癫痫药联用，大山楂丸、灵芝片、癫痫宁与苯巴比妥联用，治疗癫痫均有协同增效作用；芍药甘草汤与西药解痉药联用，可提高疗效；补中益气汤、葛根汤等与抗胆碱酯酶药联用，治疗肌无力疗效较好。

2. 降低西药的不良反应　具有抗癫痫作用的柴胡桂枝汤与西药抗癫痫药联用，可减少抗癫痫药的用量，避免肝损害、嗜睡等不良反应发生；小青龙汤、干姜汤、柴胡桂枝汤等与抗组胺药联用，可减少西药的用量和嗜睡、口渴等不良反应；六君子汤与抗震颤麻痹药联用，可减轻胃肠道不良反应；芍药甘草汤与解痉药联用，在提高疗效的同时，还能消除腹胀、便秘等不良反应。

（二）中西药不合理联用

中西药不合理联用，会产生沉淀，妨碍吸收，降低药物疗效，产生毒性，引起疾病，甚至危及生命。中西药不合理联用所产生的问题，主要体现在降低药物疗效和产生或增加不良反应。

1. 降低药物疗效 含雄黄类的中成药，不可与含硫酸盐、硝酸盐、亚硝酸盐及亚铁盐的西药合用。因雄黄中含有硫化砷成分，与硫酸盐、硝酸盐、亚硝酸盐易发生氧化还原反应，生成硫化砷酸盐沉淀物，妨碍西药的吸收，又可使中成药失去原有的疗效，甚至导致砷中毒。含五倍子、地榆、诃子、石榴皮、大黄等鞣质成分的中成药，不可与胃蛋白酶合剂、淀粉酶、多酶片等消化酶类药物联用。因鞣质极易与酶类药物结合发生化学反应而改变性质，不易被胃肠道吸收，从而引起消化不良、纳呆等症状。

2. 产生或增加不良反应 石膏、龙骨、牡蛎、珍珠、蛤蚧及瓦楞子等含钙较多的中药，不可与洋地黄类药物合用。因钙离子为应激性离子，能增强心肌收缩力，与洋地黄等有协同强心作用，从而增强洋地黄类药物的作用和毒性。含朱砂、轻粉等汞类中药制剂，不能与溴化钾、三溴合剂、碘化钾、碘喉片等同服。因汞离子与溴离子或碘离子在肠中相遇后，会生成有剧毒的溴化汞或碘化汞，从而导致药源性肠炎或赤痢样大便。

药爱生命

药品是一把双刃剑，合理使用可以防治疾病反之，非但不能治病还会影响身体健康，轻则可增加患者痛苦、加重经济负担，重则可能使患者致伤残，甚至死亡。只有正确合理地使用药物，才能避免和减少这些情况的发生。

目标检测

答案解析

一、单项选择题

1. 一名合格的执业药师在指导临床医师和患者使用中药时，放在第一位的是
   A. 安全　　B. 经济
   C. 简便　　D. 有效
2. 四神丸与何药同用，可以增强温脾止泻疗效
   A. 人参养荣丸　　B. 四君子丸
   C. 麦味地黄丸　　D. 附子理中丸
3. 属于功能不同的中成药合理配伍使用的是
   A. 附子理中丸和牛黄解毒片　　B. 附子理中丸和黄连上清丸
   C. 金匮肾气丸和牛黄解毒片　　D. 二陈汤和平胃散
4. 小青龙汤与抗组胺药联用可
   A. 减轻便秘　　B. 消除腹胀
   C. 减轻肾功能损害　　D. 减轻口渴
5. 牛黄解毒片和利福平同用，可
   A. 影响排泄　　B. 影响代谢

C. 影响分布　　D. 影响吸收

6. 患者，男。因患胆结石服用利胆排石片，近日出现高热烦躁，尿赤便秘，拟加服紫雪散。执业药师指出，这两种中成药联用不合理，原因是

A. 药物配伍联用存在证候禁忌　　B. 药物中存在“十八反”配伍禁忌

C. 药物中存在“十九畏”配伍禁忌　　D 药物中的成分存在“叠加”现象

二、配伍选择题

A. 丹参注射液与低分子右旋糖酐同用　　B. 麻仁丸与多酶片合用

C. 中药酒剂与二甲双胍同用　　D. 白芷、当归与地西泮、硝苯地平联用

E. 含麻黄的中成药与红霉素联用

1. 提高心肌梗死抢救成功率，可选择
2. 降低药物疗效的是
3. 会产生酶促反应，缩短半衰期，降低药效的是

A. 参芪丸与柏子养心丸　　B. 补中益气丸与六味地黄丸

C. 金匮肾气丸与牛黄解毒丸　　D. 妙济丸与利胆排石片

E. 丹参注射液与间羟胺

4. 因配伍禁忌，而不宜合用的是
5. 因功能相悖，而不宜合用的是

三、多项选择题

1. 地高辛在用于心力衰竭的治疗中与下列何药同用可增加其疗效

A. 四逆汤　　B. 木防己汤　　C. 桂枝茯苓丸

D. 大柴胡汤　　E. 茯苓杏仁甘草汤

2. 治疗肌无力时，可选用与西药同用以增加其疗效的是

A. 葛根汤　　B. 大柴胡汤　　C. 小青龙汤

D. 补中益气汤　　E. 真武汤

3. 柴胡桂枝汤与哪类西药联用，可减少它们的不良反应

A. 抗组胺药　　B. 化疗药　　C. 利尿药

D. 解痉药　　E. 抗癫痫药

四、案例分析题

患者，男，65 岁。高血压病史 10 年，长期服用中成药复方罗布麻片治疗。近日出现喷嚏流涕，恶寒重，发热轻，肢体酸痛等感冒症状。该患者的家属在某药店要求购买中成药风寒感冒颗粒，药店药师在了解情况后拒绝付风寒感冒颗粒，而推荐使用感冒清热颗粒替换治疗。

请分析药师拒绝患者购买风寒感冒颗粒的原因，并分析推荐使用感冒清热颗粒的理由。

书网融合……

重点回顾　　微课

项目二　特殊人群用药

学习目标

知识目标：

1. **掌握**　老年人，妊娠期、哺乳期妇女，婴幼儿，肾功能不全、肝功能不全患者合理使用中药的原则。

2. **熟悉**　常见的对肾功能不全、肝功能不全患者有影响的中药。

3. **了解**　常见的对老年人，妊娠期、哺乳期妇女，婴幼儿有影响的中药。

技能目标：

能熟练为特殊人群推荐药物。

素质目标：

树立中医药的文化自信，养成爱岗敬业的职业精神，形成诚信友善的价值追求，争做守正创新的时代新人。

导学情景

情景描述：患者，男，70岁。长期服用西药降糖药，血糖稳定。近日听人介绍后自行加服中成药消渴丸。2日后，出现低血糖反应，遂去医院就诊。医师分析出现低血糖反应的原因，与过量服用降糖药有关。并告知患者，在其所服的消渴丸中含有降糖类化学药，会与原用的降糖药产生叠加作用。

情景分析：患者为老年男性，患有糖尿病，平素服用降糖药。了解口服降糖药的注意事项，对低血糖患者及时采取治疗措施。

讨论：患者在服用降糖药时出现了什么问题？消渴丸中含有哪种降糖类化学药，会与原用的降糖药产生叠加作用？

学前导语：老年人由于机体各系统发生退行性改变，用药与成年人相比不仅存在量的差异，也有质的变化。在了解老年人的生理生化特点的基础上，才能更好地掌握老年人的药物治疗。在选择药物时首先要考虑患者的具体病情，同时还要根据患者的年龄、性别及一些特殊情况来确定用药的品种和剂量。那么特殊人群的用药原则是怎样的呢？

任务一　老年人群用药

PPT

老年人一般是指年龄超过65岁的人。随着年龄增长，老年人的生理功能减退，常患有多种疾病，对药物敏感性和耐受性都有所改变。为老年患者提供药学服务，重视老年患者合理用药，减少药源性疾病的发生和药物不良反应，对保证患者用药安全、减轻患者的经济负担具有重要意义。由于老年人各脏器的组织结构以及生理功能都有不同程度的退行性改变，主要表现为细胞数减少、细胞内水分减少、组织局部血液灌流量减少、总蛋白减少等“四少”现象，因而影响了药物在体内的吸收、分布、代谢和排泄过程。老年人肝肾功能和免疫功能与成年人比较降低1/3～1/2，使得血液内药物浓度增高，药物半衰期亦明显延长。

想一想

随着医疗制度改革，人们自主购药的现象日趋普遍。一些人仅凭医院处方、病历本或手机短信等就去药店为家中老人、儿童购药，请问你在问病荐药过程中要注意什么？

答案解析

一、基本原则

（一）辨证论治，掌握适应证候

老年人大多体虚多病，病情往往复杂多变。如果药物使用不当，可使病情加重，甚至无法挽救。不辨证，就无法选择中成药；辨证有误，则药不对证，会导致机体阴阳偏盛或偏衰，以致病情加重。如疮疡日久、大失血患者，即使患有表证，也要慎用解表药；表虚自汗、阴虚盗汗者，禁用发汗力较强的解表药；实热证、精血亏虚者，忌用温里药。

（二）熟悉药品，恰当选择应用

与一般成年人相比，老年人的靶器官或细胞的敏感性增强，对药物的反应更加强烈，特别是对中枢神经抑制药物、降血糖药物、心血管系统药物的反应尤为敏感，因此应高度重视老年患者的联合用药，以免正常剂量下的不良反应增加和药源性疾病的产生。例如，麝香保心丸中所含蟾酥的基本化学结构与强心苷相似，具有与强心苷类药物相似的强心作用，若麝香保心丸与地高辛等强心类药物联合用药，势必会造成相同或相似功能的累加，产生拟似效应，诱发强心苷中毒，出现频发性早搏等心律失常不良反应。又如，法莫替丁片为抗溃疡抗酸药，若法莫替丁片和银杏叶提取物制剂同时服用，则会与银杏叶所含黄酮类成分作用产生络合效应，影响疗效。再如，患有糖尿病、心脑血管病的老年人，常服用含人参、甘草、鹿茸等成分的培元通脑胶囊、益心通脉颗粒、活血通脉片等中成药，这些药可使降糖药的疗效降低，应尽量全面、准确了解老年患者的用药情况，尽量避免以上药物合用，如必须并用，应适当加大降糖药的剂量，并密切注意患者的血糖变化，既保证有效，又减少不良反应。此外，甘草、鹿茸含有糖皮质激素样物质，应避免与阿司匹林合用，以免加重对胃黏膜的损伤。

（三）选择合适的用药剂量

老年人肝肾功能多有不同程度的减退或合并多器官疾病，用药一般应从“最小剂量”开始，尤其对体质较弱、病情较重的患者不可随意加量。有些中药的作用与用量密切相关，应根据需要选择用量。如甘草用量1~3g能调和药性，5~15g能益气养心，大量服用或小量长期使用，患者可出现水肿、低血钾、血压升高等症状；大黄1~5g泻下，小剂量0.05~0.3g有收敛作用；苏木量小和血，量大破血。

虽然有些中药活性成分含量低，作用缓和而持久，但慢性病患者长期使用，也可产生不良反应，故慢性病患者需注意调整药物品种，避免不良反应。长期使用含马兜铃酸的制剂，能导致慢性肾功能衰竭，病理上多表现肾间质多灶或大片状纤维化，肾小管大片状萎缩；长期服用含强心苷成分的黄花夹竹桃等中药，会引起洋地黄蓄积中毒；长期将胖大海作为保健饮品泡水服用，易致大便溏泻、饮食减少、脘腹痞满、消瘦；长期服用天王补心丸、朱砂安神丸、紫雪丹、至宝丹等含朱砂的中成药，会因朱砂蓄积而出现慢性汞中毒。

老年人使用某些中药要酌情减量。有些药物用量不宜过大，如阿胶、熟地黄、玄参等质厚滋腻，易滞胃脘；甘草、大枣、炙黄芪等甘味过重，易使人气滞中满；黄芩、黄连、黄柏等苦寒伤中，容易损伤脾阳；川芎、木香等辛温香燥，久服耗气；红花、桃仁等活血调经，量大破血。有些常用的含有毒物质的中药或成方制剂，老年人也不宜多服、久服。如六神丸、牛黄解毒片（丸）处方中有雄黄，而雄黄中含有硫化砷，过多服用易中毒；牛黄清心丸、磁朱丸处方中有朱砂，而朱砂含有硫化汞，过多服用易中毒；舟车丸处方中有轻粉，而轻粉主含氯化亚汞，长期服用则蓄积出现汞中毒；疏风定痛丸和跌打丸处方中均有马钱子，而马钱子中含有番木鳖碱和马钱子碱，服用过量则肌肉收缩，出现强直性惊厥；三物备急丸、三物白散、九龙丹处方中有巴豆，而巴豆中的巴豆毒素能溶解红细胞，使局部细胞坏死。

二、使用注意

老年人由于生理功能衰退，常感到体力、精力不如往年，总想用滋补药来增强体质、延年益寿。在使用滋补药时，要严格按照中医的辨证论治，按需进补，不需不补。如果不辨病证，不分气血、阴阳、寒热、温凉，滥用补药，很容易引起病情加重或诱发新的疾病。老年人选用补药应弄清体质情况，辨明属于哪一种证型，再根据补药的药性合理选用，达到补而不滞，滋而不腻。

老年人的体虚，也有阴虚、阳虚、气虚、血虚和肝、心、脾、肺、肾等不同脏器虚衰之区别。阴虚，可选用清补型滋补剂，如大补阴丸；阳虚，可服用温补型滋补剂，如龟龄集；肾阴虚，宜服用六味地黄丸；心脾两虚，宜服用人参归脾丸。除此之外，病体还有寒热虚实之别，辨证应用补药，才能药到病除，补到虚消。中医讲究按季节时令使用滋补药，春暖平补，夏暑轻补，秋燥润补，冬寒大补。四季比较，以秋冬为佳，尤以冬季最佳，冬季人体的阴精阳气也趋于潜藏，补益阴精阳气易于吸收而藏于体内，使体质增强，起到扶正固本的作用。

由于滋补药的种类很多，服用方法、剂量以及用药注意事项等均可参照说明书，但剂量常标明一定的幅度，应按个人情况而定低限或高限量。若用药酒，应根据老年人的酒量酌情服用，不会饮酒的，可从小剂量开始逐渐加大。

练一练

患者，男，70岁。陈旧性广泛前壁心肌梗死8年，后接受冠状动脉内支架植入手术治疗，常年服用阿司匹林。患者为强健身体而服用鹿茸，出现胃痛、消化不良症状。试分析原因。

答案解析

任务二　妊娠期、哺乳期人群用药

PPT

妊娠期和哺乳期患者用药时，药物可以通过胎盘和乳汁进入胎儿和婴幼儿体内，若用药不当，可能对胎儿和婴幼儿产生危害。

一、基本原则

在妊娠期，母体和胎儿是处于同一环境中两个紧密联系的独立个体，母体用药治疗必然会影响胎儿，胎儿对药物较为敏感，药物可通过胎盘直接进入胎儿体内对胎儿产生不良影响。妊娠期虽然要考虑用药所带来的风险，但病情确实需要，在权衡利弊的情况下，也要考虑不用药物所带来的风险，不应过于顾虑而延误母体必要的治疗。

《中国药典》将妊娠禁忌用药分为禁用、忌用和慎用。禁用药，指妊娠期间绝对不能使用的药物。如新癀片含吲哚美辛，妊娠后3个月应用可导致胎儿动脉导管闭锁，引起持续性肺动脉高压，因此孕妇禁用。某些药物含有毒或药性峻烈的成分，有可能损害胎元或对孕妇有不良作用，孕妇应避免使用。忌用药，是指避免使用或最好不用的药物；慎用药，可根据孕妇体质及病情需要审慎使用的药物，但必须严密监测病情变化及用药后反应。《中国药典》未标示有妊娠禁忌的药物，或列出的妊娠禁忌等级偏低的药物，医师或药师可依据经验或其他文献报道，做出更为严格的使用限制。如舒筋活络酒，其中乙醇含量50% ~57%，《中国药典》标示孕妇慎用，但医师或药师可按禁用对待。对部分药物，如藿香正气水（乙醇含量40% ~50%）、柏子养心丸（朱砂含量3.8%）等，《中国药典》未做任何妊娠禁忌标注，医师应慎重给药，必须用药者则要加强观察和护理，以防万一。此外，妊娠期妇女使用中药，尽量采取口服途径给药，应慎重使用中药注射剂。根据中药治疗效果，尽量缩短妊娠期妇女用药疗程，及时减量或停药。

二、使用注意

哺乳是一个重要的生理过程，可为婴儿提供必需的营养及抗病能力。若药物进入乳汁被婴儿吸收，很可能损害婴儿，因此哺乳期用药的选择应慎重。

通过母乳影响新生儿的药物可分为三类。首先，影响最大的是乳汁中浓度高于乳母血液中浓度的药物，这类最好不用或用量要小；其次，是乳汁中浓度与乳母血液中浓度相似的药物；再次，是乳汁中浓度小于乳母血液中浓度的药物。即便是不易进入母乳的药物也要选择应用。例如，复方甘草口服液（含阿片酊），虽然乳汁中药含量小，但因哺乳量大，新生儿对这类药物特别敏感，哺乳期应禁用。

任务三　婴幼儿用药

PPT

婴幼儿机体正处于生长发育期，许多组织和器官尚未发育成熟，对药物敏感性强。中药疗效好、不良反应小，对许多小儿常见病、疑难病有独特疗效，因此，中药治疗小儿常见病、疑难病应用颇多，应掌握婴幼儿用药的注意事项，尽量避免或减少不良反应和药源性疾病。

一、基本原则

婴幼儿使用中药应注意生理特殊性，选择恰当的药物和用药方法，用药剂量必须兼顾有效性和安全性，应遵循以下原则。

（一）用药及时，用量宜轻

小儿发病急，变化快，用药要及时；小儿脏腑娇嫩，对药敏感，处方要精，用量要轻。

（二）宜用轻清之品

小儿脏气清灵，对大辛、大热、大寒、大苦、攻伐和药性峻猛的药物要慎用。若为风热表证，可用银翘散、桑菊饮为主的辛凉解表方；若外有表邪，内有火热之发热，仍应辛凉解表，顺其大热之势清而扬之，不宜用苦寒退热之品，以免闭遏邪气于里，攻伐正气；如属必用，则宜少量，中病即止。

（三）宜佐健脾和胃之品

小儿脾气不足，消化能力差，因此应佐以健脾和胃、消食导滞之山药、山楂、陈皮、六神曲、麦芽、鸡内金、白术等。

（四）宜佐凉肝定惊之品

小儿体属“纯阳”，热病偏多，且肝常有余，易出现肝热抽搐、惊风之症。救治小儿疾病，特别是外感病邪，出现壮热、烦躁、惊惕等症，应在清热透解之时，佐以平肝息风之蝉蜕、钩藤、僵蚕、地龙等。

（五）不宜滥用滋补之品

小儿生机旺盛，宜饮食调理，不宜滥用滋补之品，否则会使机体阴阳失衡，伤及脏腑气机。过用或滥用滋补药，易引起不良反应。比如，过服人参，会引起人参滥用综合征；过服阿胶，会引起火气亢盛的症状。滋补药的对象应该是有虚证的儿童，随意甚至滥用中药滋补剂，不但达不到效果，还可能适得其反。

（六）重视剂型选择

能口服尽量选用口服药物，减少注射给药对婴幼儿的不良刺激。此外，还可选用婴幼儿容易接受的糖浆剂、直肠栓剂等。

二、使用注意

随着人们生活水平的提高，出现了婴幼儿盲目使用保健品、滋补药的现象。婴幼儿服用中药应有讲究。中医认为“虚者补之”，意思是滋补药的对象应该是有虚证的小儿。随意甚至滥用中药滋补剂，如人参、人参蜂王浆、冬虫夏草精、北芪精等，不但达不到效果，还可能对身体造成损害。例如小儿感冒后容易食欲减退，若此时舌苔厚腻、口有异味、大便秘结，说明体内湿热重，绝不能给予滋补药。又如生长发育旺盛的小儿，若过多服用含有激素的食品或补品，可引发性早熟。对确实需要服用滋补药的小儿，应在辨证基础上合理选药。对于平时易感冒、多汗，属于气虚的患儿，可服用补气固表的黄芪、太子参、白术等；脾虚的患儿临床表现为消瘦、面色萎黄、厌食、大便溏稀，可选用健脾和胃消食的山药、茯苓、白术、白扁豆、稻芽等；若面色苍白、神疲乏力、夜寐不安、舌质淡，属于气血两虚的小儿，可给予益气养血的黄芪、党参、当归、黄精、首乌、大枣等；有些小儿生长发育迟缓、尿频、面色苍白、舌胖，属于肾虚，可用补肾的补骨脂、菟丝子、肉苁蓉、熟地等。健康小儿不必进补，尤其婴幼儿更不宜乱进补。

任务四　肾功能不全人群用药

PPT

肾脏是人体重要生命器官，能够通过尿液的生成与排出，排除机体代谢终产物以及药物和毒物，还可通过调节体液渗透压、体液量和电解质浓度，维持机体酸碱平衡，维持血压。此外，肾脏参与一些内分泌激素的合成和降解，在维持机体内环境稳定方面发挥重要作用。肾功能不全时，药物代谢和排泄会受到影响。

一、基本原则

对于同一药物、相同剂量，肾功能正常者使用可能是安全的，但对肾功能不全者则可能引起蓄积而加重肾脏损害。肾功能不全者用药基本原则和注意事项如下。

（一）明确疾病诊断和治疗目标

在治疗时，首先应明确疾病诊断，对疾病的病理生理过程及现状做出准确的分析，合理选择药物；接着应明确治疗需要达到的目标。治疗一段时间后，观察目标是否达到，以确定用药是否合理，避免盲目用药。

（二）坚持少而精的用药原则

肾功能不全者，往往出现多种并发症或合并其他疾病，可出现各种各样的临床症状和表现，治疗时应祛邪扶正并举，这在肾衰治疗中尤其重要。治疗中一定要对患者的疾病状态做一个全面的分析，运用少数几种切实有效的药物进行治疗。

二、使用注意

（一）忌用有肾毒性的药物

肾脏是药物排泄的主要途径，肾功能不全者用药更应谨慎，避免对肾功能的进一步损害，尽量不用可能致肾损害的药物；凡必须用者，应尽量采用肾损害较小的药物来替代，可短期或交替使用，切不可滥用。

（二）注意药物相互作用，避免产生新的肾损害

凡同时服用多种药物者，要注意药物间的相互作用，警惕药物的代谢产物形成新的肾损害。药学工作者应熟知哪些药物能引起肾损害，其主要临床表现及病理改变如何，这对于预防和发现药源性肾损害十分重要。

（三）定期检查，及时调整治疗方案

对待肾功能不全者应始终负责，在治疗中必须严密观察病程发展、肾功能变化及药物不良反应的出现，及时调整剂量或更换治疗药物。一般情况下，如按肾功能损害程度递减药物剂量或延长给药间隔时间，可避免一般肾毒性药物对肾脏的进一步损害。内生肌酐清除率是测定肾功能的可靠指标，它与药物半衰期呈反比关系，例如某一主要经肾排泄的药物，在正常人的半衰期为 1 小时；当肾功能减退，内生肌酐清除率为正常的 50% 时，半衰期为 2 小时；内生肌酐清除率为正常的 25% 时，半衰期为 4 小时。

看一看

中华医学会老年医学分会提出：快速人口老龄化所带来的老年患者用药问题，将可能成为临床用药安全方面的一个大问题。药品上市前都要做临床观察和安全性试验，但通常选择的入组人群是成年人，成年人的药物临床试验结果是否同样适用于老年患者，使用剂量是否合适，是否会出现新的副作用等一系列问题并没有确切答案，这一临床用药安全性问题应该引起重视。

三、影响肾功能的中药

（一）植物类

1. 生物碱类　雷公藤、草乌、益母草、蓖麻子、麻黄、北豆根等，可导致急性肾功能衰竭，而且含上述中药的一些制剂也可引起肾损害，甚至引起急性肾功能衰竭。如服用含雷公藤类的雷公藤片、雷公藤多苷片、昆明山海棠片等中成药，剂量稍大时，可出现血尿、蛋白尿、管型尿，腰痛和肾脏叩击痛。对肾功能不全者，应慎用或避免使用此类药物，若必须使用要严格控制用药剂量。

2. 马兜铃酸类　马兜铃、天仙藤、寻骨风等均含马兜铃酸，中毒可致肾小管坏死，甚至出现急、慢性肾功能衰竭及尿毒症。

3. 挥发油类　土荆芥、藿香、茵陈、艾叶等部分芳香类药物的肾毒性，可能与其挥发油类成分相关。

4. 蒽醌类　大黄蒽醌类中药，如大黄、番泻叶、芦荟等，具有潜在的肝肾毒性和致癌性，能诱导肾小管上皮细胞凋亡，具有明显的细胞毒性作用，因此，部分国家对含有大黄蒽醌成分的泻药限制使用。大黄也是治疗“肾水病”的常用药物之一，事实上，大黄的肾毒性与配伍、用量、炮制方法等因素相关，不可一概而论。

5. 苷类 苍耳子（含苍术苷、羧基苍术苷）可导致近端肾小管坏死、肝中心小叶坏死；柴胡（含柴胡皂苷）、番泻叶（含番泻苷）、杏仁（含苦杏仁苷）等药物的肾毒性，主要与其苷类成分相关。

此外，感冒清片（胶囊）、珍菊降压片、雷公藤制剂、维C银翘片、穿琥宁注射液、双黄连注射液、清开灵注射液、莲必治注射液、含青木香的中药汤剂、冠心苏合丸、舒肝理气丸、二十五味松石丸、含广防己的中药汤剂、含朱砂莲的中药颗粒剂、感冒通（片剂）、龙胆泻肝丸等16种中成药有关于肾毒性风险的药品不良反应信息通报。另外使用壮骨关节丸、云南白药、中华跌打丸等引起急性肾损伤也时有报道。患者需遵从医嘱慎服，肾功能不全者应避免使用该类药物。

（二）动物类

1. 斑蝥 斑蝥主要含有斑蝥素，具有极强的肾毒性。超量内服或外用均可引起中毒，若治疗不及时，可致肾功能不能完全恢复甚至死亡。

2. 鱼胆 鱼胆含有胆汁毒素，可降低肝、肾、脑等脏器中细胞色素氧化酶活性，抑制细胞的氧化磷酸化，造成肝、肾、脑的细胞广泛中毒坏死。

3. 海马 海马性温，入肾经，有温肾壮阳、活血散瘀作用。煎服偶可引起皮肤紫斑、蛋白尿及肾功能减退。

4. 其他 蜈蚣、蜂毒、蛇毒等也有肾毒性，应用时要严格限制剂量。引起急性肾功能衰竭的含动物类中药的中成药有牛黄解毒片、安宫牛黄丸、蚂蚁丸、蛔虫散。对此类药物中毒，应立即予以洗胃去除残留毒素，除支持疗法外，可应用肾上腺皮质激素以减轻毒血症或过敏反应，早期及时透析治疗，如发现早，治疗及时，绝大多数患者可完全恢复。

（三）矿物类

1. 砷类 砒石、砒霜、雄黄、红矾以及中成药牛黄解毒片、安宫牛黄丸、牛黄清心丸、六神丸、砒枣散等，均含砷元素，使用后可危害神经细胞，产生一系列中毒症状，临床表现有剧烈恶心、呕吐、腹痛、腹泻等消化系统症状和转氨酶升高、黄疸、血尿、蛋白尿等肝肾功能损害。

2. 汞类 朱砂、升汞、轻粉、红粉以及中成药安宫牛黄丸、牛黄清心丸、朱砂安神丸、天王补心丸、安神补脑丸、苏合香丸、人参再造丸、大活络丸、七厘散、梅花点舌丸、一捻金（胶囊）等，均含汞，过量使用可产生各种中毒症状。泌尿系统表现为少尿、蛋白尿，严重者可致急性肾功能衰竭。

（四）可致肾损伤的中成药

近年报道引起肾损伤的中成药有龙胆泻肝丸、八正散、甘露消毒丹、导赤散、口炎宁、冠心苏合丸、妇科分清丸、朱砂安神丸等。

（五）肾功能不全者禁用药

肾功能不全者禁用的中成药有活血壮筋丸、白蚀丸、伸筋活络丸等。

（六）肾功能不全者慎用药

肾功能不全者慎用的中成药有通痹胶囊、小儿肺热平胶囊、脑静片、牛黄解毒片等。

四、预防原则

预防药物性肾损伤，除严格掌握药物应用的适应证、避免滥用外，还应注意以下事项。

1. 注意剂量、疗程 注意剂量、疗程，用药期间严密监测尿酶、尿蛋白及肾功能。对某些有肾损害高危因素者，药物应慎用或减量。肾功能不全者，应尽量避免使用肾损伤药物；必须要用的，应根据具体情况减量或延长给药间隔时间。

2. 注意药物联用 数种药物并用时，注意药物间的相互作用。

3. 注意煎煮时间、器具 部分中草药有特殊煎煮时间要求，如山豆根煎煮时间越长，毒性作用越强，因此应搞清不同中草药的煎煮时间。煎煮器具选择不当也可致毒，应避免用铝锅、铁锅煎药。

4. 注意用药方法、时间 如果因慢性病需长期使用某类中药，对有蓄积可能的药物，应采用少量、间断用药的方法。含金属、矿物成分的中药一般排泄极为缓慢，要严格控制剂量，若长期用药，即使小剂量也易蓄积致肾损害。

5. 注意及时停药 一旦发现有肾损害，应立即停药，根据不同药物种类及其临床表现给予相应处理。

PPT

任务五 肝功能不全人群用药

肝脏是人体内进行解毒及药物转化和代谢的重要器官，它易遭受药物或毒物的侵袭而损伤结构和功能。肝病患者由于肝功能减退，药物代谢较慢，药物作用加强或作用时间延长。不适当的用药，不仅不能取得预期的治疗效果，反而会加重病情，造成严重后果。肝功能不全者应在医师指导下谨慎、合理地选择药物，避免加重肝脏损伤。

一、基本原则

（一）明确疾病诊断和治疗目标

首先要明确疾病的诊断，包括所患肝病的类型、合并疾病等；其次应明确治疗需达到的目标，是改善肝功能，还是抗病毒，或抗纤维化、抗脂肪肝、降转氨酶、调整蛋白代谢等。在治疗过程中，应密切观察病情变化，确定目标达到的程度、是否需调整用药，避免盲目用药。

（二）坚持少而精的用药原则

肝功能不全者，往往出现多种并发症，临床症状呈多样化，病情错综复杂，在治疗上常多药联用，致使肝脏负担加重。同时在体内代谢过程中，药物相互作用增多，形成新的肝毒性物质的机会也相应增多，这样不仅达不到预期的治疗目的，反而可能使病情加重，所以必须减少药量和缩短疗程。凡用药剂量偏大、疗程过长，则产生肝损害的机会亦越多。即便使用保肝药物也要注意选择，不可滥用，以免加重肝脏损害。

二、使用注意

（一）忌用有肝毒性的药物

肝脏是药物体内代谢的主要场所，肝功能不全者应谨慎用药，要了解哪些药物容易引起肝损害，对已知有肝毒性的药物，应尽量避免使用。如因病情需要必须使用时，应适当减少药物剂量，同时采取相应的保护措施。对有药物过敏史者或过敏体质者，避免再度给予相同的药物，用药时应注意观察肝功能的变化。

（二）注意药物相互作用，避免产生新的肝损害

同时使用多种药物，要注意药物间的相互作用，警惕药物间的代谢产物形成新的肝毒性物质。

（三）定期检查肝功能，及时调整治疗方案

肝病患者或肝功能不全者在用药治疗期间，必须动态监测肝脏功能，密切观察药物的疗效及不良反应。如果在治疗期间突然出现转氨酶异常、出现黄疸或黄疸加重等情况，应警惕药物的不良反应，不要误认为是肝病病情加重而增加药物的用量或添加新的保肝药物。

三、影响肝功能的中药

（一）植物类

有明确肝损伤的中药有柴胡、川楝子、苍术、苍耳子、栀子、吴茱萸、艾叶、山豆根、番泻叶、何首乌、黄药子、雷公藤等。中药的肝毒性与所其含成分有关。

1. 生物碱类 一些生物碱具有典型的肝脏毒性，如含有吡咯双烷生物碱的中草药，包括菊科的千里光属（如千里光、菊三七等）、款冬属、蜂斗菜属、泽兰属，紫草科的紫草属、天芥菜属，可引起肝细胞坏死、肝纤维化，继而发展为肝硬化。

2. 苷类 苷类可分为强心苷类、氰苷类和皂苷类。强心苷类及氰苷类成分鲜有造成肝损伤的报道，皂苷有局部刺激作用，有的还有溶血作用。含皂苷的中药有三七、商陆、黄药子等，黄药子是目前公认的肝脏毒性中药。另外顺式二苯乙烯苷被证实为何首乌的肝毒性主要成分之一。

3. 毒蛋白类 毒蛋白主要存在于一些中药的种子中，如苍耳子、蓖麻子、望江南子、相思豆等。

4. 多肽类 有一些毒性较大的活性肽，如毒草植物中毒蕈伞对肝脏损害最重，其毒素为毒伞肽和毒肽，可使肝细胞蛋白合成受到抑制引起肝脏损害。

5. 萜与内酯类 不少萜类药物对肝脏有明显毒性作用，包括川楝子、黄药子、艾叶等，其中川楝子是含萜类肝脏毒性中药中最典型的药物，能引起急性中毒性肝炎。

6. 鞣质类 可水解鞣质毒性较高，长期大量应用可引起肝小叶中央坏死、脂肪肝、肝硬化。含可水解鞣质的中药包括五倍子、石榴皮、诃子等，其中五倍子中含有大量可水解鞣质。

（二）动物类

1. 蜈蚣 蜈蚣含有类似蜂毒的毒性成分，即组胺样物质及溶血蛋白质，可引起溶血作用及过敏反应，对肾脏及肝脏造成损伤。

2. 鱼胆 对肝脏损伤的作用机制可能是胆汁毒素直接作用于肝，造成器官损害，引起功能障碍，肝脏病理检查可见点状或灶状乃至较广泛坏死。

3. 蟾酥 能产生强烈的刺激性物质蟾酥毒素，致使肝脏损害，具体的致毒机制尚不清楚。

4. 斑蝥 斑蝥主要含斑蝥素、脂肪、树脂、甲酸及色素等。其中斑蝥素具有一定的肝脏毒性，致肝细胞浑浊肿胀，脂肪变性、坏死。

5. 猪胆 含有组胺类物质，可引起变态反应，其中的胆盐及氰化物也可能引起肝损害。

（三）矿物类

1. 含汞矿物药 指以汞及其化合物为主要成分的矿物药，主要有朱砂、银朱、红粉、轻粉、白降丹等，易造成汞蓄积中毒。

2. 含砷矿物药 包括砒石、雄黄、代赭石等，其毒性成分主要是三氧化二砷，即砒霜，其原浆毒作用可抑制含巯基酶活性，使肝脂肪变性，肝小叶中心坏死。

3. 含铅矿物药 包括铅丹、密陀僧等。铅是多亲和性毒物。作用于全身各个系统，主要损害神经、造血、消化和心血管系统，致使肝损伤。

（四）致肝损伤的中成药

近年报道发生肝损伤的中成药有复方青黛丸，壮骨关节丸、克银丸、雷公藤制剂、追风透骨丸、天麻丸、昆明山海棠片、腰痛宁胶囊、尪痹冲剂（片）、通络开痹片、复方雪莲胶囊、鼻炎康片、千柏鼻炎片、荷丹片、华佗再造丸、大活络丹等。

（五）肝功能不全者禁用药

肝功能不全者禁用的中成药有仙灵骨葆胶囊、鼻渊片、活血壮筋丸、白蚀丸、伸筋活络丸、雷公藤片等。

（六）肝功能不全者慎用药

肝功能不全者慎用的中成药有麝香通心滴丸、通痹胶囊、小儿肺热平胶囊、脑静片等。

药爱生命

特殊人群主要指老年人、孕产妇、小儿以及肝肾功能不全患者等。这类人群身体功能与正常成年人相比有显著差异，其用药一直被医药界所关注。我们在熟练掌握临床用药理论的同时，切勿忽略特殊人群各自的生理特点、个体差异、用药的特殊性，绝不能千篇一律、教条地用药，否则将会造成不良后果。

目标检测

答案解析

一、单项选择题

1. 若大量服用哪种中药，老年患者可出现水肿

A. 阿胶　　B. 玄参

C. 生地　　D. 甘草

2. 老年人用药剂量的选择应

A. 按说明书使用　　B. 从最大剂量开始用

C. 从最小剂量开始用　　D. 首次用药剂量减半

3. 阳虚的老年人宜选用的滋补药是

A. 生脉饮　　B. 六味地黄丸

C. 人参归脾丸　　D. 龟龄集

4. 关于婴幼儿用药原则的表述，错误的是

A. 用量宜轻　　B. 宜佐滋补之品

C. 宜用轻清之品　　D. 宜佐凉肝定惊之品

5. 过量服用，可致急性肾功能衰竭的中成药是

A. 牛黄上清丸　　B. 天王补心丸

C. 牛黄降压丸　　D. 冠心苏合丸

6. 临床使用不当，可导致急性肾功能衰竭的中药是

A. 南沙参　　B. 牡丹皮

C. 瓜蒌皮　　D. 马兜铃

7. 可导致肝肿大、黄疸的中药是

A. 半夏　　B. 苦杏仁

C. 罂粟壳　　D. 苍耳子

二、配伍选择题

A. 麝香保心丸　　B. 六味地黄丸　　C. 人参鹿茸丸

D. 银杏叶制剂　　E. 四君子丸

1. 老年人服用地高辛时，不宜同时服用的中成药是
2. 老年人服用法莫替丁时，不宜同时服用的中成药是
3. 老年人服用二甲双胍时，不宜同时服用的中成药是

A. 泻下　　B. 和血　　C. 行气
D. 破血　　E. 化瘀

4. 苏木量小，可
5. 苏木量大，可

A. 宜佐健脾和胃、凉肝定惊之品　　B. 忌用有肾毒性的药物
C. 忌用有肝毒性的药物　　D. 应慎用在母乳中浓度高的药物
E. 一般应从“最小剂量”开始

6. 肾功能不全者使用中药最应注意的是
7. 肝功能不全者使用中药最应注意的是
8. 婴幼儿患者使用中药应

三、多项选择题

1. 老年人不宜久服的中成药有
A. 六神丸　　B. 磁朱丸　　C. 舟车丸
D. 牛黄解毒丸　　E. 牛黄清心丸

2. 小儿肾虚，发育迟缓宜用
A. 人参　　B. 熟地黄　　C. 肉苁蓉
D. 菟丝子　　E. 补骨脂

3. 肾功能不全者用药时的注意事项有
A. 忌用有肾毒性的药物　　B. 注意药物相互作用
C. 坚持少而精的用药原则　　D. 定期检查，及时调整治疗方案
E. 坚持以疾病是否治愈作为判断终点

四、案例分析题

1. 处方分析

患者，男，70 岁。患有糖尿病，长期服用格列本脲。近日外感咳嗽，医师予通宣理肺丸治疗。

在此案例中，中西药联用是否合理？请分析原因。

2. 用药推荐分析

患儿，女，4 岁。因外感风热出现咳嗽，家长遂去药店购买小儿肺热咳喘口服液、安儿宁颗粒、清宣止咳颗粒。

此家长药物联用的做法是否合理？试分析原因。

书网融合……

重点回顾　　微课　　习题

实 训

实训一 感冒问病荐药

一、实训目的

（一）实训目标

精准把握感冒的问病要点，做到辨证分型准确，推荐药物安全有效，指导患者用药合理。

（二）知识目标

熟悉九味羌活丸、感冒清热颗粒、小柴胡颗粒、午时茶颗粒、双黄连颗粒、羚羊感冒片、连花清瘟胶囊、藿香正气水、保济丸、败毒散、参苏丸、玉屏风颗粒、抗病毒口服液等常用感冒类中成药的功能、主治和使用注意。

二、实训材料

九味羌活丸、感冒清热颗粒、小柴胡颗粒、午时茶颗粒、双黄连颗粒、羚羊感冒片、连花清瘟胶囊、藿香正气水、保济丸、败毒散、参苏丸、玉屏风颗粒、抗病毒口服液等感冒类中成药样品。

三、感冒问病荐药

（一）感冒的问病要点

1. 首先辨病因 感冒病因有风寒、风热、暑湿、气虚、时疫（流行性感冒）等。风寒感冒，以恶寒重，发热轻，头身疼痛，鼻塞，流清鼻涕为特征。风热感冒，以发热重，恶寒轻，头痛，口渴，咽痛红肿，鼻塞，流黄稠涕为特征。时疫感冒，发病急，病情重，类似风热感冒，以寒战高热，头身疼痛剧烈，咽痛为特征。暑湿感冒，多发生于夏季，以发热，身倦，口渴喜饮，恶心呕吐，腹泻为特征。气虚感冒，以素体虚弱，倦怠乏力，轻度发热等为特征。

2. 其次辨兼夹 感冒兼夹多见于暑湿。夹暑邪者，多见于夏季，以身热，心烦口渴，小便短赤，舌苔黄腻为特征；夹湿邪者，多见于长夏季节，以恶心呕吐，腹泻为特征。

（二）感冒的辨证分型

感冒辨证分型有风寒感冒、风热感冒、暑湿感冒、时疫感冒和气虚感冒。

1. 风寒感冒 其病证特点为多发于冬季，外感风寒为病因。症状有恶寒重，发热轻，无汗，头痛，口不渴，喷嚏，鼻塞，流清涕，喉痒声重，或咳嗽吐稀痰，舌苔薄白，脉浮。

可选择的中成药有感冒清热颗粒、九味羌活丸、风寒感冒冲剂、午时茶颗粒、小柴胡颗粒、伤风停胶囊等。

2. 风热感冒 其病证特点为多发于夏、秋二季，外感风热为病因。症状有发热重，恶寒轻或不恶寒，口渴，咽痛红肿，头胀痛，鼻塞，流黄稠涕，或咳嗽吐痰黏稠，舌尖红，苔薄黄，脉浮。

可选择的中成药有银翘解毒丸、羚翘解毒丸、桑菊感冒片、双黄连口服液、风热感冒颗粒等。

3. 暑湿感冒 其病证特点为多发于夏季，暑湿为病因。症状有发热，身倦无汗，头晕，头胀，口渴喜饮，恶心呕吐，腹泻，小便短而黄，舌苔黄腻。

可选择的中成药有藿香正气软胶囊、暑湿感冒颗粒、广东凉茶颗粒等。

4. 时疫感冒 其病证特点为多发于冬春季，多由感受疫气而生，传染性强。临床表现似风热感冒，发病急，病情重，突然恶寒发热，但以发热为主，体温高达39℃以上，头身疼痛剧烈，面赤，目赤，口燥，咽痛，舌尖红，苔淡黄，脉浮数。

可选择的中成药有板蓝根颗粒、清热解毒口服液、抗病毒口服液、连花清瘟胶囊等。

5. 气虚感冒 其病证特点为素体虚弱，易常患感冒，背部常畏风寒，伴四肢倦怠，乏力，轻度发热，平时易出汗，鼻流清涕，或感冒日久，缠绵不愈，舌体胖大而嫩，舌边有齿痕。

可选择的中成药有参苏丸、败毒散、玉屏风颗粒等。

四、实训内容

（一）病例分析

1. 病例一 患者，男，5岁。精神尚可，午后突然发热，体温达38.5℃，头身疼痛剧烈，喜冷饮，咽喉红肿疼痛，舌尖红，苔薄黄，脉浮数。请对此病例进行辨证分析，并推荐合适的中成药。

2. 病例二 患者，女，60岁。自诉平时易出汗，背部畏风寒。3周前患感冒，一直服用感冒药物，但效果不佳，近日出现四肢倦怠，乏力，轻微发热，鼻流清涕，食欲不振，舌体胖大，舌边有齿痕。请对此病例进行辨证分析，并推荐合适的中成药。

（二）处方分析

1. 处方组成 柴胡30g、葛根15g、黄芩12g、羌活15g、白芷15g、桔梗10g、赤芍10g、甘草6g。

2. 处方组成 党参20g、紫苏叶20g、葛根15g、前胡15g、茯苓15g、姜半夏12g、陈皮12g、枳壳12g、木香12g、桔梗9g、甘草6g。

根据上述处方组成，分析处方适用于感冒的何种证型，并简要说明理由。

（三）情景模拟

每两名同学为一组，随机抽签选定角色，进行顾客感冒寻药与药店店员问病荐药模拟。进行如下操作。

1. 药品准备 将常用感冒药准备好，并按分类摆放整齐。

2. 角色选定 学生两人一组，抽签决定分别饰演药店店员与顾客，确定要模拟的感冒病证。

3. 角色饰演 根据被模拟病证的特点，由饰演顾客的同学进行寻药表演；根据顾客的诉求，由饰演药店店员的同学进行问病荐药表演。

4. 同学互评 一组同学表演完后其他同学进行讨论，指出其成功和不足。

5. 教师点评 对角色饰演及同学互评进行点评，教师在接待礼仪、服务态度、问病荐药能力、用药介绍、用药交代等方面进行全面细致的指导并归纳总结。

五、教学反思

（一）问病反思

精准把握感冒的问病要点。

（二）辨证反思

对感冒的辨证分型准确，推荐药物合理有效。

（三）荐药反思

能介绍常用感冒类中成药的功能、主治和使用注意。

实训二　头痛问病荐药

一、实训目的

（一）实训目标

精准把握头痛的问病要点，做到辨证分型准确，推荐药物安全有效，指导患者用药合理。

（二）知识目标

熟悉川芎茶调散、九味羌活丸、芎菊上清丸、牛黄上清丸、镇脑宁胶囊、牛黄降压丸、清脑降压颗粒、天麻钩藤颗粒、养血清脑颗粒、天麻首乌片、大川芎口服液、正天丸、天麻头痛片、天菊脑安胶囊等常用头痛类中成药的功能、主治和使用注意。

二、实训材料

川芎茶调散、九味羌活丸、芎菊上清丸、牛黄上清丸、镇脑宁胶囊、牛黄降压丸、清脑降压颗粒、天麻钩藤颗粒、养血清脑颗粒、天麻首乌片、大川芎口服液、正天丸、天麻头痛片、天菊脑安胶囊等头痛类中成药样品。

三、头痛问病荐药

（一）头痛的问病要点

1. 首先辨外感与内伤　外感头痛，由外邪所致，为实证，起病较急，一般疼痛较剧，多表现为掣痛、跳痛、灼痛、胀痛、重痛、痛无休止。内伤头痛，以虚证或虚实夹杂证为多见，起病较缓，疼痛表现为隐痛、空痛、昏痛、遇劳加重，时作时止，多属虚证；因肝阳、痰浊、瘀血所致者属实，表现为头昏胀痛，或昏蒙重痛，或刺痛钝痛，痛点固定，常伴有肝阳、痰浊、瘀血的相应证候。

2. 其次辨头痛的病位　后脑勺痛，下连于项，位在太阳经；前额部痛，连及眉棱骨处，位在阳明经；太阳穴痛，或头之两侧痛，连及于耳，位在少阳经；巅顶部痛，或连目系，位在厥阴经。

3. 最后辨头痛的病因　外感头痛的病因有风、寒、湿、热，内伤头痛的病因有肝阳上亢、痰浊、瘀血、精亏。外感者，胀痛、灼痛、跳痛，为风为热，多为外感风热头痛；重痛，为湿，多为风湿头痛；头痛有紧束感，为寒，多为风寒头痛。内伤者，胀痛而伴眩晕，多为肝阳上亢头痛；昏痛，多为痰浊头痛；刺痛而痛有定处，多为瘀血头痛；空痛，为精伤；隐痛，多为气血精亏。

（二）头痛的辨证分型

头痛辨证分型有风寒头痛、风热头痛、肝阳上亢头痛、血虚头痛、痰浊上扰头痛和瘀血头痛。

1. 风寒头痛　其病证特点为头痛时作，起病较急，其痛如破，连及项背，伴恶风畏寒，遇风尤剧，口不渴，苔薄白，脉浮。

可选择的中成药有川芎茶调散、九味羌活丸、都梁丸等。

2. 风热头痛　其病证特点为头痛而胀，头痛如裂，发热或恶风，口渴欲饮，或面红目赤，便秘溲黄，舌红苔黄，脉浮数。

可选择的中成药有菊花茶调散、芎菊上清丸、牛黄上清丸等。

3. 肝阳上亢头痛 其病证特点为头胀痛而眩，心烦易怒，夜眠不宁，面红口苦，舌红苔薄黄，脉弦有力。

可选择的中成药有镇脑宁胶囊、牛黄降压丸、清脑降压颗粒、天麻钩藤颗粒等。

4. 血虚头痛 其病证特点为头痛隐隐，伴心悸失眠，面色少华，遇劳加重，舌质淡，苔薄白，脉细弱。

可选择的中成药有养血清脑颗粒、天麻首乌片等。

5. 痰浊上扰头痛 其病证特点为头痛昏蒙，攻冲作痛，或连及目齿，伴胸闷脘胀，恶心呕吐，急躁易怒，舌苔厚腻，脉滑或弦滑。

可选择的中成药有头痛宁胶囊、半夏天麻丸等。

6. 瘀血头痛 其病证特点为头痛经久不愈，痛如锥刺，固定不移，或头部有外伤史，舌紫或有瘀斑、瘀点，苔薄白，脉细或细涩。

可选择的中成药有大川芎口服液、正天丸、天麻头痛片等。

四、实训内容

（一）病例分析

1. 病例一 患者，男，15岁。头痛较急，恶寒发热，鼻塞，苔薄白，脉浮。请对此病例进行辨证分析，并推荐合适的中成药。

2. 病例二 患者，女，30岁。头胀痛已三月余，反复不愈，入夜加重，头晕目眩，腰膝酸软，口苦，舌红苔薄。请对此病例进行辨证分析，并推荐合适的中成药。

（二）处方分析

1. 处方组成 川芎30g、天麻20g、菊花20g、蔓荆子15g、藁本15g、白芍15g、丹参12g、墨旱莲10g、女贞子10g、牛膝9g。

2. 处方组成 天麻12g、白芷15g、川芎15g、荆芥12g、当归12g、乳香（醋制）9g。

根据上述处方组成，分析处方适用于头痛的何种证型，并简要说明理由。

（三）情景模拟

每两名同学为一组，随机抽签选定角色，进行顾客头痛寻药与药店店员问病荐药模拟。进行如下操作。

1. 药品准备 将常用头痛药准备好，并按分类摆放整齐。

2. 角色选定 学生两人一组，抽签决定分别饰演药店店员与顾客，确定要模拟的头痛病证。

3. 角色饰演 根据被模拟病证的特点，由饰演顾客的同学进行寻药表演；根据顾客的诉求，由饰演药店店员的同学进行问病荐药表演。

4. 同学互评 一组同学表演完后其他同学进行讨论，指出其成功和不足。

5. 教师点评 对角色饰演及同学互评进行点评，教师在接待礼仪、服务态度、问病荐药能力、用药介绍、用药交代等方面进行全面细致的指导，并归纳总结。

五、教学反思

（一）问病反思

精准把握头痛的问病要点。

（二）辨证反思

对头痛的辨证分型准确，推荐药物合理有效。

（三）荐药反思

能介绍常用头痛类中成药的功能、主治和使用注意。

实训三　咳嗽问病荐药

一、实训目的

（一）实训目标

精准把握咳嗽的问病要点，做到辨证分型准确，推荐药物安全有效，患者用药指导合理。

（二）知识目标

熟悉通宣理肺丸、杏苏止咳颗粒、小青龙颗粒、桂龙咳喘宁胶囊、急支糖浆、川贝枇杷糖浆、止咳枇杷颗粒、蜜炼川贝枇杷膏、二陈丸、橘贝半夏颗粒、杏仁止咳合剂、橘红痰咳液、止嗽定喘口服液、清气化痰丸、清肺抑火片、牛黄蛇胆川贝液、复方鲜竹沥液、养阴清肺膏、百合固金丸、川贝雪梨膏、二母宁嗽丸等常用咳嗽类中成药的功能、主治和使用注意。

二、实训材料

通宣理肺丸、杏苏止咳颗粒、小青龙颗粒、桂龙咳喘宁胶囊、急支糖浆、川贝枇杷糖浆、止咳枇杷颗粒、蜜炼川贝枇杷膏、二陈丸、橘贝半夏颗粒、杏仁止咳合剂、橘红痰咳液、止嗽定喘口服液、清气化痰丸、清肺抑火片、牛黄蛇胆川贝液、复方鲜竹沥液、养阴清肺膏、百合固金丸、川贝雪梨膏、二母宁嗽丸等咳嗽类中成药样品。

三、咳嗽问病荐药

（一）咳嗽的问病要点

1. 首先辨外感与内伤　外感咳嗽，多为新病，起病急，病程短，属实邪；内伤咳嗽，常反复发作，起病缓，病程长，多伴其他脏腑病证。

2. 其次问声音与发作时间　咳声高扬，为实；咳声低弱，为虚。咳嗽时作，发于白昼，鼻塞声重，多为外感咳嗽。晨起咳嗽，阵发加剧，咳声重浊，多为痰浊阻肺。咳嗽轻微，午后或黄昏较剧，短气乏力，多为气虚或阴虚。

3. 最后问痰的色、质、量　痰白质稀，属风、属寒；痰白质稠，属湿；痰黄而黏稠，属热。咳嗽痰少，甚或干咳无痰，多属燥、热、火、阴虚；痰多，则常属痰湿、痰热和虚寒。

（二）咳嗽的辨证分型

咳嗽的辨证分型有风寒咳嗽、风热咳嗽、风燥咳嗽、痰湿咳嗽、痰热咳嗽和阴虚咳嗽。其中，风寒咳嗽、风热咳嗽和风燥咳嗽为外感咳嗽，痰湿咳嗽、痰热咳嗽和阴虚咳嗽为内伤咳嗽。

1. 风寒咳嗽　其病证特点为咳嗽声重，急促频繁，痰色白清稀，伴咽痒，鼻塞，流清涕，畏寒发热，头痛，肢体酸痛，口不干，舌苔薄白，脉浮。

可选择的中成药有小青龙颗粒、通宣理肺丸、桂龙咳喘宁胶囊、风寒咳嗽颗粒、杏苏止咳颗粒等。

2. 风热咳嗽 其病证特点为咳嗽频繁剧烈，气粗或咳声嘶哑，吐白色或黄色黏痰，或咯痰不爽，伴有鼻流黄涕，咽喉肿痛，口渴，头痛，舌苔薄黄，脉浮数。

可选择的中成药有急支糖浆、川贝止咳露、蛇胆川贝液、川贝枇杷糖浆等。

3. 风燥咳嗽 其病证特点为好发于秋季，表现为干咳无痰，或痰少而带血丝，不易咯出，伴有咽痛，鼻燥口干，舌红少津，舌苔薄白或薄黄，脉浮数。

可选择的中成药有蜜炼川贝枇杷膏、蛇胆川贝枇杷膏等。

4. 痰湿咳嗽 其病证特点为咳嗽反复发作，咳声重浊，痰多黏稠、色白或带灰色，每日晨起或食甘甜、油腻食物后加重，兼有胸闷、恶心、舌苔白腻。

可选择的中成药有橘红丸、半夏露、二陈丸、杏仁止咳糖浆等。

5. 痰热咳嗽 其病证特点为咳嗽声重，气粗，痰黄黏稠，伴有发热，口干，舌质红，舌苔厚腻，脉数等。

可选择的中成药有复方鲜竹沥液、牛黄蛇胆川贝液、止咳橘红口服液、清气化痰丸、止嗽化痰丸、清肺化痰丸等。

6. 阴虚咳嗽 其病证特点为干咳无痰，或痰少咯吐不爽，甚至痰中带有血丝，伴午后低热，咽干口燥，手足心发热，盗汗，舌红少苔，脉细数等。

可选择的中成药有百合固金丸、养阴清肺膏、蛤蚧定喘丸、川贝雪梨膏、二冬膏等。

四、实训内容

（一）病例分析

1. 病例一 患者，女，18 岁。1 周前因受风寒，出现咳嗽，咳甚呕吐痰涎，伴有痰白质稀量多，鼻流清涕，胃纳不佳，舌苔薄白，脉浮。请对此病例进行辨证分析，并推荐合适的中成药。

2. 病例二 患者，男，42 岁。因深秋 10 月天气干燥而出现咳嗽，伴有痰黏而少，音哑喉痒，鼻燥唇干，喜冷饮，大便干，舌红苔薄黄。请对此病例进行辨证分析，并推荐合适的中成药。

（二）处方分析

1. 处方组成 百部 15g、前胡 15g、荆芥 15g、陈皮 12g、桔梗 12g、紫菀 12g、甘草 9g。

2. 处方组成 麻黄 15g、苦杏仁 15g、石膏 30g、甘草 6g、金银花 15g、连翘 15g、知母 12g、黄芩 12g、板蓝根 12g、麦冬 12g、鱼腥草 12g。

根据上述处方组成，分析处方适用于咳嗽的何种证型，并简要说明理由。

（三）情景模拟

每两名同学为一组，随机抽签选定角色，进行顾客咳嗽寻药与药店店员问病荐药模拟。进行如下操作。

1. 药品准备 将常用咳嗽药准备好，并按分类摆放整齐。

2. 角色选定 学生两人一组，抽签决定分别饰演药店店员与顾客，确定要模拟的咳嗽病证。

3. 角色饰演 根据被模拟病证的特点，由饰演顾客的同学进行寻药表演；根据顾客的诉求，由饰演药店店员的同学进行问病荐药表演。

4. 同学互评 一组同学表演完后其他同学进行讨论，指出其成功和不足。

5. 教师点评 对角色饰演及同学互评进行点评，教师在接待礼仪、服务态度、问病荐药能力、用药介绍、用药交代等方面进行全面细致的指导，并归纳总结。

五、教学反思

（一）问病反思

精准把握咳嗽的问病要点。

（二）辨证反思

对咳嗽的辨证分型准确，推荐药物合理有效。

（三）荐药反思

能介绍常用咳嗽类中成药的功能、主治和使用注意。

实训四　便秘问病荐药

一、实训目的

（一）实训目标

精准把握便秘的问病要点，做到辨证分型准确，推荐药物安全有效，患者用药指导合理。

（二）知识目标

熟悉大黄清胃丸、通便宁片、当归龙荟丸、三黄片、黄连上清丸、麻仁丸、麻仁润肠丸、五仁润肠丸、苁蓉通便口服液、木香槟榔丸、枳实导滞丸、增液颗粒、半硫丸等常用便秘类中成药的功能、主治和使用注意。

二、实训材料

大黄清胃丸、通便宁片、当归龙荟丸、三黄片、黄连上清丸、麻仁丸、麻仁润肠丸、五仁润肠丸、苁蓉通便口服液、木香槟榔丸、枳实导滞丸、增液颗粒、半硫丸等便秘类中成药样品。

三、便秘问病荐药

（一）便秘的问病要点

1. 首先辨寒热虚实　便秘，若伴小便短赤，面红，身热，口干，口臭，脘腹痞满，甚则胀痛，则为实证、热证；如伴气短汗出，面色少华，神疲乏力，小便清长，四肢不温，则为虚证、寒证。

2. 其次辨粪质　粪质干燥坚硬，排便困难，多为燥热内积；大便艰涩，腹痛拘急，喜暖恶寒，多为寒凝；粪质不甚干结，排便不爽，腹胀肠鸣，多为气滞；粪质不干，欲便不出，便后乏力，多为气虚。

（二）便秘的辨证分型

便秘的辨证分型有实热便秘、气滞便秘、冷积便秘、肠燥便秘、阳虚便秘和阴虚便秘。

1. 实热便秘　其病证特点为大便干结，脘腹痞满，甚则胀痛，面红身热，口干口臭，小便短赤，舌红苔黄，脉滑数。

可选择的中成药有大黄清胃丸、通便宁片、当归龙荟丸、三黄片、黄连上清丸等。

2. 气滞便秘　其病证特点为大便干结，欲便不得出，或便而不出，或便而不爽，腹胀肠鸣，胸胁满闷，苔薄腻，脉弦。

可选择的中成药有枳实导滞丸、木香槟榔丸、槟榔四消丸等。

3. 冷积便秘 其病证特点大便艰涩，腹痛拘急，喜暖畏寒，手足不温，苔白腻，脉弦紧。

可选择的方剂有大黄附子汤、温脾汤等。

4. 肠燥便秘 其病证特点为大便干结，坚硬如球状，胸腹胀满，不思饮食，烦躁不宁，小便频数，舌红少津，舌苔微黄，脉细涩。

可选择的中成药有麻仁丸、麻仁润肠丸、五仁润肠丸等。

5. 阳虚便秘 其病证特点为大便干或不干，排便艰涩，畏寒肢冷，小便清长，腰膝酸软，头目眩晕，舌淡苔白，脉沉迟。

可选择的方剂有济川煎等。

6. 阴虚便秘 其病证特点为大便干结如羊屎，形体消瘦，头晕耳鸣，心烦失眠，腰膝酸软，舌红少苔，脉细数。

可选择的中成药有增液颗粒、通乐颗粒等。

四、实训内容

（一）病例分析

1. 病例一 患者，男，35 岁。大便干结，腹胀腹痛，已 6 日有余，伴有小便短赤，口臭，厌食，舌红苔黄。请对此病例进行辨证分析，并推荐合适的中成药。

2. 病例二 患者，男，66 岁。近一月来大便排出困难，伴有小便清长，面白，四肢不温，腹中冷痛，喜热怕冷，舌淡苔白。请对此病例进行辨证分析，并推荐合适的中成药。

（二）处方分析

1. 处方组成 麸炒白术 15g、肉苁蓉 12g、当归 12g、桑椹 10g、枳实 10g、芦荟 15g。

2. 处方组成 火麻仁 15g、炒苦杏仁 10g、大黄 15g、木香 12g、陈皮 12g、白芍 12g。

根据上述处方组成，分析处方适用于便秘的何种证型，并简要说明理由。

（三）情景模拟

每两名同学为一组，随机抽签选定角色，进行顾客便秘寻药与药店店员问病荐药模拟。进行如下操作。

1. 药品准备 将常用便秘药准备好，并按分类摆放整齐。

2. 角色选定 学生两人一组，抽签决定分别饰演药店店员与顾客，确定要模拟的便秘病证。

3. 角色饰演 根据被模拟病证的特点，由饰演顾客的同学进行寻药表演；根据顾客的诉求，由饰演药店店员的同学进行问病荐药表演。

4. 同学互评 一组同学表演完后其他同学进行讨论，指出其成功和不足。

5. 教师点评 对角色饰演及同学互评进行点评，教师在接待礼仪、服务态度、问病荐药能力、用药介绍、用药交代等方面进行全面细致的指导，并归纳总结。

五、教学反思

（一）问病反思

精准把握便秘的问病要点。

（二）辨证反思

对便秘的辨证分型准确，推荐药物合理有效。

（三）荐药反思

能介绍常用便秘类中成药的功能、主治和使用注意。

实训五 泄泻问病荐药

一、实训目的

（一）实训目标

精准把握泄泻的问病要点，做到辨证分型准确，推荐药物安全有效，患者用药指导合理。

（二）知识目标

熟悉藿香正气水、六合定中丸、保济丸、葛根芩连丸、黄连胶囊、保和丸、山楂丸、葛根芩连片、香连丸、复方黄连素片、肠炎宁片、痛泻宁颗粒、参苓白术丸、开胃健脾丸、补脾益肠丸、四神丸、固本益肠片、附子理中丸等常用泄泻类方药的功能、主治和使用注意。

二、实训材料

藿香正气水、六合定中丸、保济丸、葛根芩连丸、黄连胶囊、保和丸、山楂丸、葛根芩连片、香连丸、复方黄连素片、肠炎宁片、痛泻宁颗粒、参苓白术丸、开胃健脾丸、补脾益肠丸、四神丸、固本益肠片、附子理中丸等泄泻类中成药样品。

三、泄泻问病荐药

（一）泄泻的问病要点

1. 首先辨虚实寒热 起病较缓，病程较长，腹痛喜按，口淡不渴，小便自利，稍进油腻或饮食稍多即泻，多属虚证；起病急骤，脘腹胀满，腹痛拒按，泻后痛减，小便不利，多属实证。粪质清稀如水，腹痛喜温，完谷不化，常因饮食生冷食物而诱发，多属寒证；粪便黄褐，味臭较重，泻下急迫，肛门灼热，常因进食辛辣燥热食物而诱发，多属热证。

2. 其次辨泄泻特点 久泻迁延反复不愈，倦怠乏力，稍有饮食不当或劳倦过度即发，为脾虚不运；泄泻反复不愈，每因情志不遂而发，为肝郁乘脾；五更泄泻，完谷不化，腰酸肢冷，为肾阳不足。

3. 再次辨轻重缓急 泄泻而饮食如常，属轻证，提示脾胃未败，预后良好；暴泻无度，为重症，损及脾肾；慢性泄泻，发病缓，病程长，以脾虚为主，或脾肾阳虚；急性泄泻，发病急，病程短，以湿盛为主。

4. 最后辨泻下之物 大便稀溏，粪色黄褐，气味秽臭，湿热所致；大便清稀，或如水样，气味腥秽，寒湿为因；大便溏垢，臭如败卵，完谷不化，伤食为患。

（二）泄泻的辨证分型

泄泻辨证分型有寒湿泄泻、湿热泄泻、食积泄泻、肝气乘脾泄泻、脾胃虚弱泄泻和脾肾阳虚泄泻。

1. 寒湿泄泻 其病证特点为泄泻清稀，甚如水样，腹痛肠鸣，脘闷食少，或兼有恶寒发热，鼻塞，头痛，肢体酸痛，舌苔薄白或白腻，脉濡缓等。

可选择的中成药有藿香正气口服液等。

2. 湿热泄泻 其病证特点为腹泻腹痛，泻下急迫，或泻而不爽，粪色黄褐而臭，烦热口渴，小便短黄，舌苔黄腻，脉濡数或滑数等。

可选择的中成药有泻痢消胶囊、黄连胶囊、葛根芩连丸、香连丸等。

3. 食积泄泻 其病证特点为腹痛肠鸣，泻下粪便臭秽，泻后腹痛减轻，常伴有不消化食物，脘腹胀满，嗳腐酸臭，不思饮食，舌苔厚腻而垢浊，脉滑等。

可选择的中成药有保和丸、健胃消食片、山楂丸等。

4. 肝气乘脾泄泻 其病证特点为平时多有胸胁胀闷，嗳气食少，每因抑郁，愤怒或情绪紧张而发生腹痛腹泻，舌淡红，苔薄白，脉弦。

可选择的中成药有逍遥丸、痛泻要方、痛泻宁颗粒等。

5. 脾胃虚弱泄泻 其病证特点为大便时溏时泻，水谷不化，稍进油腻之物则大便次数增多，食欲不振，脘腹胀满，面色萎黄，肢倦乏力，舌淡苔白，脉细弱等。

可选择的中成药有参苓白术散、补中益气丸、人参健脾丸、六君子丸等。

6. 脾肾阳虚泄泻 其病证特点为黎明之前腹部作痛，肠鸣即泻，泻后则安，形寒肢冷、腰膝酸软，舌淡苔白，脉沉细等。

可选择的中成药有四神丸、附子理中丸、固本益肠片等。

四、实训内容

（一）病例分析

1. 病例一 患者，男，25岁。近日突发泄泻，伴腹痛，泻下急迫，粪色黄褐而臭，肛门灼热，烦热口渴，小便短黄，舌红苔黄腻。请对此病例进行辨证分析，并推荐合适的中成药。

2. 病例二 患者，女，60岁。大便溏泄，自诉平素脾气急躁，胸胁不舒，情绪紧张泄泻加重，伴嗳气食少，舌淡红，脉弦。请对此病例进行辨证分析，并推荐合适的中成药。

（二）处方分析

1. 处方组成 白芍15g、青皮15g、薤白15g、白术15g。

2. 处方组成 酒黄连12g、苍术（炒）12g、酒白芍10g、木香9g、吴茱萸（盐炙）12g、姜厚朴12g、槟榔12g、枳壳（炒）10g、陈皮10g、泽泻9g、茯苓9g、甘草6g。

根据上述处方组成，分析处方适用于泄泻的何种证型，并简要说明理由。

（三）情景模拟

每两名同学为一组，随机抽签选定角色，进行顾客泄泻寻药与药店店员问病荐药模拟。进行如下操作。

1. 药品准备 将常用泄泻药准备好，并按分类摆放整齐。

2. 角色选定 学生两人一组，抽签决定分别饰演药店店员与顾客，确定要模拟的泄泻病证。

3. 角色饰演 根据被模拟病证的特点，由饰演顾客的同学进行寻药表演；根据顾客的诉求，由饰演药店店员的同学进行问病荐药表演。

4. 同学互评 一组同学表演完后其他同学进行讨论，指出其成功和不足。

5. 教师点评 对角色饰演及同学互评进行点评，教师在接待礼仪、服务态度、问病荐药能力、用药介绍、用药交代等方面进行全面细致的指导，并归纳总结。

五、教学反思

（一）问病反思

精准把握泄泻的问病要点。

（二）辨证反思

对泄泻的辨证分型准确，推荐药物合理有效。

（三）荐药反思

能介绍常用泄泻类中成药的功能、主治和使用注意。

实训六　胃痛问病荐药

一、实训目的

（一）实训目标

精准把握胃痛的问病要点，做到辨证分型准确，推荐药物安全有效，患者用药指导合理。

（二）知识目标

熟悉良附丸、香砂养胃丸、左金丸、三九胃泰胶囊、沉香舒气丸、元胡止痛片、复方陈香胃片、胃苏颗粒、保和丸、健胃消食片、阴虚胃痛颗粒、仲景胃灵片等常用胃痛类中成药的功能、主治和使用注意。

二、实训材料

良附丸、香砂养胃丸、左金丸、三九胃泰胶囊、沉香舒气丸、元胡止痛片、复方陈香胃片、胃苏颗粒、保和丸、健胃消食片、阴虚胃痛颗粒、仲景胃灵片等胃痛类中成药样品。

三、胃痛问病荐药

（一）胃痛的问病要点

1. 首先辨虚实　胃痛之势徐缓，痛处不定，喜按，为虚证；胃痛之势剧烈，固定不移，拒按，为实证。

2. 其次辨寒热　胃痛暴作，疼痛剧烈而拒按，遇寒则重，得温则减，为寒；痛势急迫，灼烧而痛，遇热则重，得寒则减，烦渴喜饮，为热。

3. 最后辨气血　胃胀且痛，以胀为主，时作时止，痛无定处，或涉及两胁，伴有恶心呕吐、嗳气频频等，常与情志因素有关，在气为滞；痛如针刺，持续不断，痛有定处，在血为瘀。

（二）胃痛的辨证分型

胃痛辨证分型有实寒胃痛、实热胃痛、虚寒胃痛、气滞胃痛、食滞胃痛和阴虚胃痛。

1. 实寒胃痛　其病证特点为胃脘冷痛暴作，呕吐清水痰涎，得热痛减，口淡不渴，喜热饮，舌苔薄白或白腻等。

可选择的中成药有良附丸等。

2. 实热胃痛　其病证特点为胃脘灼痛，痛势急迫，烦躁易怒，泛酸嘈杂，口干口苦，舌红苔黄，脉细数等。

可选择的中成药有三九胃泰胶囊、左金丸等。

3. 虚寒胃痛　其病证特点为胃脘绵绵冷痛，空腹痛甚，得食痛减，喜温喜按，泛吐清水，纳差，手足不温，便溏，舌淡苔白等。

可选择的中成药有小建中合剂、仲景胃灵片、参芪健胃颗粒等。

4. 气滞胃痛 其病证特点为胃脘胀闷，攻窜作痛，连及两胁，嗳气频繁，大便不畅，每因情志抑郁或恼怒而发，舌苔薄白，脉弦等。

可选择的中成药有胃苏颗粒、沉香舒气丸等。

5. 食滞胃痛 其病证特点为常因暴饮暴食引发，脘腹胀痛，嗳腐吞酸，或呕吐不消化食物，或矢气臭秽泄泻如臭卵，吐或泻后痛缓，舌苔厚腻等。

可选择的中成药有保和丸、健胃消食片、六味安消散等。

6. 阴虚胃痛 其病证特点为胃隐隐灼痛，嘈杂似饥，食少，口咽干燥，烦渴思饮，大便干燥，舌红少津，少苔或无苔等。

可选择的中成药有阴虚胃痛颗粒、参梅养胃冲剂、胃安胶囊等。

四、实训内容

（一）病例分析

1. 病例一 患者，男，35 岁。因食用辛辣食物出现胃脘灼痛，痛势急迫，拒按，又因烦躁易怒而加重，伴有嘈杂吐酸，舌红苔黄。请对此病例进行辨证分析，并推荐合适的中成药。

2. 病例二 患者，女，60 岁。胃脘胀痛，痛处固定，或见黑便，伴有饱胀反酸、恶心呕吐、嘈杂纳减，舌苔黄腻，脉弦。请对此病例进行辨证分析，并推荐合适的中成药。

（二）处方分析

1. 处方组成 石斛 15g、黄柏 15g、南沙参 10g、山楂 10g、枳壳（炒）10g、黄精 12g、甘草 9g、白芍 9g。

2. 处方组成 紫苏梗 15g、香附 15g、陈皮 10g、香橼 15g、佛手 10g、枳壳 15g、槟榔 10g、炒鸡内金 10g。

根据上述处方组成，分析处方适用于胃痛的何种证型，并简要说明理由。

（三）情景模拟

每两名同学为一组，随机抽签选定角色，进行顾客胃痛寻药与药店店员问病荐药模拟。进行如下操作。

1. 药品准备 将常用胃痛药准备好，并按分类摆放整齐。

2. 角色选定 学生两人一组，抽签决定分别饰演药店店员与顾客，确定要模拟的胃痛病证。

3. 角色饰演 根据被模拟病证的特点，由饰演顾客的同学进行寻药表演；根据顾客的诉求，由饰演药店店员的同学进行问病荐药表演。

4. 同学互评 一组同学表演完后其他同学进行讨论，指出其成功和不足。

5. 教师点评 对角色饰演及同学互评进行点评，教师在接待礼仪、服务态度、问病荐药能力、用药介绍、用药交代等方面进行全面细致的指导，并归纳总结。

五、教学反思

（一）问病反思

精准把握胃痛的问病要点。

（二）辨证反思

对胃痛的辨证分型准确，推荐药物合理有效。

（三）荐药反思

能介绍常用胃痛类中成药的功能、主治和使用注意。

实训七 失眠问病荐药

一、实训目的

（一）实训目标

精准把握失眠的问病要点，做到辨证分型准确，推荐药物安全有效，指导患者用药合理。

（二）知识目标

熟悉朱砂安神丸、养血安神丸、天王补心丸，人参归脾丸、解郁安神颗粒、泻肝安神丸、舒眠胶囊、枣仁安神胶囊、交泰丸、乌灵胶囊、刺五加片、甜梦口服液等常用失眠类中成药的功能、主治和使用注意。

二、实训材料

朱砂安神丸、养血安神丸、天王补心丸，人参归脾丸、解郁安神颗粒、泻肝安神丸、舒眠胶囊、枣仁安神胶囊、交泰丸、乌灵胶囊、刺五加片、甜梦口服液等失眠类中成药样品。

三、失眠问病荐药

（一）失眠的问病要点

1. 首先辨虚实 虚证，多由阴血不足，心失所养，神无所依所致，以体质虚弱，面色无华，神疲懒言，心悸健忘为特征；实证，多由心火亢盛，肝郁化火所致，以心烦易怒，口舌生疮，口苦咽干，便秘尿赤为特征。

2. 其次辨脏腑 失眠，多为心神失养，神不内守所致，病位在心，但亦与肝、胆、脾、胃、肾有关，亦与脏腑阴阳气血失调有关。失眠伴急躁易怒，多为肝火扰心；失眠伴脘闷苔腻，多为胃有宿食，痰热内盛；失眠伴腰膝酸软、手足心热，多为阴虚火旺，心肾不交；失眠伴面色少华、肢倦神疲，多为脾失健运，心神失养；心烦不寐，触事易惊，多为心胆气虚。

（二）失眠的辨证分型

失眠辨证分型有心火炽盛失眠、肝郁化火失眠、心阴不足失眠、心脾两虚失眠、脾肾两虚失眠和气血两虚失眠。

1. 心火炽盛失眠 其病证特点为夜不成眠，心胸烦热，面赤，口舌生疮，口干口渴，小便黄赤，舌红，脉数有力。

可选择的中成药有朱砂安神丸、心速宁胶囊等。

2. 肝郁化火失眠 其病证特点为心烦不眠，急躁易怒，情绪抑郁则加重，肋胁疼痛，或善太息，不思饮食，目赤，口苦，小便黄赤，大便秘结，舌红苔黄，脉弦而数。

可选择的中成药有龙胆泻肝丸、解郁安神颗粒、泻肝安神丸、舒眠胶囊等。

3. 心阴不足失眠 其病证特点为失眠，心悸，健忘，多梦，头晕耳鸣，手足心热，口干，大便干燥，舌红少苔，脉细数。

可选择的中成药有天王补心丸、益心宁神片等。

4. 心脾两虚失眠 其病证特点为失眠，多梦易醒，心悸健忘，眩晕，食欲不振，面色萎黄，四肢倦怠，腹胀便溏，舌淡苔白，脉细无力。

可选择的中成药有人参归脾丸、养心宁神丸等。

5. 脾肾两虚失眠 其病证特点为失眠健忘，头晕耳鸣，面色萎黄，食少便溏，腰膝酸软，遗精，舌淡，脉细弱。

可选择的中成药有安神补脑液、刺五加片等。

6. 气血两虚失眠 其病证特点为失眠，多梦，心悸，健忘，头晕目眩，气短懒言，自汗，神疲乏力，面色苍白，舌淡苔白，脉细弱无力。

可选择的中成药有枣仁安神胶囊、柏子养心丸、归脾丸等。

四、实训内容

（一）病例分析

1. 病例一 患者，男，45 岁。心情不爽，入睡困难已月余。近日入睡后纷梦不断，严重时彻夜不眠，伴口苦，头昏脑涨，小便黄赤，大便秘结，舌红苔黄，脉弦数。请对此病例进行辨证分析，并推荐合适的中成药。

2. 病例二 患者，女，50 岁。失眠多梦，惊悸怔忡，心胸烦躁，口干舌燥，小便短赤，口舌生疮，舌红苔薄黄，脉数有力。请对此病例进行辨证分析，并推荐合适的中成药。

（二）处方分析

1. 处方组成 丹参 15g、地黄 15g、酒女贞子 15g、熟地黄 15g、墨旱莲 10g、煅珍珠母 10g、石菖蒲 10g、首乌藤 20g、合欢皮 15g、五味子 5g。

2. 处方组成 柴胡 15g、大枣 6g、石菖蒲 9g、姜半夏 6g、炒白术 6g、浮小麦 10g、制远志 9g、炙甘草 6g、炒栀子 9g、百合 10g、胆南星 9g、郁金 9g、炒酸枣仁 10g、茯苓 10g、当归 6g。

根据上述处方组成，分析处方适用于失眠的何种证型，并简要说明理由。

（三）情景模拟

每两名同学为一组，随机抽签选定角色，进行顾客失眠寻药与药店店员问病荐药模拟。进行如下操作。

1. 药品准备 将常用失眠药准备好，并按分类摆放整齐。

2. 角色选定 学生两人一组，抽签决定分别饰演药店店员与顾客，确定要模拟的失眠病证。

3. 角色饰演 根据被模拟病证的特点，由饰演顾客的同学进行寻药表演；根据顾客的所求，由饰演药店店员的同学进行问病荐药表演。

4. 同学互评 一组同学表演完后其他同学进行讨论，指出其成功和不足。

5. 教师点评 对角色饰演及同学互评进行点评，教师在接待礼仪、服务态度、问病荐药能力、用药介绍、用药交代等方面进行全面细致的指导，并归纳总结。

五、教学反思

（一）问病反思

精准把握失眠的问病要点。

（二）辨证反思

对失眠的辨证分型准确，推荐药物合理有效。

（三）荐药反思

能介绍常用失眠类中成药的功能、主治和使用注意。

实训八　风湿痹问病荐药

一、实训目的

（一）实训目标

精准把握风湿痹的问病要点，做到辨证分型准确，推荐药物安全有效，患者用药指导合理。

（二）知识目标

熟悉小活络丸、木瓜丸、风湿骨痛胶囊、四妙丸、痛风定胶囊、独活寄生丸、天麻丸、尪痹颗粒、颈复康颗粒、补益活络丸等常用风湿痹类中成药的功能、主治和使用注意。

二、实训材料

小活络丸、木瓜丸、风湿骨痛胶囊、四妙丸、痛风定胶囊、独活寄生丸、天麻丸、尪痹颗粒、颈复康颗粒、补益活络丸等风湿痹类中成药样品。

三、风湿痹问病荐药

（一）风湿痹的问病要点

1. 首先辨病因　风湿痹以肢体关节、肌肉酸楚疼痛，屈伸不利为特征，可涉及肢体多个关节。若呈现游走性疼痛，是为行痹，为风邪偏盛所致；若肢体关节、肌肉酸楚，呈现重着、疼痛，肿胀散漫，是为着痹，为湿邪偏盛所致；若肢体关节疼痛，痛势较剧，部位固定，遇寒则重，得热则缓，是为痛痹，为寒邪偏盛所致；若关节局部灼热红肿，痛不可触，得冷则舒，或有皮下结节或红斑，是为热痹，为热邪偏盛所致。

2. 其次辨虚实　风湿痹初起，以实为主，风、寒、湿、热明显；风湿痹日久，多为虚证，反复发作，耗伤气血，损及脏腑，肝肾亏虚，或虚实夹杂。

（二）风湿痹的辨证分型

风湿痹辨证分型有风寒湿痹、风湿热痹、痹证日久和瘀血阻络。

1. 风寒湿痹　其病证特点为关节、肌肉疼痛，甚至屈伸不利，恶冷喜暖，或肢体酸痛，游走不定，或肢体关节疼痛剧烈，痛有定处，遇寒加重，遇热痛减，或肢体沉重酸楚麻木。

可选择的中成药有九味羌活丸、疏风定痛丸、风湿骨痛胶囊、小活络丸、木瓜丸等。

2. 风湿热痹　其病证特点为肌肉关节酸痛，局部灼热红肿，痛不可触，得冷稍舒，常伴有发热，恶风，口渴，烦闷不安。

可选择的中成药有二妙丸、三妙丸、四妙丸、痛风定胶囊、雷公藤多苷片等。

3. 痹证日久　其病证特点为痹证日久不愈，关节肿大僵硬、变形，甚至肌肉萎缩，肘膝不伸，伴有腰膝酸软而痛，喜暖恶寒，肢末欠温，甚或麻木，头晕神疲，舌淡苔薄白，脉沉无力。

可选择的中成药有独活寄生丸、尪痹颗粒、天麻丸、补益活络丸、祛风止痛片等。

4. 瘀血阻络　其病证特点为肢体关节疼痛，或刺痛，固定不移，关节屈伸不利，麻木拘挛，面色晦暗，舌色紫黯或有瘀斑，脉涩代。

可选择的中成药有颈复康颗粒、舒筋活络酒等。

四、实训内容

（一）病例分析

1. 病例一 患者，女，48 岁。四肢关节肿痛反复发作十余年，近一月里，午后潮热，日渐消瘦，食指关节、肘、膝关节疼痛，晨起尤甚，午后稍缓。请对此病例进行辨证分析，并推荐合适的中成药。

2. 病例二 患者，女，44 岁。左膝关节疼痛，走路不便已半月余。左膝关节红肿，屈伸不利，入夜痛甚，痛如刀割，伴发热，口微渴，舌红苔黄腻，脉滑数。请对此病例进行辨证分析，并推荐合适的中成药。

（二）处方分析

1. 处方组成 制川乌 10g、制草乌 10g、胆南星 10g、地龙 12g、制乳香 19g、制没药 9g。

2. 处方组成 制马钱子 10g、制川乌 10g、制草乌 10g、木瓜 12g、当归 12g、川牛膝 12g、杜仲 10g、续断 10g、木香 10g、全蝎 9g、珍珠透骨草 9g。

根据上述处方组成，分析处方适用于风湿痹的何种证型，并简要说明理由。

（三）情景模拟

每两名同学为一组，随机抽签选定角色，进行顾客风湿痹寻药与药店店员问病荐药模拟。进行如下操作。

1. 药品准备 将常用风湿痹药准备好，并按分类摆放整齐。

2. 角色选定 学生两人一组，抽签决定分别饰演药店店员与顾客，确定要模拟的风湿痹病。

3. 角色饰演 根据被模拟病证的特点，由饰演顾客的同学进行寻药表演；根据顾客的诉求，由饰演药店店员的同学进行问病荐药表演。

4. 同学互评 一组同学表演完后其他同学进行讨论，指出其成功和不足。

5. 教师点评 对角色饰演及同学互评进行点评，教师在接待礼仪、服务态度、问病荐药能力、用药介绍、用药交代等方面进行全面细致的指导，并归纳总结。

五、教学反思

（一）问病反思

精准把握风湿痹的问病要点。

（二）辨证反思

对风湿痹的辨证分型准确，推荐药物合理有效。

（三）荐药反思

能介绍常用风湿痹类中成药的功能、主治和使用注意。

实训九 月经不调问病荐药

一、实训目的

（一）实训目标

精准把握月经不调的问病要点，做到辨证分型准确，推荐药物安全有效，指导患者用药合理。

（二）知识目标

熟悉乌鸡白凤丸、八珍益母丸、当归调经丸、当归红枣颗粒、归脾丸、四物合剂、桂枝茯苓丸、益母草膏、艾附暖宫丸、少腹逐瘀丸、元胡止痛片、痛经宝颗粒、逍遥丸、加味逍遥丸、妇科十味片、妇科调经片、固经丸等常用月经不调类中成药的功能、主治和使用注意。

二、实训材料

乌鸡白凤丸、八珍益母丸、当归调经丸、当归红枣颗粒、归脾丸、四物合剂、桂枝茯苓丸、益母草膏、艾附暖宫丸、少腹逐瘀丸、元胡止痛片、痛经宝颗粒、逍遥丸、加味逍遥丸、妇科十味片、妇科调经片、固经丸等月经不调类中成药样品。

三、月经不调问病荐药

（一）月经不调的问病要点

1. 首先辨经期 月经先期，指月经每月提前 7 天以上，甚至每月 2 次，多因邪热迫血妄行，或因气虚不摄血。月经后期，指月经每月推迟 7 天以上，多因寒凝气滞，或因血虚，或见瘀血、痰阻。经期或前或后，经行不定，无定期，多因肝气郁结，或因脾肾受损，或因瘀血阻滞。

2. 其次辨经量 月经过多，指经量超过了生理范围，多为血热，或因冲任受损，或因气虚不摄。月经过少，指经量少于正常值，多因血虚，或因寒凝、瘀血、痰湿阻滞。若停经超过 3 个月，又未妊娠，称为经闭，多因生化不足，气虚血少，或瘀血阻滞，或寒凝血瘀。

3. 再次辨经色、经质 正常经色为血色正红，质地不稠不稀，无血块。若经色淡红质稀，为寒证、虚证；若经色深红质稠，为热证、实证；若经色暗红有块，为血瘀；若经色紫黯有块，为寒凝血瘀。

4. 最后辨他症 月经不调常伴有经行腹痛，经前或经期小腹胀痛，为气滞血瘀；小腹冷痛，遇寒则缓，多为寒凝；经行或经后小腹隐痛，腰骶酸痛，为气血亏虚，胞脉失养。

（二）月经不调的辨证分型

月经不调辨证分型有气血两虚、气滞血瘀、肝郁血虚、下焦湿热。

1. 气血两虚 其病证特点为月经周期提前或错后，经量增多或减少，经期延长、色淡、质稀，或少腹疼痛，头晕眼花，神疲肢倦，面色苍白，纳少便溏，舌质淡红，脉细弱。

可选择的中成药有乌鸡白凤丸、八珍益母丸、当归调经丸、当归红枣颗粒、归脾丸、四物合剂等。

2. 气滞血瘀 其病证特点为经前或经期小腹胀痛、拒按，胸胁、乳房胀痛，月经量多或经行时间延长、经色紫黯有块、块下痛减，舌紫黯，有瘀点，脉涩。

可选择的中成药有桂枝茯苓丸、益母草膏、艾附暖宫丸、少腹逐瘀丸、元胡止痛片、痛经宝颗粒等。

3. 肝郁血虚 其病证特点为月经或先或后，经量或多或少、色暗红有块，伴胸胁、乳房、少腹胀痛，走窜不定，精神郁闷，善太息，头晕目眩，脉弦。

可选择的中成药有逍遥丸、加味逍遥丸、妇科十味片、妇科调经片等。

4. 下焦湿热 其病证特点为经前或经期小腹灼痛拒按，痛及腰骶，经量多，经期长，经色深红质稠或有血块，伴有带下量多、黄稠臭秽，小便黄赤，舌红，苔黄腻，脉滑数。

可选择的中成药有固经丸等。

四、实训内容

（一）病例分析

1. 病例一 患者，女，35 岁。近半年来月经提前，月经量少、经色暗红、有血块，经前乳房胀痛，精神郁闷，善太息，舌质淡红，脉弦。请对此病例进行辨证分析，并推荐合适的中成药。

2. 病例二 患者，女，30 岁。月经紊乱半年余，经期延长，月经量多、经色紫黯有块、块下痛减，小腹拒按，胸胁胀痛，舌色紫黯，脉涩。请对此病例进行辨证分析，并推荐合适的中成药。

（二）处方分析

1. 处方组成 熟地黄30g、黄连30g、白芍15g、黄芩15g、阿胶10g、茯苓10g。

2. 处方组成 红花15g、当归15g、肉桂12g、三棱12g、莪术12g、丹参150g、五灵脂12g、木香10g、延胡索（醋制）10g。

根据上述处方组成，分析处方适用于月经不调的何种证型，并简要说明理由。

（三）情景模拟

每两名同学为一组，随机抽签选定角色，进行顾客月经不调寻药与药店店员问病荐药模拟。进行如下操作。

1. 药品准备 将常用月经不调药准备好，并按分类摆放整齐。

2. 角色选定 学生两人一组，抽签决定分别饰演药店店员与顾客，确定要模拟的月经不调病证。

3. 角色饰演 根据被模拟病证的特点，由饰演顾客的同学进行寻药表演；根据顾客的诉求，由饰演药店店员的同学进行问病荐药表演。

4. 同学互评 一组同学表演完后其他同学进行讨论，指出其成功和不足。

5. 教师点评 对角色饰演及同学互评进行点评，教师在接待礼仪、服务态度、问病荐药能力、用药介绍、用药交代等方面进行全面细致的指导，并归纳总结。

五、教学反思

（一）问病反思

精准把握月经不调的问病要点。

（二）辨证反思

对月经不调的辨证分型准确，推荐药物合理有效。

（三）荐药反思

能介绍常用月经不调类中成药的功能、主治和使用注意。